Panorama em Resumo

Anatomia Geral

Tronco

Membro Superior

Membro Inferior

Cabeça e Pescoço

Nervos e Vasos Periféricos

Atlas Colorido de Anatomia Humana

em 3 Volumes

Volume 1: Sistema Locomotor
Werner Platzer † e
Thomas Shiozawa-Bayer
Volume 2: Órgãos Internos
Helga Fritsch e Wolfgang Kuehnel †
Volume 3: Sistema Nervoso e Órgãos Sensoriais
Werner Kahle †, Michael Frotscher †
e Frank Schmitz

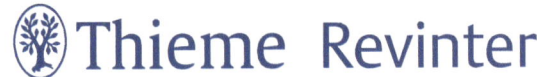

Volume 1
Sistema Locomotor

Oitava Edição

Werner Platzer †

Atualização por
Thomas Shiozawa-Bayer, MD, MME
Lecturer and Medical Faculty Member
Institute for Clinical Anatomy
Eberhard Karls University of Tübingen
Tübingen, Germany

216 Figuras Coloridas

Thieme
Rio de Janeiro • Stuttgart • New York • Delhi

Dados Internacionais de Catalogação na Publicação (CIP)
(eDOC BRASIL, Belo Horizonte/MG)

K12s

    Kahle, Werner.
       Sistema locomotor/Werner Kahle, Thomas Shiozawa-Bayer; tradução Edianez Chimello. – 8.ed. – Rio de Janeiro, RJ: Thieme Revinter, 2023.
       14 x 21 cm – (Atlas Colorido de Anatomia Humana; v. 1)

    Inclui bibliografia.
    Título Original: *Color Atlas of Human Anatomy: Locomotor System*
    ISBN   978-65-5572-220-8
    eISBN 978-65-5572-221-5

    1. Anatomia humana. 2. Sistema musculoesquelético – Anatomia – Atlas. I. Shiozawa-Bayer, Thomas. II. Chimello, Edianez. III. Título.

CDD 611.7

Elaborado por Maurício Amormino Júnior – CRB6/2422

Tradução:
EDIANEZ CHIMELLO
Tradutora Especializada na Área da Saúde, SP

Revisão Técnica:
VINÍCIUS MAGNO
Professor da Universidade Federal do Estado do Rio de Janeiro – UNIRIO
Cirurgião de Coluna do Hospital Universitário Gaffrée e Guinle
Cirurgião de Coluna do Serviço de Coluna do Hospital Municipal Lourenço Jorge
Membro Titular da Sociedade Brasileira de Ortopedia e Traumatologia
Membro Titular da Sociedade Brasileira de Cirurgia da Coluna

Copyright © 2023 of the original English language edition by Georg Thieme Verlag KG, Stuttgart, Germany.
Original title: Color Atlas Human Anatomy, 8th edition, Vol. 1 Locomotor System by Werner Platzer, updated by Thomas Shiozawa-Bayer.

Copyright © 2023 da edição original em Inglês por Georg Thieme Verlag KG, Stuttgart, Alemanha.
Título original: Color Atlas Human Anatomy, 8th edition, Vol. 1 Locomotor System de Werner Platzer, updated by Thomas Shiozawa-Bayer.

© 2023 Thieme. All rights reserved.

Thieme Revinter Publicações Ltda.
Rua do Matoso, 170
Rio de Janeiro, RJ
CEP 20270-135, Brasil
http://www.ThiemeRevinter.com.br

Thieme USA
http://www.thieme.com

Design de Capa: © Thieme

Impresso no Brasil por Forma Certa Gráfica Digital Ltda.
5 4 3 2 1
ISBN 978-65-5572-220-8

Também disponível como eBook:
eISBN 978-65-5572-221-5

Nota: O conhecimento médico está em constante evolução. À medida que a pesquisa e a experiência clínica ampliam o nosso saber, pode ser necessário alterar os métodos de tratamento e medicação. Os autores e editores deste material consultaram fontes tidas como confiáveis, a fim de fornecer informações completas e de acordo com os padrões aceitos no momento da publicação. No entanto, em vista da possibilidade de erro humano por parte dos autores, dos editores ou da casa editorial que traz à luz este trabalho, ou ainda de alterações no conhecimento médico, nem os autores, nem os editores, nem a casa editorial, nem qualquer outra parte que se tenha envolvido na elaboração deste material garantem que as informações aqui contidas sejam totalmente precisas ou completas; tampouco se responsabilizam por quaisquer erros ou omissões ou pelos resultados obtidos em consequência do uso de tais informações. É aconselhável que os leitores confirmem em outras fontes as informações aqui contidas. Sugere-se, por exemplo, que verifiquem a bula de cada medicamento que pretendam administrar, a fim de certificar-se de que as informações contidas nesta publicação são precisas e de que não houve mudanças na dose recomendada ou nas contraindicações. Esta recomendação é especialmente importante no caso de medicamentos novos ou pouco utilizados. Alguns dos nomes de produtos, patentes e design a que nos referimos neste livro são, na verdade, marcas registradas ou nomes protegidos pela legislação referente à propriedade intelectual, ainda que nem sempre o texto faça menção específica a esse fato. Portanto, a ocorrência de um nome sem a designação de sua propriedade não deve ser interpretada como uma indicação, por parte da editora, de que ele se encontra em domínio público.

Todos os direitos reservados. Nenhuma parte desta publicação poderá ser reproduzida ou transmitida por nenhum meio, impresso, eletrônico ou mecânico, incluindo fotocópia, gravação ou qualquer outro tipo de sistema de armazenamento e transmissão de informação, sem prévia autorização por escrito.

Sumário

1 Anatomia Geral 1

1.1	O Corpo 2		1.4	Aspectos Gerais do Esqueleto 20
	Partes do Corpo 2			Classificação de Ossos 20
	Termos Gerais 2			Periósteo 20
1.2	A Célula 4			Articulações entre os Ossos 22
	Citoplasma 4		1.5	Aspectos Gerais dos Músculos 30
	Núcleo da Célula 6			Classificação dos Músculos do Esqueleto. 30
	Funções Vitais da Célula 6			Características Auxiliares dos
1.3	Tecidos 8			Músculos do Esqueleto 32
	Tecidos Epiteliais 8			Investigação de Função Muscular 32
	Tecido Conjuntivo e Tecidos de Suporte .. 10		1.6	Termos Anatômicos e seus
	Tecido Muscular 18			Equivalentes em Latim 34

2 Tronco 35

2.1	Coluna Vertebral 36		2.4	Parede Corporal 78
	Vértebras Cervicais 36			Fáscia Toracolombar 78
	Vértebras Torácicas 40			Músculos Anterolaterais Extrínsecos .. 78
	Vértebras Lombares 42		2.5	Músculos Pré-Vertebral e Escaleno 80
	Malformações e Variações das			Músculos Pré-Vertebrais 80
	Vértebras Pré-Sacrais 44			Músculos Escalenos 80
	Sacro 46		2.6	Músculos da Caixa Torácica 82
	Cóccix 48			Músculos Intercostais 82
	Variações na Região Sacral 50		2.7	Parede Abdominal 84
	Ossificação das Vértebras 52			Músculos Abdominais Superficiais
	Discos Intervertebrais 54			Grupo Lateral 84
	Ligamentos da Coluna Vertebral 56			Função dos Músculos Abdominais
	Articulações da Coluna Vertebral 58			Superficiais 90
	A Coluna Vertebral, Curvaturas e			Fáscias da Parede Abdominal 92
	Movimentos 62			Músculos Abdominais Profundos 94
2.2	Caixa Torácica 64			Pontos de Fraqueza na Parede
	Costelas 64			Abdominal 96
	Esterno 66		2.8	Diafragma 102
	Articulações das Costelas 68			Posição e Função do Diafragma 104
	Limites da Caixa Torácica 70			Pontos de Hérnias Diafragmáticas ... 104
	Movimentos da Caixa Torácica 70		2.9	Assoalho Pélvico 106
2.3	Musculatura Intrínseca das Costas 72			Diafragma Pélvico 106
	Músculos Intrínsecos das Costas 72			Diafragma Urogenital 106
	Músculos Curtos da Nuca 76		2.10	Termos Anatômicos e seus
				Equivalentes em Latim 108

3 Membro Superior 109

3.1 Ossos, Ligamentos e Articulações..... 110
   Cintura Escapular................... 110
   Membro Superior Livre.............. 114
3.2 Músculos, Fáscias e Características
   Especiais........................... 136
   Músculos da Cintura Escapular e
   Braço.............................. 136
   Função dos Músculos da Cintura
   Escapular.......................... 148
   Músculos do Antebraço............. 158

Função dos Músculos da Articulação do
Cotovelo e do Antebraço............ 170
Função dos Músculos do Pulso e da
Articulação Mediocarpal............ 172
Músculos Intrínsecos da Mão........ 174
Fáscias e Características Especiais do
Membro Superior Livre.............. 180
3.3 Termos Anatômicos e Seus
   Equivalentes em Latim.............. 184

4 Membro Inferior 185

4.1 Ossos, Ligamentos e Articulações..... 186
   Pelve.............................. 186
   A Parte Livre do Membro Inferior 192
4.2 Músculos, Fáscias e Características
   Especiais........................... 232
   Músculos do Quadril e da Coxa....... 232
   Fáscia do Quadril e da Coxa......... 254

Músculos Longos da Parte Inferior da
Perna e do Pé...................... 256
Músculos Intrínsecos do Pé.......... 268
Fáscias da Parte Inferior da
Perna e do Pé...................... 276
Bainhas de Tendões no Pé 278
4.3 Termos Anatômicos e seus Equivalentes
   em Latim........................... 280

5 Cabeça e Pescoço................................281

5.1 Crânio 282
   Subdivisões do Crânio.............. 282
   Ossificação do crânio............... 282
   Características Especiais da Ossificação
   Intramembranosa................... 284
   Suturas e Sincondroses............. 284
   Estrutura dos Ossos Cranianos 286
   Calvária........................... 286
   Aspecto Lateral do Crânio 288
   Aspecto Posterior do Crânio 290
   Aspecto Anterior do Crânio 292
   Aspecto Inferior do Crânio.......... 294
   Superfície Interna da Base Craniana .. 296
   Variantes da Superfície Interna da
   Base do Crânio..................... 298
   Sítios para Passagem de Vasos e
   Nervos............................. 300
   Mandíbula 302
   Formato da Mandíbula 304

Osso Hioide 304
Órbita............................. 306
Fossa Pterigopalatina............... 306
Cavidade Nasal 308
Formatos Cranianos................ 310
Suturas e Formatos Cranianos
Especiais.......................... 312
Ossos Acessórios do Crânio 314
Articulação Temporomandibular..... 316
5.2 Músculos e Fáscia.................. 318
   Músculos da Cabeça................ 318
   Músculos Anteriores do Pescoço 326
   Músculos da Cabeça Inseridos na
   Cintura Escapular.................. 328
   Fáscias do Pescoço 330
5.3 Termos Anatômicos e seus
   Equivalentes em Latim 332

6 Nervos e Vasos Periféricos 333

- 6.1 Cabeça e Pescoço 334
  - Regiões 334
  - Regiões Faciais Anteriores 336
  - Região Orbital 338
  - Regiões Faciais Laterais 340
  - Fossa Infratemporal 342
  - Visualização Superior da Órbita 344
  - Região Occipital e Região Cervical (Nucal) Posterior 346
  - Triângulo Suboccipital 346
  - Espaços Faríngeo Lateral e Retrofaríngeo 348
  - Triângulo Submandibular 350
  - Fossa Retromandibular 352
  - Região Cervical Medial 354
  - Região da Tireoide 356
  - Regiões Cervicais Anterolaterais 358
  - Triângulo Escalenovertebral 366
- 6.2 Membro Superior 368
  - Regiões 368
  - Triângulo Deltopeitoral 370
  - Região Axilar 372
  - Forames Axilares 374
  - Região Braquial Anterior 376
  - Região Braquial Posterior 380
  - Fossa Cubital 382
  - Região Antebraquial Anterior 386
  - Região Carpal Anterior 388
  - Palma da Mão 388
  - Dorso da Mão 392
- 6.3 Tronco 394
  - Regiões 394
  - Regiões do Tórax 396
  - Regiões do Abdome 398
  - Região Inguinal 400
- 6.4 Membro Inferior 412
  - Regiões 412
  - Região Subinguinal 414
  - Hiato Safeno 416
  - Região Glútea 418
  - Região Femoral Anterior 422
  - Região Femoral Posterior 426
  - Região Posterior do Joelho 428
  - Fossa Poplítea 430
  - Região Crural Anterior 432
  - Região Crural Posterior 434
  - Região Retromaleolar Medial 436
  - Dorso do Pé 438
  - Sola do Pé 440

Para Aqueles que Querem Saber Mais 446

Índice de Nomes Próprios 447

Referências 449

Índice Remissivo 459

Prefácio

É uma grande honra e responsabilidade confiarem-me um trabalho que tem sido um sucesso comercial por mais de 40 anos. O Atlas Colorido despertou o interesse acadêmico por gerações, e, de fato, este autor usou e apreciou o livro durante seus próprios dias como estudante. É um trabalho compacto que abrange tanto os aspectos sistêmicos quanto à anatomia topográfica do sistema locomotor. O autor original compilou as informações ao longo de muitos anos e décadas com base em extensos cursos, estágios e dissecações. O livro também tem uma sólida base científica extraída de muitos estudos originais e atlas que detalham as descobertas históricas em humanos, a anatomia e suas muitas variantes.

Além disso, esta nova edição incorpora a experiência do novo autor em anatomia clínica, bem como em configurações de estudante e educação continuada em cirurgia.

Correlações clínicas, que estão se tornando cada vez mais importantes devido aos requisitos de licenciamento, foram revistas e continuamente atualizadas.

Em primeiro lugar, expresso agradecimentos ao Professor emérito Werner Platzer, MD, por preservar o trabalho de sua vida na forma deste atlas. Eu sou grato por ter me confiado seu trabalho e espero seguir habilmente seus passos. Eu agradeço também a Sra. Mauch, a Sra. Werner, a Sra. Friedrich e ao Sr. Enim da Thieme Medical Publishers pela excelente colaboração e apoio.

Esta edição é dedicada a todos os alunos, que são uma fonte constante de aprendizado para mim: a curiosidade do novato é uma grande força impulsionadora para explorar o desconhecido. Assim, eu sou grato por todas as perguntas e sugestões que podem melhorar este livro. Que ele possa ajudar as gerações presentes e futuras em seus treinamentos para se tornarem médicos excepcionais.

Tübingen, 2022
Thomas Shiozawa-Bayer

Prefácio da 1ª Edição do Volume I

O Volume I é projetado para dar aos alunos uma concisa visão geral do aparelho locomotor e a topografia das estruturas neurovasculares periféricas que suprem esse sistema - tendo em mente que este atlas não pode substituir um livro de tamanho completo.

Como a anatomia é uma ciência visual, tenho feito um esforço para fornecer tantas ilustrações quanto possível. Elas são baseadas, em parte, nas dissecações preparadas pelo autor, enquanto variações e variantes são principalmente demonstradas em dissecações originais. As ilustrações são acompanhadas por desenhos correlativos para promover clareza de compreensão. Vários desenhos foram retirados de outras fontes.

Os ilustradores da Thieme Publishers merecem menção especial por sua *expertise* que possibilitou transformar meus conceitos em realidade. O Sr. G. Spitzer teve a sensibilidade necessária para reproduzir as mais complexas dissecações de forma exemplar. Eu também agradeço ao Sr. L. Schnellbächer, que reproduziu habilmente a maioria das ilustrações para a seção de anatomia sistemática, e ao Sr. D. Klittich que fez a rotulagem e forneceu vários desenhos.

Claro, todos os ilustradores devem confiar em boas dissecações, e meu assistente Dr. H. Maurer é especialmente reconhecido neste respeito. Com muita habilidade e entusiasmo, trabalhando sozinho e com demonstradores, ele forneceu consistentemente dissecações de primeira classe e as interpretou para os ilustradores. Naturalmente o texto teve de ser apresentado em uma forma muito comprimida. Eu sinceramente agradeço a meus incansáveis assistentes, Dr. S. Poisel e Dr. R. Putz, por sua revisão tecnicamente competente e muitas horas de discussões. Agradeço também ao Dr. A. Ravelli, presidente do Departamento de Anatomia Radiográfica do Instituto, por fornecer inúmeras imagens radiográficas que serviram de base para várias ilustrações. Muitos outros colegas, não citados aqui pelo nome, também contribuíram muito para o sucesso deste livro. Todos eles merecem meus agradecimentos.

Sou grato ao Dr. G. Hauff e seus colegas de trabalho, mais notavelmente o Sr. A. Menge, por suas grandes cooperações. Deve ser enfatizado que a editora prontamente acomodou todos os meus desejos e, assim, permitiu que este livro fosse criado.

Embora destinado principalmente a estudantes de medicina, este atlas também pode dar aos leigos interessados uma visão mais profunda da morfologia. Se algo estiver incompleto em algum lugar do livro, ficarei grato aos meus colegas profissionais por quaisquer sugestões ou críticas eles possam oferecer.

O livro é dedicado à minha esposa, a quem agradeço também pela revisão do manuscrito, e às minhas filhas Beatrix e Ulrike.

Innsbruck, setembro de 1975

Werner Platzer

Prefácio da 1ª Edição

Embora este atlas de bolso tenha como alvo estudantes de Medicina, visando a proporcionar-lhes uma visão geral visual das mais importantes descobertas da anatomia humana, também oferece aos leigos interessados *insights* sobre a disciplina.

Para estudantes de Medicina, a preparação para exames deve ser principalmente uma revisão de experiências perceptivas; a comparação de palavras e imagens pode treinar os alunos na capacidade de visualizar detalhes anatômicos. O atlas de três volumes é organizado de acordo com os sistemas corporais. O volume 1 cobre o aparelho locomotor; o volume 2, as vísceras e volume 3, o sistema nervoso e os órgãos sensoriais. O Volume 1 inclui detalhes sobre a anatomia topográfica dos nervos periféricos e vasos que estão intimamente associados ao aparelho locomotor. O Volume 2 aborda apenas a anatomia sistêmica dos vasos. Também cobre o assoalho pélvico, que está intimamente relacionado funcionalmente com os órgãos da pelve menor, e a relevante topografia incluída. A embriologia dentária é abordada brevemente no Volume 2 porque auxilia na compreensão da erupção dentária. Os rudimentos embrionários comuns dos órgãos sexuais masculinos e femininos são discutidos porque ajudam a entender como os órgãos genitais são estruturados e como variantes e anomalias ocorrem. O capítulo de genitália feminina aborda várias questões relativas à gravidez e ao parto. Claro, esta referência concisa não pode cobrir tudo o que os estudantes de medicina precisam saber sobre a ontogenia humana! As observações sobre fisiologia e bioquímica são necessariamente incompletas e servem apenas para esclarecer características estruturais especiais. Livros didáticos de fisiologia e bioquímica devem ser consultados para uma avaliação mais completa. Afinal, o atlas de bolso não pode substituir um grande livro didático, muito menos um curso de estudo em anatomia macroscópica e microscópica. A Bibliografia lista as referências que são recomendadas para leitura adicional, incluindo livros-textos clínicos que destacam correlações anatômicas.

Leigos interessados na estrutura do corpo humano encontrarão imagens que ilustram claramente a anatomia subjacente e os métodos diagnósticos comumente usados pelos médicos. Isso segue uma sugestão da editora para tornar o livro mais acessível para leitores não médicos. Todos os órgãos e partes de órgãos de interesse para leitores leigos são rotulados em inglês e estão listados no Índice de assuntos.

Frankfurt, Kiel e Innsbruck
Os autores

1 Anatomia Geral

1.1 O Corpo *2*
1.2 A célula *4*
1.3 Tecidos *8*
1.4 Características Gerais do Esqueleto *20*
1.5 Características Gerais dos Músculos *30*

1.1 O Corpo

Partes do Corpo (A, B)

O corpo está dividido em parte principal *(tronco no sentido amplo)* e membros superiores e inferiores, ou *extremidades*. O tronco é dividido em cabeça, pescoço e o torso *(tronco em um sentido restrito)*. O torso consiste em tórax, abdome e pelve.

A extremidade superior é unida ao tronco pela cintura escapular e a extremidade inferior pela cintura pélvica. A cintura escapular consiste nas clavículas (**1**) e nas escápulas (**2**), que estão posicionadas no tronco e movem-se sobre ele. A cintura pélvica, que consiste nos dois ossos do quadril (coxa) (**3**) e o sacro (**4**), forma uma parte integral do tronco.

Termos Gerais (A-G)

Eixos Principais

O *eixo longitudinal (vertical)*, ou eixo longo (**5**) do corpo, é vertical quando o corpo está em postura ereta.

O *eixo transversal (horizontal)* (**6**) é perpendicular ao eixo longo e corre da esquerda para a direita.

O eixo sagital (**7**) corre de trás para a superfície frontal do corpo na direção da seta (Gr: *sagitta*) e está perpendicular aos outros dois eixos.

Planos Principais

Plano mediano, o plano através do eixo longitudinal e do eixo sagital; ele é chamado também de *plano sagital mediano* (**8**). Divide o corpo em duas metades quase iguais, ou antímeros (por isso é denominado também de *plano de simetria)*. Esse plano de simetria inclui os eixos longitudinal e sagital.

Plano paramediano ou sagital (**9**), qualquer plano que seja paralelo ao plano sagital mediano.

Plano frontal ou coronal (**10**), qualquer plano que contenha os eixos transversal e longitudinal e esteja paralelo à região frontal e perpendicular aos planos sagitais.

Os *planos transversos* (**11**) estão posicionados perpendiculares aos planos sagital e coronal. Estão na horizontal na postura ereta e contêm os eixos sagital e transverso.

Direções no Espaço

craniana = em direção à cabeça (**12**)
superior = para cima com o corpo ereto (**12**)
caudal = em direção às nádegas (**13**)
inferior = para baixo com o corpo ereto (**13**)
medial = em direção ao meio, em direção ao plano mediano (**14**)
lateral = distante do meio, distante do plano mediano (**15**)
média = na linha mediana (**16**)
mediana = no plano mediano *profundo*
(profundus) = dentro do corpo (**17**)
periférica, superficial = em direção à superfície do corpo (**18**)
rostral = em direção à parte frontal (ponta), em direção à região oral e nasal
anterior = para a frente (**19**)
ventral = em direção ao abdome (**19**)
posterior = para trás (**20**)
dorsal = para trás (**20**)
proximal = em direção ao tronco ou ponto de fixação (**21**)
distal = distante do tronco ou do ponto de fixação (**22**)
ulnar = em direção à ulna (**23**)
radial = em direção ao rádio (**24**)
tibial = em direção à tíbia (**25**)
fibular = em direção à fíbula (**26**)
palmar (volar) = sobre ou em direção à palma da mão (**27**)
plantar = sobre ou na direção da sola do pé (**28**)

Direções de Movimento

flexão = o ato de dobrar
extensão = o ato de estender
abdução = movimento distante do plano mediano
adução = movimento em direção ao plano mediano
rotação = movimento ao redor de um eixo
circundução = movimento circular (circunferencial)

1.1 O Corpo 3

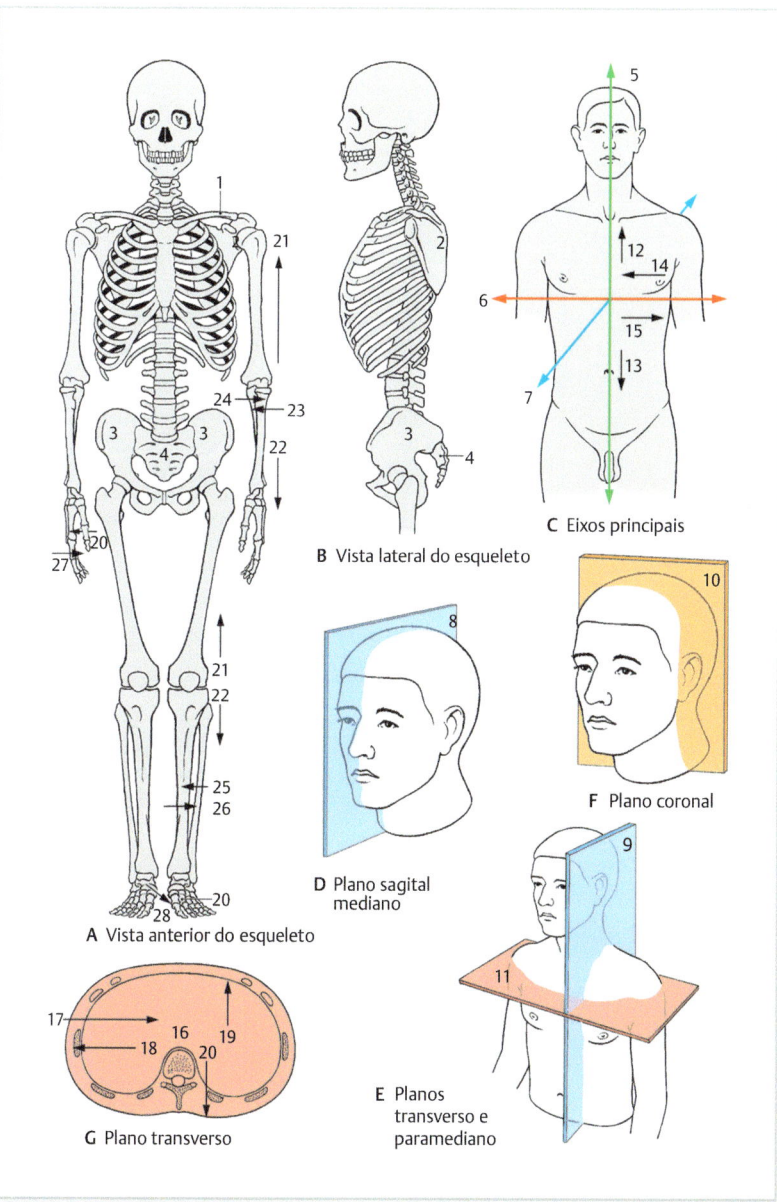

Fig. 1.1 Partes do corpo e termos gerais.

1.2 A Célula

A menor entidade viva é a *célula*. Existem organismos unicelulares, *protozoários*, e organismos multicelulares, *metazoários*. As células humanas variam em tamanho de 5 a 200 μm. Elas vivem por diferentes períodos. Algumas células sobrevivem por apenas poucos dias, por exemplo, os leucócitos granulares do sangue, e outras sobrevivem durante toda a vida humana, por exemplo, as células dos nervos.

As células diferem em configuração dependendo da sua função (p. ex., as células musculares são alongadas).

Cada célula consiste em corpo celular, *citoplasma* (**1**), e núcleo, *carioplasma* (**2**), que contém um ou mais *nucléolos* (**3**). O núcleo é separado do citoplasma por uma membrana dupla, o *envelope nuclear* (**4**).

Citoplasma

O citoplasma é subdividido em **organelas, citoesqueleto** e **inclusões celulares**. Estas estruturas estão contidas em uma matriz fluida, o **citosol**.

A membrana celular, a *membrana plasmática* ou *plasmalema* (**5**), aparece como uma estrutura trilamelar em micrografias eletrônicas. A superfície celular é irregular e pode exibir processos finos, *microvilosidades*. A membrana celular tem uma cobertura, o *glicocálix*, que apresenta aproximadamente 20 nm de espessura. O *glicocálix* é específico da espécie, bem como específico da célula, desse modo facilitando o reconhecimento célula-célula.

Organelas

O *retículo endoplasmático* (RE) (**6**) consiste em um sistema de cisternas interligadas; esse sistema pode ser granular (RE rugoso) (**6**) ou agranular (RE liso). O RE rugoso apresenta grânulos pequenos, *ribossomas*, ligados ao lado citoplasmático de sua membrana. Os *ribossomas* apresentam aproximadamente 15 a 25 nm no diâmetro e são constituídos de ácido ribonucleico e moléculas de proteína. O RE rugoso está envolvido na síntese de proteínas, enquanto o RE liso realiza várias outras funções (p. ex., desempenha um papel no metabolismo lipídico nos hepatócitos).

As *mitocôndrias* (**7**) são de especial importância considerando que elas fornecem as células com energia. Elas são organelas longas, flexíveis, em forma de bastão que se movem no citoplasma. Variam em número e tamanho dependendo do tipo e do estado funcional da célula.

O *aparelho de Golgi* (**8**) consiste em vários *dictiossomas*, ou *pilhas de Golgi*. Cada dictiossoma consiste em uma pilha de cisternas em forma de disco. O aparelho de Golgi é responsável pela formação e suplementação do glicocálix, mas está também envolvido na síntese e modificação de carboidratos e polipeptídeos produzidos no RE.

Outras organelas são os *lisossomas* (**9**) e *peroxissomas* (microcorpos).

Citoesqueleto

O citoesqueleto é uma rede de proteínas que define o formato de uma célula.

Ele consiste em microtúbulos (incluindo os *centríolos*, **10**, e *corpos basais*), *filamentos de actina* (microfilamentos) e vários *filamentos intermediários* específicos da célula. Os dois centríolos geralmente se posicionam próximos do núcleo e, junto com o citoplasma especializado que os cerca, o *centroplasma*, formam o *centrossoma* (centro organizador de microtúbulos). O citoesqueleto desempenha papel importante no movimento celular, bem como no movimento intracelular (consultar página 6).

Inclusões de células

Estas incluem ribossomas, *lipídios* (**11**), *glicogênio* (**12**), *pigmentos* (**13**), *cristais* e outros componentes insolúveis contidos em uma matriz líquida.

14 Vacúolos

1.2 A Célula

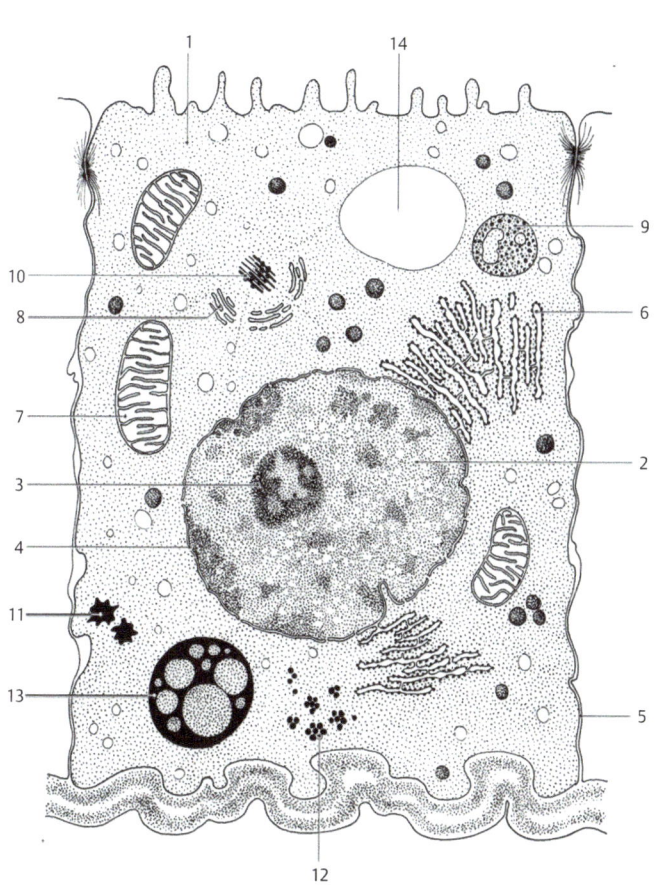

A Diagrama de uma célula de acordo com achados eletrônicos microscópicos.
(De Faller, A.: The Human Body, 1st ed Thieme, Stuttgart, 2004)

Fig. 1.2 A célula.

Núcleo da Célula (A, B)

O **núcleo** (**A**), composto de carioplasma, é essencial para a vida celular. Seu tamanho depende do tamanho da célula. Normalmente as células possuem um ou mais núcleos. O núcleo geralmente é visível nas células vivas, considerando que é mais refrativo que o citoplasma, e está separado do citoplasma pela delicada membrana nuclear birrefringente (**1**). Após a fixação, uma estrutura semelhante a uma rede, a *cromatina* (**2**), torna-se visível no *núcleo interfásico* (o núcleo em repouso entre as divisões celulares). A cromatina transporta o material genético; esse material se condensa no *núcleo divisor* para formar os *cromossomos*.

O micronúcleo ou *nucléolo* (**3**) consiste em proteínas e é rico em ácido ribonucleico (RNA). O número e tamanho dos nucléolos variam muito entre as diferentes células. Nas células femininas, cada núcleo ativo contém um aglomerado de cromatina, a *cromatina sexual* (corpo de Barr, **4**), que está ligado à membrana nuclear ou ao nucléolo. Ele pode ser usado para determinar o sexo de uma célula, e desse modo de um indivíduo. A *cromatina sexual* é particularmente fácil de se visualizar nos glóbulos brancos (granulócitos) onde assume a forma de uma baqueta. Para fazer o diagnóstico de sexo feminino, aos menos seis baquetas devem estar visíveis em 500 granulócitos.

Funções Vitais da Célula (C-H)

Cada célula exibe **atividade metabólica,** que pode ser dividida em *metabolismo estrutural* e *metabolismo funcional*. Metabolismo estrutural é a capacidade de uma célula de assimilar o material ingerido para construir as estruturas celulares, enquanto o metabolismo funcional está envolvido em funções celulares.

A absorção de material particulado é denominada de *fagocitose*, e a absorção de líquidos é a *pinocitose*. A liberação de substância pelas células glandulares é denominada de *secreção*. A soma de processos oxidativos dentro da célula é denominada de *respiração celular*.

Entre os **movimentos** celulares, o *movimento citoplasmático* é um dos mais importantes e inclui movimentos da mitocôndria, vesículas e inclusões. Movimentos mais pronunciados ocorrem durante cada divisão celular. As próprias células movimentam-se pelo *movimento ameboide* iniciado pelos processos citoplasmáticos denominados de *pseudopodia*. O movimento ameboide é especialmente pronunciado nos glóbulos brancos (como granulócitos e monócitos). Certas células se movimentam por meio de *cílios*, ou *cinecílios*, que se originam dos corpos basais (*cinetossomos*). Quando unidas, as células ciliadas formam um **epitélio ciliado** e produzem um *movimento ciliar*. Uma célula com apenas um cílio proeminente (*flagelo*) é denominada de *célula flagelada*.

A **reprodução** de células ocorre pela divisão celular. Distinguimos entre *mitose, meiose* e *amitose*. Cada divisão celular exige a divisão do núcleo. O núcleo interfásico transforma-se no núcleo divisor e os cromossomos tornam-se visíveis e realizam movimentos característicos *(cariocinese)* em direção aos dois polos do *fuso mitótico*.

O processo de **mitose** é subdividido em fases diferentes, denominadas de *prófase* (**C**), *prometáfase* (**D**), *metáfase* (**E**), *anáfase* (**F, G**), e *telófase* (**H**). Os núcleos das duas células-filhas são reorganizados subsequentemente nos núcleos interfásicos *(fase de reconstrução)*.

Durante a **meiose** *(divisão reducional)* o número de cromossomos por célula é reduzido pela metade do diploide para o complemento haploide. A redução ocorre em ambas as células germinativas macho e fêmea durante a primeira (ou segunda) divisão meiótica e é necessária na preparação para a fertilização.

Durante a **amitose** *(divisão nuclear direta)*, o núcleo é dividido pela simples clivagem sem condensação de cromossomos e sem a formação de um fuso mitótico. A distribuição de cromossomos, desse modo, é aleatória. A divisão nuclear pode ou não ser seguida pela divisão da célula.

Para mais detalhes, consulte Histologie, Zytologie und Mikroanatomie des Menschen de Leonhardt, H., 8th ed. Thieme, Stuttgart, 1990; Color Atlas of Cytology, Histology and Microscopic Anatomy de Kühnel, W., 4th ed., Thieme, Stuttgart, 2003.

1.2 A Célula

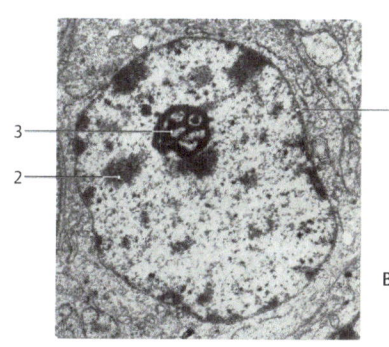

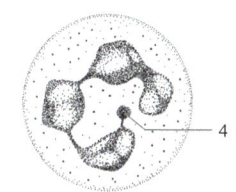

A Núcleo celular, x 12.000: micrografia eletrônica

B Glóbulos brancos com cromatina sexual anexa ao núcleo segmentado, × 1.000 (imagens A e B obtidas de Leonhardt, H.: Human Histology and Cytology, 8th ed. Thieme, Stuttgart, 1990)

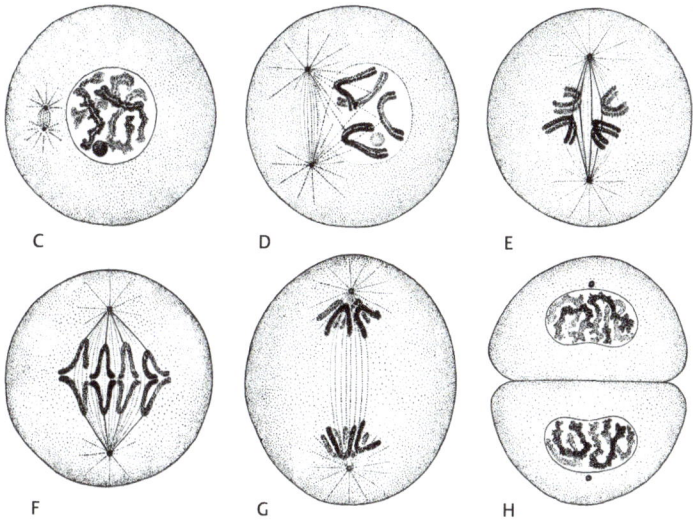

C–H Diagrama da mitose
(De Leonhardt, H.: Human Histology, Cytology, and Microanatomy, 8th ed. Thieme, Stuttgart, 1990)

Fig. 1.3 Núcleo celular, funções vitais das células.

1.3 Tecidos

Tecidos são agregações de *células similarmente diferenciadas e seus derivados*. Tecidos múltiplos podem ser associados para formar um **órgão**. O modo pelo qual diferentes células são associadas determina os diferentes tipos de tecido. Um sistema mais comum de classificação de tecidos tem como base não o modo de associação de células, mas a sua estrutura histológica e funções fisiológicas. **Tecidos epiteliais, de suporte** e **tecidos musculares** são descritos neste volume. Tecido dos nervos é discutido no Vol. 3.

Tecidos Epiteliais (A-G)

Tecidos epiteliais são associações de células rigorosamente adjacentes. Eles podem ser classificados de acordo com a **função**, bem como com a **organização** e **formato** das suas células epiteliais.

Com base em suas **funções**, epitélios superficiais, glandulares e sensoriais podem ser distinguidos. O **epitélio superficial** é, primeiro de tudo, um *epitélio protetor* que forma uma cobertura para as superfícies externa e interna do corpo, impede a entrada de bactérias no corpo e evita que o corpo resseque. Além disso, os epitélios, como os tipos *secretórios* e *absortivos*, realizam a troca de materiais; ou seja, podem, por um lado, absorver substâncias (absorção) e, por outro lado, eliminar várias substâncias (secreção).O tecido epitelial é também responsivo a estímulos. Esta recepção de estímulos é realizada através do epitélio superficial pela indução de várias células epiteliais especializadas.

Epitélio glandular é um termo coletivo para todas as células epiteliais que formam uma secreção e a liberam para uma superfície externa ou interna por um duto excretor (**glândulas exócrinas**), ou liberam essa secreção diretamente para o sistema vascular como um hormônio (**glândulas endócrinas**).

As glândulas exócrinas podem ser classificadas como *endoepiteliais* ou *exoepiteliais* dependendo da sua relação com o epitélio superficial. Da mesma forma, estas glândulas podem ser divididas em glândulas *écrina, apócrina* e *holócrina* de acordo com a quantidade e modo de suas secreções.

As células écrinas estão sempre prontas para secretar e ocorrem nos tratos respiratório, digestivo e genital (consultar o Vol. 2). As glândulas apócrinas são representadas pelas glândulas mamárias e sudoríparas; as glândulas holócrinas são representadas pelas glândulas sebáceas.

Os **epitélios sensoriais** são epitélios especializados dentro dos órgãos sensoriais e são discutidos sob esse título.

Todas as células epiteliais repousam sobre uma membrana de base *(membrana basal)* que representa a camada limite para o tecido conjuntivo subjacente.

De acordo com sua **organização,** os epitélios podem ser divididos em: **simples** (camada única, **A, B, C**), **estratificado** (multicamadas, **D**) ou **pseudoestratificado** (**F**). No epitélio estratificado, apenas a camada mais profunda de células tem contato com a membrana basal, enquanto, no epitélio pseudoestratificado, todas as células têm contato com essa membrana, mas nem todas as células atingem a superfície.

As células epiteliais podem ser classificadas por seu formato em: **escamosa** (**A**), **cuboidal** (**B**) ou **colunar** (**C**).

O epitélio escamoso, um epitélio marcadamente protetor, pode ser *não queratinizado* ou *queratinizado*. O epitélio da pele é o epitélio escamoso queratinizado, enquanto o epitélio escamoso não queratinizado (**E**) é encontrado em partes das superfícies internas do corpo que são particularmente vulneráveis aos estresses mecânicos, como a cavidade oral. O epitélio escamoso simples consiste em células atenuadas semelhantes a pavimentos que incluem membranas serosas (**mesotélio**) e a resina epitelial de sangue e vasos linfáticos (**endotélio**). Células colunares e cuboidais que têm processos, ou cílios, são classificadas como **epitélio ciliado** (**F**), que reveste o trato respiratório, por exemplo.

Os epitélios cuboidais e colunares possuem propriedades secretoras e absorventes. Essas células são encontradas, por exemplo, nos túbulos renais (cuboidal) e no trato intestinal (colunar). O **epitélio transicional** (**G**) é uma forma especial de epitélio. Suas células podem se adaptar a diferentes condições de tensão (distensão e contração) e compõem o epitélio que reveste a porção excretora do trato urinário.

1.3 Tecidos

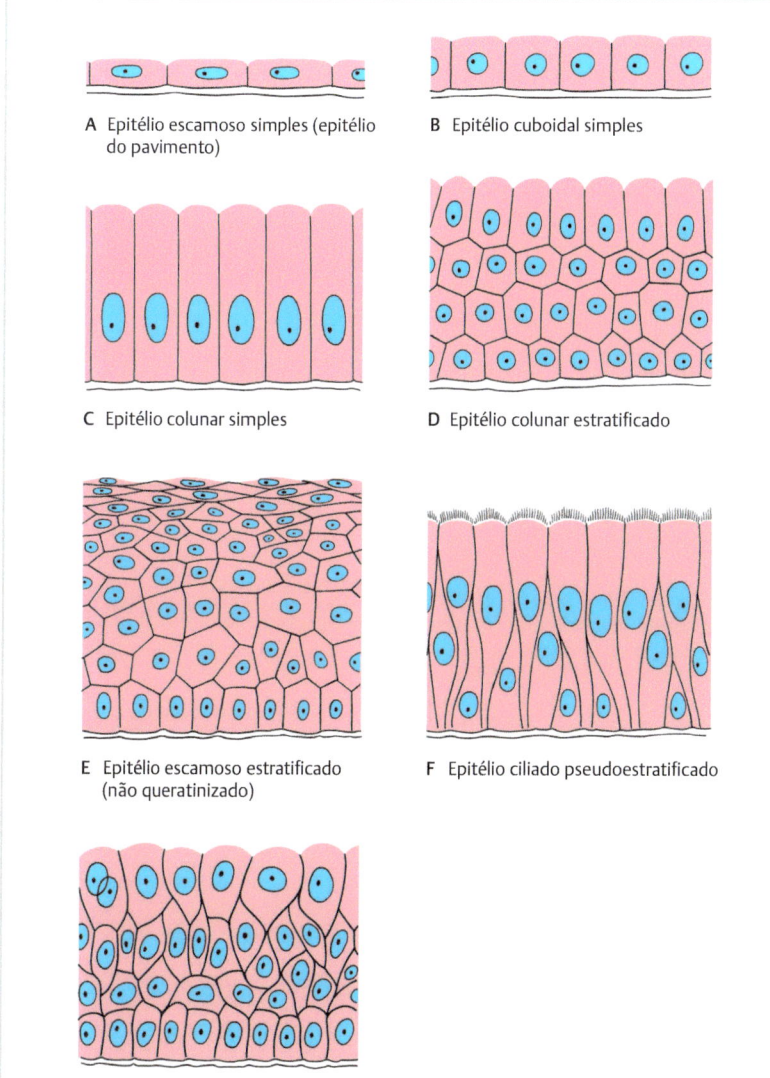

A Epitélio escamoso simples (epitélio do pavimento)
B Epitélio cuboidal simples
C Epitélio colunar simples
D Epitélio colunar estratificado
E Epitélio escamoso estratificado (não queratinizado)
F Epitélio ciliado pseudoestratificado
G Epitélio transicional

Fig. 1.4 Tecidos epiteliais.

Tecido Conjuntivo e Tecidos de Suporte

Estes tecidos consistem em agregações complexas de células, incluindo as **células fixas** e **livres**, e a **substância intercelular**. As células fixas são denominadas de acordo com o tipo de tecido, por exemplo, células de tecidos conjuntivos, células de cartilagem, células ósseas etc. A substância intercelular no tecido de suporte maduro consiste em *substância fundamental* e *fibras diferenciadas*.

Os principais tipos são:

Tecido conjuntivo: tecido conjuntivo embrionário, reticular, intersticial e rígido e tecido gorduroso (adiposo).

Tecido de cartilagem: cartilagem hialina, cartilagem elástica e fibrocartilagem.

Osso

Tecido Conjuntivo (A, B)

Além das células fixas e livres, a substância intercelular contém fibras reticulares, colágenas e elásticas, e substância fundamental, (proteoglicanos e glicoproteínas).

Células fixas: **fibrócitos** (células altamente ramificadas: seus precursores, os fibroblastos, são capazes de produzir substância intercelular e fibras), **células mesenquimais, células reticulares, células de pigmento e células adiposas.**

Células livres: **histiócitos** (células polimórficas), **células mastoides** (capazes de movimento ameboide) e, com menos frequência, **linfócitos, células plasmáticas, monócitos** e **granulócitos.**

A **substância intercelular** contém fibras —*fibras reticulares (lattice)*— que se assemelham ao colágeno na sua estrutura (ver a seguir). Formam redes de fibras ao redor dos capilares, nas membranas basais, ao redor dos túbulos renais e em qualquer outro lugar. O segundo grupo de fibras de *colágeno* consiste em fibrilas mantidas juntas por uma substância adesiva amorfa. São encontradas em todas as espécies de tecidos de suporte. São onduladas, quase inextensíveis, e sempre ocorrem agrupadas em feixes. Este tipo é encontrado particularmente nos tendões, membrana timpânica etc. Diferentes tipos de colágeno (I e III) são encontrados no tecido conjuntivo, e estes são dependentes da estrutura das moléculas de colágeno. Finalmente, existem as fibras *elásticas (amareladas)*, que também são organizadas em redes. Ocorrem nas artérias próximas ao coração, em certos ligamentos (ver página 56) e em qualquer outro lugar. A substância intercelular também inclui a **substância fundamental**, que é parcialmente produzida pelas células do tecido conjuntivo e está envolvida na troca de materiais entre as células do tecido e o sangue.

Tecido conjuntivo embrionário: contém células mesenquimais e uma substância fundamental, mucinosa e gelatinosa. O tipo mais importante é o mesênquima.

Tecido conjuntivo reticular (A) contém fibras reticulares e *células reticulares*, que são capazes de fagocitar e armazenar material. Apresentam um metabolismo notavelmente ativo. Este tipo de tecido conjuntivo pode ser dividido em *linforreticular* (em linfonodos etc.) e tecido conjuntivo *mielorreticular* (medula óssea).

Tecido conjuntivo intersticial é um tecido solto sem nenhum formato especial. Seu principal objetivo é preencher os espaços entre as diferentes estruturas (músculos etc.) enquanto também permite a mobilidade entre as camadas de tecidos. Além destas funções, o tecido conjuntivo intersticial participa do metabolismo geral e da regeneração. Assim como as células (fibrócitos, células adiposas), o tecido conjuntivo contém colágeno, fibras elásticas e de rede, e substância fundamental.

Tecido conjuntivo rígido (B) contém elevada proporção de fibras de colágeno, menos células e menos substância fundamental do que o tecido conjuntivo intersticial. É encontrado nas aponeuroses palmar e plantar, nos tendões etc.

Tecido adiposo contém células grandes com um núcleo plano e localizado excentricamente. O *Tecido gorduroso* (adiposo) *monovacuolar branco* deve ser distinguido da **gordura marrom plurivacuolar**. O último é mais abundante em crianças e em menor quantidade em adultos (p. ex., a cápsula de gordura renal). Além das células adiposas, o tecido adiposo contém tecido conjuntivo intersticial e revela alguma estrutura lobular. O **depósito de gordura**, que depende da condição nutricional, é distinguido da **gordura estrutural**, que é independente da nutrição. Esta última ocorre nas articulações, medula óssea, coxins de gordura bucal etc. O depósito de gordura é mais comum nas camadas adiposas subcutâneas. Ele é dividido de acordo com os requisitos e as células adquirem a forma de células reticulares. Após a perda de peso muito acentuada (caquexia), estas áreas são preenchidas com uma coleção de células adiposas serosas.

1.3 Tecidos

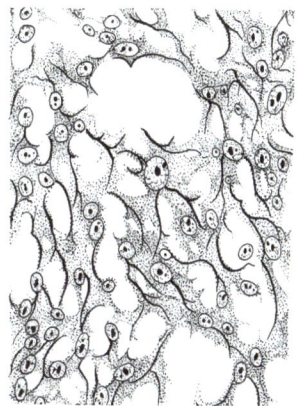

A Tecido conjuntivo reticular, × 300

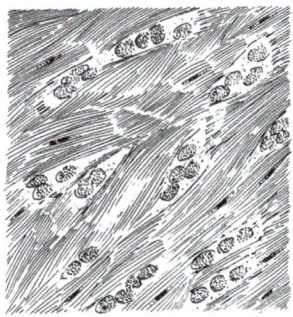

B Tecido conjuntivo denso no cório, × 300.
(imagens A e B obtidas de: Leonhardt,
H: Human Histology, Cytology, and
Microanatomy, 8th ed. Thieme, Stuttgart, 1990)

Fig. 1.5 Tecido conjuntivo.

Cartilagem (A-C)

A cartilagem é compressível e flexível, mas **resistente à pressão e à flexão**, sendo macia o suficiente para ser cortada. Consiste em células e substância intercelular quase desprovida de vasos e nervos A natureza da substância intercelular determina o tipo de cartilagem, que pode ser subdividida em formas **hialina, elástica** e **fibrosa**.

As células da cartilagem, ou *condrócitos,* são células fixas ricas em água, glicogênio e gordura. Apresentam aparência vesicular, com formato de célula esférico e núcleo esférico. A *substância intercelular,* que é muito rica em água (até 70%), forma a base da função protetora de cartilagem. A cartilagem é quase avascular e livre de nervos; é composta de fibrilas ou fibras (colágeno tipo II) e de uma substância fundamental amorfa contendo proteoglicanos, glicoproteínas, lipídios e eletrólitos.

Cartilagem Hialina (A)

A cartilagem hialina é ligeiramente **azulada** e leitosa e contém fibrilas de colágeno abundantes (convertidas para gelatina por ebulição) e redes elásticas espalhadas na sua substância intercelular. As células que ocupam as lacunas cartilaginosas são circundadas por uma cápsula que é separada da substância intercelular remanescente pelo *halo celular.* As células, que podem ser organizadas mais ou menos em fileiras ou colunas (ver página 16), formam, junto com o halo celular, um *chondrone* ou *território.* Este agrupamento sempre consiste em várias células filhas originadas de uma célula. A cartilagem é circundada externamente por uma cobertura de tecido conjuntivo, o *pericôndrio,* que é mais ou menos contínuo à própria cartilagem. A cartilagem articular é uma forma especial de cartilagem na qual as fibrilas de colágeno são orientadas na direção do maior esforço mecânico. A cartilagem articular não tem pericôndrio.

A cartilagem hialina exposta à pressão (superfícies articulares no membro inferior) contém mais glicosaminoglicanos (sulfato de condroitina) que a cartilagem hialina menos estressada (p. ex., superfícies articulares do membro superior).

A falta de vasos sanguíneos suficientes pode favorecer processos degenerativos dentro da cartilagem. Estes processos são iniciados pelo "desmascaramento" de fibras de colágeno; ou seja, as fibrilas de colágeno tornam-se visíveis no microscópio. Já que o conteúdo de água e de sulfato de condroitina diminui com a idade, a capacidade de força da cartilagem hialina (articular) diminui.

A calcificação da cartilagem hialina ocorre de forma muito precoce na vida.

A cartilagem hialina é encontrada na cartilagem articular e na cartilagem da costela, cartilagem do trato respiratório, nos discos epifisários, e nos precursores daquelas partes do esqueleto que foram submetidas à ossificação. A **cartilagem do disco epifisário** contém colunas ou fileiras de células de cartilagem, uma estrutura que permite o crescimento de cartilagem (ver página 16) e, posteriormente, do osso que a segue.

Cartilagem Elástica (B)

Ao contrário da cartilagem hialina azulada, a cartilagem elástica tem cor **amarelada**. Sua substância intercelular é rica em fibras elásticas e contém menos fibrilas de colágeno. A ampla proporção de fibras elásticas torna este tipo de cartilagem particularmente flexível e elástica. Ela não contém depósitos calcificados, sendo encontrada na aurícula, na epiglote etc.

Fibrocartilagem (C)

A fibrocartilagem, também conhecida como cartilagem do tecido conjuntivo, contém menos células que outros tipos, mas apresenta *muitos feixes de fibras de colágeno* (a maioria colágeno tipo II). É encontrada particularmente em partes dos discos intervertebrais (ver página 54) e na *sínfise púbica* (ver página 22).

A Cartilagem hialina (cartilagem da costela) × 180

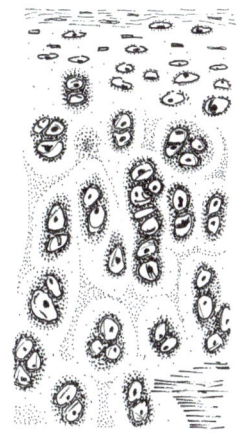

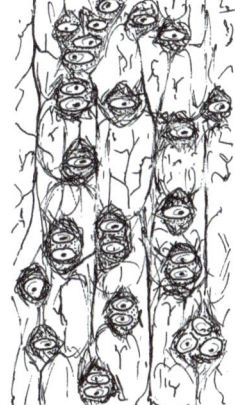

B Cartilagem elástica (cartilagem da orelha) × 180

C Fibrocartilagem (disco intervertebral) × 180. (Figs. A-C obtidas de: Leonhardt, H.: Human Histology, Cytology, and Microanatomy, 8th ed. Thieme, Stuttgart, 1990)

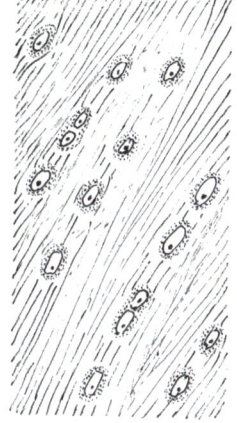

Fig. 1.6 Cartilagem.

Osso (A, B)

O tecido ósseo consiste em células ósseas *(osteócitos), substância fundamental, fibrilas de colágeno, uma substância de cimento e sais variados.* A substância fundamental e as fibrilas de colágeno (colágeno tipo I) formam a substância intercelular, o osteoide. Esta forma a parte orgânica e os sais a parte inorgânica. Os sais mais importantes são o fosfato de cálcio, fosfato de magnésio e o carbonato de cálcio. Além disso, são também encontrados compostos de cálcio, potássio e sódio com cloro e flúor.

> **Nota clínica:** Os sais conferem dureza e resistência. Um osso livre de sais ou "descalcificado" é flexível. A deficiência na calcificação pode resultar da deficiência de vitaminas, bem como de distúrbios hormonais. A deficiência de vitaminas pode surgir, por exemplo, quando existe falta de exposição à luz ultravioleta resultando em uma falha para converter provitaminas em vitaminas. A calcificação inadequada leva a um enfraquecimento do osso, por exemplo, no raquitismo.

Os constituintes orgânicos, como os sais, são também responsáveis pela resistência de um osso. Quando o material orgânico é inadequado, a elasticidade do osso é perdida e, como resultado, o osso torna-se frágil e pode não suportar mais o estresse. A relação entre sais inorgânicos e fibrilas de colágeno torna-se alterada durante o curso da vida. No recém-nascido o teor de sais inorgânicos atinge cerca de 50% e isto se eleva até 70% na velhice, junto com a perda de elasticidade, considerando que o osso se torna menos flexível e resistente a choques. A destruição do material orgânico também pode ser induzida artificialmente pela exposição ao calor.

Dois tipos de ossos podem ser distinguidos com base no arranjo de suas fibrilas: **osso trançado** (reticulado) e **osso lamelar.** O osso trançado não lamelar corresponde estruturalmente ao tecido conjuntivo ossificado e, nos humanos, ocorre essencialmente apenas durante o desenvolvimento. No adulto, é encontrado somente no labirinto do ouvido interno e ao longo das suturas dos ossos cranianos.

Substancialmente mais comuns e mais importantes, os **ossos lamelares** (**A**, **B**) exibem estratificação distinta produzida pelas camadas de fibrilas paralelas de colágeno, denominadas de *lamelas* (**1**). Estas lamelas se alternam com camadas de *osteócitos* (**2**). O arranjo lamelar ocorre ao redor de um canal vascular, o *canal central, ou o canal haversiano* (**3**) que, junto com suas lamelas, constitui um *sistema ósteon* ou *haversiano* (**A**). As fibras de colágeno apresentam 2 a 3 µm de espessura e estão dispostas em espiral, de modo que uma lamela direita (**4**) e uma lamela em espiral esquerda (**5**) (5-10 µm de espessura) se alternam uma com uma outra, aumentando a estabilidade.

Entre os ósteons estão as *lamelas intersticiais* (**6**), que são remanescentes dos antigos ósteons. Os canais vasculares nos ósteons comunicam-se com os *canais oblíquos* menores, denominados canais de Volkmann (**7**). A estrutura e organização dos ósteons são dependentes do estresse no osso. Quando existe alteração no estresse, os ósteons são reconstruídos, conforme evidenciado pela observação macroscópica. Neste caso, deve ser dedicada especial atenção para o comportamento, dentro do fêmur, das *trajetórias*, as linhas de tensão, que são desenvolvidas em resposta ao estresse.

A nutrição do osso ocorre a partir do periósteo (ver página 20). A medula óssea é nutrida por meio dos forames nutrientes (artérias nutrientes).

1.3 Tecidos

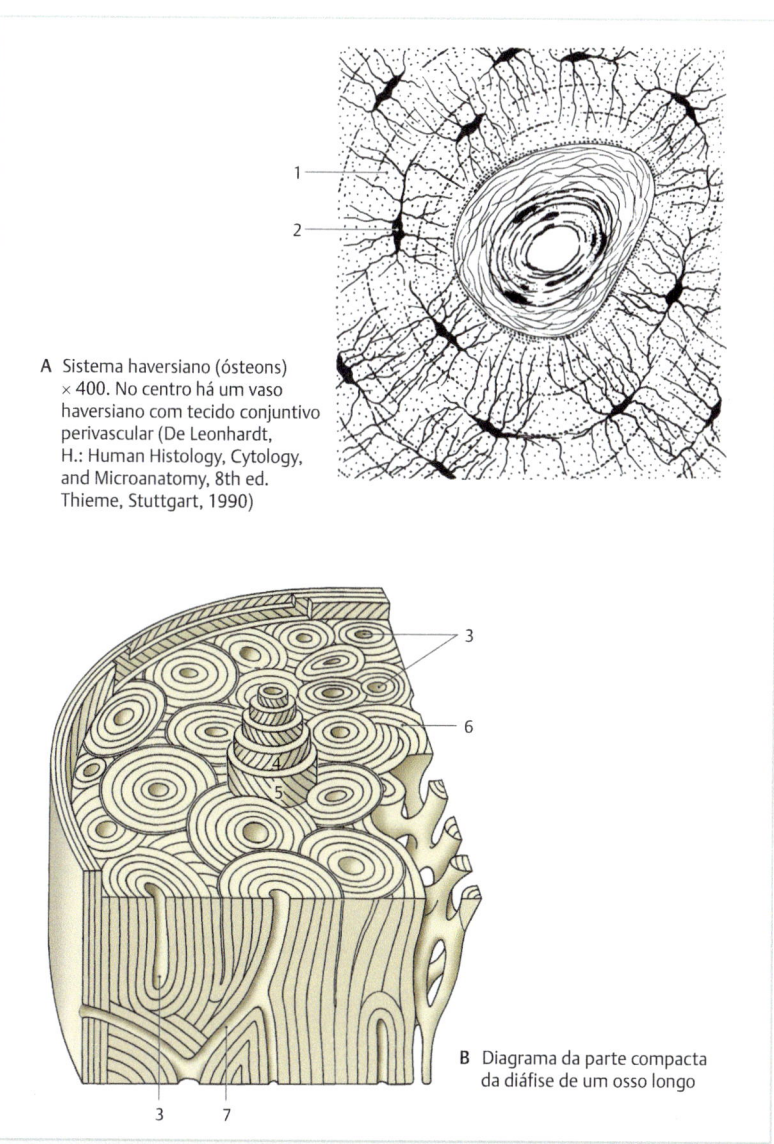

A Sistema haversiano (ósteons) × 400. No centro há um vaso haversiano com tecido conjuntivo perivascular (De Leonhardt, H.: Human Histology, Cytology, and Microanatomy, 8th ed. Thieme, Stuttgart, 1990)

B Diagrama da parte compacta da diáfise de um osso longo

Fig. 1.7 Tecido ósseo.

Desenvolvimento do Osso (A-C)

A formação óssea *(osteogênese)* é baseada na atividade de *osteoblastos* (**1**), que são células mesenquimais especializadas. Os osteoblastos secretam uma substância intercelular, o *osteoide*, que consiste inicialmente em substância fundamental suave e fibras de colágeno. Os osteoblastos desenvolvem-se nos *osteócitos*, as células ósseas definitivas. Ao mesmo tempo os *osteoclastos* multinucleados (**2**) se desenvolvem; essas células de degradação óssea estão associadas à absorção e remodelação de osso. Distinguimos a *formação óssea direta* (*ossificação intramembranosa*) (**A**) da formação óssea indireta (*ossificação condral*) (**B**, **C**).

Ossificação intramembranosa, *osteogenesis membranacea* (**A**), é o desenvolvimento de osso a partir do tecido conjuntivo. Este último contém muitas células mesenquimais que se desenvolvem por meio de osteoblastos (**1**) nos osteócitos. Ao mesmo tempo, osteoclastos (**2**) desenvolvem-se e fibras de colágeno também aparecem. O osso original é o osso da membrana e é remodelado mais tarde no osso lamelar. A calota craniana, os ossos faciais e as clavículas desenvolvem-se como ossos intramembranosos.

Ossificação condral, *osteogenesis cartilaginea* (**B**, **C**), requer partes pré-formadas de cartilagem esquelética (modelos de cartilagem), que serão substituídas por osso. O crescimento é possível somente enquanto a cartilagem ainda estiver presente. O pré-requisito para a reposição da formação óssea é a presença de *condroclastos*; estes são células de tecido conjuntivo diferenciado que degradam a cartilagem e assim dão espaço para a formação óssea osteoblástica. Dois tipos de formação de reposição óssea são reconhecidos — *ossificação endocondral* (**C**) e *ossificação pericondral*.

A *ossificação endocondral* (**3**) começa dentro da cartilagem e ocorre predominantemente nas epífises. As **epífises** são as extremidades dos ossos longos (ver página 20), enquanto os eixos são denominados de **diáfises**. A *ossificação pericondral* (**4**), que se origina no pericôndrio (**5**), está confinada para a diáfise. O disco *epifisário* (placa de crescimento) (**6**), que é necessário para o crescimento na extensão, forma uma camada entre a epífise e a diáfise. Aquela parte do eixo adjacente ao disco epifisário é denominada de **metáfise** e desenvolve-se em primeiro lugar em uma base endocondral (ver a seguir).

> **Nota clínica:** *Apófise* é uma protuberância óssea que não surge do seu próprio centro de ossificação, mas se desenvolve meramente em resposta à tração do tendão. Um exemplo é o processo mastoide (ver páginas 288 e 290).

Dentro da cartilagem epifisária, os processos de ossificação ocorrem em zonas separadas. Na epífise há uma *zona de cartilagem de reserva*, um capeamento de cartilagem hialina que não é afetado pela formação óssea na placa epifisária. Próxima desta cartilagem inativa está a *zona de crescimento* (**7**), onde as células da cartilagem formam colunas. Nesse ponto, as células da cartilagem dividem-se, aumentando assim sua quantidade. A próxima camada mais perto do eixo é a *zona de maturação* (**8**). Contém células de cartilagem hipertróficas (aumentadas) e é a camada na qual as células de cartilagem se submetem à destruição apoptótica. Segue-se a *zona de ossificação*, onde os osteoblastos depositam osso na superfície das trabéculas da cartilagem, e a cartilagem é degradada subsequentemente pelos condroclastos. Alguns remanescentes de cartilagem permanecem, e esta cartilagem residual distingue o osso endocondral (**9**) da diáfise a partir do osso pericondral. Mais tarde será substituída pelo osso pericondral. O osso endocondral é destruído pelos osteoclastos invasores.

O aumento no diâmetro ósseo na região da diáfise é provocado pelo depósito de novo material ósseo na superfície externa abaixo da camada celular do periósteo. A *cavidade da medula óssea* (**10**) torna-se mais ampla como um resultado da destruição óssea. Todos os processos de crescimento são regulados por hormônios.

Os primórdios ósseos nas epífises aparecem em primeiro lugar após o nascimento, exceto para aqueles nas epífises femorais distais e nas epífises tibiais proximais. Em ambas as epífises, e no osso cuboide, a osteogênese começa antes do nascimento, no 10º mês intrauterino (um sinal de maturidade).

> **Nota clínica:** Após o fechamento do disco epifisário, as radiografias demonstram uma linha fina, conhecida mais tarde na adolescência como a **cicatriz de disco epifisário**.

1.3 Tecidos

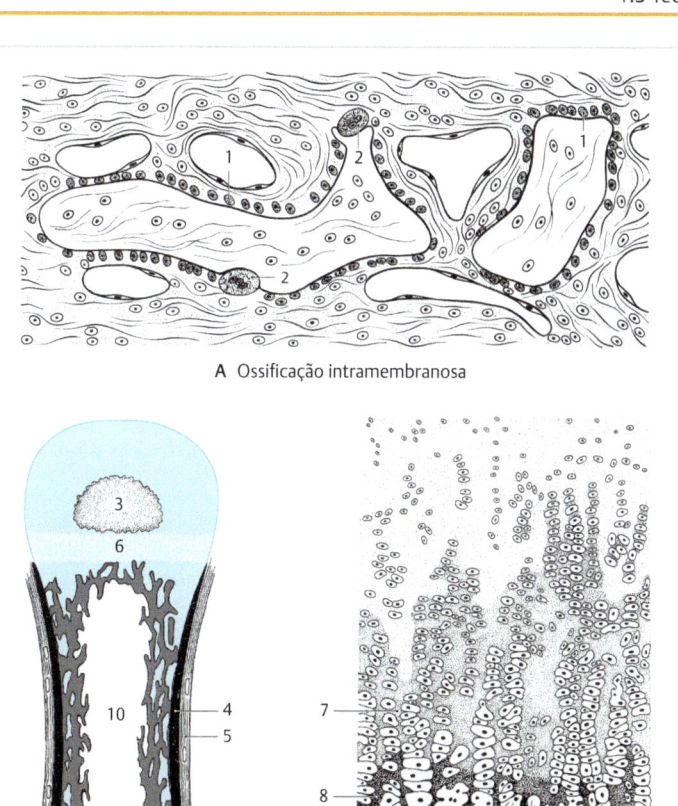

A Ossificação intramembranosa

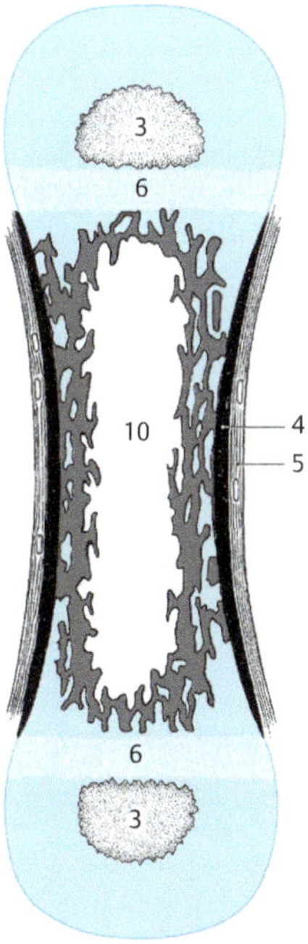

B Ossificação condral de um osso longo (diagrama). A ossificação endocondral nas epífises e a ossificação pericondral na diáfise

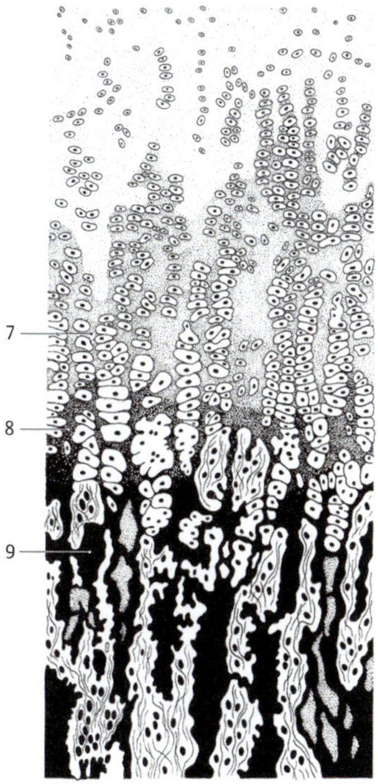

C Ossificação na região da cartilagem do disco epifisário

Fig. 1.8 Ossificação.

Tecido Muscular (A-D)

O tecido muscular é caracterizado por células alongadas contendo miofibrilas formadas de miofilamentos. Estas miofibrilas são responsáveis pela contratilidade das células musculares. Três tipos de tecido muscular podem ser distinguidos na base de fina estrutura e características fisiológicas: músculo liso (**A**), estriado (**B**, **D**) e cardíaco (**C**).

Músculo Liso (A)

O músculo liso consiste em células fusiformes, cada uma de 4 a 200 μm de comprimento e 4 a 20 μm de espessura, com um núcleo central. Estas miofibrilas são difíceis de demonstrar e não apresentam estrias transversais. As fibras reticulares transversais unem as células musculares adjacentes e ligam grupos em unidades funcionais. O músculo liso não está sob controle voluntário; os axônios fazem sinapse diretamente com as células musculares (ver Vol. 3).

As influências hormonais podem fazer com que o músculo liso aumente no comprimento e prolifere; ou seja, pode haver não apenas um aumento no tamanho das células, mas as células podem também ser recém-formadas. Um exemplo é o útero, as fibras musculares que podem atingir um comprimento de 800 μm durante a gravidez.

Músculo Estriado (B, D)

O músculo estriado é um sincício composto de células musculares (fibras musculares) que podem ter de 10 a 100 μm de espessura e até 15 cm de comprimento. Os núcleos estão posicionados imediatamente abaixo da superfície das células e estão orientados ao longo do eixo longitudinal das fibras musculares. As miofibrilas são facilmente visíveis e responsáveis pelas estrias longitudinais no músculo. As estrias transversais devem-se à alternância periódica de zonas menores, mais leves, e de refração mais simples (isotrópicas) (bandas I) e zonas mais amplas, mais escuras, e de dupla refração (anisotrópica) (bandas A). As bandas A contêm uma zona de luz (iluminada) (banda H) com linha média fina e escura (banda M), e as bandas I mostram uma linha intermediária anisotrópica e delicada (banda Z). O segmento miofibrilar que se posiciona entre as duas bandas Z é denominado de **sarcômero**.

Cada célula do músculo esquelético contém vários núcleos. O citoplasma (*sarcoplasma*) contém um número variável de mitocôndrias (*sarcossomas*). De acordo com sua função, a diferença é feita entre fibras musculares de contração e fibras musculares *tônicas*. A contração das fibras musculares tônicas inclui as fibras musculares vermelhas (contração rápida) com alto teor de mioglobina e mitocôndria (para o desempenho de estresse de longa duração) e fibras musculares brancas com alto teor de miofibrilas (desempenho de estresse máximo de curta duração).

A cor de um músculo deve-se ao seu suprimento sanguíneo e à mioglobina em solução no sarcoplasma. Além disso, a cor é determinada também pelo teor de água e abundância de fibrilas. Isto explica por que músculos diferentes têm cores diferentes. Fibras mais delgadas com menos fibrilas e menor teor de água são claras, enquanto fibras mais espessas aparecem mais escuras.

O *sarcolema* inclui fibras de músculo individual como uma bainha de tecido conjuntivo. Existe uma camada delicada de tecido conjuntivo, o *endomísio*, entre as fibras. Várias fibras musculares são cercadas pelo *perimísio interno*, e juntos eles formam o feixe muscular primário (fascículo).

O *perimísio externo* é uma camada de tecido conjuntivo que combina vários feixes primários para formar um músculo.

Músculos esqueléticos estriados são músculos voluntários, inervados via placas motoras terminais (junções neuromusculares) (Consultar Vol. 3).

Músculo Cardíaco Estriado (C)

As fibras musculares do coração contêm grande quantidade de sarcoplasma e formam redes. Estriações transversas estão presentes, mas os sarcômeros são mais curtos e a banda I é mais estreita que aquela em músculo esquelético. Em fibras de músculo cardíaco, os núcleos repousam na área central. Os *sarcossomas* são muito mais numerosos que no músculo esquelético. Além disso, o tecido do músculo cardíaco contém *discos intercalados* transversos e altamente refráteis, que ficam na posição de uma banda Z. Detalhes complementares são apresentados no Vol. 2.

1.3 Tecidos

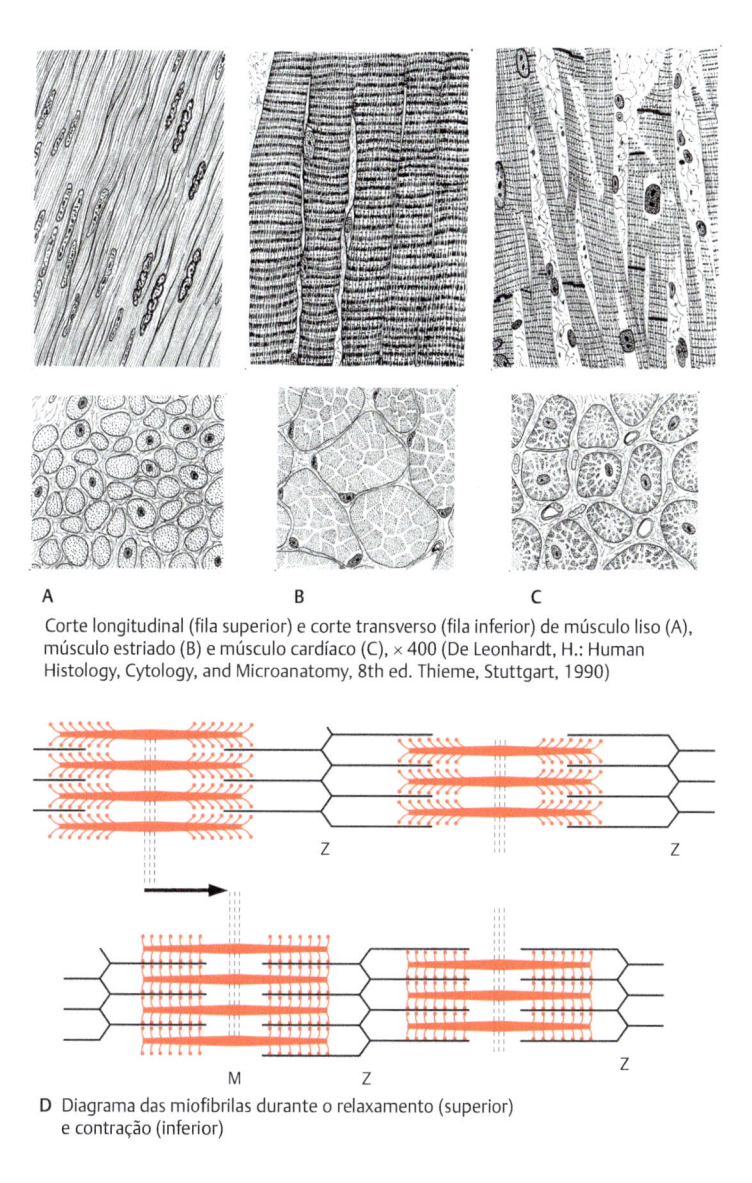

A B C

Corte longitudinal (fila superior) e corte transverso (fila inferior) de músculo liso (A), músculo estriado (B) e músculo cardíaco (C), × 400 (De Leonhardt, H.: Human Histology, Cytology, and Microanatomy, 8th ed. Thieme, Stuttgart, 1990)

D Diagrama das miofibrilas durante o relaxamento (superior) e contração (inferior)

Fig. 1.9 Tecido muscular.

1.4 Aspectos Gerais do Esqueleto

Classificação de Ossos (A-F)

Os **ossos** formam o **esqueleto** ósseo e, com as articulações, representam o sistema locomotor passivo, que é controlado pelo aparelho locomotor ativo, a musculatura. Os formatos diferentes dos ossos dependem de sua função e posição no corpo. Em termos macroscópicos, duas porções de construções diferentes podem ser distinguidas. Um *osso um tanto compactamente denso* ou *cortical* (**1**) é geralmente observado na superfície. No interior dos ossos curtos e planos, e nas epífises e metáfises dos ossos longos, existe uma malha similar a uma esponja formada de trabéculas ósseas individuais, *osso trabecular* ou *osso esponjoso* (**2**). Entre as malhas fica a medula óssea, ou medula. Nos ossos planos do crânio, o material compacto é chamado de *lâminas externas* (**3**) e *internas* (**4**), e entre elas fica a *díploe* (**5**), correspondendo ao osso esponjoso.

Ossos Longos (A-C)

Um osso longo, como, por exemplo, o úmero (**A**), consiste em um *corpo* (**6**) e duas *extremidades* (**7**). No centro da diáfise (corpo) de um osso longo (**B, C**) fica a medula óssea ou *cavidade medular* (**8**) que contém medula óssea vermelha ou amarela. Esta cavidade é a razão para a denominação de "ossos tubulares", que crescem, principalmente, em *uma* direção.

Ossos Planos (D)

Os ossos planos consistem em duas camadas de osso compacto entre as quais é possível encontrar material esponjoso. Esses ossos incluem a escápula e vários ossos do crânio, por exemplo, o osso parietal (**D**). Basicamente, o crescimento em ossos planos prossegue em *duas direções principais*.

Ossos Curtos (E)

Os ossos curtos, que incluem, por exemplo, os ossos pequenos do pulso (e.g., o osso capitato [**E**]), possuem um núcleo esponjoso cercado de osso compacto.

Ossos Irregulares

Esta categoria inclui todos aqueles ossos, como as vértebras, que não pertencem a nenhum dos grupos anteriores.

Ossos Pneumáticos (F)

Esses ossos contêm cavidades cheias de ar e revestidas por mucosas (**9**), e são encontrados no crânio (etmoide, maxila [**F**] etc.).

Ossos Sesamoides

Estes ossos ficam, principalmente, no esqueleto das mãos e dos pés, mas também podem ser encontrados nos tendões, por exemplo, a *patela*, o maior osso sesamoide no corpo.

Periósteo

O **periósteo** cobre todas as partes do osso que não sejam superfícies articulares. Ele consiste em uma *camada fibrosa* e uma *camada osteogenética* formando a camada *cambial* e contém muitos vasos sanguíneos e linfáticos, além de nervos. Estes últimos respondem pela dor sentida após um golpe ao osso. Vasos sanguíneos maiores na camada externa enviam numerosos capilares para a camada interna, rica em células. Este é o local dos osteoblastos, que constroem ossos. Após fraturas, a formação de osso novo começa no periósteo.

Os vasos sanguíneos e os nervos atingem o osso por meio de forames nutrientes. Alguns ossos possuem canais que servem também para a passagem de vasos, geralmente só veias, conhecidas como veias emissárias. Elas são encontradas, por exemplo, na abóbada do crânio.

1.4 Aspectos Gerais do Esqueleto

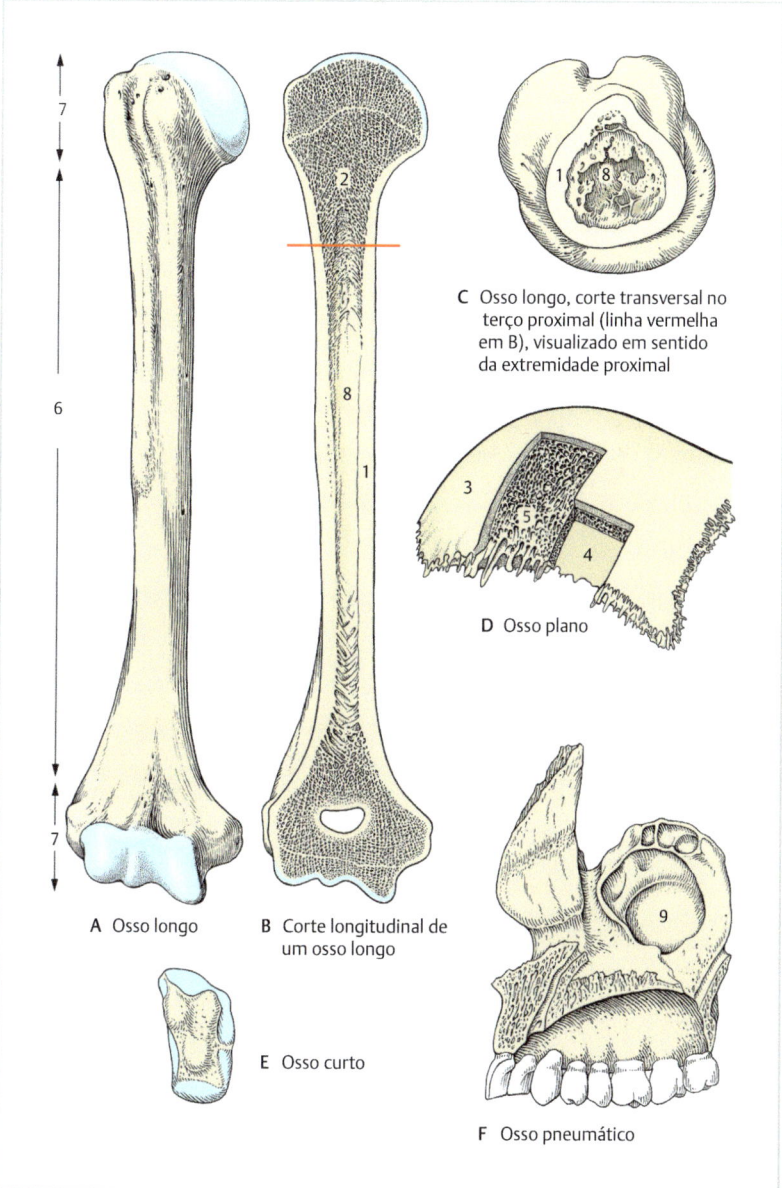

A Osso longo
B Corte longitudinal de um osso longo
C Osso longo, corte transversal no terço proximal (linha vermelha em B), visualizado em sentido da extremidade proximal
D Osso plano
E Osso curto
F Osso pneumático

Fig. 1.10 Classificação de ossos.

Articulações entre os Ossos

Os ossos individuais do esqueleto são unidos *contínua* ou *descontinuamente*. As articulações ósseas contínuas compreendem o grande grupo de **sinartroses**, nas quais dois ossos são unidos diretamente por vários tecidos.

Articulações Contínuas entre Ossos (A-H)

Articulação Fibrosa (A-E), Sindesmose

Na sindesmose, dois ossos são unidos por tecido conjuntivo colagenoso ou elástico. A união pode ser expansiva ou estreita. A *membrana interóssea* (**A1**) no antebraço é uma sindesmose muito tensa, consistindo em tecido conjuntivo colagenoso. Outras sindesmoses elásticas são o *ligamento amarelo* entre os arcos vertebrais.

As **suturas do crânio** são um tipo especial de sindesmose (**B-E**). Estas suturas retêm tecido conjuntivo, que persistiu entre os ossos desenvolvendo-se desse tecido. Somente quando o tecido conjuntivo desaparecer completamente, o crescimento do crânio encerra-se e as suturas se fundem. As suturas do crânio são classificadas de acordo com o formato: *sutura serrilhada* (**B**) com bordas semelhantes a uma serra, como na sutura sagital; *sutura escamosa* (**C, D**) onde um osso se sobrepõe a outro, como entre o osso parietal e o osso temporal; e, por último, a *sutura plana* (**E**), como entre os ossos nasais.

Um tipo especializado de articulação fibrosa é a **gonfose**, uma articulação de pino e soquete encontrada na fixação dos dentes nos alvéolos da mandíbula. Aqui, o dente é unido à mandíbula por tecido conjuntivo, que permite um leve grau de deslocamento.

Articulação Cartilaginosa (F), Sincondrose

O segundo grande grupo de articulações ósseas contínuas é formado pelas sincondroses (**F2**), que são articulações de cartilagem hialina entre dois ossos. Durante a adolescência, elas são sempre encontradas nos *discos epifisários*. O material da cartilagem hialina está presente, também, entre a primeira, a sexta e a sétima costelas e o esterno. Esse material cartilaginoso desaparece desses locais onde ele só permite crescimento. Discos epifisários ou cartilagem são, subsequentemente, totalmente substituídos por material ósseo.

Sínfise (G)

As sínfises também são articulações cartilaginosas nas quais dois ossos são unidos por fibrocartilagem e tecido conjuntivo, por exemplo, entre os dois ossos púbicos (*sínfise púbica* **G**).

União Óssea (H), Sinostose

Esta é a articulação mais firme possível entre dois ossos, por exemplo, entre as partes do osso do quadril, ou entre epífises e diáfises após a conclusão do crescimento.

> **Nota clínica:** As articulações sinoviais podem, às vezes, tornar-se sinostóticas. Entretanto, elas não são chamadas de sinostoses, mas sim de anciloses (articulação enrijecida). Uma ancilose pressupõe que a articulação antes era móvel, e a alteração foi, geralmente, resultado de uma doença. A ancilose fisiológica é considerada como a fusão dos processos articulares das vértebras do sacro.

1.4 Aspectos Gerais do Esqueleto

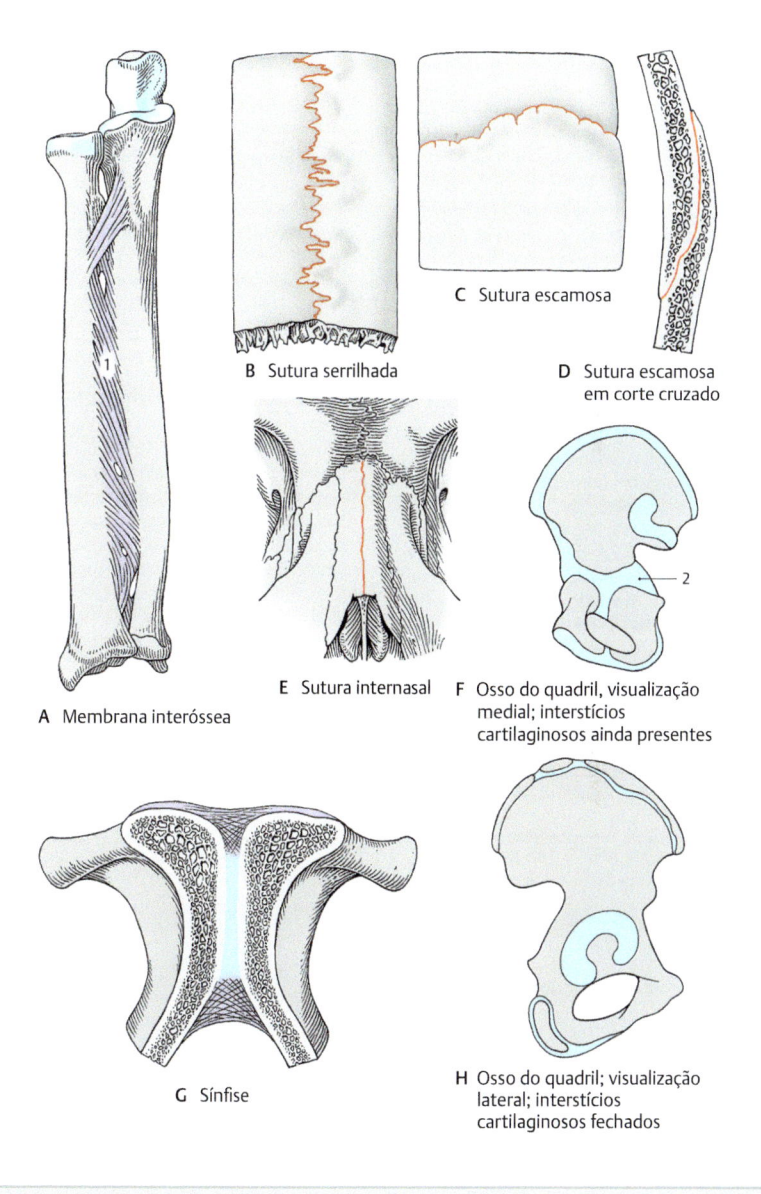

Fig. 1.11 Articulações contínuas entre ossos.

A Membrana interóssea
B Sutura serrilhada
C Sutura escamosa
D Sutura escamosa em corte cruzado
E Sutura internasal
F Osso do quadril, visualização medial; interstícios cartilaginosos ainda presentes
G Sínfise
H Osso do quadril; visualização lateral; interstícios cartilaginosos fechados

Anatomia Geral

Articulações Descontínuas entre Ossos (A-C)

Estas articulações, **diartroses** ou **articulações sinoviais**, consistem em *superfícies articulares* (**1**), uma *cápsula articular* (**2**), uma *cavidade articular* (**3**) entre as superfícies articulares e, conforme a necessidade, algumas *características adicionais* (ligamentos de reforço, discos intercalados, lábios articulares [labros] e bursas).

Em uma articulação com duas superfícies ou corpos articulares, aquele corpo articular que se move é o *segmento móvel;* aquele em repouso comparativo é o *segmento fixo* ou estacionário.

Para avaliar o grau de mobilidade de uma articulação, é necessário determinar o *ângulo de excursão* (**4**), ou seja, o ângulo entre sua posição *inicial* e *final*. O ângulo de excursão de uma articulação pode ser reduzido por vários fatores que incluem, além da tensão da cápsula articular, ligamentos adicionais que restringem movimento (*limitação ligamentar:* ver p. 26), processos ósseos (*limitação óssea*) e partes moles limitantes ao redor (*limitação de partes moles*). A *posição média* (**5**) é aquela posição entre as posições inicial e final, na qual todas as partes da cápsula de articulação estão sob tensão igual.

> **Nota clínica:** A amplitude de movimento de uma articulação é hoje declarada em termos da posição neutra-0, com base no método SFTR de *Russe* e *Gerhardt* (**C**). Essa posição de todas as articulações é aquela que ocorre na postura ereta, com os braços soltos nas laterais e as palmas para frente. Existe uma distinção entre métodos anatômicos e antropológicos de medição. Os movimentos são medidos no Plano **S**agital, Plano **F**rontal e Plano **T**ransverso e durante a **R**otação (SFTR). Nos números fornecidos, deve-se lembrar que a primeira figura sempre se refere a extensão, retroversão, abdução, rotação externa, supinação ou um movimento para a esquerda, correspondendo à função da articulação. O segundo número é a posição neutra-0 e o terceiro é a posição final em oposição àquela do primeiro movimento.

Superfícies Articulares

Uma articulação possui, pelo menos, duas superfícies articulares. Elas estão, geralmente, cobertas por cartilagem hialina (**6**) e, às vezes, por fibrocartilagem ou tecido conjuntivo intercalado com fibrocartilagem.

A cartilagem está firmemente interligada ao osso, e sua superfície se mostra brilhante e lisa. A espessura da camada de cartilagem varia de 2 a 5 mm, embora a patela tenha algumas áreas muito espessas, de até 6 mm. A cartilagem é nutrida pelo líquido sinovial, assim como por difusão dos capilares na membrana sinovial.

Cápsula Articular

A cápsula articular pode ser tensa ou solta e está anexa ao osso perto das superfícies cobertas por cartilagem. Ela consiste em duas camadas, a *membrana sinovial* (**7**) interna e a *membrana fibrosa* (**8**) externa. A membrana sinovial contém fibras elásticas, vasos sanguíneos e nervos. O volume do suprimento sanguíneo está diretamente relacionado com o grau de atividade, de modo que articulações muito ativas são mais ricamente vascularizadas que aquelas menos ativas. A membrana sinovial possui processos voltados para o interior, processos contendo gordura, as *plicae synoviales* (**9**), pregas sinoviais e *vilosidades sinoviais*. A membrana fibrosa tem espessura variável e contém grande quantidade de fibras de colágeno e muito poucas elásticas. As irregularidades na espessura da membrana fibrosa podem resultar em pontos fracos, através dos quais a membrana sinovial pode se projetar; estas protrusões semelhantes a cistos são chamadas de *gânglios* pelo cirurgião.

1.4 Aspectos Gerais do Esqueleto

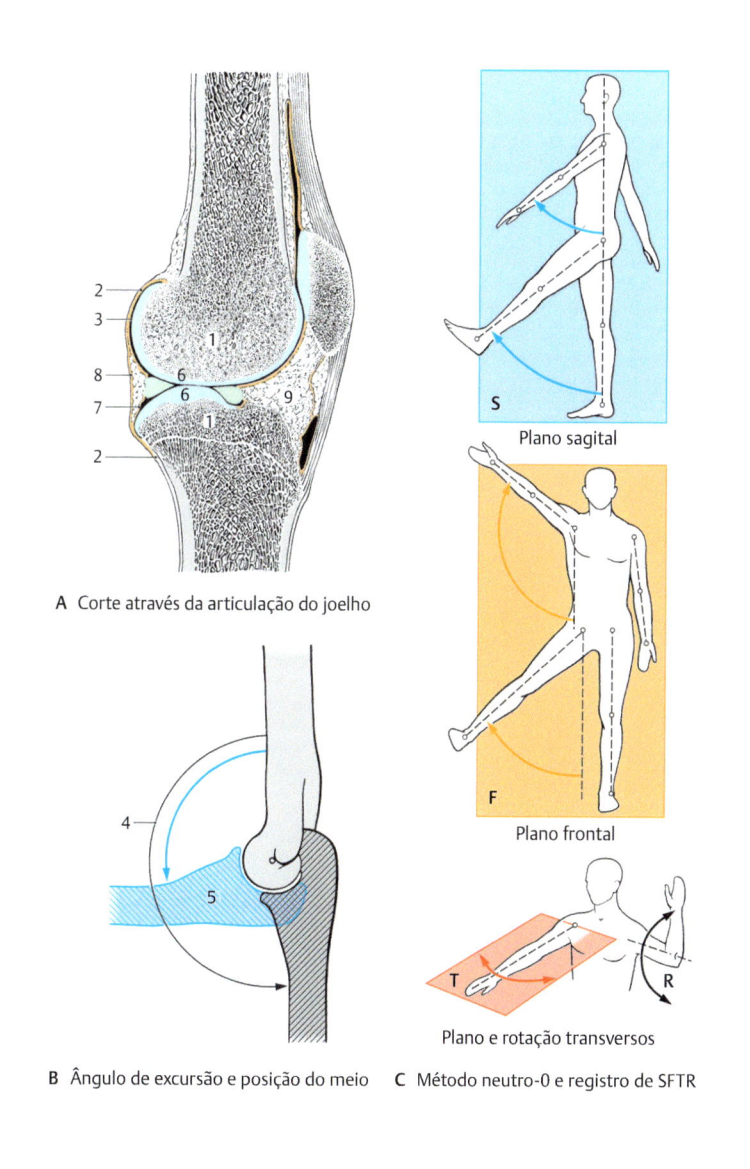

A Corte através da articulação do joelho

B Ângulo de excursão e posição do meio

C Método neutro-0 e registro de SFTR

Plano sagital

Plano frontal

Plano e rotação transversos

Fig. 1.12 Articulações descontínuas entre ossos.

Articulações Descontínuas entre os Ossos, cont.

Cavidade Articular (A, C)

Uma articulação ou cavidade articular (**1**) é um espaço capilar semelhante a uma fenda que contém *líquido sinovial*. Trata-se de um líquido transparente, viscoso, contendo mucina parecendo albumina. Esse líquido atua como lubrificante e ajuda a nutrir a cartilagem articular. Sua viscosidade é determinada por seu conteúdo de ácido hialurônico e depende da temperatura – quanto mais baixa, mais alta a viscosidade do líquido sinovial. Uma vez que esse líquido também pode ser considerado como um dialisado de plasma sanguíneo, suas características químicas e físicas podem ter valor diagnóstico em várias doenças.

Características Adicionais (A-D)

Ligamentos (**2**). Os ligamentos são designados por sua função como *ligamentos de reforço* (para a cápsula articular), *ligamentos de orientação* (nos movimentos) ou *ligamentos restritivos* (para reprimir os movimentos). Conforme sua posição, existem ligamentos *extracapsulares*, *capsulares* e *intracapsulares*.

Discos articulares ou **meniscos** (**3**) consistem em tecido conjuntivo colagenoso contendo fibrocartilagem. Um disco divide completamente a cavidade articular; um menisco, só parcialmente. Eles afetam a direção de movimento, asseguram contato satisfatório entre as partes móveis e podem, em certas circunstâncias, produzir dois espaços articulares completamente independentes como, por exemplo, nas articulações mandibulares e esternoclaviculares. A regeneração dos discos após lesão ou remoção é possível.

Labra articularis (**4**) consiste em tecido conjuntivo colagenoso com células de cartilagem espalhadas e serve para alargar a superfície articular.

As **bursas** e **bolsas sinoviais** podem-se comunicar com a cavidade articular (**5**). Elas formam sacos de paredes finas de vários tamanhos, revestidos de membrana sinovial (**6**) e servem para reduzir a fricção nos locais onde os tendões correm próximos ao osso (p. ex., a bolsa suprapatelar) (**5**).

Manutenção de Contato

Há várias forças atuando sobre as duas superfícies articulares e mantendo contato entre elas. Primeiro, há músculos que estendem a articulação e garantem um certo grau de contato entre essas superfícies. Em seguida, pode haver ligamentos capsulares acessórios para aumentar o grau de contato. Além disso, há um certo grau de adesão da superfície e, como outro fator importante, a pressão atmosférica, que mantém as superfícies articulares juntas com força igual ao produto da área das superfícies articulares menores e sua pressão de ar.

> **Nota clínica:** Articulações são passíveis de mudanças associadas à idade; a cartilagem articular avascular (**7**) perde sua elasticidade com o envelhecimento.
>
> Superfícies cobertas por cartilagem sofrem alterações relacionadas com a idade (**8**) e podem se degenerar. Podem ocorrer crescimentos a partir das margens da cartilagem, que são, às vezes, invadidos por células formadoras de osso. Nesses casos, a cartilagem torna-se ossificada e restringe a mobilidade da articulação. Tais processos podem afetar pequenas articulações como as intervertebrais (ver página 62) e podem ocorrer em pessoas jovens, se essas articulações estiverem excessivamente estressadas. O "fenômeno do vácuo", descrito pela primeira vez por Fick, refere-se a brilhos em formato linear ou crescente que aparecem nas radiografias de articulações e são causados por gases de tecido que entram na articulação.

1.4 Aspectos Gerais do Esqueleto 27

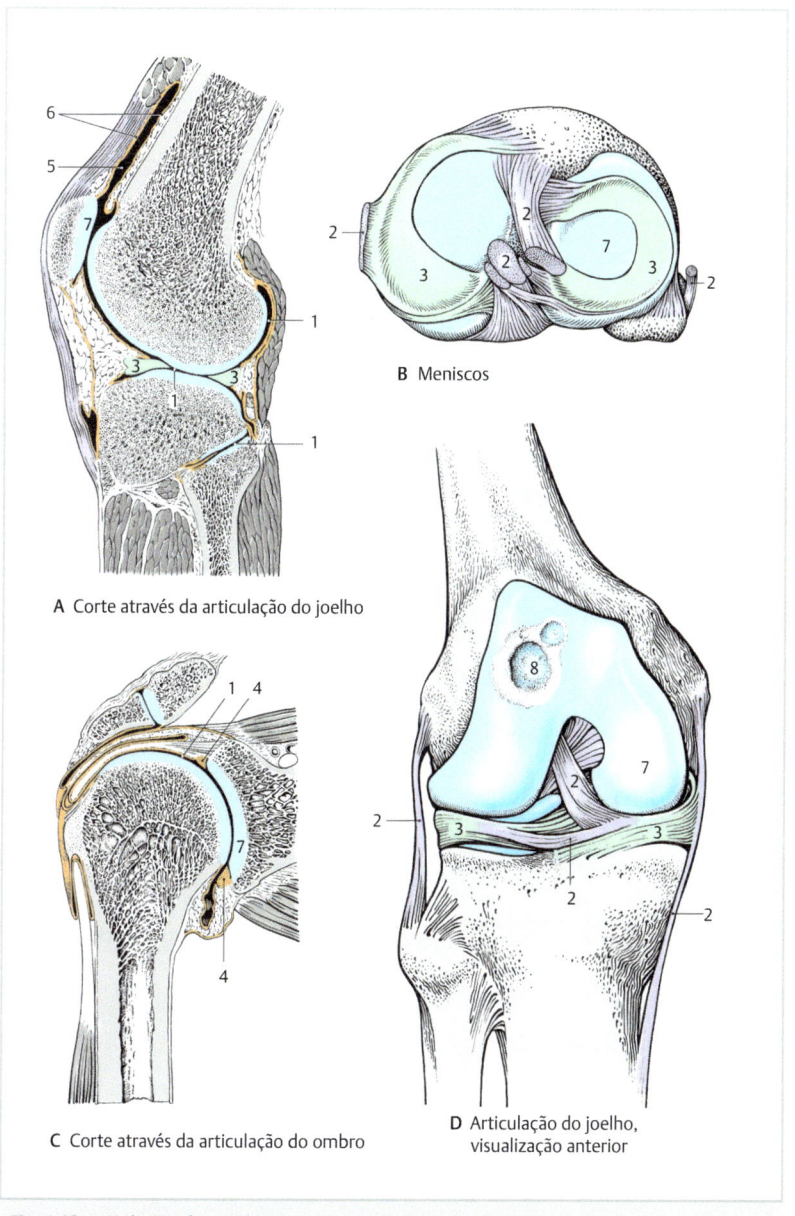

A Corte através da articulação do joelho

B Meniscos

C Corte através da articulação do ombro

D Articulação do joelho, visualização anterior

Fig. 1.13 Articulações descontínuas entre os ossos (cont.).

Classificação das Articulações (A-F)

As articulações podem ser classificadas por vários critérios. Uma classificação está relacionada com os **eixos** e subdivide as estruturas em articulações monoaxial, biaxial e multiaxial. Uma segunda classificação divide as articulações de acordo com seu **grau de liberdade**, o que indica a mobilidade das superfícies articulares em relação uma à outra. Assim, as articulações são divididas entre aquelas com grau um, dois ou três de liberdade. Outra classificação usa o **número de superfícies articulares** e, por isso, separa articulações simples de complexas. Uma *articulação simples* consiste em apenas duas superfícies contidas em uma cápsula. Na presença de mais de duas superfícies na cápsula, a estrutura é chamada de *articulação complexa* (p. ex., a articulação do cotovelo, **B**).

Tipos diferentes de articulações podem ser combinados. *Articulações combinadas de necessidade* são encontradas em diferentes pontos em dois ossos (p. ex., articulações radioulnares proximal e distal). *Articulações forçosamente combinadas* são ativadas por um ou mais músculos que abrangem várias articulações, por exemplo, da mão e dos dedos pelos flexores dos dedos (ver página 173).

As articulações também podem ser classificadas de acordo com o **formato das superfícies articulares**:

Articulação plana é aquela com duas superfícies planas, que possui dois graus de liberdade permitindo movimentos de deslizamento (p. ex., as articulações intervertebrais das facetas), assim como a rotação.

A *articulação em dobradiça* ou *gínglimo* (**A**) consiste em uma superfície articular convexa e outra côncava. Com frequência, a côncava tem uma elevação em formato de saliência que preenche um sulco da articulação convexa. Ligamentos laterais tensos (**1**) ajudam a fixar a estrutura mais firmemente. Articulações em dobradiça possuem um grau de liberdade (p. ex., a articulação umeroulnar, **B**). As articulações em gínglimo e trocoides (abaixo) são coletivamente conhecidas como *articulações cilíndricas*.

A articulação rotatória, ou trocoide, pode ser do tipo pivô ou giratória. Os dois tipos possuem um eixo e um grau de liberdade, e ambas apresentam uma superfície cilíndrica convexa, bem como a superfície correspondente da articulação côncava. O eixo articular corre pela superfície cilíndrica. Em uma articulação pivô a superfície convexa (semelhante a um pino) gira no interior da superfície côncava, que é alargada por ligamentos (ligamento anular, **2**; p. ex., na articulação radioulnar proximal, **B**). Em uma articulação giratória a superfície articular côncava gira ao redor da superfície convexa (p. ex., a articulação radioulnar distal).

Articulações elipsoidais ou condilares possuem superfície articular elíptica côncava e convexa. Elas têm dois graus de liberdade e são multiaxiais, com dois eixos principais. Quando os movimentos são combinados, pode ocorrer circundução, como na articulação radiocárpica.

A *articulação em sela* (**C**) consiste em duas superfícies articulares em formato de sela, cada uma apresentando uma curvatura convexa e uma côncava. Ela possui dois graus de liberdade e dois eixos principais, mas é, de fato, multiaxial. A circundução é possível (p. ex., a articulação carpometacárpica do polegar, **D**).

As *rótulas* ou *articulações esferoidais* (**E**) são multiaxiais e consistem em uma cabeça óssea globular dentro de um copo ou soquete. Elas possuem três graus de liberdade e três eixos principais (p. ex., a articulação do ombro, **F**). Um tipo especial de rótula é a *enartrose*, na qual o soquete se estende para além do equador da cabeça. A articulação do quadril é, usualmente, uma enartrose na qual o soquete (acetábulo) é alargado unicamente pelo labro articular.

Um tipo especial de articulação é a fixa, ou *anfiartrose*. Este tipo tem mobilidade muito limitada, já que ambos os ligamentos e a cápsula são tensos e as superfícies articulares são ásperas, como na articulação sacroilíaca.

1.4 Aspectos Gerais do Esqueleto

A Articulação em dobradiça (diagrama)

B Articulação do cotovelo com articulações umeroulnar, radioulnar proximal e umerorradial

C Articulação em sela (diagrama)

D Articulação carpometacárpica do polegar

E Articulação em pino e soquete (diagrama)

F Articulação do ombro

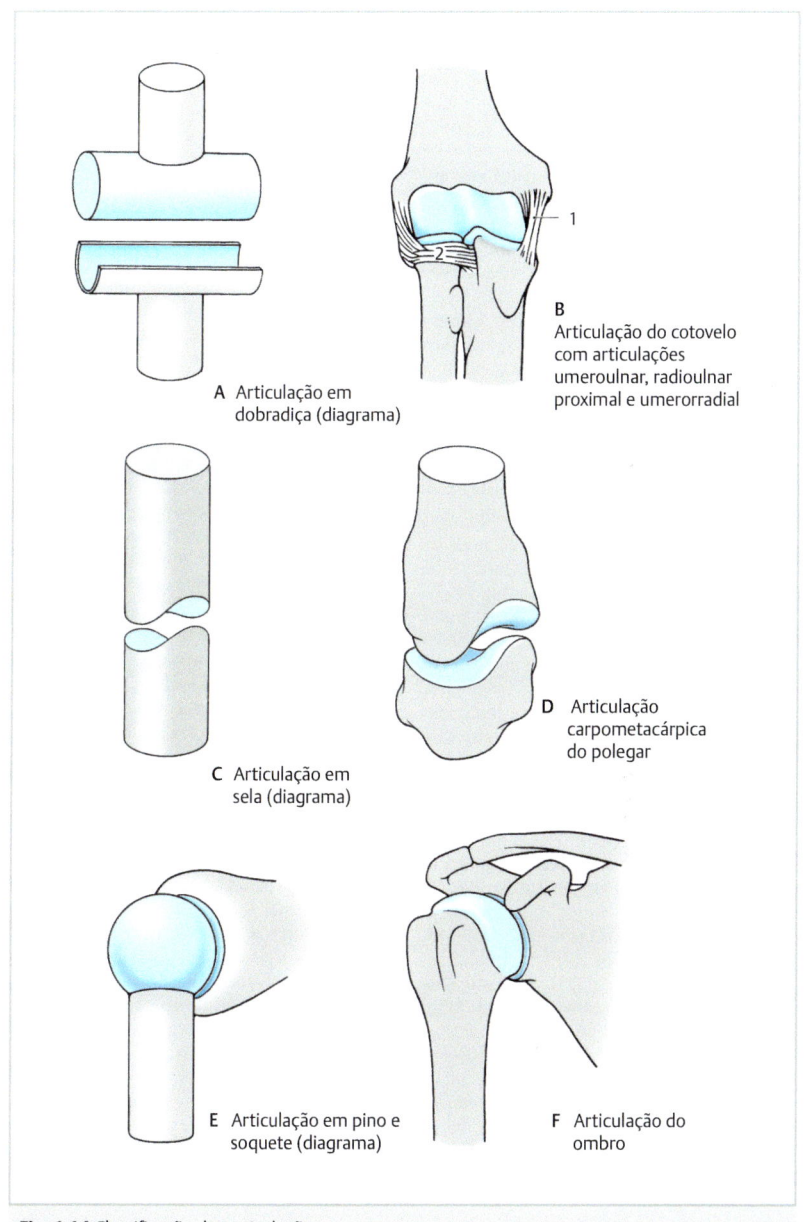

Fig. 1.14 Classificação das articulações.

1.5 Aspectos Gerais dos Músculos

Classificação dos Músculos do Esqueleto (A-F)

Todos os músculos do esqueleto possuem tanto *origem* como *inserção*. A origem está no osso menos móvel (extremidade fixada), enquanto a inserção está no osso mais móvel (extremidade móvel). Os músculos do esqueleto no membro geralmente possuem origem proximal e inserção distal, mas os pontos fixos e móveis também podem ser revertidos, como quando se levanta o queixo. Com frequência, a origem apresenta uma *cabeça muscular,* que se funde com o *ventre* (**1**) e termina em um *tendão* (**2**). A potência do músculo depende de um corte cruzado fisiológico, que é a soma dos cortes cruzados de todas as fibras. Esse corte pode ser usado para calcular a potência muscular absoluta.

A localização do ventre muscular depende do espaço disponível. Um fator importante para a atividade do músculo é sua parte terminal efetiva. O tendão de um músculo pode, por exemplo, ser torcido ao redor de uma porção do esqueleto, a *tróclea muscular,* que funciona como um fulcro *(hypomochlion)*. Um tendão longo pode provar ser vantajoso se existe falta de espaço. Os melhores exemplos disso são os músculos dos dedos longos, que têm seus ventres musculares no antebraço, mas exercem sua ação mais distalmente nos dedos.

Formatos de músculo diferentes são diferenciados de acordo com a relação das fibras musculares com o tendão. **Músculos fusiformes** (**A**) possuem fibras longas e produzem movimentos de grande amplitude que não são muito vigorosos. Esses músculos apresentam tendões relativamente curtos. Outro tipo é o **músculo unipenado** (**B**), que apresenta um tendão longo e contínuo ao qual estão anexas as fibras musculares curtas. Isso fornece um corte fisiológico relativamente grande, resultando em maior potência muscular. Um **músculo bipenado** (**C**) tem a mesma estrutura que o unipenado, mas as fibras estão anexas aos dois lados do tendão. Há também os **músculos multipenados**.

Há vários tipos de origem muscular, por exemplo, músculos com duas, três e quatro cabeças, nos quais as cabeças individuais se fundem em um único ventre muscular e terminam em um tendão comum. Os exemplos deste tipo incluem os músculos braquiais bíceps (**D**) e tríceps.

Se um músculo tem apenas uma cabeça, mas um ou mais *tendões intermediários* (**3**), ele é chamado digástrico ou **músculo digástrico** (**E**). Esse músculo com dois ventres, o **músculo digástrico,** tem dois segmentos musculares grandes e sucessivos, quase idênticos. Um **músculo plano** (**F**) ou de formato triangular, o *músculo triangular,* com tendão plano ou *aponeurose* (**4**) é distinguido de um músculo plano quadrangular, o *quadrado*.

Músculos que se estendem sobre uma ou mais articulações são chamados *uniarticulares, biarticulares ou multiarticulares*. Eles podem produzir e, em alguns casos, até se opor a movimentos em várias articulações. Os exemplos são os músculos interósseos da mão, que produzem a flexão da articulação proximal, mas estendem as articulações do meio e distal dos dedos.

Os músculos que trabalham juntos para produzir um movimento são chamados **sinérgicos,** e aqueles que produzem movimentos em oposição são chamados **antagonistas.** A combinação entre os dois pode variar em movimentos diferentes. Por exemplo, vários músculos sinérgicos para flexão do punho se tornam antagonistas durante a abdução radial.

Para sua função, é essencial que os músculos tenham um *tônus,* mesmo em repouso. Uma propriedade dos músculos é chamada de *insuficiência ativa* ou *passiva*. Na insuficiência ativa, um músculo torna-se exausto quando atingiu seu encurtamento máximo. A insuficiência passiva refere-se à perda de ação muscular em uma posição articular terminal, como ilustrado pela impossibilidade de fechar o punho quando a mão está flexionada. Na ação muscular, distinguimos uma *função de movimento ativo* a partir de uma *função de restrição passiva*. Um músculo pode funcionar tanto passivamente, como limitação, quanto ativamente para produzir movimento.

1.5 Aspectos Gerais dos Músculos 31

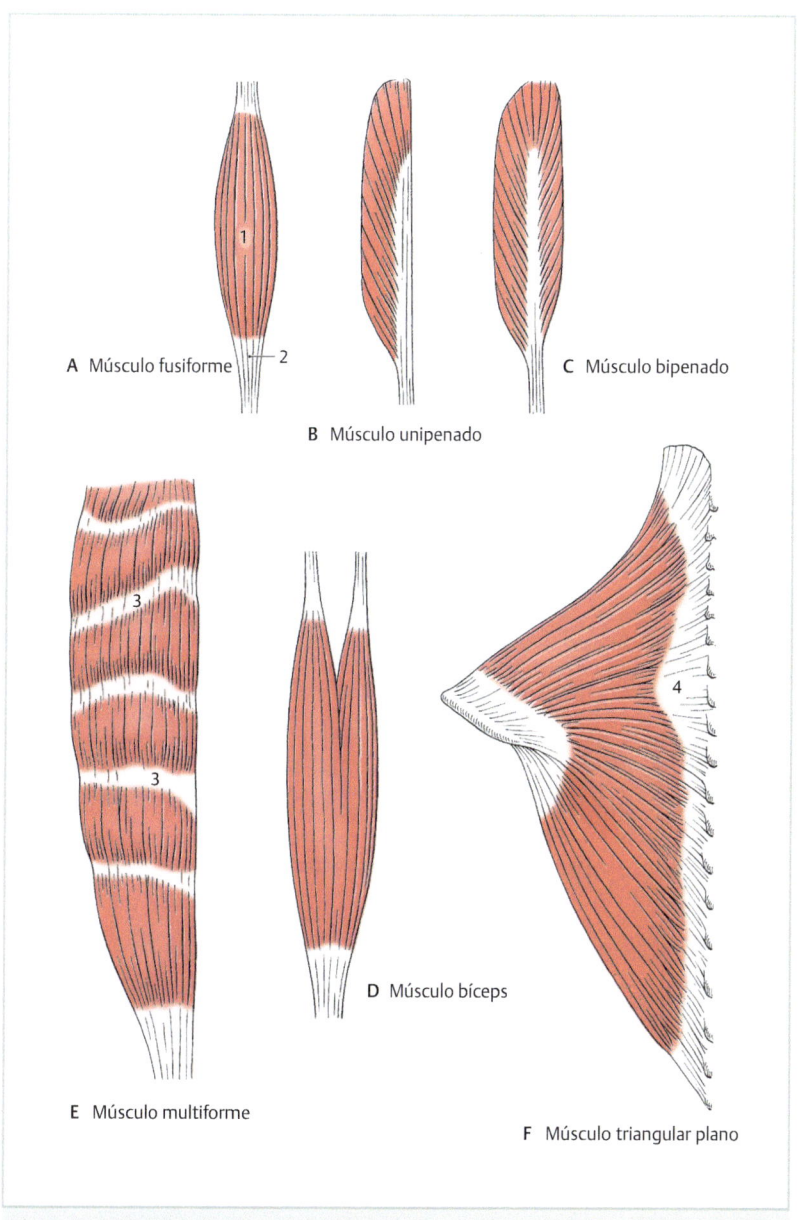

A Músculo fusiforme
B Músculo unipenado
C Músculo bipenado
D Músculo bíceps
E Músculo multiforme
F Músculo triangular plano

Fig. 1.15 Classificação dos músculos do esqueleto.

Características Auxiliares dos Músculos do Esqueleto (A-D)

Várias estruturas auxiliares são essenciais para a função muscular, a saber:

- Bainhas de tecido conjuntivo, ou **fáscias,** que contêm músculos individuais ou grupos musculares e permitem que elas se movimentem umas em relação às outras.
- **Bainhas de tendão** (A, B) que aumentam a habilidade dos tendões em deslize. A camada interna, ou *sinovial*, tem uma camada visceral interna (**1**) que repousa em contato imediato com o tendão (**2**), e uma camada parietal (**3**) que está conectada, via o *mesotendão* (**4**). O líquido sinovial entre as camadas visceral e parietal atua como lubrificante para ajudar o movimento do tendão. A parte externa da bainha sinovial é coberta por uma *camada fibrosa* (**5**).
- **Bursa sinovial** (**C 6**), protege um músculo que desliza diretamente ao redor de um osso.
- **Cartilagens sesamoides** e **ossos sesamoides** (**D**), encontrados onde os tendões estão sujeitos à pressão. O maior osso sesamoide é a patela (**7**), que faz parte da articulação do joelho e é também ligada à tíbia via ligamento patelar (**8**) e tendão do quadríceps (**9**).
- **Coxins de gordura**, situados entre músculos individuais e que podem reduzir a fricção. Quantidades variáveis de coxins (p. ex., coxim de gordura auxiliar) estão localizadas em todo o corpo.

Investigação de Função Muscular

A função muscular pode ser avaliada por vários meios. Os métodos mais simples são: *palpação* e *inspeção*. O formato de um músculo pode ser demonstrado por movimentos especiais.

Os *métodos anatômicos* permitem a demonstração de músculos individuais em preparações. A origem, curso e inserção de um músculo podem ser determinados, mas a avaliação exata de sua função não pode ser obtida de um cadáver. Por isso, a dissecção é um método indireto que só permite inferências e não considera a interação de músculos diferentes.

A *estimulação elétrica* pode ser usada para investigar a função muscular, os estímulos sendo aplicados onde o nervo penetra o músculo ("ponto motor"). Uma desvantagem deste método é o fato de sua utilidade somente para músculos superficiais. Outra desvantagem é o fato de ele produzir contração máxima sem permitir que outros músculos possam dificultar ou reduzir esta contração.

A *eletromiografia* é outro método no qual os potenciais de ação das fibras são registrados por um eletrodo inserido diretamente no músculo. Este método demonstrou que, com o aumento do esforço, mais e mais unidades motoras (fibras musculares com suas placas terminais motoras e nervos, consultar Vol. 3) tornam-se ativadas. A eletromiografia demonstrou que todas as fibras nunca ficam ativadas ao mesmo tempo. Enquanto algumas fibras ficam em repouso, outras se contraem, resultando em um aumento ou redução uniforme na tensão.

Como acontece em outros métodos, a precisão da eletromiografia é limitada pela dificuldade de se determinar as contribuições relativas de músculos diferentes para qualquer movimento dado.

1.5 Aspectos Gerais dos Músculos

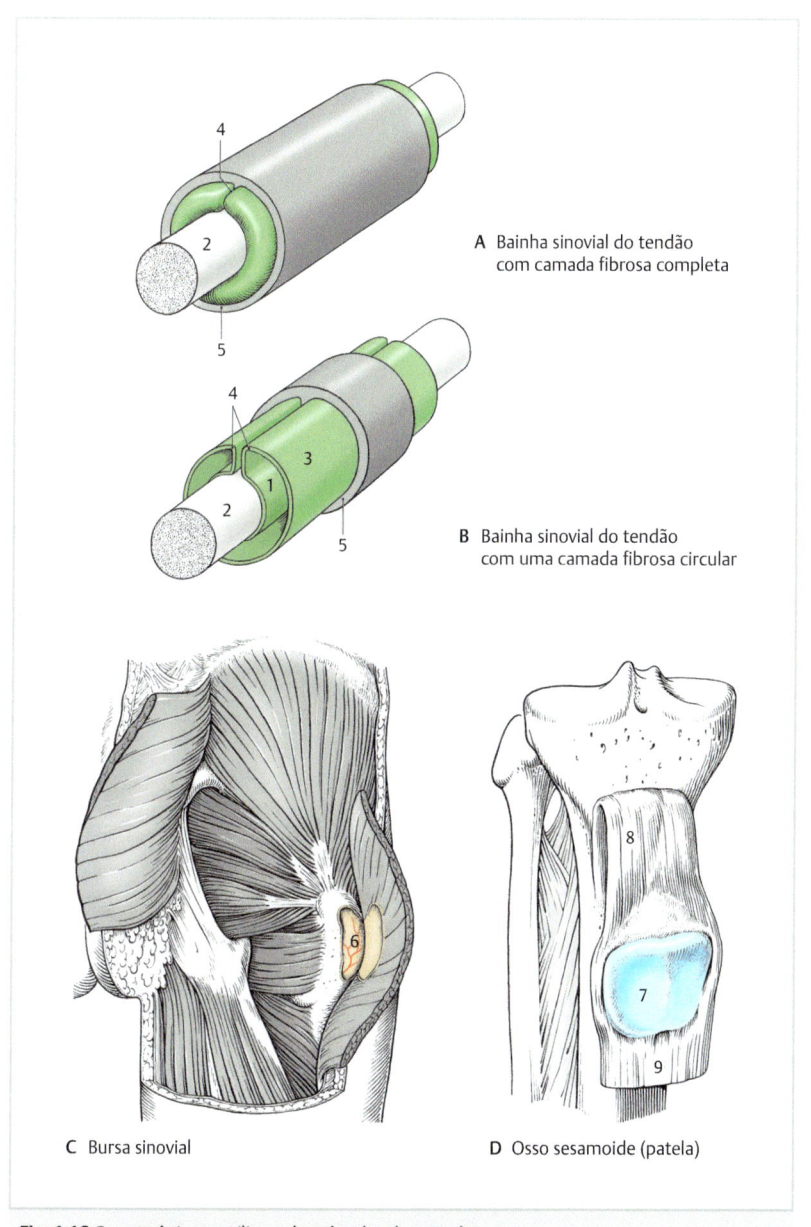

A Bainha sinovial do tendão com camada fibrosa completa

B Bainha sinovial do tendão com uma camada fibrosa circular

C Bursa sinovial

D Osso sesamoide (patela)

Fig. 1.16 Características auxiliares de músculos do esqueleto.

1.6 Termos Anatômicos e seus Equivalentes em Latim

Anatomia Geral	Anatomia generalis
Articulação cartilaginosa	Junctura cartilaginea
Articulação de pino e soquete	Articulatio sphaeroidea
Articulação elipsoidal ou condilar	Articulatio ellipsoidea
Articulação em dobradiça	Gínglymus
Articulação em sela	Articulatio sellaris
Articulação fibrosa	Junctura fibrosa
Articulação plana (pivô)	Articulatio plana (trochoidea)
Articulação simples (complexa)	Articulatio simplex (composita)
Cápsula de articulação (cavidade)	Capsula (cavitas) articularis
Cavidade medular	Cavitas medullaris
Líquido sinovial	Synovia
Músculo estriado	Musculus striatus
Músculo liso	Musculus nonstriatus
Osso lamelar	Os compactum (lamerllare)
Osso Woven	Os spongiosum (primitivum)
Ossos curtos (irregulares)	Ossa brevia (irregularia)
Ossos longos	Ossa longa
Ossos planos	Ossa plana
Ossos pneumáticos (sesamoides)	Ossa pneumática (sesamoidea)
Superfície articular	Facies articularis
Tecido adiposo	Textus adiposus
Tecido conjuntivo	Textus connectivus
Tecido de cartilagem	Textus cartilaginous
União óssea	Junctura ossea

2 Tronco

2.1 Coluna Vertebral 36
2.2 Caixa Torácica 64
2.3 Músculos Intrínsecos das Costas 72
2.4 Parede Corporal 78
2.5 Músculos Pré-Vertebrais e Escalenos 80
2.6 Músculos Escalenos (A, B) 80
2.7 Músculos da Caixa Torácica 82
2.8 Parede Abdominal 84
2.9 Diafragma (A, B) 102

2.1 Coluna Vertebral

A **coluna vertebral** é a estrutura de fundação do tronco e consiste em 33 ou 34 vértebras e *discos intervertebrais*.

As vértebras estão divididas em:
- 7 cervicais
- 12 torácicas
- 5 lombares
- 5 sacrais
- 4 ou 5 vértebras coccígeas

As vértebras sacrais fundem-se para formar o *sacro* e as vértebras coccígeas fundem-se para formar o *cóccix*. Por isso, elas são falsas vértebras, enquanto as outras são vértebras verdadeiras.

Vértebras Cervicais (A-G)

Das sete vértebras que compõem a coluna cervical, três podem ser prontamente distintas: a primeira, ou **atlas**, a segunda, ou **áxis**, e a sétima, a **vértebra proeminente**. A terceira, a quarta, a quinta e a sexta vértebras cervicais caracterizam-se por pequenas diferenças. O *corpo vertebral* (**1**) é contínuo, posteriormente, com os *arcos vertebrais* (**2**), cada um dos quais consiste em um *pedículo* anterior (**3**) e uma *lâmina* (**4**) posterior. Na junção destas duas partes, um *processo articular superior* (**5**) projeta-se em sentido cefálico e um *processo articular inferior* (**6**) estende-se em sentido caudal. Um recesso, a *incisura vertebral superior* (**7**) está presente entre o processo articular superior e o corpo vertebral, enquanto uma *incisura vertebral inferior maior* (**8**) é encontrada entre o processo articular inferior e o corpo. Os processos articulares carregam *superfícies articulares* ou *facetas* (**9**); a faceta articular superior é direcionada para trás e a articular inferior para a frente. Os arcos vertebrais terminam em um *processo espinhoso* (**10**), que está orientado posteriormente e que, da terceira à sexta vértebras cervicais, é bífido em sua extremidade. O corpo vertebral cervical e seus arcos englobam um *forame vertebral relativamente grande* (**11**). O *processo transversário* (**12**) estende-se lateralmente e inclui um elemento vertebral e costal (ver página 52) que se fundem parcialmente durante o desenvolvimento, de modo que um *forame transversário* (**13**) é preservado. O processo transversário também tem um *tubérculo anterior* (**14**) e um *tubérculo posterior* (**15**), entre os quais corre o *sulco para um nervo espinhal* (**16**).

Na **terceira vértebra cervical,** as facetas articulares nos processos articulares superiores formam um ângulo de 142° em relação um ao outro aberto posteriormente (ângulo de abertura, *Putz*), enquanto, da quarta à sétima vértebras cervicais, esse ângulo é de aproximadamente 180°.

O tubérculo anterior da **sexta vértebra cervical** pode ser especialmente proeminente e é chamado de *tubérculo da carótida* (**17**). As placas terminais superiores dos corpos da terceira à sétima vértebras cervicais levantaram margens laterais, os *processos uncais* ou *unci* (**18**; ver página 58).

A **sétima vértebra cervical** tem um grande processo espinhoso que é significativo como o mais alto processo espinhoso palpável da coluna vertebral e, por isso, ele é denominado de vértebra *proeminente*. Seu processo transversário geralmente não tem um tubérculo anterior (**E**).

Variantes: O processo transversário de C7 (**G**) tem desenvolvimento incompleto e o elemento costal apresenta fusão incompleta (**19**), de modo que a parte que surge deste primórdio pode ser distintamente diferenciada da vértebra. Se o elemento costal é preservado independentemente, uma **costela cervical** se desenvolve (**20**). Costelas cervicais estão, em geral, presentes bilateralmente. Quando estão presentes somente de um lado, elas são encontradas mais frequentemente no lado esquerdo que no direito. O forame transversário pode ser bipartido em diferentes vértebras.

> **Dica clínica:** A presença de uma costela cervical pode causar uma tríade de transtornos, também conhecida como a **síndrome de Naffziger:**
> - Queixas vasculares
> - Queixas surgindo do plexo braquial (transtornos sensoriais, especialmente do nervo ulnar)
> - Massa palpável na fossa supraclavicular maior.

2.1 Coluna Vertebral

A Quarta e quinta vértebras cervicais, visualização superior

B Terceira vértebra cervical, visualização superior (corte)

C Sexta vértebra cervical, visualização anterior (corte)

D Vértebra proeminente, visualização superior

E Vértebra proeminente, visualização anterior (corte)

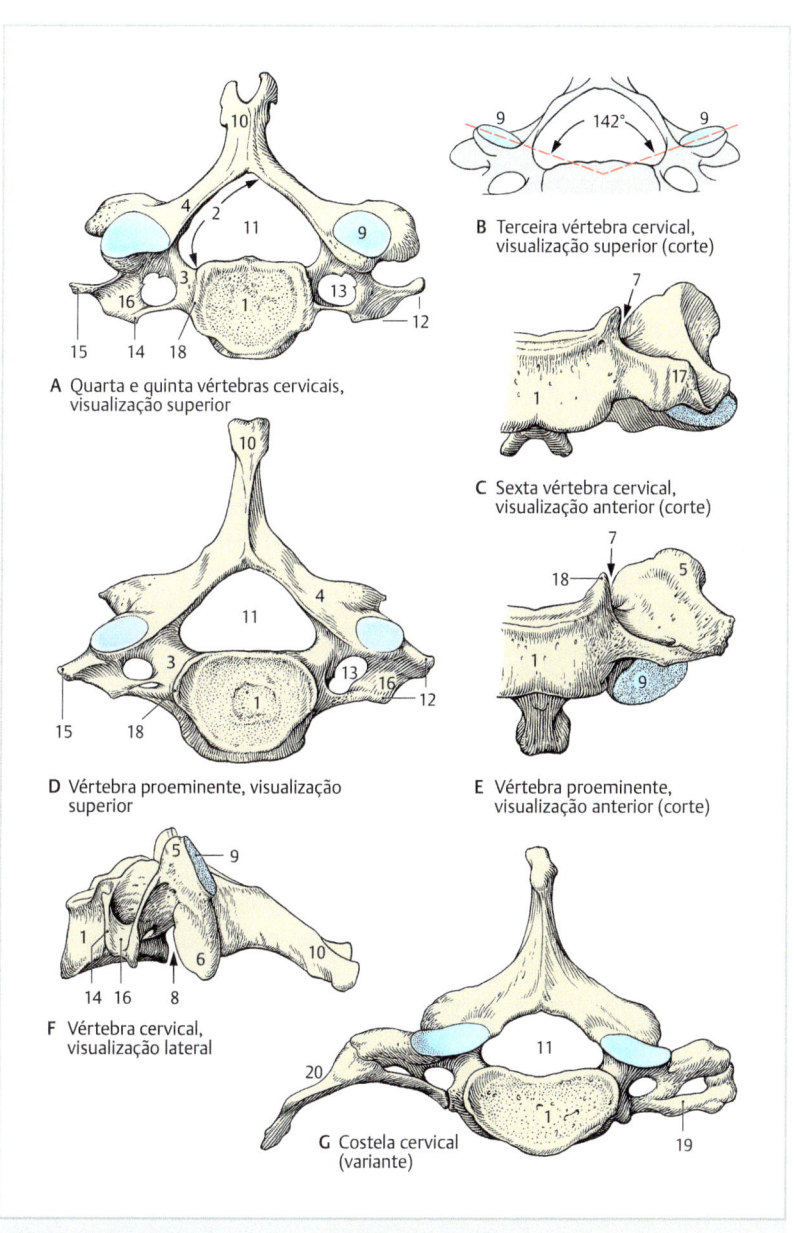

F Vértebra cervical, visualização lateral

G Costela cervical (variante)

Fig. 2.1 Vértebras cervicais.

Primeira Vértebra Cervical (A-C)

O **atlas** difere basicamente das outras vértebras porque não tem um corpo vertebral. Ele consiste em um *arco anterior* menor (**1**) e um *arco posterior* maior (**2**). Ambos os arcos possuem pequenas protuberâncias no plano mediano, os *tubérculos anterior* (**3**) e *posterior* (**4**). Este último pode, às vezes, mostrar-se muito mal desenvolvido. Laterais ao grande *forame vertebral* (**5**) do atlas estão as *massas laterais* (**6**), cada uma das quais tem uma *faceta articular superior* (**7**) e *inferior* (**8**). A faceta articular superior é côncava e sua margem medial está, com frequência, retraída. Às vezes, uma faceta articular superior bipartida está presente. A faceta articular inferior é plana ou pode ser muito levemente côncava e quase circular. No lado interno do arco anterior está a faceta articular para o dente (*dens*), a *fóvea dentis* (**9**). A partir do *forame transversário* (**11**), que está localizado no *processo transversário* (**10**), o sulco para a artéria vertebral (**12**) corre pelo arco posterior.

Variantes: O sulco para a artéria vertebral pode ser substituído por um *canal* (**13**). Raramente, o atlas é dividido em duas metades unidas por uma cartilagem. Igualmente rara, a assimilação unilateral ou bilateral do atlas, ou seja, fusão óssea com o crânio, pode ser observada.

Segunda Vértebra Cervical (D-F)

O **áxis** difere de C3 a C6 pela presença do *dens* (**14**). O *dens* forma um processo semelhante a um dente na superfície superior do corpo do áxis e termina em um ponto redondo chamado *ápice* (**15**). A superfície anterior do *dens* tem uma superfície articular definitiva – a *faceta articular anterior* (**16**). Sua superfície posterior pode ter uma faceta articular menor – a *faceta articular posterior* (**17**).

As facetas articulares laterais inclinam-se lateralmente. O *processo transversário* (**18**) mal desenvolvido contém o *forame transversário*.

O formato das facetas articulares laterais é um pouco complexo. Embora elas possam aparecer quase planas em uma preparação óssea (macerada), elas são mais rígidas quando apresentam a cobertura cartilaginosa. Esta cobertura é importante na articulação entre o atlas e o áxis (ver página 60). O *processo espinhoso* (**19**) é grande e, com frequência, embora nem sempre, tem a ponta bifurcada. Ele se desenvolve de partes unidas do *arco vertebral* (**20**), o que, em comum com o *corpo vertebral* (**21**), abrange o *forame vertebral* (**22**).

> **Nota clínica:** Fraturas isoladas do arco do atlas podem ocorrer, especialmente após acidentes automotivos, e demandam diferenciação de variantes congênitas do atlas (ver página 44). Uma fratura do *dens* é a fratura típica do áxis. Todo cuidado é exigido, porque segmentos livres pró-atlas (ver página 52) podem, raramente, ser encontrados na membrana atlantoccipital. A posição do áxis do *dens* em relação ao corpo de C2 depende da curvatura da coluna cervical. Na ausência de lordose (ver página 62), ele se volta levemente para trás. Seu eixo longitudinal então forma um ângulo com o vertical através do corpo da segunda vértebra cervical.

2.1 Coluna Vertebral

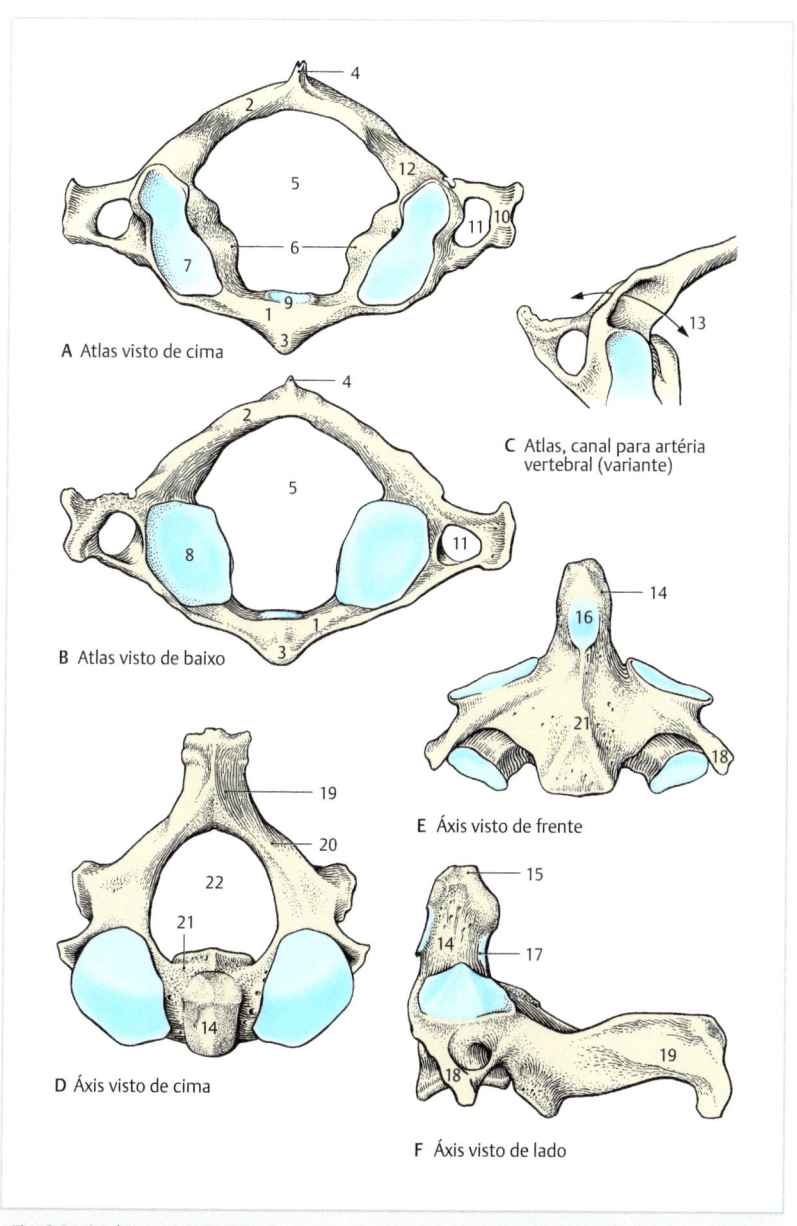

A Atlas visto de cima

C Atlas, canal para artéria vertebral (variante)

B Atlas visto de baixo

E Áxis visto de frente

D Áxis visto de cima

F Áxis visto de lado

Fig. 2.2 Vértebras cervicais (cont.).

Vértebras Torácicas (A-D)

As 12 **vértebras torácicas** possuem, cada uma, um *corpo vertebral* (**1**), que ossificou parcialmente placas terminais superiores e inferiores de osso compacto e de aberturas para emergência das veias basivertebrais. Lateralmente, o corpo vertebral geralmente tem duas *facetas costais* (**2**), cada uma das quais forma metade de uma faceta articular (**D**) para articulação com a cabeça de uma costela. A primeira, décima, décima primeira e décima segunda vértebras torácicas são exceções.

A primeira vértebra torácica (**D**) tem uma faceta articular completa (**3**) na borda superior do corpo e uma meia-faceta (**4**) na borda inferior. A décima vértebra (**D**) tem só a meia-faceta (**5**), enquanto a décima primeira (**D**) tem uma faceta articular completa (**6**) na borda superior. A décima segunda vértebra torácica (**D**) carrega a faceta articular para a cabeça da costela, na superfície mediolateral do corpo vertebral (**7**).

A partir da superfície posterior do corpo surge o *arco vertebral* com seus *pedículos* (**8**), que continuam em cada lado para dentro das *lâminas do arco vertebral* (**9**). As duas lâminas se unem para formar o processo espinhoso (**10**). Os processos espinhosos da primeira até a nona vértebra torácica sobrepõem uma à outra como telhas de telhado, de modo que suas extremidades fiquem de uma a uma vértebra e meia mais baixas que os corpos vertebrais correspondentes. No corte transversal elas são triangulares, em contraste com os processos espinhosos das últimas três vértebras torácicas, que são placas de orientação vertical. Estas placas não são inclinadas para baixo, mas apenas retas para trás. Na margem superior do pedículo do arco, fica a *incisura vertebral superior* mal desenvolvida (**11**), e, na margem inferior, a *incisura vertebral inferior* mais profunda (**12**). O *forame vertebral* (**13**) fica entre o arco vertebral e a superfície posterior do corpo.

Na junção do pedículo e lâmina fica o *processo articular superior* (**14**), acima, e o *processo articular inferior* (**15**), abaixo. Lateralmente, e um pouco posteriormente, ficam os *processos transversários* (**16**), que da primeira à décima vértebra torácica carregam uma *faceta costal* (**17**) para articulação com o tubérculo costal. As facetas são côncavas somente da segunda à quinta vértebra torácica. Na primeira, sexta à nona, e décima vértebras torácicas, a faceta é plana. O formato da faceta concede mobilidade divergente às costelas (ver página 68).

Características Especiais: Como acontece com as vértebras cervicais, a primeira vértebra torácica tem, com frequência, um *uncus corporis* (Putz; processo uncal) de cada lado do seu corpo. Na décima primeira e décima segunda vértebras torácicas, os processos transversários podem já ser rudimentares. Neste caso, como ocorre nas vértebras lombares (ver página 42), pode haver um *processo acessório* e um *processo mamilar* de cada lado.

> **Nota clínica:** As incisuras vertebrais, uma caudal e uma craniana, formam, juntas, o *forame intervertebral* (**18**), que serve para a passagem dos nervos espinais. Os processos que afetam os ossos nessa área podem produzir um estreitamento que, por sua vez, pode causar **lesões nos nervos**.

2.1 Coluna Vertebral

A Vértebra torácica vista de cima

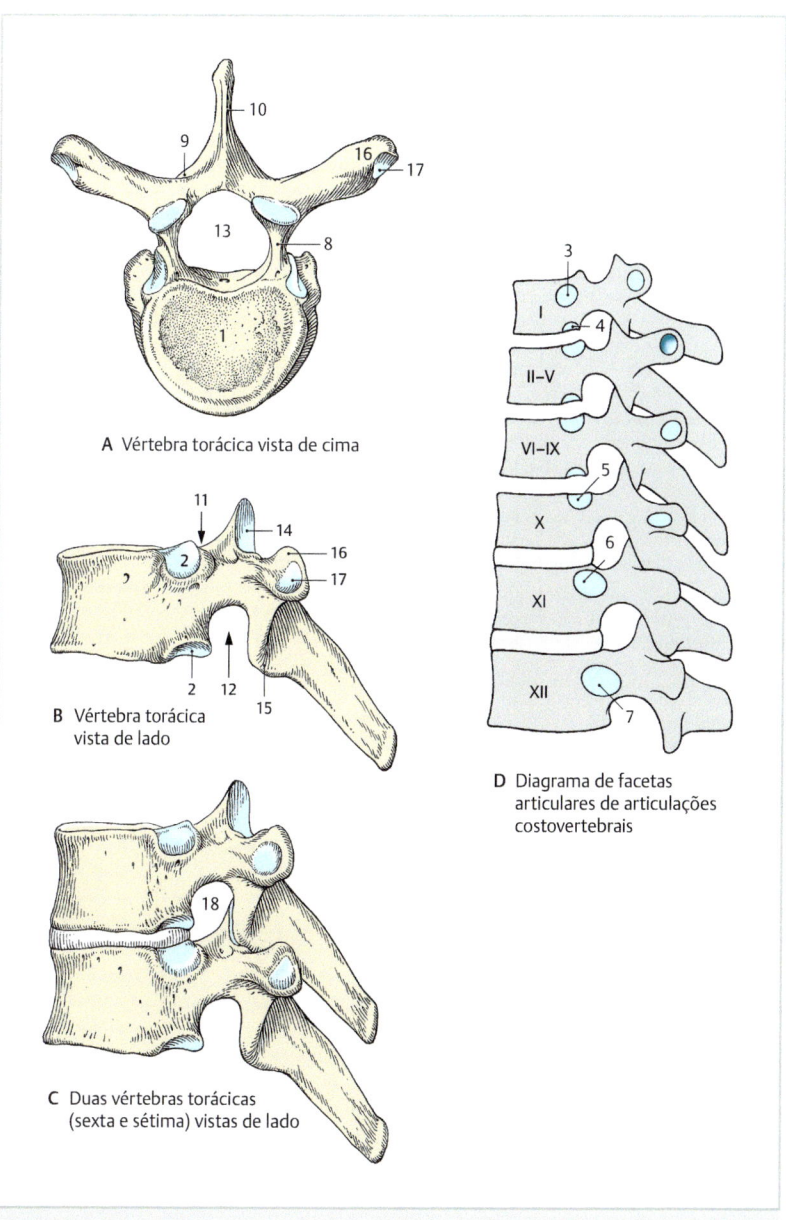

B Vértebra torácica vista de lado

C Duas vértebras torácicas (sexta e sétima) vistas de lado

D Diagrama de facetas articulares de articulações costovertebrais

Fig. 2.3 Vértebras torácicas.

Vértebras Lombares (A-D)

Os *corpos* (**1**) das cinco **vértebras lombares** são muito maiores que aqueles das outras vértebras. O *processo espinhoso* (**2**) é plano e tem orientação sagital. A *lâmina do arco* (**3**) é curta e robusta e os *pedículos do arco vertebral* (**4**) são muito espessos, correspondendo, em tamanho, àqueles das vértebras lombares. Os processos laterais das vértebras lombares podem ser chamados de *processos costais* (**5**) e, uma vez que se originam dos primórdios das costelas, são fundidos com as vértebras. Atrás do processo costal está um *processo acessório* (**6**) de tamanho variável. Junto com o *processo articular superior* (**7**) e o *processo mamilar* (**8**) repousando nele, representa o resíduo do *processo transversário*. O *processo articular inferior* (**9**) estende-se em sentido caudal. Essencialmente, as facetas articulares estão voltadas para o meio (**10**) nos processos articulares superiores e, lateralmente (**11**), nos processos articulares inferiores. Existe sempre uma angulação mais ou menos marcada destas superfícies articulares.

Entre os processos articulares superior e inferior existe uma região quase desprovida de osso esponjoso. Clinicamente ela é conhecida como *pars interarticularis* (**12**).

Em todas as outras vértebras, existe uma pequena *incisura vertebral superior* (**13**) entre o corpo da vértebra e o processo articular superior. A *incisura vertebral inferior* (**14**) estende-se da superfície posterior do corpo até a raiz do processo articular inferior. Os *forames intervertebrais* formados pelas incisuras correspondentes são relativamente grandes nas vértebras lombares, enquanto o *forame vertebral* (**15**) é relativamente pequeno. Na superfície posterior do corpo vertebral, dentro do forame vertebral, existe uma grande abertura para a saída de uma veia. As margens externas das superfícies superior e inferior (*superfícies intervertebrais*) dos corpos vertebrais das vértebras lombares, assim como de outras, exibem uma lamela óssea compacta, em forma de anel e distintamente visível, a crista marginal ou *epífise anular* (**16**). O osso esponjoso ocupa a área central do corpo vertebral (**17**).

O anel compacto corresponde à porção ossificada da epífise do corpo vertebral (ver página 52). Entre as cinco vértebras lombares, a quinta vértebra lombar pode ser distinguida das outras pois seu corpo vertebral diminui em altura da frente para trás.

Variantes: Muito frequentemente, na primeira vértebra lombar e, com menos frequência, na segunda vértebra lombar, o processo costal não se funde com o osso e, em vez disso, forma uma **costela lombar** (**18**). A última vértebra lombar pode se fundir com o sacro, o que é chamado de **sacralização** da vértebra.

> **Nota clínica:** As costelas lombares podem causar queixas por causa de sua proximidade aos rins. A espondilólise (ver página 44) pode ocorrer na região da *pars*.
> Um procedimento diagnóstico e terapêutico importante é a **punção lombar,** na qual líquido cefalorraquidiano é retirado do espaço subaracnóideo com uma agulha espinhal introduzida na linha média, geralmente entre os processos espinhosos da terceira e quarta vértebras lombares.

2.1 Coluna Vertebral

A Vértebra lombar vista de cima

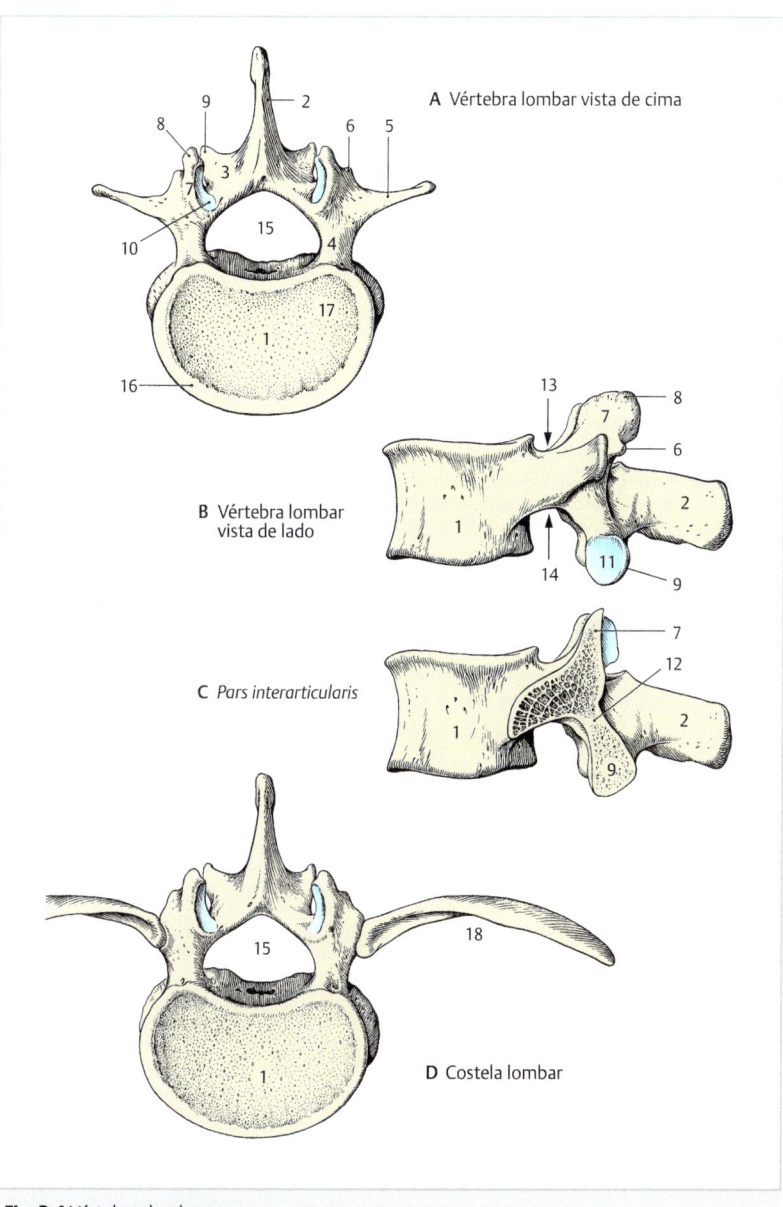

B Vértebra lombar vista de lado

C *Pars interarticularis*

D Costela lombar

Fig. 2.4 Vértebras lombares.

Malformações e Variações das Vértebras Pré-Sacrais (A-E)

As malformações das vértebras podem estar associadas a alterações mais ou menos intensas na medula espinhal. Várias fendas ou outras anormalidades que podem não ter causado quaisquer sintomas podem, às vezes, ser detectadas por acaso em radiografias, ultrassom, estudos por tomografia computadorizada (CT) ou por ressonância magnética. Uma vez que se trata de anomalias de desenvolvimento, alguns agrupamentos serão feitos aqui. Além disso, somente as vértebras livres serão consideradas – variações do osso sacro são descritas na página 50. Da mesma forma, as costelas cervicais (ver página 36) e as lombares (ver página 42) não serão mencionadas aqui.

Além dessas variações, como a presença de um *canal de artéria vertebral* (ver página 38), ou dessas malformações, como *assimilação do atlas* (fusão unilateral ou bilateral com a base do crânio), as malformações mais comuns são as **fendas nos arcos vertebrais**. *Fendas posteriores* devem ser diferenciadas de *laterais* e de *fissuras na raiz dos arcos vertebrais*, assim como daquelas *entre o corpo e o arco*, como descrito por Töndury. Além disso, existe uma *fenda anterior rara do arco vertebral anterior do atlas*. Fendas vertebrais anteriores e posteriores podem ser descritas como fendas medianas. Fendas medianas do arco vertebral posterior podem estar associadas a malformações da medula espinhal. De acordo com *Töndury*, elas surgem durante a fase mesenquimatosa do desenvolvimento vertebral.

Fendas posteriores são comuns no atlas (**A, B**), mas ocorrem com menos frequência nas vértebras cervicais inferiores (**E**) e são muito raras nas vértebras torácicas superiores. Elas são comuns nas vértebras torácicas inferiores e lombares superiores, e mais frequentes no sacro (espinha bífida; ver página 50).

Muito raramente, o atlas tem uma **fenda mediana anterior**, e, no exemplo aqui ilustrado, existe também uma fenda mediana posterior (**B**).

Fendas do arco vertebral lateral (**C**) ocorrem imediatamente posteriores ao processo articular superior (**1**), resultando na separação dos processos articulares inferiores (**2**), junto com o arco e o processo espinhoso, das outras partes das vértebras. Esta divisão óssea é chamada de *espondilólise* e pode levar ao deslizamento verdadeiro da vértebra (espondilolistese).

Outra malformação é a ocorrência de **vértebras em bloco** (**D**), ou seja, a fusão de dois ou mais corpos vertebrais, como acontece normalmente no sacro. Essas vértebras ocorrem mais frequentemente na coluna cervical, torácica superior e lombar. O exemplo mostrado aqui ilustra o bloqueio da segunda e terceira vértebras cervicais (**D**). As vértebras em bloco podem ter várias causas, mas a anomalia sempre surge durante a fase mesenquimatosa do desenvolvimento espinhal.

> **Nota clínica:** Vértebras em bloco também se desenvolvem durante o curso de várias doenças, marcadas pela presença associada de *exofitos* ou de outras alterações patológicas definitivas. Essas vértebras também podem resultar de acidentes com veículos automotivos.

2.1 Coluna Vertebral

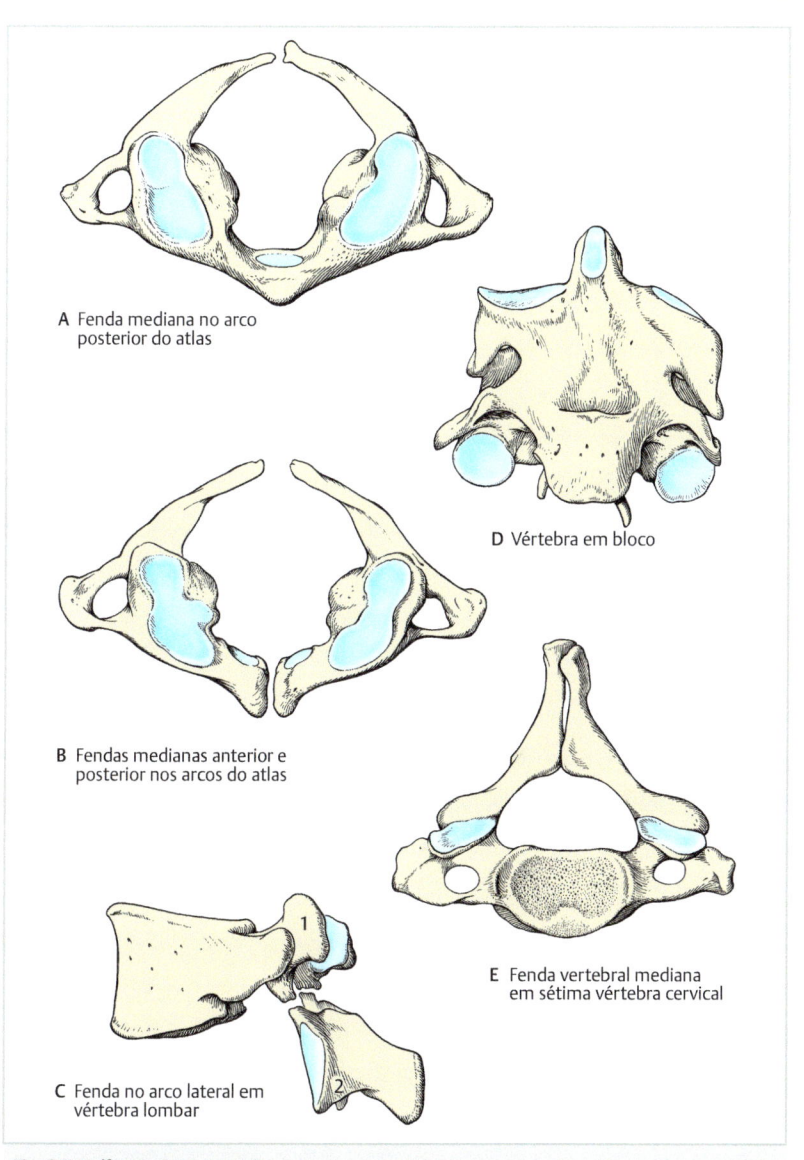

A Fenda mediana no arco posterior do atlas

B Fendas medianas anterior e posterior nos arcos do atlas

C Fenda no arco lateral em vértebra lombar

D Vértebra em bloco

E Fenda vertebral mediana em sétima vértebra cervical

Fig. 2.5 Malformações e variações.

Sacro (A, B)

O **sacro** consiste nas cinco vértebras sacrais e nos discos intervertebrais que repousam entre elas. Ele possui uma superfície côncava anterior, ou **superfície pélvica** (**A**) e uma **superfície posterior convexa** (**B**). A *base do sacro* (**1**) tem uma superfície voltada para a última vértebra lombar. O *ápice do sacro* (**2**) volta-se para baixo e repousa oposto ao cóccix adjacente.

Geralmente, a curvatura côncava da **superfície pélvica** (**A**) não é uniforme, mas tem sua maior profundidade ao nível da terceira vértebra. Aqui o sacro pode até aparecer angulado. A superfície pélvica tem quatro *forames anteriores sacrais* pélvicos pareados (**3**) quando sai para os ramos ventrais dos nervos espinhais (Vol. 3). Estes forames não são equivalentes aos forames intervertebrais encontrados em outras vértebras, que aqui repousam diretamente próximas ao canal sacral, mas são cercadas por primórdios vertebrais e de costelas (ver página 52). Eles correspondem àqueles forames formados por vértebras, costelas (ou seus primórdios) e ligamentos costotransversários superiores. Entre os forames sacrais anteriores direito e esquerdo encontram-se as *cristas transversais* (**4**), que resultam da fusão das superfícies adjacentes das vértebras e dos discos intervertebrais. Aquela parte do osso sacral que repousa lateral aos forames pélvicos é chamada de *pars lateralis* (**5**; ver página 48).

A **superfície posterior do sacro** (**B**) tem uma curvatura convexa uniforme. Cinco cristas longitudinais, nem sempre claramente desenvolvidas, têm suas origens em fusão dos processos correspondentes das vértebras.

A *crista sacral mediana* (**6**) é formada na linha média pelos processos espinhosos fundidos. Lateral a ela, mas medial aos *forames sacrais posteriores* (**7**), fica a crista sacral intermediária (**8**), que é, geralmente, a mais mal desenvolvida. Ela representa os resíduos fundidos dos processos articulares das vértebras. Lateral aos forames posteriores está a *crista sacral lateral* (**9**), que representa resíduos dos processos transversários.

No prolongamento craniano, na extremidade superior da crista sacral intermediária, são encontrados os *processos articulares superiores* (**10**), os quais se articulam com a última vértebra lombar. Como os forames sacrais anteriores, os oito forames sacrais posteriores não são equivalentes aos forames intervertebrais das outras vértebras. Eles correspondem àquelas aberturas que são formadas em comum pela vértebra, costela (ou primórdios de costela) e o ligamento costotransversário. São os pontos de saída para os ramos dorsais dos nervos espinhais. A crista sacral mediana termina logo superior ao *hiato sacral* (**11**), que representa a abertura inferior do canal vertebral no nível da quarta vértebra sacral. Ele é limitado lateralmente pelos *dois cornos sacrais* (**12**).

> **Nota clínica:** O anestésico local pode ser injetado no hiato sacral para o tratamento de dor lombar crônica. Esta terapia pode anestesiar a região pélvica e os membros inferiores sem afetar as funções cardíaca ou respiratória. Observar que a agulha deve estar angulada ao atingir a terceira vértebra sacral!

2.1 Coluna Vertebral 47

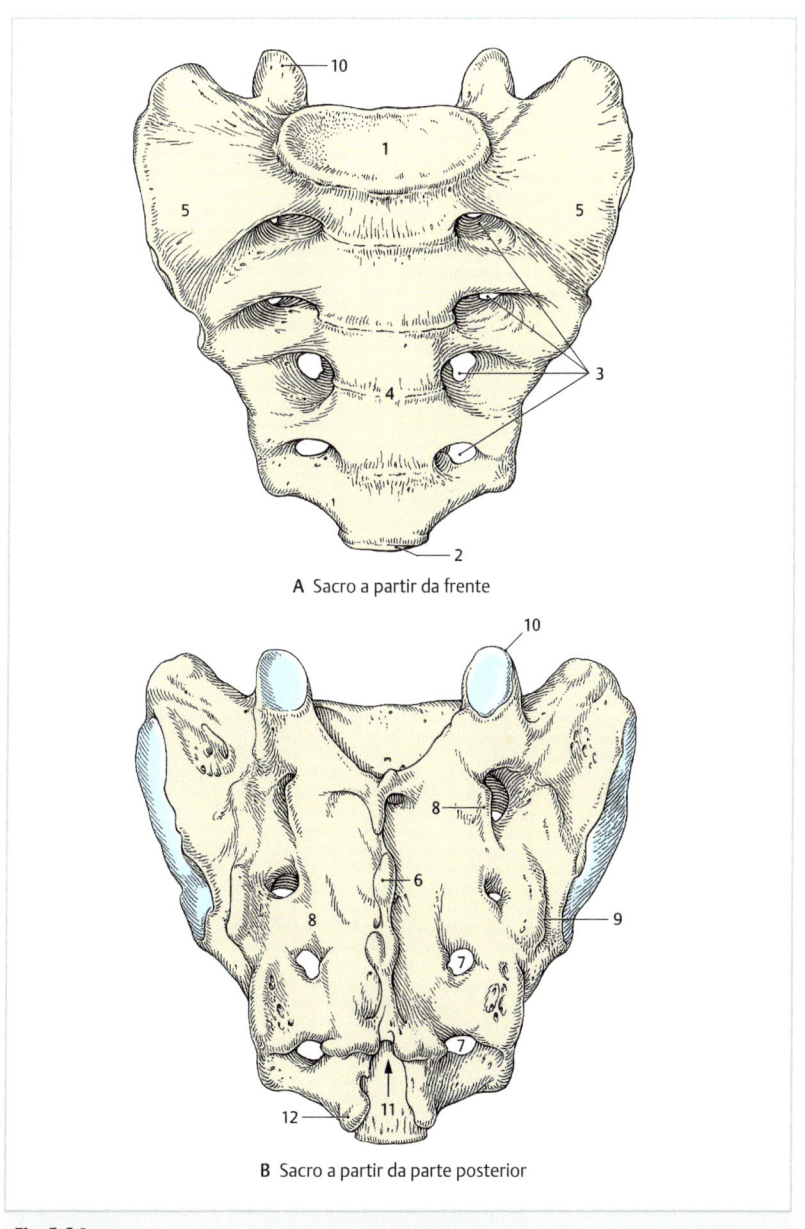

A Sacro a partir da frente

B Sacro a partir da parte posterior

Fig. 2.6 Sacro.

Sacro, cont.

A visualização do **sacro visto de cima** (**A**) mostra no meio a *base* (**1**), que forma a superfície de contato do disco intervertebral com a última vértebra lombar. De todos os discos intervertebrais na coluna vertebral, este se estende o mais longe possível para frente. Ele também se projeta para mais longe na pelve (ver página 62) e deveria, por definição, ser chamado de promontório. Entretanto, na utilização atual, o ponto mais proeminente da base do osso sacral é chamado de **promontório**. De cada lado da base estão as *asas sacrais* (**2**). Elas formam a superfície superior da *pars lateralis,* que é formada de um lado pelos processos transversários e do outro pelos rudimentos das costelas. Posterior à base fica a entrada do canal sacral e lateral a ele ficam os dois *processos articulares superiores* (**3**), que se articulam com a última vértebra lombar.

Na **visualização lateral** (**B**) do sacro, pode-se ver a *superfície auricular* (**4**) para articulação com o osso do quadril. Posterior a ela fica a *tuberosidade sacral* (**5**), uma área áspera para a anexação de ligamentos.

O *canal sacral* fica dentro do sacro e, correspondendo ao formato dessa estrutura, tem curvatura irregular e largura desigual. Próximo ao nível da terceira vértebra sacral, o canal estreita-se. Canais que correspondem aos forames intervertebrais são formados a partir das incisuras vertebrais superior e inferior fundidas. Os forames sacrais correspondentes abrem-se anterior e posteriormente a partir destes canais curtos (ver página 46).

Diferenças de sexo: Homens (**D**) possuem um sacro mais longo e mais curvado. Mulheres (**C**) têm o sacro mais curto e mais largo, menos curvado que nos homens.

> **Nota clínica:** Como descrito por Schmorl e Junghanns, o ângulo do promontório fica, normalmente, na faixa de 120° a 135°. Ele é medido no ponto mais proeminente, onde as linhas tangentes à borda inferior de L4 e a borda superior de S2 se cruzam.

Cóccix (E, F)

O **cóccix**, que é, normalmente, formado por quatro ou cinco vértebras, é, em geral, rudimentar. A superfície que fica de frente para o sacro tem *cornua* (**6**) ou *cornos,* formados dos processos articulares completamente fundidos da primeira vértebra coccígea. O restante das vértebras coccígeas consiste apenas em ossos pequenos e redondos.

As vértebras coccígeas diminuem de tamanho de cima para baixo. Somente a primeira dessas vértebras mostra alguma semelhança com a estrutura de uma vértebra típica. Ela tem dois processos laterais que representam resíduos dos processos transversários.

2.1 Coluna Vertebral

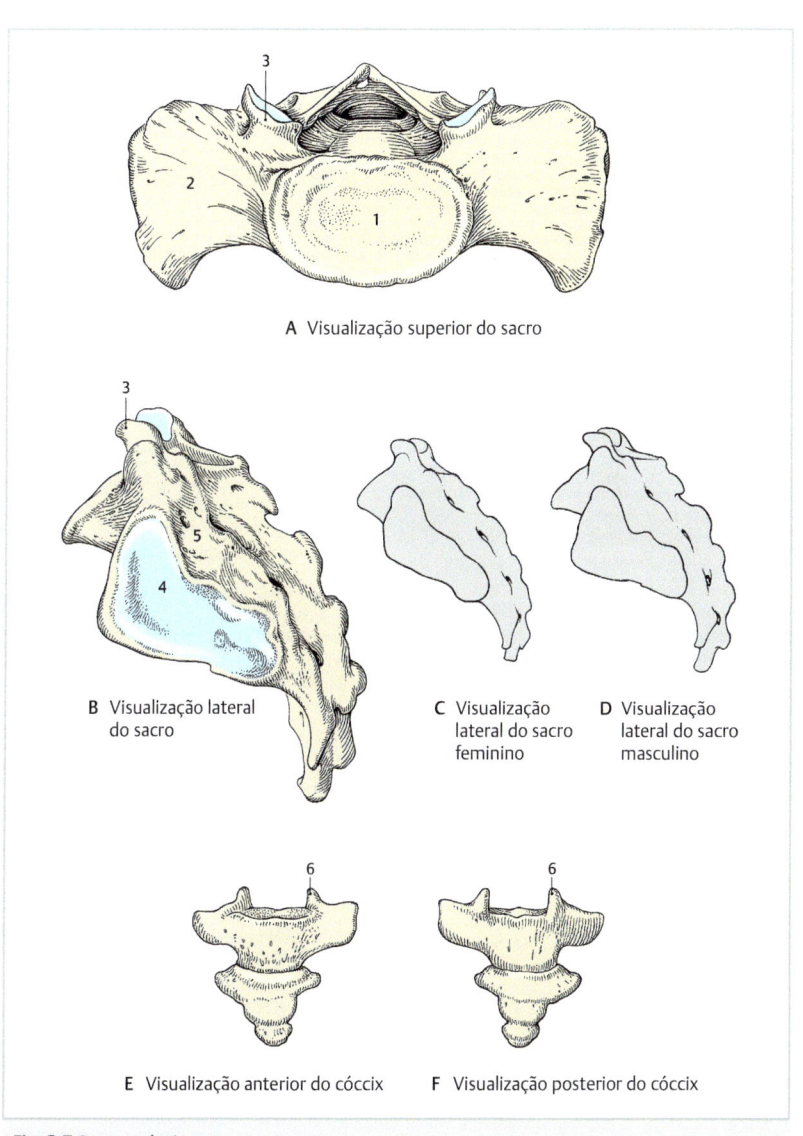

A Visualização superior do sacro

B Visualização lateral do sacro

C Visualização lateral do sacro feminino

D Visualização lateral do sacro masculino

E Visualização anterior do cóccix

F Visualização posterior do cóccix

Fig. 2.7 Sacro e cóccix.

Variações na Região Sacral (A-D)

Em geral, a coluna vertebral consiste em **24 vértebras pré-sacrais**, o restante sendo arranjado em cinco vértebras sacrais fundidas e em três a quatro coccígeas. Cerca de um terço dos indivíduos possui uma vértebra sacral adicional, de modo que o sacro consiste em seis vértebras. Qualquer vértebra lombar pode ser incluída no sacro (**A**) ou a primeira vértebra coccígea pode ser fundida a ela (**B**).

A situação (**A**) é chamada de **sacralização** de uma vértebra lombar e a (**B**) é chamada de sacralização do cóccix ou a primeira vértebra coccígea. Caso uma vértebra lombar ou uma coccígea esteja fundida com o sacro, haverá cinco forames sacrais de cada lado e o sacro aparecerá mais largo que em seu formato típico.

A fusão da última vértebra lombar pode ser unilateral, produzindo uma **vértebra transicional lombossacra** que pode levar à escoliose da coluna (ver p. 62). Essa vértebra ocorre também quando existe a **lombarização** da primeira vértebra sacral. Neste caso, ocorre, posteriormente, a fusão incompleta da primeira vértebra sacral com o resto das vértebras e não há união óssea na região das partes laterais, ou seja, naquelas áreas que se originaram de resíduos de costelas.

Deve-se notar que, quando a lombarização de uma vértebra sacral ocorre, pode haver, mesmo assim, cinco vértebras, se a primeira vértebra coccígea estiver fundida com o sacro. Um aumento no número de vértebras sacrais, ou seja, a sacralização de uma vértebra lombar ou coccígea, é mais comum em homens que em mulheres.

Com frequência, encontra-se uma crista sacral mediana incompleta (de acordo com *Hintze*, em 44% aos 15 anos e em 10% aos 50). Nestes casos, a parede posterior do canal sacral parece estar com defeito (**C**). Além disso, a fusão incompleta do processo espinhoso da primeira vértebra sacral com os processos espinhosos das outras vértebras sacrais produz um arco vertebral no primeiro segmento sacral e, assim, a crista sacral mediana começa a partir da segunda vértebra.

Em alguns casos, nenhum dos arcos vertebrais está fundido, resultando na ausência de uma parede óssea posterior no canal sacral. Esta anomalia é chamada de **espinha bífida (D)**.

> **Nota clínica:** Quando a medula espinhal está intacta e a pele da área não está danificada, o quadro é chamado de espinha bífida "oculta" e ocorre em 2% dos homens e em 0,3% das mulheres. Normalmente, isso não tem importância clínica.

2.1 Coluna Vertebral

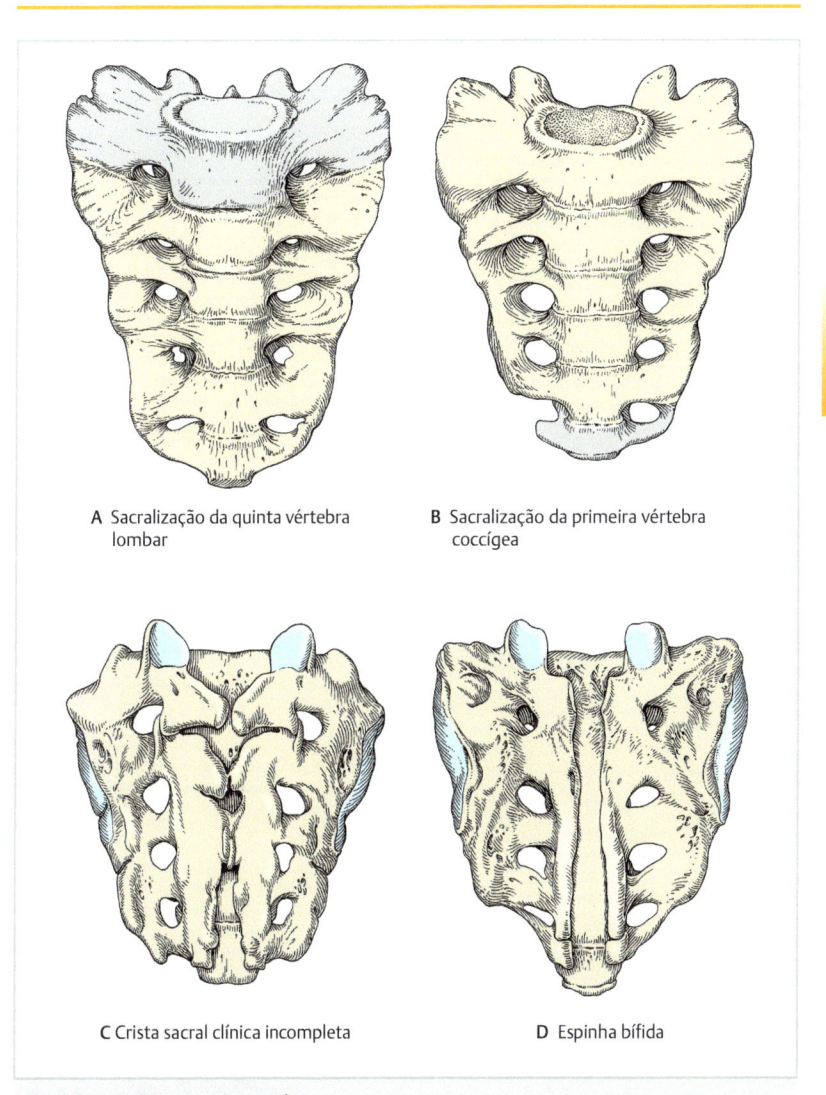

A Sacralização da quinta vértebra lombar

B Sacralização da primeira vértebra coccígea

C Crista sacral clínica incompleta

D Espinha bífida

Fig. 2.8 Variações na região sacral.

Ossificação das Vértebras (A-I)

Basicamente, todas as vértebras possuem *três primórdios ósseos*, dois dos quais se desenvolvem em sentido do pericôndrio e um em sentido do endocôndrio. Os manguitos pericondrais (**1**) ficam nas raízes dos arcos vertebrais (pedículos), enquanto o núcleo ósseo (**2**) é encontrado no corpo da vértebra. Além destes centros de ossificação, vértebras individuais apresentam *primórdios ósseos epifisários secundários* que aparecem na superfície do corpo vertebral, assim como nos processos transversário e espinhoso.

O atlas (**A**) desenvolve-se a partir de dois primórdios ósseos laterais (**1**), mas, no primeiro ano, o arco anterior pode desenvolver seu próprio centro de ossificação (barra hipocórdica), que se funde com os outros dois entre os 5 e os 9 anos de idade. Os processos transversários do atlas e do áxis contêm primórdios de costela rudimentares (**3**).

Além dos três primórdios ósseos e das epífises secundárias, o áxis (**B, C**) tem mais outros centros de ossificação. O *dens* (**4**) é geralmente considerado como surgindo do primórdio ósseo do corpo do atlas, embora, de acordo com outra teoria (*Ludwig*), ele seja formado a partir de processos dentais. Um centro de ossificação (*ossiculum terminate*) desenvolve-se no *ápice do dens* (**5**), correspondendo ao corpo do pró-atlas, em um estágio relativamente posterior e não se funde com o *dens* até a idade de 25 anos.

Nas demais vértebras cervicais (**D**), *três primórdios ósseos típicos* se desenvolvem em direção ao fim do segundo mês intrauterino. Primórdios ósseos aparecem nos processos transversários (**6**), os quais se desenvolvem a partir dos precursores de costelas (barras parietais) e dos quais os tubérculos anteriores e partes dos tubérculos posteriores são formados. Os arcos ósseos fundem-se no primeiro ano. A fusão entre o corpo e os arcos na *junção neurocentral* ocorre entre os 3 e os 6 anos de idade. *Primórdios epifisários secundários* aparecem nas extremidades dos processos transversários e os processos espinhosos entre os 12 e 14 anos, e fundem-se com eles por volta dos 20 anos. As *epífises dos corpos vertebrais*, uma placa cartilaginosa craniana e caudal, ossificam-se a partir do 8° ano em diante em formato anular (*epífise anular*) e fundem-se com o corpo por volta dos 18 anos de idade.

Na **região torácica** (**E**), os primórdios ósseos dos *pedículos* (**1**) desenvolvem-se primeiro nas vértebras torácicas superiores. O centro endocondral (**2**) do corpo vertebral desenvolve-se durante a 10ª semana de vida intrauterina, primeiro nas vértebras torácicas inferiores. A fusão das metades ósseas dos arcos começa no primeiro ano, e a fusão entre o arco e o corpo começa entre os 3 e os 6 anos. As *epífises dos corpos vertebrais ossificam-se em padrão anular*.

As **vértebras lombares (F, G, J)** também se ossificam a partir de *três primórdios ósseos; os centros ósseos* (**2**) nos corpos vertebrais aparecem primeiro nas vértebras lombares superiores (quase ao mesmo tempo que nos corpos das vértebras torácicas inferiores) e os primórdios ósseos nos arcos vertebrais (**1**) aparecem um pouco mais tarde. Os processos costais (**7**) desenvolvem-se a partir de *primórdios de costela*.

As *epífises secundárias* são representadas por um primórdio ósseo no processo espinhoso, assim como a *epífise anular* (**8**) do corpo vertebral ossificada em anel, que é encontrada em ambas as suas superfícies, superior e inferior.

Em cada um dos segmentos, o sacro (**H, I**) desenvolve-se, como o restante das vértebras, a partir de três primórdios ósseos e, além disso, de um primórdio de costela (**9**) na região da massa lateral de cada lado. Por isso, *cada segmento* do sacro tem *cinco primórdios de ossificação*. Na região da linha transversária, existe uma fusão óssea adicional da margem com discos intervertebrais, cuja ossificação começa entre 15 e 16 anos de idade. Os núcleos que surgem dos rudimentos de costela aparecem do 5° ao 7° meses fetais e fundem-se com os centros de ossificação remanescentes no 2° ao 5° anos após o nascimento. As vértebras sacrais fundem-se uma com a outra em uma sequência caudocraniana até a idade de 25 a 35 anos.

As **vértebras coccígeas** desenvolvem-se a partir de centros de ossificação que aparecem no 1° ano e fundem-se entre os 20 e 30 anos de idade.

2.1 Coluna Vertebral

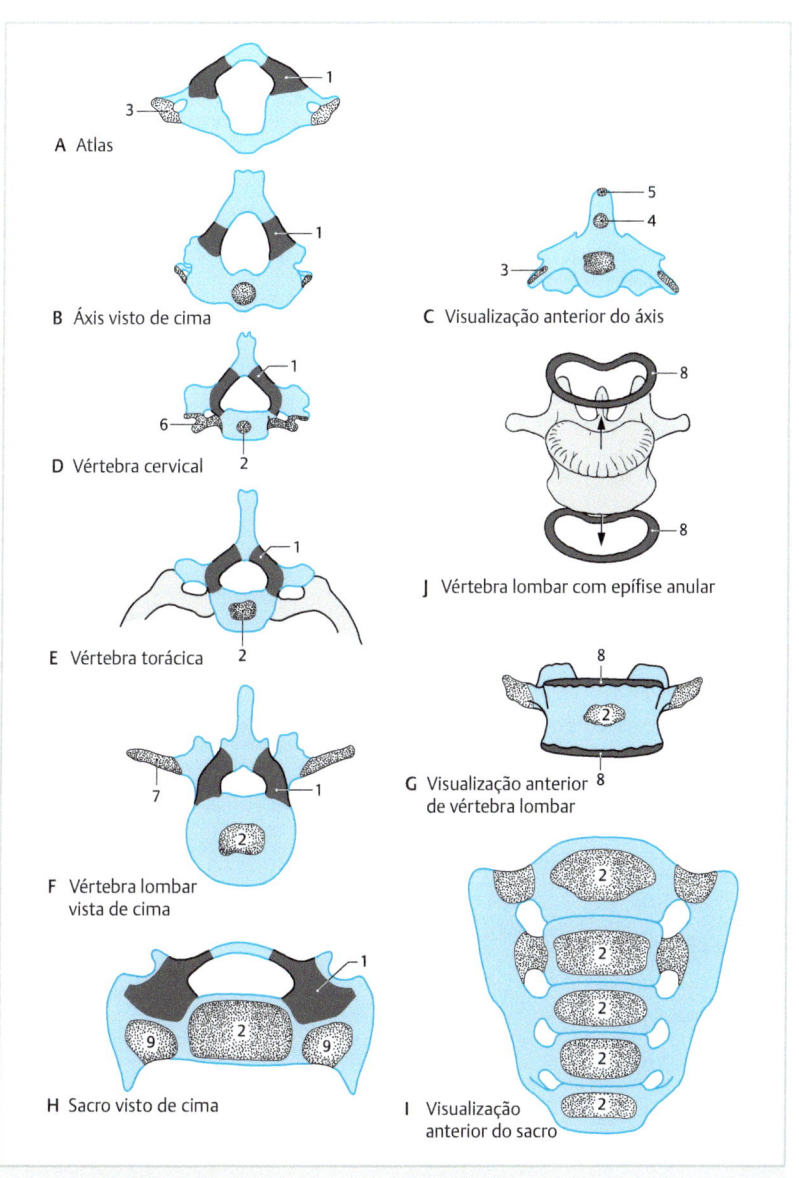

A Atlas

B Áxis visto de cima

C Visualização anterior do áxis

D Vértebra cervical

E Vértebra torácica

F Vértebra lombar vista de cima

G Visualização anterior de vértebra lombar

H Sacro visto de cima

I Visualização anterior do sacro

J Vértebra lombar com epífise anular

Fig. 2.9 Ossificação das vértebras.

Discos Intervertebrais (A-D)

Cada **disco intervertebral** consiste em um *ânulo fibroso* tenso e externo (**1**) e um núcleo mole, semelhante a gelatina, o *núcleo pulposo* (**2**) que contém resíduos do notocórdio embrionário. O ânulo fibroso consiste em fibras de colágeno arranjadas concentricamente e em fibrocartilagem, que mantém o núcleo pulposo sob tensão. Os discos intervertebrais são interpostos entre os corpos das vértebras individuais. Eles parecem cônicos quando visualizados em corte sagital. Nas regiões cervical e lombar, eles são altos na frente e baixos atrás. O reverso é verdadeiro na região torácica, onde os discos são baixos na frente e altos atrás. Basicamente, a espessura dos discos intervertebrais aumenta na direção craniocaudal.

Os discos intervertebrais incluem as *placas de cartilagem hialina* (**3**) derivadas das epífises dos corpos vertebrais. Esta unidade funcional representa parte importante de um segmento de movimento (ver página 62). Além disso, os discos intervertebrais também são mantidos no lugar pelos ligamentos longitudinais (**4**). O ligamento longitudinal posterior está fundido com os discos (ver página 56) por uma superfície ampla, enquanto o ligamento longitudinal anterior só está folgadamente anexo a eles.

Os discos intervertebrais e os ligamentos longitudinais formam uma entidade funcional e, juntos, são conhecidos como articulação intervertebral.

Função: Os discos intervertebrais atuam como absorvedores de choques. O núcleo pulposo distribui a pressão. O carregamento os comprime, e, quando ele é liberado, eles voltam ao formato original depois de algum tempo. Em movimentos dentro da coluna vertebral (**C, D**), os discos intervertebrais, como elementos elásticos, são unilateralmente comprimidos ou esticados.

> **Nota clínica:** Com a idade, a redução na pressão interna pode resultar em encolhimento do núcleo pulposo. Isto causa diminuição da tensão no ânulo fibroso, de modo que ele se rasga mais facilmente. Basicamente, cada rasgo começa na região do núcleo pulposo (Schliiter). Rompimentos em curso radial (causados por cargas excessivas mesmo nos jovens) deverão ser distinguidos de rupturas concêntricas. Essas últimas estão associadas a processos degenerativos. Por fim, partes do disco intervertebral podem ser deslocadas. O deslocamento com a invasão do corpo vertebral adjacente produz um "**nódulo de Schmorl**", claramente visível nas radiografias. O núcleo pulposo herniado ocorre se o núcleo mole como gelatina é empurrado em sentidos posterolateral e lateral para dentro do canal vertebral através do ânulo fibroso danificado. Isto pode colocar em perigo a medula espinhal, as raízes espinhais individuais ou os nervos espinhais. A **herniação do núcleo pulposo** é mais comum entre a terceira e quarta vértebras lombares, assim como entre a quarta e quinta dessas vértebras. Além disso, afeta, com frequência, os dois discos intervertebrais cervicais mais inferiores entre a quinta e a sexta, ou sexta e sétima vértebras cervicais.
>
> **O prolapso de um disco** (ou seja, do núcleo) desenvolve-se a partir de uma ruptura completa do ânulo fibroso. A redução na tensão desse ânulo pode levar à perda de elasticidade, seguida por invasão de osteoblastos e ossificação de partes do disco.

2.1 Coluna Vertebral

A Disco intervertebral visto de cima

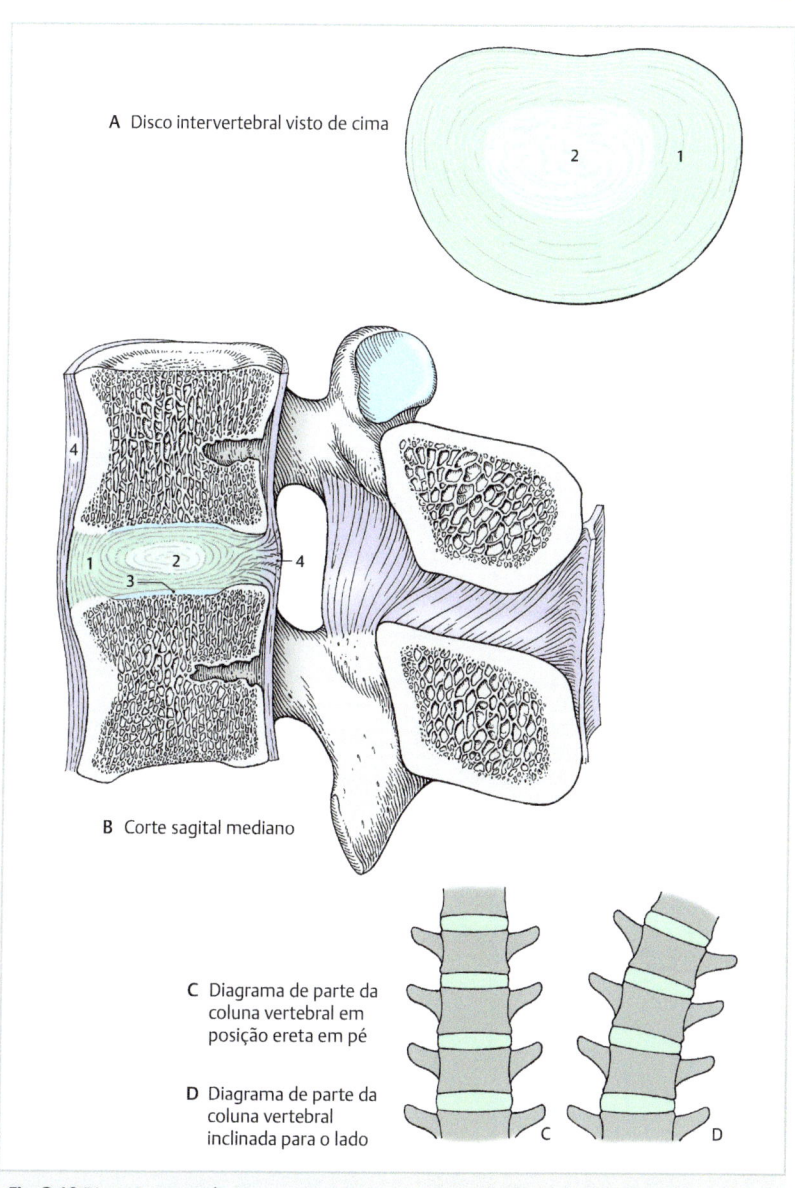

B Corte sagital mediano

C Diagrama de parte da coluna vertebral em posição ereta em pé

D Diagrama de parte da coluna vertebral inclinada para o lado

Fig. 2.10 Discos intervertebrais.

Ligamentos da Coluna Vertebral (A-D)

Os **ligamentos longitudinais anterior e posterior:** esses ligamentos correm anterior ou posterior aos corpos vertebrais.

O **ligamento longitudinal anterior** (**1**) origina-se do tubérculo anterior do atlas e desce pela superfície anterior dos corpos vertebrais, até o sacro. Ele se amplia inferiormente e está **sempre firmemente ligado aos corpos vertebrais,** mas não aos discos intervertebrais.

O **ligamento longitudinal posterior** (**2**) é dividido em uma camada superficial e uma profunda e corre pela superfície posterior do corpo vertebral. A camada superficial surge como continuação da membrana tectorial (ver p. 60), no corpo do áxis e estende-se até o disco intervertebral, entre L3 e L4 (*Prestar* e *Putz*). A camada profunda representa a continuação do ligamento cruciforme do atlas e estende-se para dentro do canal sacral. Na região cervical, a camada superficial é ampla, vai ficando mais estreita nas regiões torácica e lombar e funde-se com a camada profunda inferior a L3/L4. A camada profunda é muito fina na região cervical, enquanto, nos segmentos torácico e lombar, ela forma uma expansão rômbica (**3**) nos discos intervertebrais (**4**) e as cristas marginais superiores dos corpos vertebrais. Nestas regiões, uma **união firme é estabelecida com os discos intervertebrais,** concedendo assim a eles uma proteção extensiva. Um espaço estreito está presente entre o corpo vertebral e a camada profunda do ligamento para veias que deixam o corpo vertebral.

Os ligamentos longitudinais aumentam a estabilidade da coluna vertebral, particularmente durante movimentos de flexão e extensão e têm duas funções, a saber: restringir movimento e proteger os discos intervertebrais.

Os **ligamentos amarelos** (**5**) estendem-se por segmentos entre os arcos vertebrais (**6**). Eles limitam os lados medial e posterior dos forames intervertebrais. Sua cor amarela se deve a um arranjo interrompido em formato de rede que forma a maioria das faixas. Mesmo em repouso, estes ligamentos estão sob tensão. Durante a flexão da coluna, eles são esticados mais apertadamente e **ajudam o retorno da coluna vertebral à posição ereta.**

O **ligamento da nuca** (não mostrado) estende-se da crista occipital externa aos processos espinhosos das vértebras cervicais. A posição sagital fornece anexos para os músculos e continua além do pescoço como os ligamentos interespinhal e supraespinhal.

Os **ligamentos intertransversários** (**7**) são ligamentos curtos entre os processos transversários.

Os **ligamentos interespinhosos** (**8**) são também ligamentos curtos que se esticam entre os processos espinhosos (**9**).

O **ligamento supraespinhoso** (**10**) começa no processo espinhoso da sétima vértebra cervical e estende-se até o sacro para fornecer conexão contínua entre as vértebras e o sacro.

As *faixas perivertebrais* longa e curta ocorrem laterais ao ligamento longitudinal anterior, especialmente nas regiões lombar e torácica. Estas faixas curtas (**11**), que se estendem paralelas à faixa longitudinal anterior, unem discos intervertebrais adjacentes. Faixas mais longas podem se arcar sobre um disco.

12 Ligamento costotransversário superior (p. 68)
13 Ligamento costotransversário lateral (p. 68)
14 Ligamento radiado da cabeça da costela (p. 68)

2.1 Coluna Vertebral

A Ligamento longitudinal anterior

B Ligamento longitudinal posterior

C Ligamentos amarelos

D Ligamentos supraespinhoso, interespinhoso e intertransversário

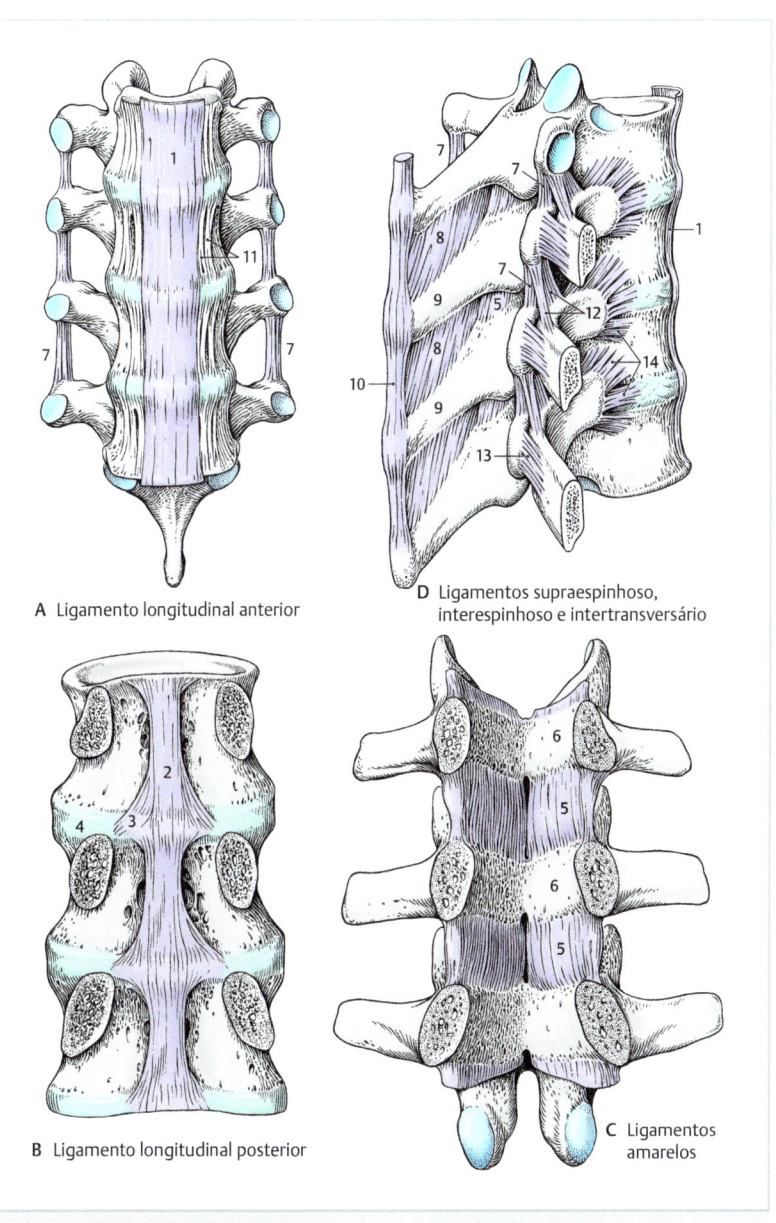

Fig. 2.11 Ligamentos da coluna vertebral.

Articulações da Coluna Vertebral (A-E)

Articulações Zigapofisárias (A-B)

Trata-se de articulações sinoviais vertebrais entre os processos articulares (**A**). Clinicamente, elas são também conhecidas como articulações do arco vertebral, ou "articulações de faceta". As *cápsulas articulares* tornam-se mais tensas na direção craniocaudal. Na região cervical, elas são amplas e relaxadas com *dobras semelhantes a meniscos*. Estas pregas sinoviais (**B**) capacitam as articulações a suportarem uma carga maior. Entretanto, existe movimento relativamente pequeno entre duas vértebras adjacentes. É apenas a ação combinada de todos os participantes (vértebras e discos intervertebrais) que resulta em movimentos correspondentes. Os movimentos na região **cervical** consistem em *flexão lateral, para a frente e para trás* e um grau de *rotação* limitado. Na região **torácica,** principalmente a *rotação,* mas até certo ponto também a *flexão* e a *extensão,* é possível. Na região **lombar**, os movimentos são essencialmente limitados à *flexão* e *extensão,* embora um movimento de *rotação leve* seja, às vezes, possível.

Nos segmentos individuais da coluna vertebral, o movimento depende da posição das superfícies articulares. Quanto às vertebrais cervicais, as superfícies articulares ocupam uma posição aproximadamente coronal. As superfícies articulares da terceira vértebra cervical exibem uma posição diferente (ver página 37, B) ao formarem um ângulo de 142° uma com a outra (*Putz*). No caso das vértebras torácicas, elas descrevem setores de uma concha cilíndrica e, nas vértebras lombares, a maioria das facetas articulares fica aproximadamente paralela ao plano sagital. As localizações destas facetas nas vértebras lombares, porém, podem exibir grande variação (*Putz*).

"Articulações Descobertas" (C-E)

As articulações descobertas são encontradas na região **cervical.** Os *processos uncinados,* que são, no começo, planos, começam a se elevar na infância. Entre os 5 e os 10 anos, fissuras aparecem na cartilagem que assumem natureza articular; por isso não há articulações "descobertas" inicialmente, mas que se desenvolvem *secundariamente.* Aproximadamente entre os 9 e 10 anos, estas estruturas se estendem como fissuras nos discos, o que confere, inicialmente, vantagens funcionais, mas, posteriormente na vida, a fissura pode-se desenvolver em uma ruptura completa pelo disco (**E**), com risco de **herniação do núcleo pulposo** (ver página 54). Embora as articulações descobertas sejam, inicialmente, estruturas fisiológicas, mais tarde elas se tornam patológicas devido à ruptura do disco.

> **Nota clínica:** O diagnóstico diferencial entre "articulações descobertas" e alterações traumáticas ou patológicas é, clinicamente, muito difícil. A lesão do disco é mais comum em C5, onde ela pode ser visível em uma radiografia lateral como "**rachadura lordótica**".

Articulação Lombossacra

Essa é a articulação da última vértebra lombar com o osso sacral. Há uma relação altamente variável entre as superfícies articulares e os processos articulares superiores do osso sacral. Ela é assimétrica em 60% das pessoas. O ligamento iliolombar (ver página 188) une o processo costal de L4 e L5 à crista ilíaca e protege a articulação lombossacra contra cargas excessivas durante a flexão e a rotação (*Niethard*).

Articulação Sacrococcígea

A conexão entre o sacro e o cóccix é, com frequência, uma *articulação sinovial,* e reforçada por um ligamento superficial e um ligamento sacrococcígeo posterior profundo, um ligamento sacrococcígeo anterior e um ligamento sacrococcígeo lateral.

2.1 Coluna Vertebral

A Articulação zigapofisária (corte sagital)

B Dobras meniscoides em uma articulação de faceta (ampliada)

C Articulação descoberta entre C6 e C7 (corte frontal)

D Articulação descoberta (ampliada)

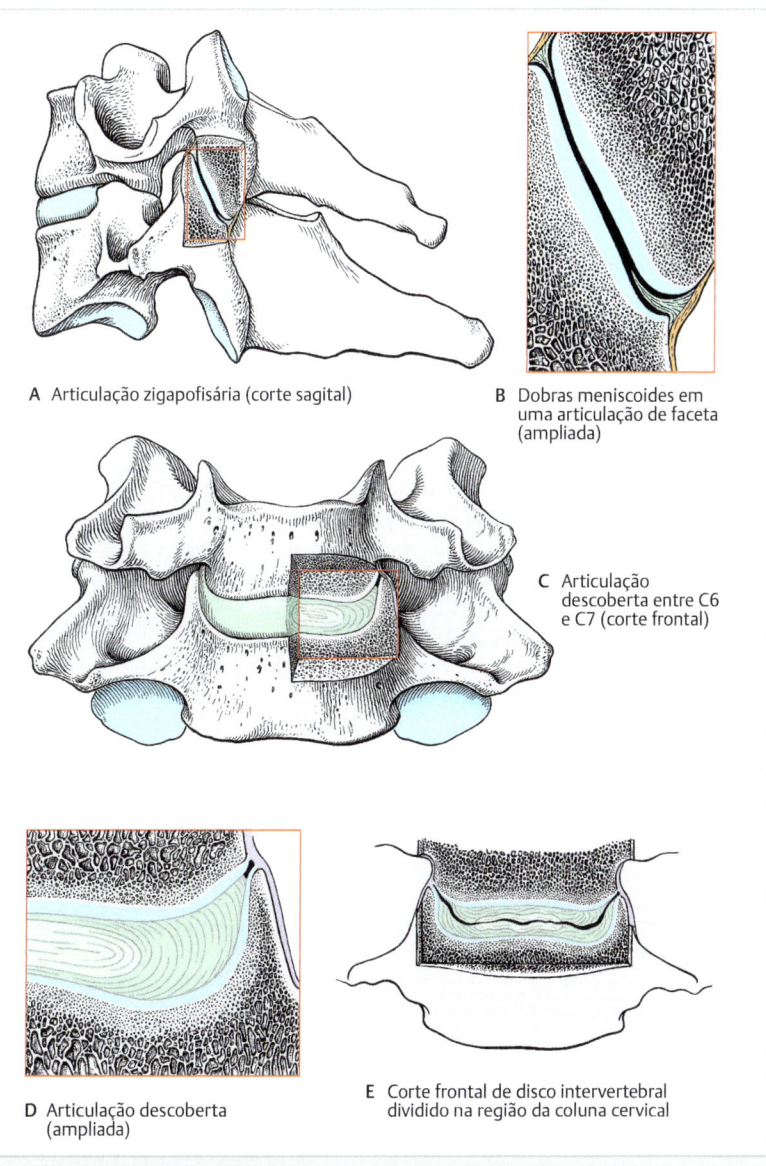

E Corte frontal de disco intervertebral dividido na região da coluna cervical

Fig. 2.12 Articulações da coluna vertebral.

Articulações da Coluna Vertebral, cont.

Articulação Atlantoccipital (A, D, E)

As **articulações atlantoccipitais** direita e esquerda são uma articulação combinada entre o atlas e o osso occipital, que no formato corresponde a uma articulação elipsoide (**A, D**). As superfícies articulares são *as facetas articulares superiores* do atlas e os *côndilos occipitais* (**1**). As cápsulas articulares são frouxas e permitem flexão lateral e movimentos para a frente e para trás. Esta "**articulação craniovertebral superior**" é protegida por ligamentos, como a "articulação craniovertebral inferior" (articulação atlantoaxial).

Articulações atlantoaxiais (B-E)

Essa articulação é formada pelas articulações **atlantoaxiais mediana** e **lateral conjuntas**.

Em termos funcionais, trata-se de uma *articulação rotatória* na qual um movimento de 26° para cada lado é possível a partir da posição média neutra. Nas articulações laterais, as facetas articulares são *as facetas articulares inferiores do atlas* (**2**) e *as facetas articulares superiores do atlas* (**3**). A incongruência das superfícies articulares é reduzida pela cobertura cartilaginosa e pelas *dobras sinoviais meniscoides* (**4**). As dobras aparecem triangulares em corte sagital (**C**). As facetas articulares das articulações atlantoaxiais medianas incluem a *faceta articular anterior do dens do áxis* (**5**) e a *faceta para o dens na superfície posterior do arco anterior do atlas* (**6**). Além disso, na região do *ligamento transversário do atlas* (**7**), que se estende atrás do *dens*, existe outra superfície articular no *dens*. A "articulação craniovertebral inferior", como a superior, é protegida por ligamentos.

Os **ligamentos de ambas as articulações craniovertebrais** são o *ligamento apical do dens* (**8**) que se estende desde o ápice do *dens* até a margem anterior do forame magno. O *ligamento transversário do atlas* (**7**) conecta as duas massas laterais do atlas. Ele passa posterior ao *dens* e o estabiliza. O ligamento transversário é reforçado por *faixas longitudinais* (**9**) que correm para cima, para a margem anterior do forame magno, e para baixo, para a superfície posterior do corpo da segunda vértebra cervical. As faixas longitudinais e o ligamento transversário do atlas formam, juntos, o *ligamento cruzado do atlas*.

Os *ligamentos alares* (**10**) são ligamentos pareados que surgem no dens e ascendem para a margem lateral do forame magno. Eles têm função protetora prevenindo a rotação excessiva entre o atlas e o áxis. A *membrana tectorial* (**11**) é uma larga faixa que surge no clivo e desce para se juntar ao ligamento longitudinal posterior.

As *membranas atlantoccipitais anterior* (**12**) *e posterior* (**13**) consistem em amplas faixas fibrosas que se estendem entre os arcos anterior e posterior do atlas, respectivamente, e o osso occipital.

14 Ligamentos amarelos
15 Ligamentos da nuca
16 Articulação zigapofisária
17 Dura-máter
18 Canal hipoglosso

I-III Vértebras cervicais 1 a 3

> **Nota clínica:** Lesões dos nervos são mais comuns na coluna cervical (55%) que em qualquer outra região vertebral. Observar, porém, que lesões do atlas e do áxis são fundamentalmente diferentes de lesões de outras vértebras cervicais.

2.1 Coluna Vertebral

A Visualização anterior da articulação atlanto-occipital

B Corte frontal pelas articulações atlanto-occipitais

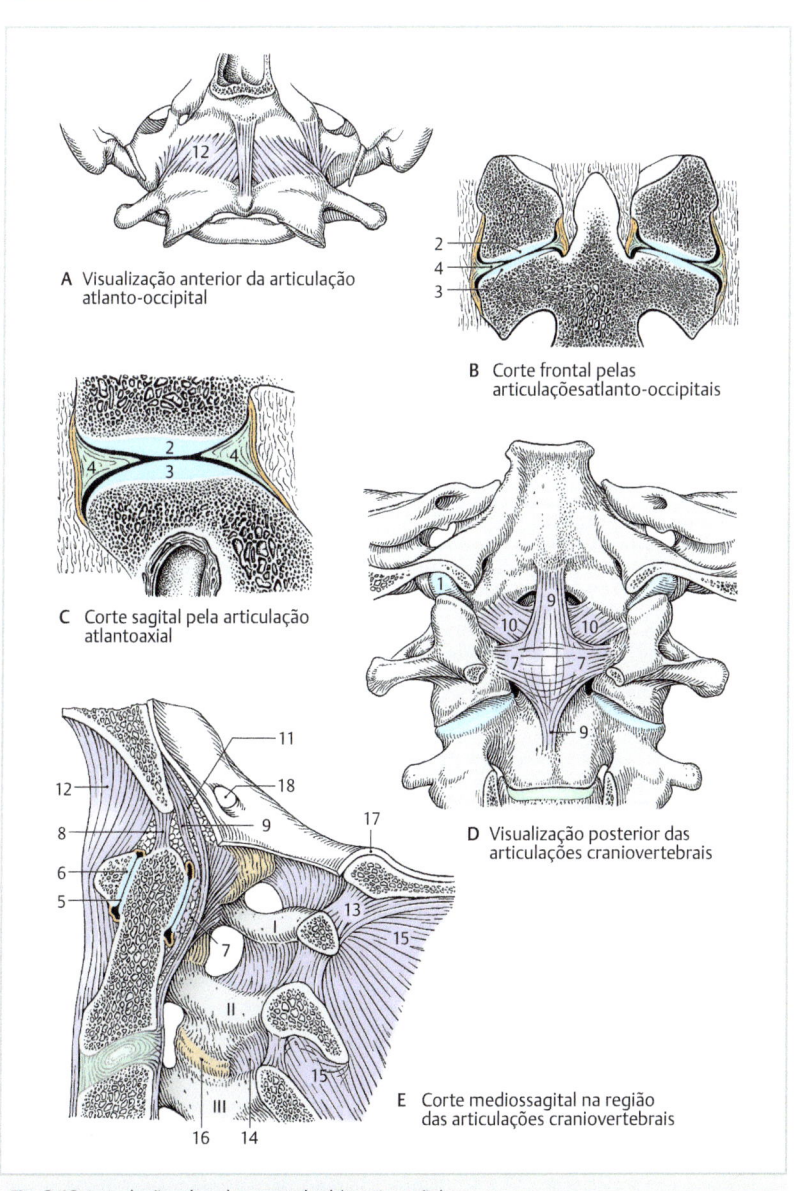

C Corte sagital pela articulação atlantoaxial

D Visualização posterior das articulações craniovertebrais

E Corte mediossagital na região das articulações craniovertebrais

Fig. 2.13 Articulações da coluna vertebral (continuação).

A Coluna Vertebral, Curvaturas e Movimentos (A-H)

Curvaturas da Coluna Vertebral

No plano sagital, a coluna vertebral do adulto mostra duas curvaturas secundárias anteriormente convexas, lordoses e duas curvaturas primárias posteriormente convexas. As curvas lordóticas estão nas regiões cervical e lombar (**1**) e as curvas cifóticas ficam nas regiões torácica e sacral (**2**). O disco intervertebral entre a quinta vértebra lombar e o sacro é chamado, às vezes, de promontório (ver página 48).

> **Nota clínica:** Na região cervical a curvatura é bem variável. Três tipos ocorrem entre a faixa de idade de 20 e 30 anos. A **"lordose verdadeira"** (**A**) é, na verdade, bem incomum. A lordose dupla (**B**) também conhecida como **inclinação lordótica** (ver página 38) é a mais comum e típica dos adultos na terceira década da vida. Além disso, pode haver ausência quase completa de lordose, a chamada **"forma atenuada"**. (**C**) A investigação das diferenças entre os sexos mostrou que a lordose verdadeira é menos comum nas mulheres, que a lordose dupla ocorre em igual frequência em ambos os sexos e que o tipo atenuado é mais comum nas mulheres que nos homens (Drexler).
> A curvatura lateral é conhecida como **escoliose**. Um leve grau de escoliose está presente, com frequência, em radiografias, e o desvio para a direita do plano mediossagital é mais comum que para a esquerda. O achado patológico mais comum é a **cifose** aumentada (cifose do adolescente, cifose do idoso).
> As **curvaturas** da coluna vertebral desenvolvem-se como resultado dos desgastes de sentar-se e ficar em pé. A capacidade de carga da coluna depende do grau de ossificação das vértebras, de modo que a postura final (**D**) não é obtida até após a puberdade. A linha do centro de gravidade fica parcialmente em frente e parcialmente atrás da coluna vertebral. As curvaturas já estão presentes por volta dos 10 meses de idade (**E**), mas a linha do centro de gravidade (**3**) fica atrás da coluna vertebral.
> **Nos bebês** de 3 meses (**F**), as curvaturas só estão indicadas. Nos adultos, a coluna vertebral é semelhante a uma haste elástica, cuja mobilidade está restrita por ligamentos. Durante o processo de envelhecimento, a coluna vertebral passa por várias alterações, de modo que, no idoso, a redução na espessura dos discos produz uma cifose quase uniforme ao longo de toda a estrutura da coluna, reduzindo assim a mobilidade da espinha.

Movimentos da Coluna Vertebral

A *inclinação para a frente e para trás (flexão e extensão)* ocorre primariamente na coluna cervical e lombar. A inclinação para trás ocorre principalmente entre as vértebras cervicais inferiores, as vértebras 11ª torácica e segunda lombar e as vértebras lombares inferiores. Por causa da maior mobilidade nessa região, um dano ou lesão à coluna espinhal devido à sobrecarga é mais frequente aqui que em outros níveis. Na inclinação para a frente (azul) e para trás (amarelo) da coluna cervical (**G**) e lombar (**H**), as alterações são visualizadas nos discos intervertebrais que são passíveis de um desgaste considerável. O grau de *flexão lateral* nas regiões cervical e lombar é aproximadamente igual, mas é o maior possível na região torácica.

A *rotação* é possível nas regiões torácica e cervical e, particularmente, ao nível da articulação atlantoaxial. A rotação da cabeça anda sempre de mãos dadas com o movimento dessa articulação, com o movimento da coluna cervical e o leve movimento da coluna torácica. Uma nova pesquisa (*Putz*) mostrou que a rotação também é possível na região lombar. Um movimento de 3 a 7° pode ocorrer entre duas vértebras.

Os movimentos acontecem em *"segmentos de movimento"* (*Junghanns*) que são combinados em *"zonas de movimento"* (*Putz*). Um segmento de movimento é a amplitude de movimento que pode ocorrer entre duas vértebras. Isso inclui os discos intervertebrais com as placas de cartilagem hialina superior e inferior, as articulações vertebrais e os ligamentos, incluindo todos os espaços.

Zonas de movimento funcional:

Articulações craniovertebrais-C3

C3-T1 (T2)

T1 (T2)-(T11) T12

(T11) T12-Sacro

> **Nota clínica:** As limitações do movimento vertebral, chamadas de **restrições**, afetam, com mais frequência, a terceira vértebra cervical devido à posição das superfícies articulares. Elas também são comuns nos segmentos cervical e lombar inferiores da espinha. As restrições causam dor significativa devido à irritação dos nervos, com neuralgia e dor muscular geralmente irradiando-se para os membros. As restrições espinais podem, em geral, ser aliviadas por manipulação manual. Restrições não tratadas podem, por fim, causar dano irreversível à cartilagem articular.

2.1 Coluna Vertebral

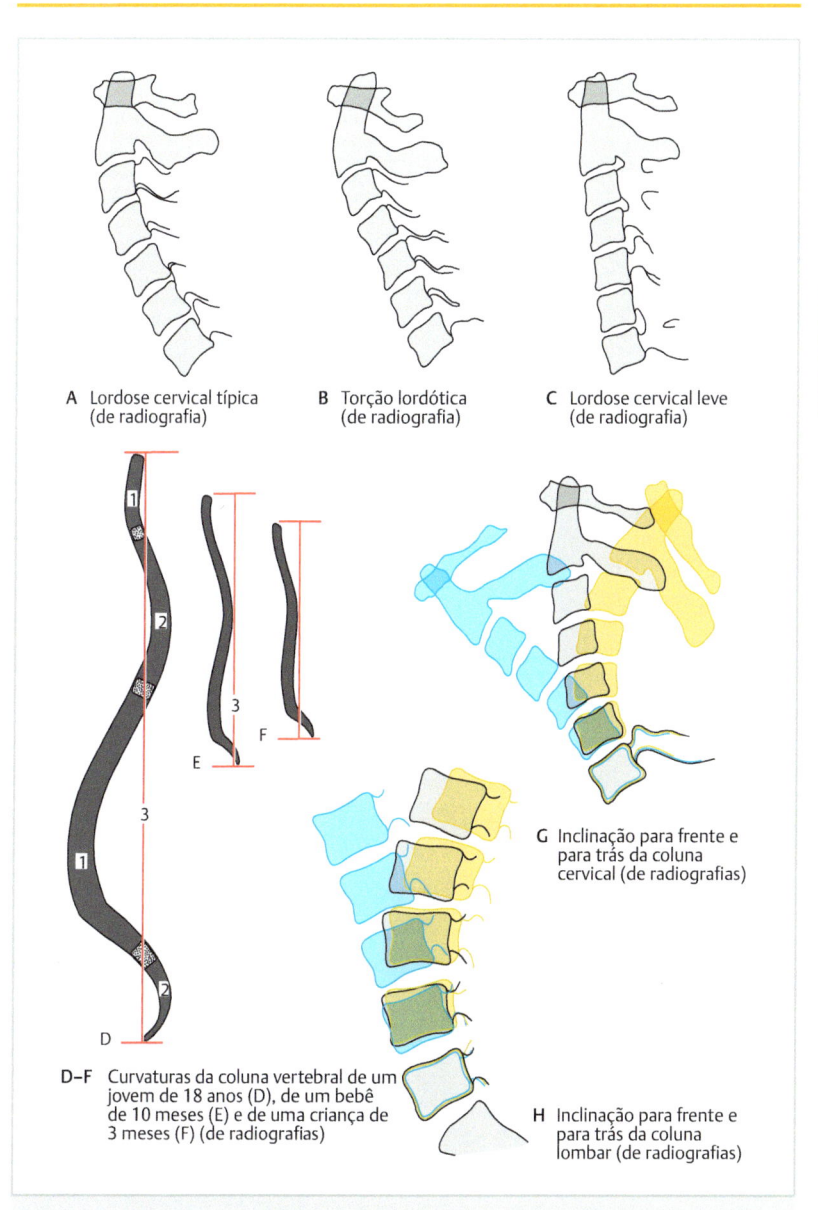

A Lordose cervical típica (de radiografia)

B Torção lordótica (de radiografia)

C Lordose cervical leve (de radiografia)

D–F Curvaturas da coluna vertebral de um jovem de 18 anos (D), de um bebê de 10 meses (E) e de uma criança de 3 meses (F) (de radiografias)

G Inclinação para frente e para trás da coluna cervical (de radiografias)

H Inclinação para frente e para trás da coluna lombar (de radiografias)

Fig. 2.14 Curvaturas e movimentos da coluna vertebral.

2.2 Caixa Torácica

Costelas (A-F)

Em cada **costela** distinguimos uma parte óssea, o **osso costal**, e na extremidade anterior da **cartilagem costal**.

Há 12 pares de costelas, das quais as sete superiores estão, geralmente, em conexão normal diretamente ao esterno e são chamadas de **costelas verdadeiras**. As cinco costelas inferiores, **falsas costelas**, estão ligadas, indiretamente (oitava à décima) ou de maneira nenhuma (11ª-12ª), ao esterno. As costelas 11ª e 12ª podem ser distinguidas das outras como **costelas flutuantes**.

Cada **costela** tem *cabeça* (**1**), *colo* (**2**) e *corpo* (**3**). A borda entre o colo e o corpo é definida pelo *tubérculo* (**4**). A cabeça e o tubérculo (*faceta articular do tubérculo*) (**5**) apresentam, cada um, uma superfície articular. Da 2ª à 10ª costela, a *faceta articular da cabeça* (**6**) é dividida em duas pela *crista da cabeça da costela* (**7**). Na margem superior do colo da maioria das costelas, fica a *crista do colo da costela* (**8**). Lateral e anterior ao tubérculo fica o *ângulo da costela*. Com exceção da 1ª, 11ª e 12ª, todas as costelas possuem um *sulco costal* em sua superfície inferior.

Curvaturas. Uma costela tem três curvaturas – na borda, no plano e uma curvatura de torção. Embora a *curvatura de borda,* que é a principal na primeira costela, esteja prontamente aparente, a *curvatura de superfície plana* só pode ser visualizada em inspeção próxima e está presente a partir da terceira costela. Se a superfície superior de uma costela é visualizada próxima à sua extremidade anterior e seguida em direção às costas, será visualizado que a superfície se volta lentamente em direção posterior. Além dessa curva, existe uma torcedura longitudinal na costela, que é mais acentuada nas costelas do meio e chamada de torção. Ela não está presente na primeira, segunda ou 12ª costelas.

A **cartilagem costal hialina** começa a calcificar com o avanço da idade, mais nos homens que nas mulheres. Isso reduz a mobilidade do tórax (ver página 70).

Aspectos Individuais de Costelas Específicas

A **primeira costela** (**A**) é pequena e plana. Na circunferência interna de sua superfície superior fica uma área de rugosidade, o *tubérculo escaleno* (**9**), ao qual o escaleno anterior está anexo. Posterior a ele fica o *sulco para a artéria subclávia* (**10**) e, na frente dele, fica o *sulco para a veia subclávia* (**11**), que nem sempre é claramente visível.

A **segunda costela** (**B**) tem uma área rugosa em sua superfície superior, a *tuberosidade para o músculo serrátil anterior* (**12**), da qual uma parte do serrátil anterior se origina.

O tubérculo costal e o sulco costal estão ausentes das **costelas 11 e 12** (**D**) e o ângulo costal é apenas perceptível.

Em dois terços dos casos, a 10ª costela termina livremente, ou seja, não está conectada à nona costela ou ao esterno. As primeiras sete costelas estão, em geral, diretamente conectadas ao esterno, embora, às vezes, as primeiras oito podem estar assim associadas e, menos frequentemente, só as primeiras seis.

Variantes: O número de pares de costelas é variável. Existem, geralmente, 12 pares, mas, às vezes, são encontrados 11 ou 13. Quando houver 13 pares, costelas cervicais (ver página 36) ou lombares (ver página 42) podem estar presentes.

Malformações podem levar a costelas fenestradas ou bifurcadas (**E**). A quarta costela é, normalmente, a mais afetada.

Ossificação (F)

Os sistemas de cartilagem começam a ossificar, progredindo de dorsal para ventral ao final do segundo mês intrauterino. Ao final do quarto mês intrauterino, a ossificação cessa e a parte ventral é preservada como a cartilagem da costela.

2.2 Caixa Torácica

C Sétima costela direita a partir de medial e de cima

B Segunda costela direita a partir de cima

D 12ª costela direita a partir de cima

A Primeira costela direita a partir de cima

E Costelas

Segundo mês intrauterino

F Ossificação de costelas

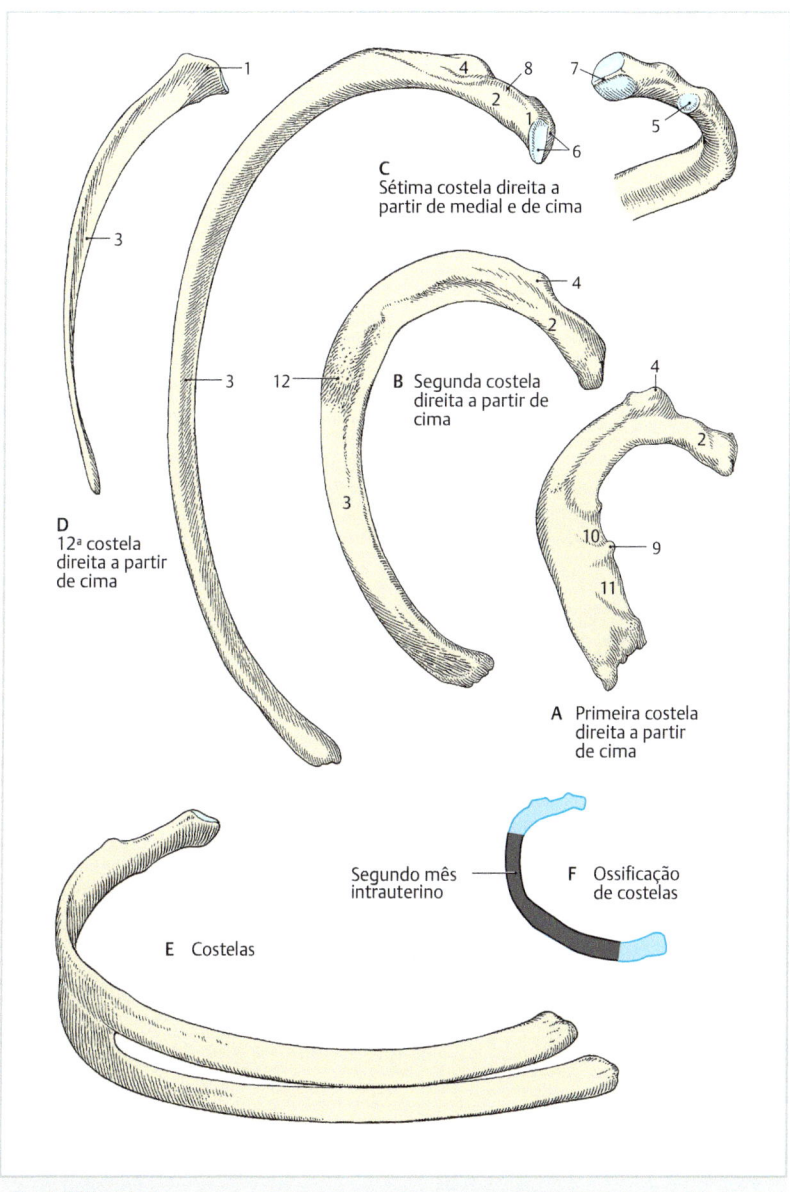

Fig. 2.15 Costelas.

Esterno (A-F)

O **esterno** consiste em um *manúbrio* (**1**), *corpo* (**2**) e *processo xifoide* (**3**). Entre o manúbrio e o corpo fica o *ângulo do esterno* (**4**), que é aberto em direção às costas. O processo xifoide é cartilaginoso até a maturidade; com o avanço da idade, ele pode se tornar ossificado completamente ou permanecer parcialmente cartilaginoso. Na extremidade superior do *manubrium sterni* fica a *incisura jugular* (**5**) e lateral a ela, de cada lado, as *incisuras claviculares* (**6**), que se articulam com a clavícula. Logo inferior à incisura clavicular, o manúbrio apresenta, novamente, uma *incisura costal* (**7**) pareada adicional para uma articulação cartilaginosa contínua com a primeira costela. No ângulo do esterno existe uma *incisura* (**8**) para articulação entre o esterno e a segunda costela. As bordas laterais do corpo possuem incisuras costais para conexões contínuas com as costelas 3 a 7. A incisura costal para a sétima costela fica bem na junção do corpo e do processo xifoide. O manúbrio e o corpo do esterno são geralmente unidos pela *articulação manubrioesternal (sincondrose;* ver página 68). Uma *articulação xifoesternal (sincondrose)* entre o corpo e o processo xifoide é muito menos comum.

O processo xifoide varia em formato. Ele pode consistir em uma peça ou pode ser bifurcado. Às vezes, ele contém um forame e pode estar inclinado para frente ou para trás.

Diferenças de sexo: o corpo do esterno é mais longo nos homens e, para esternos do mesmo comprimento, o do homem é mais estreito e delgado que o da mulher.

Variantes: muito raramente existem **ossos supraesternais** (**C, 9**), também chamados de *episternum,* na extremidade craniana do manúbrio, próximo à incisura jugular. Às vezes, observa-se uma abertura no esterno, a fissura esternal congênita (**D, 10**) que surge durante o desenvolvimento.

Ossificação (E, F)

O esterno desenvolve-se a partir de *faixas esternais pareadas* que se formam por fusão de primórdios de costelas individuais, seguida por fusão das faixas esternais. Na região da incisura jugular, um *corpo supraesternal pareado* se forma e, subsequentemente, regride.

Na parte cartilaginosa pré-formada do esterno, a ossificação começa a partir de vários centros ósseos. O primeiro centro geralmente aparece no manúbrio, entre o terceiro e sexto meses intrauterinos. Os centros restantes, geralmente pareados, mas parcialmente não pareados, em número de cinco a sete, surgem então no corpo do esterno, o mais caudal aparecendo no primeiro ano. A fusão dos centros ocorre entre os seis e 20 anos de idade (25). Os primórdios epifisários secundários podem aparecer na região da incisura clavicular e fundirem-se com o manúbrio, entre os 25 e 30 anos. Entre os cinco e os dez anos, dois centros de ossificação podem se desenvolver na região do processo xifoide.

> **Nota clínica: A punção do esterno** é executada passando-se uma agulha de punção esternal pelo corpo do esterno na linha média, entre os anexos da segunda e da terceira costela. A punção nunca deve ser feita ao nível das conexões costoesternais, já que nessa área pode haver sincondroses. Da mesma forma, os dois terços inferiores do corpo do esterno nunca deverão ser puncionados, uma vez que uma fissura esternal congênita (ver anteriormente) pode estar presente entre os centros de ossificação pareados.

2.2 Caixa Torácica

A Esterno visto de frente
B Esterno visto de lado
C Ossos supraesternais
D Fissura esternal congênita

3º ao 6º meses intrauterinos

E Ossificação do esterno antes do nascimento

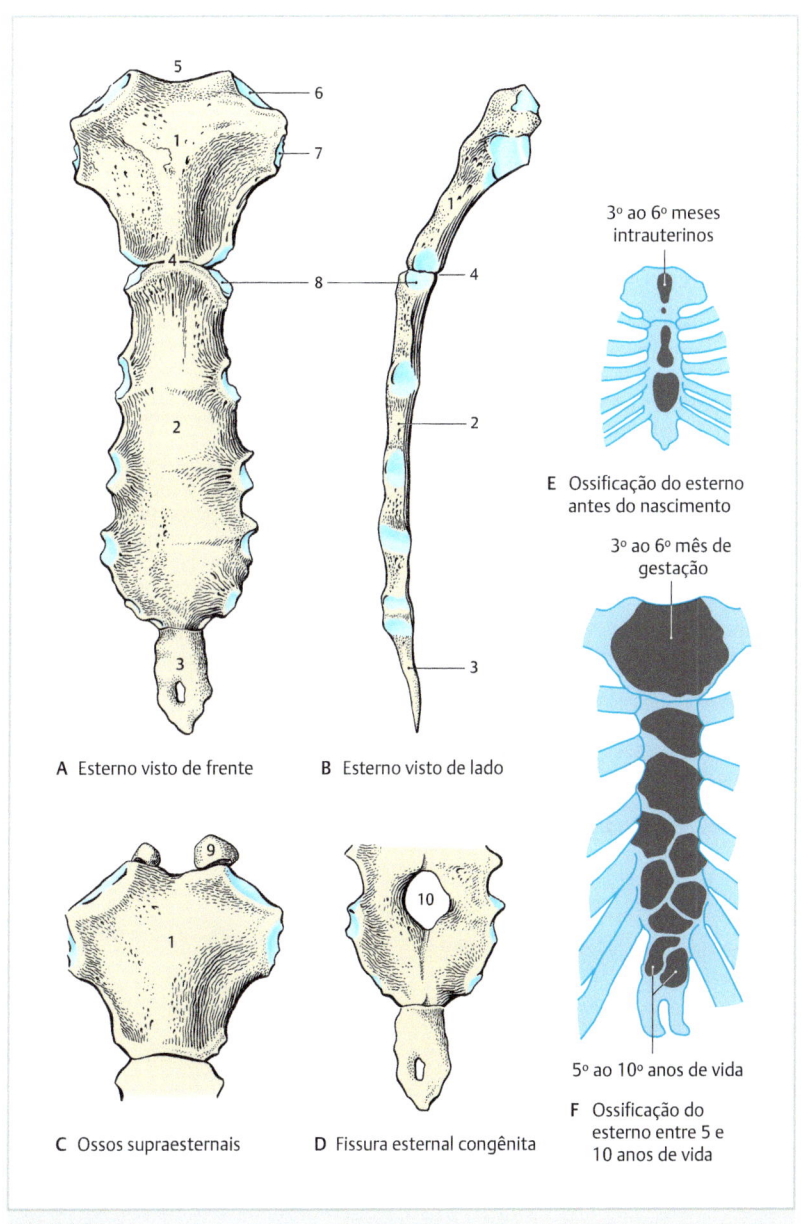

3º ao 6º mês de gestação

5º ao 10º anos de vida

F Ossificação do esterno entre 5 e 10 anos de vida

Fig. 2.16 Esterno.

Articulações das Costelas (A-C)

A mobilidade das costelas é uma pré-condição para a respiração. Há conexões entre as costelas e a coluna vertebral (articulações) e entre as costelas e o esterno (diartroses e sincondroses).

Articulações Costovertebrais (A, B)

Articulações das cabeças das costelas (**1**). Exceto pela primeira, 11ª e 12ª costelas, as articulações das cabeças das costelas com a coluna vertebral representam articulações de câmaras duplas. Cada costela articula-se com as bordas superior ou inferior de duas vértebras vizinhas e o disco intervertebral é conectado por um *ligamento intra-articular de cabeça de costela* à crista da cabeça da costela. A cápsula é reforçada pelo *ligamento radiado de cabeça de costela*. (**2**)

Articulações Costotransversárias (**3**). Com exceção das costelas 11 e 12, todas as outras também se articulam com os processos transversários das vértebras, de modo que aqui as duas articulações, cabeça de costela e *articulações costotransversárias* são necessariamente combinadas. As superfícies articulares das articulações costotransversárias são a *faceta articular do tubérculo costal* e a *fóvea costal do processo transversário*. As cápsulas dessas articulações são delicadas e reforçadas por ligamentos: o *ligamento costotransversário* (**4**), incluindo o *ligamento costotransversário lateral* (**5**) e o *ligamento costotransversário superior* (**6**).

Na região da 12ª costela existe, além disso, o *ligamento lombocostal,* que se estende do processo costal da primeira vértebra lombar à 12ª costela.

Movimentos. Movimentos deslizantes são possíveis para a primeira costela e para a 6ª e 9ª costelas, e o movimento de rotação sobre o pescoço é possível para a 2ª e 5ª costelas.

Articulações Esternocostais (C)

Somente algumas das conexões entre as costelas e o esterno são articulações sinoviais. Elas estão sempre presentes entre o esterno e da 2ª a 5ª costelas, mas a 1ª, 6ª e 7ª costelas estão ligadas ao esterno por *articulações cartilaginosas,* ou *sincondroses* (**7**). As articulações esternocostais são reforçadas por ligamentos que continuam para dentro da *membrana esternal* (**8**). Um *ligamento esternocostal intra-articular* (**9**) está sempre presente na segunda articulação esternocostal. Os outros ligamentos de reforço são os *ligamentos esternocostais radiados* (**10**). Nas articulações esternocostais deve-se ter em mente que as costelas (ver p. 64) consistem em osso e cartilagem. As articulações entre o esterno e as costelas são formadas pela parte cartilaginosa da costela. Essa cartilagem costal perde sua elasticidade em idade precoce devido à deposição de cálcio.

As **articulações intercondrais** são um tipo especial de articulação que ocorre entre as cartilagens da sexta à nona costela.

11 Sínfise manubrioesternal (articulação)
12 Clavícula
13 Processo xifoide

2.2 Caixa Torácica

A Articulações costovertebrais

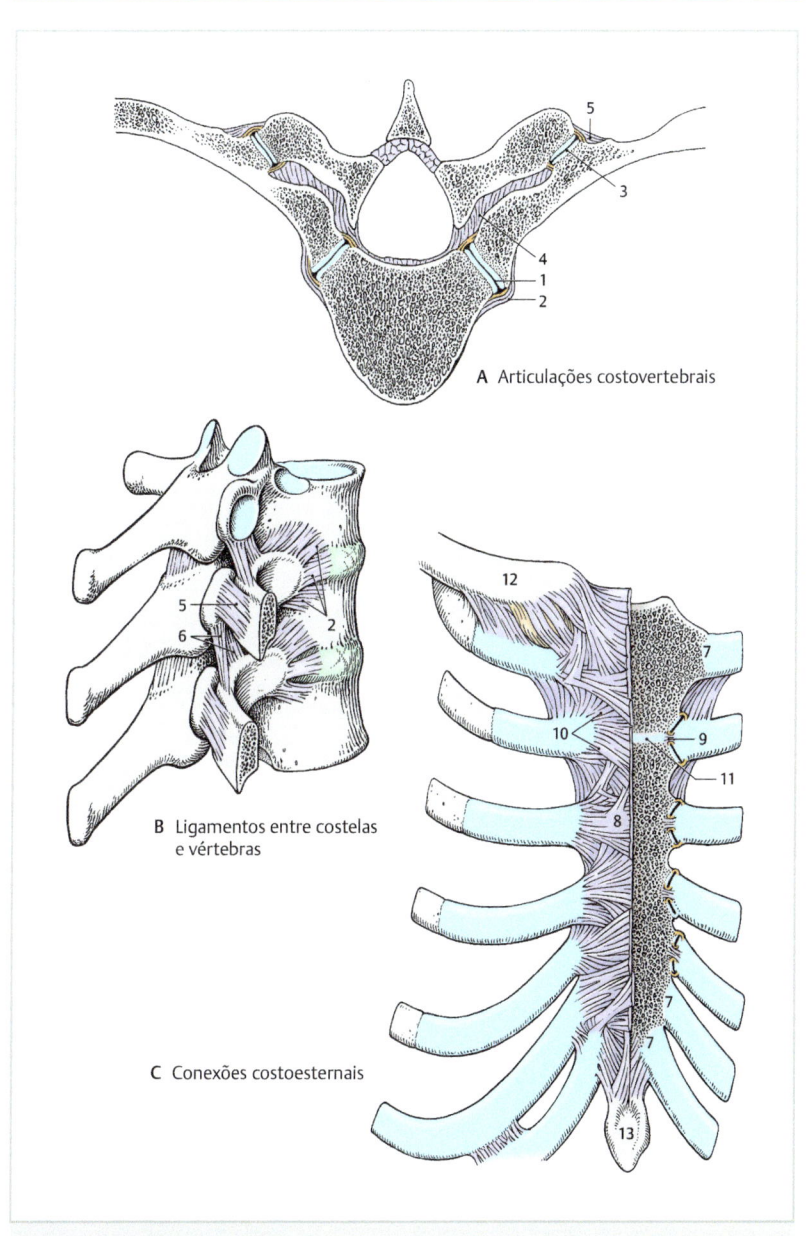

B Ligamentos entre costelas e vértebras

C Conexões costoesternais

Fig. 2.17 Articulações das costelas.

Limites da Caixa Torácica (A-D)

O **tórax** ósseo consiste em *12 vértebras torácicas e seus discos intervertebrais, 12 pares de costelas* e *o esterno*. Ele inclui a **cavidade torácica,** que tem uma *abertura superior* (**1**) e *uma inferior* (**2**). Enquanto a abertura superior é relativamente estreita, a inferior é bem ampla. A abertura torácica inferior é limitada pelo *arco costal* (**3**) e pelo *processo xifoide* (**4**), e a abertura superior pelas duas primeiras costelas. O ângulo entre os arcos costais direito e esquerdo é chamado de *ângulo infraesternal* (**5**).

O formato do tórax varia substancialmente em indivíduos diferentes. O tórax masculino é mais largo em relação à sua extensão que o feminino. O tórax fetal tem um formato aproximado de um sino, que responde pela respiração predominantemente abdominal em recém-nascidos. O formato horizontal inicial das costelas é alterado por seu crescimento longitudinal, resultando em um formato característico arqueado e angulado para baixo. Esta configuração é necessária para a respiração torácica efetiva.

A curvatura posterior acentuada das costelas e seu curso direcionado posteriormente entre os processos transversários das vértebras torácicas e o ângulo costal causa a projeção para trás da parte posterior da parede torácica posterior. O espaço localizado lateralmente e atrás da coluna vertebral é chamado de *sulco pulmonar* do tórax.

Movimentos da Caixa Torácica (A-D)

Os movimentos do tórax resultam da soma de movimentos individuais. Sua elasticidade faz grande resistência ao desgaste. Os limites das excursões torácicas ocorrem na **expiração máxima** (**A, B**) por um lado e na **inspiração máxima** (**C, D**) do outro. Durante a inspiração, o tórax alarga-se em ambas as direções anteroposterior e lateral. Esta expansão é possível (**1**) pela mobilidade das articulações costovertebrais, (**2**) pela elasticidade das cartilagens costais, que permitem torcer e (**3**) em pequeno grau pela cifose aumentada da coluna torácica.

Durante a expiração, as costelas ficam deprimidas, diminuindo o tamanho do tórax nas dimensões anteroposterior e lateral. Ao mesmo tempo, existe alguma redução na cifose torácica. O ângulo infraesternal aumenta, tornando-se menos agudo durante a inspiração, enquanto, durante a expiração, ele se torna mais agudo.

A mobilidade do tórax é reduzida por calcificação das cartilagens costais. O formato do tórax não é a principal determinante de capacidade respiratória. O fator essencial é sua mobilidade, ou seja, a diferença em volume entre expiração máxima e a inspiração máxima. Transtornos não só da cartilagem, mas também das articulações, causam redução de função torácica total.

As **forças que movem o tórax** são geradas pelos *músculos intercostais* (ver página 82) e *escaleno* (ver página 80). Os músculos intercostais ocupam os espaços intercostais. Eles são músculos metaméricos primitivos, que estão incluídos entre os músculos torácicos intrínsecos. Esses últimos também incluem os músculos torácico transversário e subcostal. A musculatura é inervada por ramos ventrais dos nervos espinhais, os nervos intercostais.

> **Nota clínica: o ponto 1 de Erb** é um ponto de auscultação paraesternal esquerdo localizado no terceiro espaço intercostal no plano das válvulas cardíacas (pontilhado vermelho nos diagramas).

2.2 Caixa Torácica

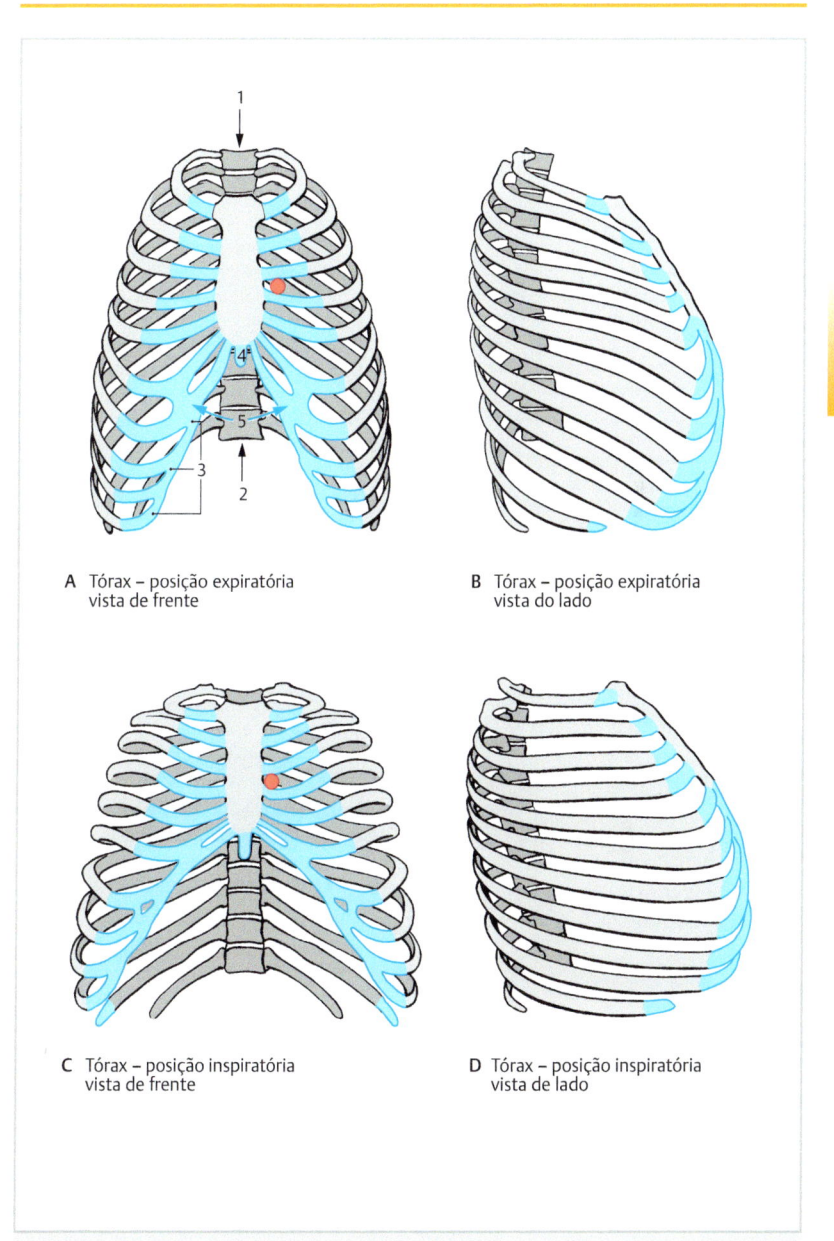

A Tórax – posição expiratória vista de frente

B Tórax – posição expiratória vista do lado

C Tórax – posição inspiratória vista de frente

D Tórax – posição inspiratória vista de lado

Fig. 2.18 Limites e movimentos da caixa torácica.

2.3 Musculatura Intrínseca das Costas

Músculos Intrínsecos das Costas (A, B)

Este grupo inclui *todos os músculos inervados pelos ramos dorsais dos nervos espinhais*. No corpo vivo, eles formam duas protuberâncias longitudinais que são laterais aos processos espinhosos e principalmente marcados na região lombar. Os músculos ficam em um canal fibro-ósseo formado pelos ossos dos arcos vertebrais, os processos costais e os processos espinhosos. Posterior e lateralmente, este canal é ligado pela fáscia toracolombar (ver página 78). Uma vez que esses músculos são difíceis de demonstrar e passíveis de variação considerável, eles são, atualmente, classificados sem preocupação com suas origens embrionárias. Por isso, nós não falamos mais em termos de um "trato lateral" e "trato medial", mas dividimos os músculos em três partes:

Eretor da espinha
- Iliocostal
- Longuíssimo
- Espinhal

Na origem de todos os três músculos fica a aponeurose do eretor da espinha (erroneamente chamada de "sacroespinhal" em publicações mais antigas).

Espinotransversais
- Esplênios

Interespinhais (p. 74)

Intertransversários (p. 74) e os

Transverso-espinhais (p. 74)
- Rotadores
- Multífidos
- Semiespinhais

Músculos Eretores da Espinha

O **iliocostal** (**1, 2, 3**) consiste no iliocostal lombar, iliocostal do tórax e iliocostal do pescoço. O **iliocostal lombar (1)** estende-se a partir do sacro, lábio externo da crista ilíaca e a fáscia toracolombar para os processos costais das vértebras lombares superiores e de seis a nove costelas inferiores. O **iliocostal do tórax (2)** alonga-se a partir das seis costelas inferiores para as seis costelas superiores e o **iliocostal do pescoço (3)** *surge da sexta à terceira costela e insere-se nos processos transversários da sexta à quarta vértebra cervical.*

Suprimento do nervo: ramos dorsais (C4-L3).

O **longuíssimo (4, 5, 6)** é subdividido em longuíssimo torácico (**4**) e longuíssimo cervical (**5**) e o longuíssimo da cabeça (**6**). O **longuíssimo do tórax** *surge do sacro, os processos espinhosos das vértebras lombares e os processos transversos das vértebras torácicas inferiores e estende-se para a primeira ou segunda costelas.* Ele está anexo medial e lateralmente – medialmente aos processos acessórios (**7**) das vértebras lombares e aos processos transversários (**8**) das vértebras torácicas, e lateralmente às costelas, aos processos costais (**9**) das vértebras lombares e à lâmina profunda da fáscia toracolombar. O **longuíssimo do pescoço** *surge dos processos transversários das seis vértebras torácicas superiores e estende-se para os tubérculos posteriores dos processos transversos da segunda à quinta vértebra cervical.*
O **longuíssimo da cabeça** *origina-se dos processos transversários da terceira à quinta vértebra torácica superior e das três vértebras cervicais inferiores e termina no processo mastoideo* (**10**).

Suprimento do nervo: ramos dorsais (C2-L5).

Músculos Espinotransversais

O **esplênio do pescoço (11)** estende-se *dos processos espinhosos da (terceira) quarta à (quinta) sexta vértebra torácica para os processos transversários da primeira e segunda vértebras cervicais.*

O **esplênio da cabeça (12)** *surge dos processos espinhosos das três vértebras torácicas superiores e das quatro vértebras cervicais inferiores e termina na região do processo mastoideo* (**10**).

Suprimento do nervo: ramos dorsais (C1-C8).

As ações de todos estes músculos complementam um ao outro. Os dois primeiros são substancialmente responsáveis pela postura ereta do corpo e então os dois esplênios, quando contraídos de um lado, produzem rotação da cabeça para o mesmo lado. Eles possuem uma função de suporte adicional para os outros músculos intrínsecos das costas. Nas regiões torácica e lombar, os músculos intrínsecos das costas são mantidos no lugar pela fáscia toracolombar.

Variantes: A variação no número de deslizamentos musculares é comum.

I – XII: 1ª à 12ª costelas

13 Aponeurose do músculo levantador da espinha.

Os **levantadores das costas** estão na página 78.

2.3 Musculatura Intrínseca das Costas

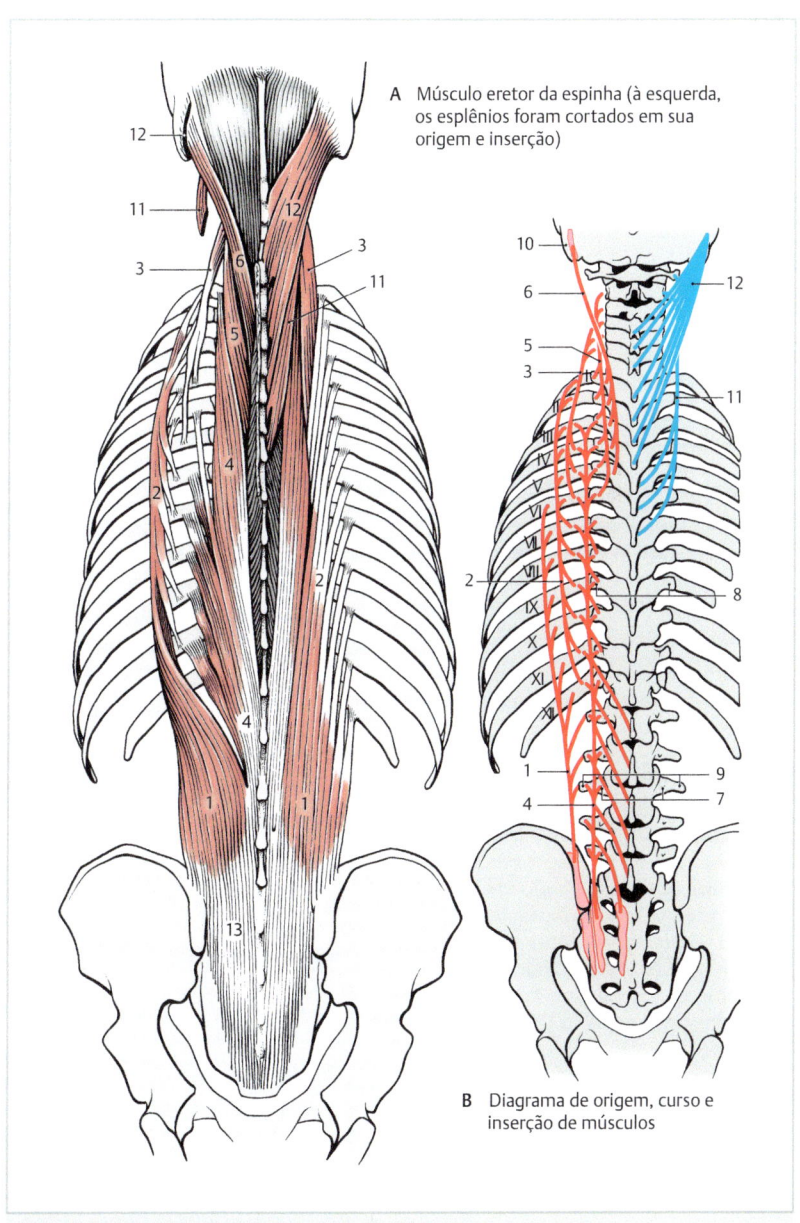

A Músculo eretor da espinha (à esquerda, os esplênios foram cortados em sua origem e inserção)

B Diagrama de origem, curso e inserção de músculos

Fig. 2.19 Músculos intrínsecos das costas.

Músculos Intrínsecos das Costas, cont. (A-C)

Interespinhais

Os **músculos interespinhais** são arranjados por segmentos e estão presentes nas regiões cervical e lombar. Estão ausentes da região torácica, exceto entre a primeira e segunda, segunda e terceira e 11ª e 12ª vértebras torácicas, e entre a 12ª torácica e as primeiras vértebras lombares, e *unem processos espinhosos adjacentes*. De cada lado há **seis interespinhais do pescoço (1)**, **quatro interespinhais torácicos (2)** e **cinco interespinhais lombares (3)**.

Suprimento do nervo: ramos dorsais (C1-T3 e T11-L5).

Intertransversários

Os **intertransversários** ficam laterais aos interespinhais. Os **seis intertransversários posteriores do pescoço (4)** ligam *os tubérculos posteriores adjacentes da 2ª à 7ª vértebra cervical*.

Suprimento do nervo: ramos dorsais (C1-C6).

Os **quatro intertransversários mediais lombares (5)** conectam os processos *mamilar* e *acessório de vértebras lombares adjacentes*.

Músculos Eretores da Espinha (cont.)

O **músculo espinhal** é composto pelos músculos espinhal torácico, do pescoço e da cabeça. Este último está presente ocasionalmente. As fibras do **espinhal do tórax (6)** *surgem dos processos espinhosos da terceira vértebra lombar até a 10ª vértebra torácica. Elas estão inseridas nos processos espinhosos das vértebras torácicas 8ª à 2ª*; as fibras mais internas (da 10ª à 8ª vértebras torácicas) são as mais curtas. As fibras do **espinhal do pescoço (7)** *surgem dos processos espinhosos da segunda torácica até a 6ª vértebra cervical e inserem-se nos processos espinhosos da quarta à segunda vértebras cervicais*.

Suprimento do nervo: ramos dorsais (C2-T10).

Transversoespinhais

Os **rotadores curtos (8)** e **longos (pescoço), torácico (9)** (**e lombar**) são mais proeminentes na região torácica. Cada um surge de um processo transversário e corre para o processo espinhoso mais alto seguinte, ou o que vem a seguir, onde é inserido na base.

Suprimento do nervo: ramos dorsais (T1-T11).

O **multífido (10)** consiste em um número de fascículos pequenos (**M. multífido, lombar, torácico e do pescoço**), que se estende desde o sacro até a segunda vértebra cervical, sendo mais bem desenvolvido na região lombar. Os fascículos individuais surgem da aponeurose superficial do músculo longuíssimo, a superfície posterior do sacro, os processos mamilares das vértebras lombares, os processos transversários das vértebras torácicas e os processos articulares da sétima à quarta vértebra cervical. Os feixes musculares cruzam duas a quatro vértebras e estão inseridos nos processos espinhosos das vértebras mais altas apropriadas.

Suprimento do nervo: ramos dorsais (C3-S4).

Os **semiespinhais,** que se sobrepõem ao multífido lateralmente, são divididos em partes torácica, cervical e cefálica (cabeça). Feixes de músculos individuais cruzam cinco ou mais vértebras. As fibras do **semiespinhal torácico e cervical (11)** surgem dos processos transversos e todas as vértebras torácicas. Elas estão inseridas nos processos espinhosos das seis vértebras torácicas superiores e das quatro vértebras cervicais inferiores. O **semiespinhal da cabeça (12)**, que é um dos músculos mais fortes do pescoço, surge dos processos transversários das quatro a sete vértebras torácicas e os processos articulares das cinco vértebras cervicais inferiores. Ele está inserido entre as linhas superior e inferior da nuca do crânio.

Suprimento do nervo: ramos dorsais (T4-T6, C3-C6 e C1-C5).

Os músculos retos funcionam como extensores quando ambos os lados são inervados e unilateralmente como flexores laterais quando somente um lado é inervado. Músculos oblíquos funcionam quando unilateralmente inervados como rotadores e bilateralmente inervados como extensores.

2.3 Musculatura Intrínseca das Costas

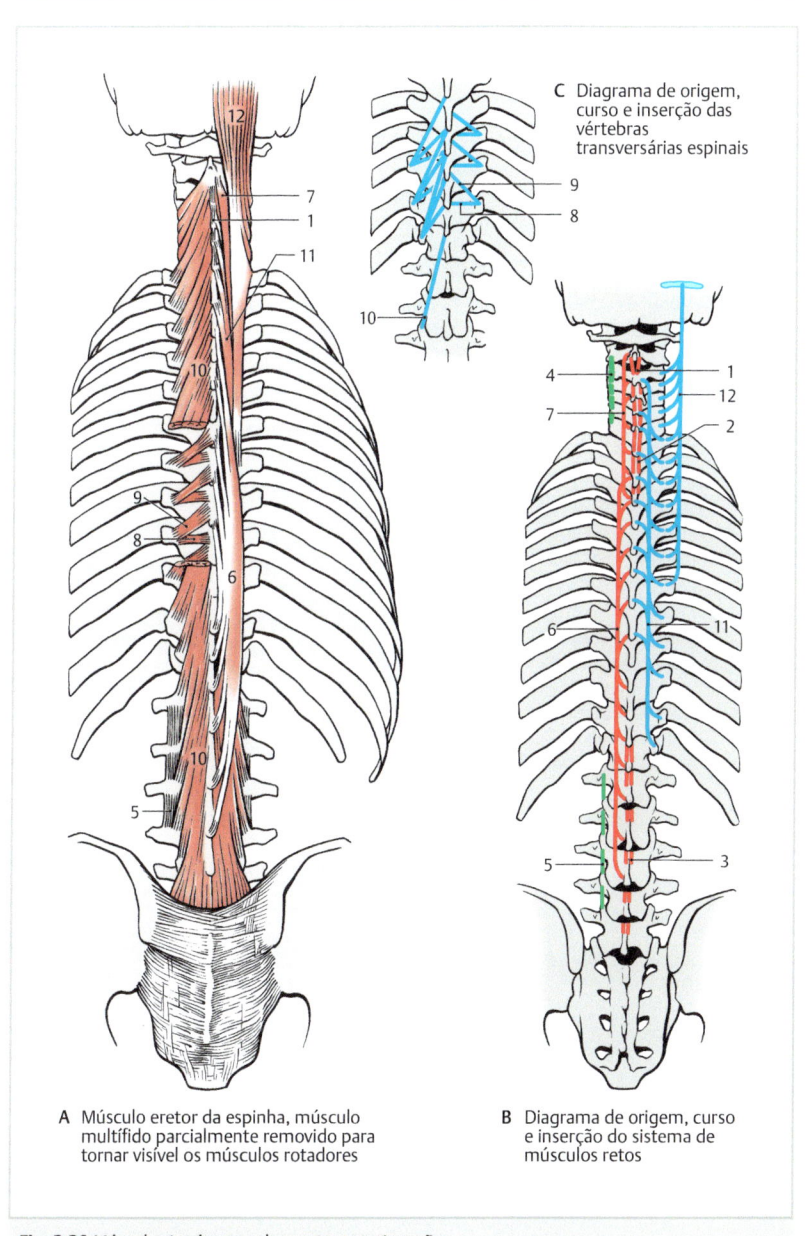

C Diagrama de origem, curso e inserção das vértebras transversárias espinais

A Músculo eretor da espinha, músculo multífido parcialmente removido para tornar visível os músculos rotadores

B Diagrama de origem, curso e inserção do sistema de músculos retos

Fig. 2.20 Músculos intrínsecos das costas, continuação.

Músculos Curtos da Nuca (A, B)

O par de músculos curtos da nuca, o reto posterior menor e maior da cabeça e o oblíquo superior e inferior da cabeça são parte dos músculos intrínsecos das costas e, exceto pelo oblíquo inferior da cabeça, pertencem ao sistema reto do trato medial. Ambos os retos se originam dos músculos interespinhais e o oblíquo superior da cabeça origina-se de um músculo intertransversário.

Dois outros músculos curtos do pescoço, o reto lateral da cabeça e o reto anterior da cabeça, não pertencem aos músculos intrínsecos das costas. O primeiro é um dos músculos que migraram da parede do corpo anterolateral; ele é descrito na página 78. O reto anterior da cabeça pertence aos músculos pré-vertebrais (ver p. 80).

O **reto posterior menor da cabeça** (**1**) *surge* do *tubérculo posterior do atlas* e sobe em uma forma de leque. Ele *se insere* na região medial da *linha inferior da nuca*. É coberto no aspecto lateral de sua inserção pelo músculo reto posterior principal da cabeça.

O **reto posterior maior da cabeça** (**2**) tem sua origem a partir do *processo espinhoso da segunda vértebra cervical* e *insere-se na linha inferior da nuca*, lateral ao músculo reto posterior menor da cabeça. Ele também se alarga na direção de sua inserção de maneira similar à do reto posterior menor da cabeça.

O **oblíquo superior da cabeça** (**3**) *origina-se do processo transversário do atlas* e está inserido no osso occipital um pouco acima e lateral ao reto posterior maior da cabeça.

O **oblíquo inferior da cabeça** (**4**) *corre do processo espinhoso da segunda vértebra cervical para o processo transversário do atlas.*

Todos os músculos curtos da nuca atuam nas articulações craniovertebrais. A contração bilateral causa a inclinação da cabeça para trás pelos músculos retos e oblíquos, enquanto a contração unilateral do oblíquo superior da cabeça movimenta a cabeça para os lados. A rotação lateral da cabeça é causada por contração sinérgica do reto posterior maior da cabeça e do oblíquo inferior da cabeça. Suprimento do nervo: nervo suboccipital (C1).

> **Nota clínica:** O músculo reto posterior da cabeça e o oblíquo superior e inferior da cabeça formam o **triângulo suboccipital** (trígono da artéria vertebral). Aqui a artéria vertebral pode ser localizada no arco posterior do atlas. Entre a artéria e o arco posterior do atlas fica o primeiro nervo cervical, cujo ramo dorsal, o nervo suboccipital (ver p. 346 e Vol. 3), inerva estes músculos (Vol. 3). A punção suboccipital é descrita na p. 346.

Variantes: O reto posterior menor da cabeça pode estar ausente ou aparecer muito pequeno de um lado. A ausência do reto posterior maior da cabeça é rara. Às vezes, ele pode ser dividido em dois músculos.

2.3 Musculatura Intrínseca das Costas

A Músculos suboccipitais

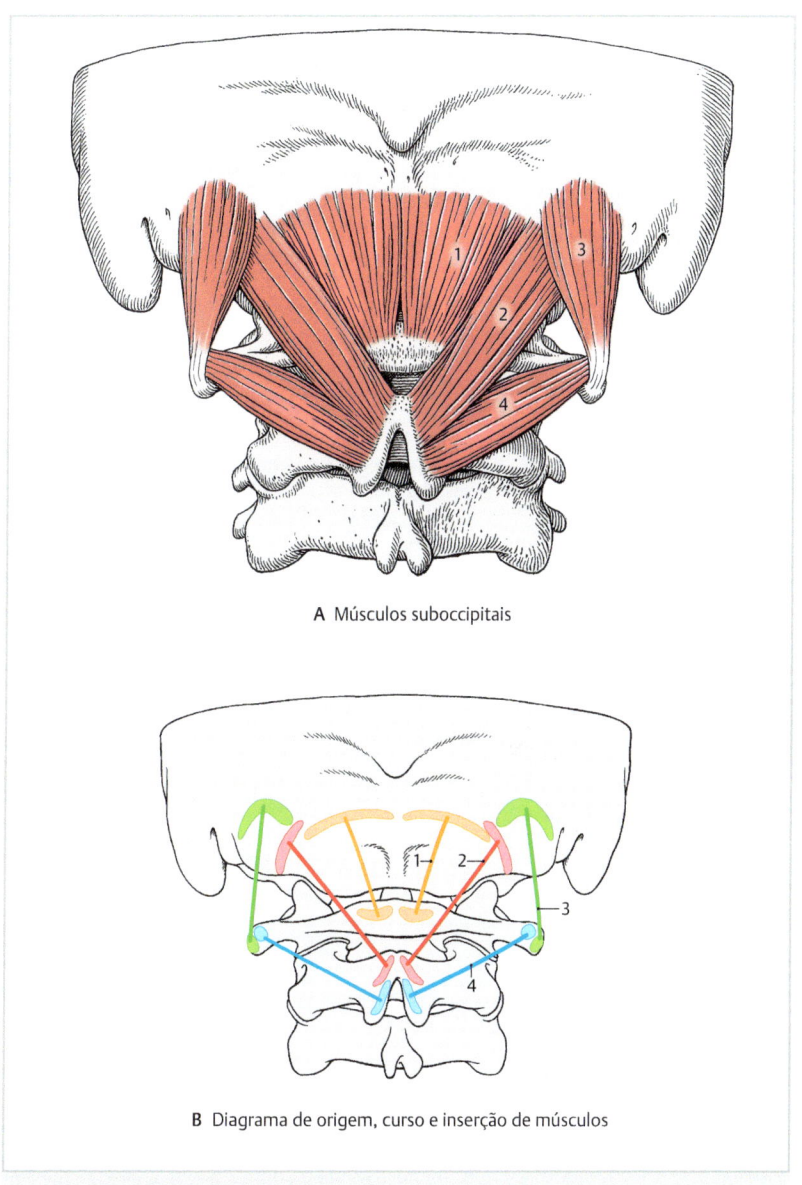

B Diagrama de origem, curso e inserção de músculos

Fig. 2.21 Músculos intrínsecos na região da nuca.

2.4 Parede Corporal

Fáscia Toracolombar (A, B)

A **fáscia toracolombar** (**1**) completa o canal fibro-ósseo formado pela coluna vertebral e as superfícies posteriores das costelas. Ela investe todos os músculos intrínsecos das costas (**2**) e consiste em três camadas. A **superficial = camada posterior** (**3**) é firmemente ligada à aponeurose do eretor da espinha na região sacral. Subindo no corpo ela se torna um pouso mais fina e serve como origem para o latíssimo do dorso (**4**) e o serrátil posterior inferior (**5**). Na região cervical, onde ela fica muito fina, separa o esplênio da cabeça e o esplênio do pescoço do trapézio (**6**) e torna-se a fáscia da nuca (**7**).

A **profunda = camada anterior** (**8**) surge dos processos costais (**9**) das vértebras lombares e separa os músculos intrínsecos das costas (**2**) daqueles da parede anterolateral do corpo.

O oblíquo abdominal interno (**10**) e o transverso do abdome (**11**) surgem da camada profunda, que se estende até a crista ilíaca. A **camada do meio** está localizada dentro dos músculos intrínsecos das costas e, topograficamente, forma a camada limítrofe entre os tratos medial e lateral.

A **fáscia da nuca** (**7**) é contínua em sentido anterolateral com a fáscia cervical superficial (ver página 331). O ligamento da nuca fica no meio da fáscia da nuca.

Músculos Anterolaterais Extrínsecos (A)

Os músculos descritos são inervados pelos ramos ventrais dos nervos espinhais e, no curso do desenvolvimento, migraram para o interior da parede corporal posterior.

O **reto lateral da cabeça** corre a partir do processo transversário do atlas para o processo jugular do osso occipital e corresponde, em termos de desenvolvimento, a um músculo intertransversário anterior. Sua ação produz flexão lateral da cabeça. Suprimento do nervo: C1.

O **anterior intertransversário do pescoço** é um conjunto de seis feixes pequenos correndo entre as protuberâncias anteriores nos processos transversários das vértebras cervicais.

Inervação: C2-C6.

O **lateral intertransversário lombar** consiste em cinco ou seis feixes musculares entre os processos costais das vértebras lombares.

Inervação: L1-L4.

Os **levantadores das costas** surgem dos processos transversários da sétima vértebra cervical e da primeira à 11ª vértebra torácica. Elas atingem os ângulos costais da costela seguinte abaixo como os **levantadores curtos das costas**, ou a segunda costela abaixo como os **levantadores longos das costas**.

Eles estão envolvidos em rotação espinhal.

De acordo com Steubl, estes músculos são inervados pelos ramos dorsais dos nervos espinhais e, por isso, pertencem ao trato lateral dos músculos intrínsecos das costas.

Inervação: ramos dorsais dos nervos espinhais.

O **serrátil superior posterior** (**12**) origina-se dos processos espinhosos das últimas duas vértebras cervicais e das primeiras duas vértebras torácicas e está inserido nas costelas de 2 a 5, que eles elevam.

Inervação: nervos intercostais (T1-T4).

O **serrátil inferior posterior** (**5**) surge da fáscia toracolombar na região da 12ª vértebra torácica e da primeira à terceira vértebras lombares, e geralmente se estende com quatro digitações para a 12ª à 9ª costela e abaixa as costelas.

Inervação: nervos intercostais (T9-T12).

2.4 Parede Corporal

B Diagrama de corte cruzado da região lombar mostrando a fáscia toracolombar

A Fáscia toracolombar. Músculos serráteis superior e inferior

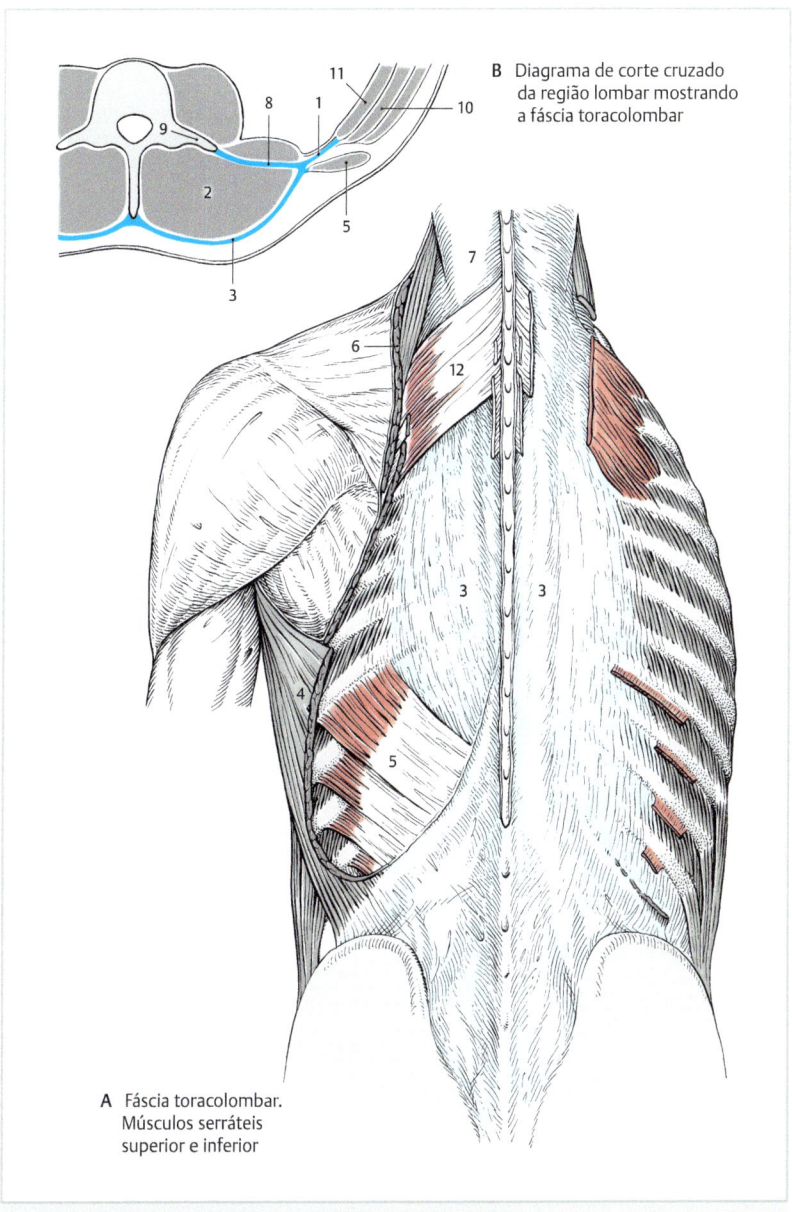

Fig. 2.22 Fáscia toracolombar e músculos anterolaterais extrínsecos.

2.5 Músculos Pré-Vertebral e Escaleno

Músculos Pré-Vertebrais (A, B)

Os músculos pré-vertebrais incluem o reto anterior da cabeça, o longo da cabeça e o longo do pescoço.

O **reto anterior da cabeça** (**1**) *estende-se da massa lateral do atlas* (**2**) *até a parte basal do osso occipital* (**3**) e ajuda a flexionar a cabeça.

Suprimento do nervo: plexo cervical (C1).

O **longo da cabeça** (**4**) *surge dos tubérculos anteriores dos processos transversários da terceira à sexta vértebra cervical* (**5**). Ele corre para cima e está *anexo à parte basal do osso occipital* (**6**). Os dois músculos longos da cabeça inclinam a cabeça para a frente. A ação unilateral do músculo ajuda a inclinar a cabeça para os lados.

Suprimento do nervo: plexo cervical (C1-C4).

O **longo do pescoço** (**7**) tem formato aproximadamente triangular, pois consiste em três grupos de fibras. As fibras oblíquas superiores (**8**) *surgem dos tubérculos anteriores nos processos transversários da quinta à segunda vértebra cervical* (**9**) *e são inseridas no tubérculo anterior do atlas* (**10**). As **fibras oblíquas inferiores** (**11**) *correm dos corpos da primeira à terceira vértebra torácica* (**12**) *até o tubérculo anterior no processo transversário da sexta vértebra cervical* (**13**). As **fibras mediais** (**14**) *estendem-se dos corpos das vértebras torácicas superiores e cervicais inferiores* (**15**) *aos corpos das vértebras cervicais superiores* (**16**). A contração unilateral do músculo inclina e gira a coluna vertebral cervical para o lado. Juntos, ambos os músculos longos do pescoço flexionam a coluna cervical para a frente. Estudos eletromiográficos demonstraram que o músculo homolateral está envolvido também em flexão lateral e rotação da coluna cervical.

Inervação: plexos cervical e braquial (C2-C8).

Músculos Escalenos (A, B)

Os **músculos escalenos** representam a continuação craniana dos músculos intercostais. Eles surgem dos vestígios das costelas das vértebras cervicais e são os músculos mais importantes para a inspiração tranquila, pois elevam os dois primeiros pares de costelas e, por isso, a parte superior do tórax. Sua ação aumenta quando a cabeça é inclinada para trás. A contração unilateral inclina a coluna cervical para um lado. Às vezes, ocorre um escaleno mínimo, que surge da sétima vértebra cervical e une o escaleno médio. Ele fica anexo ao ápice da pleura.

O **escaleno anterior** (**17**) *surge dos tubérculos anteriores dos processos transversários da (terceira) quarta à sexta vértebra cervical* (**18**) *e está inserido no tubérculo do escaleno anterior* (**19**) *da primeira costela*. Inervação: plexo braquial (C5-C7).

O **escaleno médio** (**20**) *surge dos tubérculos posteriores dos processos transversários da (primeira) segunda à sétima vértebra cervical* (**21**). *Ele está inserido na primeira costela* atrás do sulco da artéria subclávia e *dentro da membrana intercostal externa do primeiro espaço intercostal* (**22**). Desta forma, ele pode atingir a segunda costela. O anexo na primeira costela está localizado atrás do sulco para a artéria subclávia. Inervação: plexos cervical e braquial (C4-C8).

O **escaleno posterior** (**23**) *corre dos tubérculos posteriores nos processos transversários da quinta à sétima vértebra cervical* (**24**) *para a segunda (terceira) costela* (**25**) e pode estar ausente.

Inervação: plexo braquial (C7-C8).

Um **músculo escaleno mínimo** pode estar presente em cerca de um terço dos casos. Ele surge do *tubérculo anterior do processo transversário da sétima vértebra cervical* e *atinge a abóbada fibrosa da pleura e a primeira costela*. Se o músculo estiver ausente, um *ligamento cupular transversário (Ligamento de Hayek)* o substitui.

Inervação: plexo braquial (C8).

> **Nota clínica:** Entre o escaleno superior e o escaleno médio fica o **intervalo do escaleno** (**26**), pelo qual passa o plexo braquial (página 360 e Vol. 3) e a artéria subclávia. A retroversão do braço pode ocluir essa artéria entre a costela e a clavícula. Junto com o longo do pescoço, o escaleno anterior forma a parede medial do **triângulo escalenovertebral** (**27**; ver p. 366).

2.5 Músculos Pré-Vertebral e Escaleno

A Músculos pré-vertebrais e escalenos

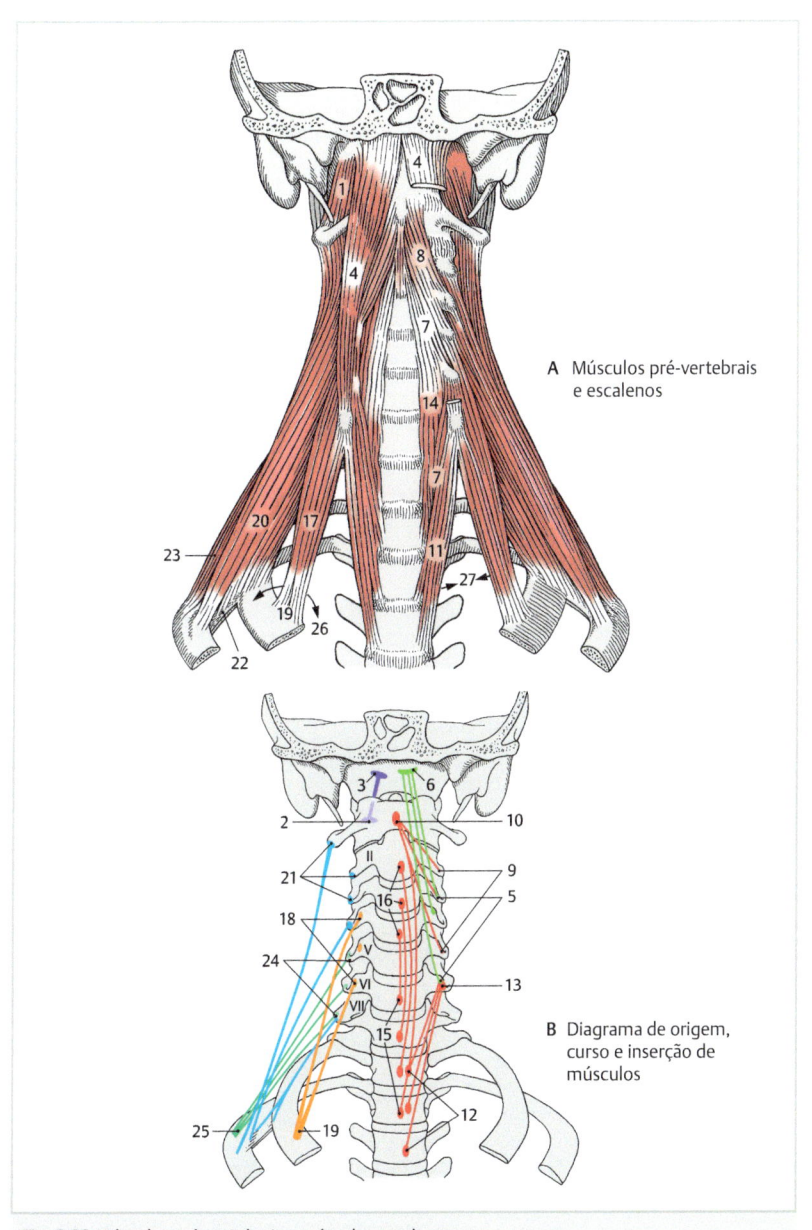

B Diagrama de origem, curso e inserção de músculos

Fig. 2.23 Músculos pré-vertebrais e músculos escalenos.

2.6 Músculos da Caixa Torácica

Músculos Intercostais (A-D)

Além dos músculos escalenos, os intercostais são necessários para movimento da parede torácica e são divididos em

- **Intercostais externos**
- **Intercostais internos**
- **Subcostais** e
- **Músculos torácicos transversários**

Os músculos intercostais mais externos, os **intercostais externos** (**1**), *estendem-se a partir do tubérculo costal até o começo da cartilagem da costela* e continuam em todo o espaço intercostal para o interior da **membrana intercostal externa** onde o osso da costela se funde com a cartilagem costal. Cada um destes músculos *se origina da margem inferior de uma costela e insere-se na margem superior de uma costela*. Os intercostais externos correm de superoposterior para inferoanterior. De acordo com sua função eles são conhecidos como músculos de inspiração (*Fick*). Estudos eletromiográficos entre 1950 e 1990 mostraram, porém, que os intercostais externos são ativos somente durante a inspiração forçada e que a respiração tranquila depende da ação dos músculos escalenos sozinhos (ver página 80).

Suprimento do nervo: nervos intercostais (T1-T11).

Os **intercostais internos** (**2**) correm *a partir do ângulo costal para o esterno* em todo o espaço intercostal. *Eles surgem da margem superior da superfície interna da costela e estão inseridos na região do sulco costal*. A partir do ângulo costal em sentido medial à vértebra, os intercostais internos são substituídos por fibras ligamentares, conhecidas como **membrana intercostal interna**.

Na região das cartilagens costais eles podem ser referidos como **músculos intercartilaginosos** (**3**).

Uma porção de cada músculo intercostal interno é separada para formar os intercostais íntimos, também chamados de **músculos intercostais mais internos**. Entre eles e os intercostais internos ficam o nervo e os vasos intercostais.

A direção dos intercostais internos é oposta àquela dos músculos externos; ou seja, eles correm de inferoposterior para superoanterior.

De acordo com *Fick,* eles são músculos expiratórios, ou seja, são ativados somente quando as costelas são abaixadas. Os músculos intercartilaginosos, particularmente aqueles do quarto ao sexto espaços intercostais, atuam como músculos inspiratórios em virtude de sua posição em relação ao esterno. Inervação: nervos intercostais (T1-T11).

Os **subcostais** (**4**), que ficam na região dos ângulos costais, consistem principalmente em fibras dos músculos intercostais internos que se estendem sobre vários segmentos. Eles têm a mesma função que os intercostais internos. Inervação: nervos intercostais (T4-T11).

O **torácico transversário** (**5**) *surge da superfície interna do processo xifoide e o corpo do esterno*. Suas fibras correm em direção laterocraniana e *ficam anexas à borda inferior da segunda à sexta cartilagem costal*.

A direção dos deslizamentos musculares se espalha, ou seja, o deslizamento mais superior ascende gradualmente para cima, enquanto o deslizamento mais inferior corre paralelo ao músculo transverso do abdome. Existe uma fronteira nítida entre o transverso do tórax e o transverso do abdome somente quando a origem da parte costal do diafragma (ver página 102) é bem desenvolvida a partir da sétima costela. O transverso do tórax funciona na expiração. Inervação: nervos intercostais (T2-T6).

Variantes: São conhecidas numerosas variações. Os músculos direitos e esquerdos são formados, com frequência, assimetricamente. Às vezes, podem estar ausentes. O número de deslizamentos pode variar.

> **Nota clínica:** A artéria e a veia torácicas internas correm anteriores ao transverso do tórax. Quando o desenvolvimento do músculo é significativo, é difícil expor a artéria durante as operações de revascularização coronariana.

2.6 Músculos da Caixa Torácica

A Músculos intercostais vistos de frente

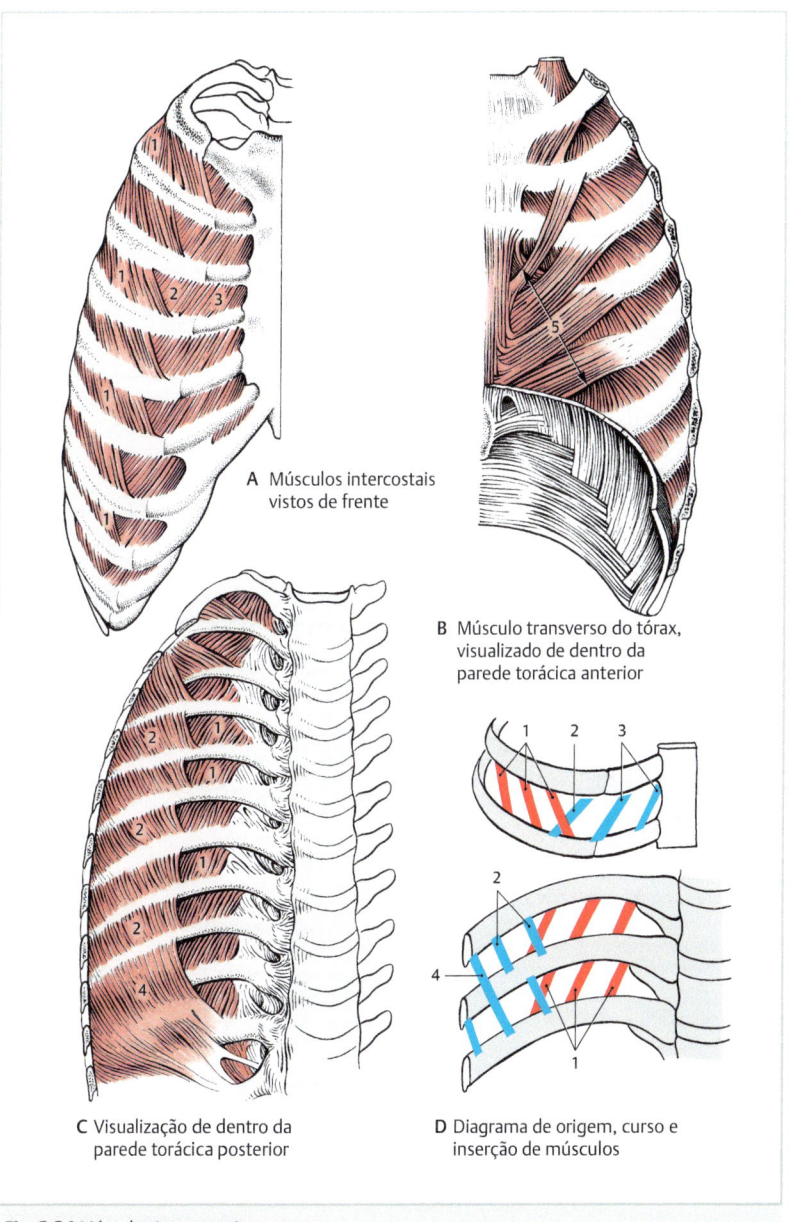

B Músculo transverso do tórax, visualizado de dentro da parede torácica anterior

C Visualização de dentro da parede torácica posterior

D Diagrama de origem, curso e inserção de músculos

Fig. 2.24 Músculos intercostais.

2.7 Parede Abdominal

A parede abdominal é delimitada superiormente pelo ângulo infraesternal e inferiormente pela crista ilíaca, o sulco inguinal e o sulco púbico. Sob a pele abdominal fica o tecido gorduroso mais ou menos extenso, que é separado dos músculos pela fáscia abdominal superficial. A estrutura da parede abdominal é fornecida pelos músculos abdominais. Os músculos abdominais superficiais são arranjados para produzir o maior grau possível de eficácia. Músculos abdominais individuais desenvolvem-se de vários miótomos e são, portanto, inervados por vários nervos segmentares. Isto torna possível a contração regional dos músculos anteriores.

- **Músculos Abdominais Superficiais**:

Grupo lateral:
- Oblíquo externo do abdome
- Oblíquo interno do abdome
- Transverso do abdome

Grupo medial:
- Reto do abdome
- Piramidal

- **Músculos Abdominais Profundos**:
- Quadrado do lombo
- Psoas maior

Ligamentos achatados, as aponeuroses dos músculos abdominais laterais, envolvem o reto do abdome para formar a **bainha do reto** (ver página 88).

Músculos Abdominais Superficiais Grupo Lateral (A-C)

O músculo **oblíquo externo do abdome** (**1**) surge *por oito deslizes da superfície externa da 5ª à 12ª costela* (**2**). Entre a quinta e (oitava) nona costelas ele se interdigita com os deslizes do serrátil anterior (**3**) e entre a 10ª e a 12ª costela com aqueles do latíssimo do dorso (**4**).

Fundamentalmente, a direção de suas fibras é de superolateral e posterior para inferomedial e anterior. As fibras provenientes das três costelas mais inferiores se estendem quase verticalmente para baixo para a crista ilíaca e seu lábio externo (**5**), e o restante corre em orientação oblíqua para baixo e medialmente, onde se misturam em uma aponeurose uniforme (**6**). A transição das fibras do músculo para a aponeurose segue uma linha quase vertical que está coberta pela margem entre a cartilagem e o osso da sexta costela. Logo acima da espinha ilíaca superior anterior, a transição das fibras musculares para a aponeurose acontece em um plano transverso. Aqui se fala em uma "borda de músculo". A porção mais inferior desta aponeurose é contínua com o ligamento inguinal (**Ligamento de Vesalius**).

O **anel inguinal superficial** fica na região medial, diretamente acima do **ligamento inguinal** sendo marginado pelos *pilares medial* (**7**) e *lateral* (**8**), assim como pelas *fibras intercrurais* (**9**; p. 96). O anexo do músculo oblíquo externo do abdome está localizado na linha média. Aqui, as aponeuroses dos músculos direito e esquerdo estão entrelaçadas uma com a outra e com aquelas dos outros músculos abdominais laterais para formar uma rafe fibrosa, a **linha branca** (**10**). Suprimento nervoso: nervos intercostais (T5-T12).

Variantes: O músculo pode ter mais ou menos deslizes de origem. Intersecções tendíneas podem estar presentes. Pode também haver conexões com o latíssimo do dorso e serrátil anterior que ficam nas vizinhanças.

> **Nota clínica:** Cerca de até 15 termos diferentes, a maioria antiquada, foram aplicados ao ligamento inguinal durante vários anos, desde arco crural e arco crural superficial até ligamento de Poupart. Vários dos termos não têm nenhuma relação com o ligamento inguinal real.

2.7 Parede Abdominal

A Parede abdominal visualizada de lado: músculo oblíquo externo do abdome

B Parede abdominal vista de frente: músculo oblíquo externo do abdome

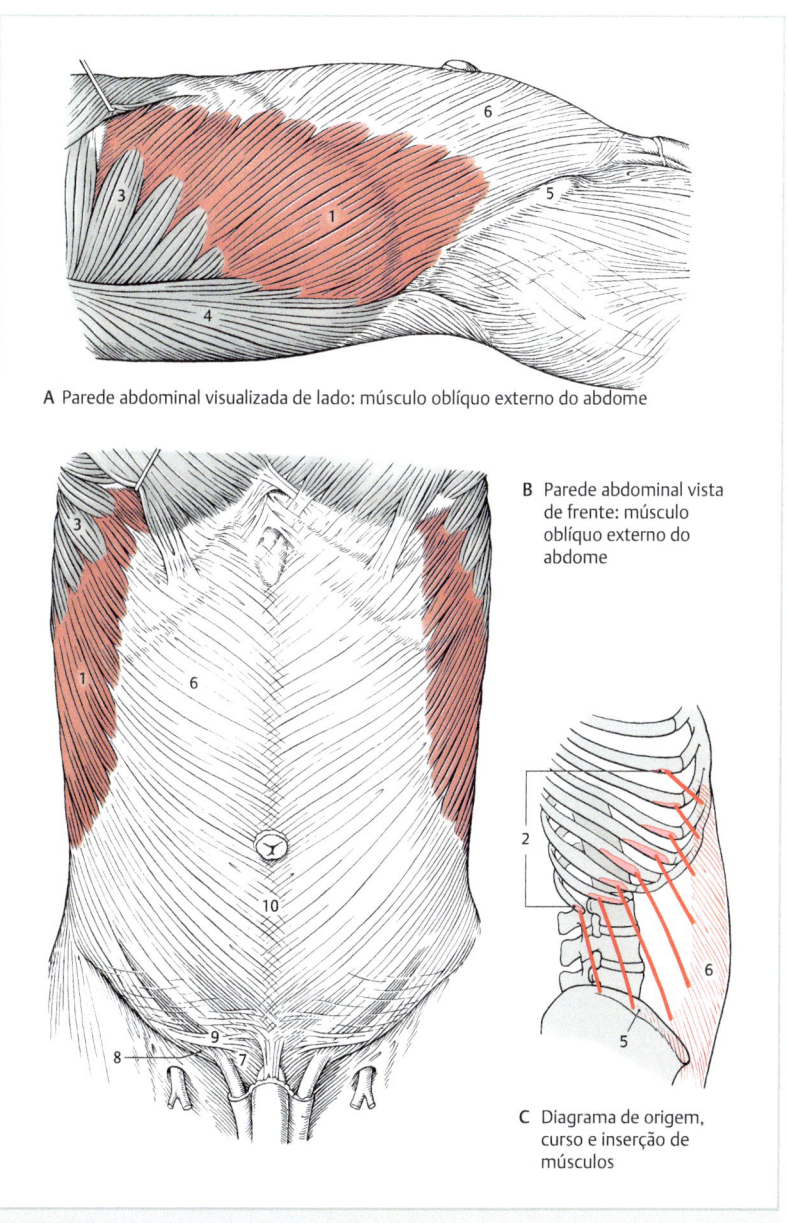

C Diagrama de origem, curso e inserção de músculos

Fig. 2.25 Músculos abdominais superficiais: grupo lateral.

Grupo Lateral, cont. (A, B)

O **oblíquo interno** (**1**) origina-se na linha intermediária da crista ilíaca (**2**), na camada profunda da fáscia toracolombar e na espinha ilíaca superior anterior (**3**). Fibras individuais também podem surgir do ligamento inguinal (**4**).

O músculo assume um formato de leque, em curso predominantemente ascendente e, por isso, **três partes** podem ser distinguidas com base em seus anexos.

Sua **porção craniana** *se insere nas margens inferiores das últimas três costelas* (**5**).

A **parte do meio** (**6**) continua medialmente na aponeurose, que é dividida em camadas anterior e posterior. Estas camadas formam a estrutura da bainha do reto (ver página 88) e reúnem-se na linha branca. A camada anterior cobre completamente o reto do abdome, mas a camada posterior termina cerca de 5 cm abaixo do umbigo como uma linha cranialmente convexa, a linha arqueada. Como essa margem nem sempre é nitidamente definida, é mais correto se falar de uma área arqueada (von Lanz).

Sua **parte caudal** é contínua no homem no cordão espermático como o músculo cremaster (**7**). O desenvolvimento desse músculo é passível de variação significativa. Na mulher, os feixes musculares que atingem o ligamento redondo do útero são distintamente mais fracos e designados como o ligamento redondo parte do oblíquo abdominal interno.

Inervação:

Oblíquo interno: nervos intercostais (T10-T12 e L1).

Músculo cremaster: ramo genital do nervo genitofemoral (L1-L2).

Variantes: Redução ou aumento no número de deslizes inserindo-se nas costelas assim como de intersecções tendíneas podem ocorrer.

O **transverso do abdome** (**8**) surge por seis deslizes da superfície interna da cartilagem de costelas 7 a 12 (**9**); seus deslizes interdigitais com aqueles da parte costal do diafragma. Eles estão anexos diretamente às origens do músculo transverso do tórax. Ele também toma sua origem da camada profunda da fáscia toracolombar, o lábio interno da crista ilíaca (**10**), a espinha ilíaca superior anterior (**11**) e o ligamento inguinal (**12**). Suas fibras correm em sentido transverso para uma linha medialmente côncava conhecida como a linha semilunar. A aponeurose começa nessa linha. Ela é craniana à linha ou área arqueada e participa na formação da camada posterior da bainha do reto. Caudal à área arqueada (ver anteriormente), a aponeurose só forma a camada anterior da bainha do reto. O transverso do abdome participa via sua aponeurose na linha branca. A **foice inguinal**, também chamada de tendão conjunto ou ligamento de Henle (página 92), uma faixa que é côncava lateralmente, corre da aponeurose para a margem lateral do anexo do músculo reto do abdome.

Inervação: nervos intercostais (T7-T12) e L1.

Variantes: O transverso do abdome pode-se fundir completamente em sua região mais inferior com o oblíquo interno do abdome, e por causa disso ele é, às vezes, chamado de músculo complexo. Há relatos na literatura de sua ausência completa. O número de faixas de origem pode estar aumentado ou reduzido.

2.7 Parede Abdominal

A Parede abdominal vista de frente: músculo oblíquo interno do abdome e transverso do abdome

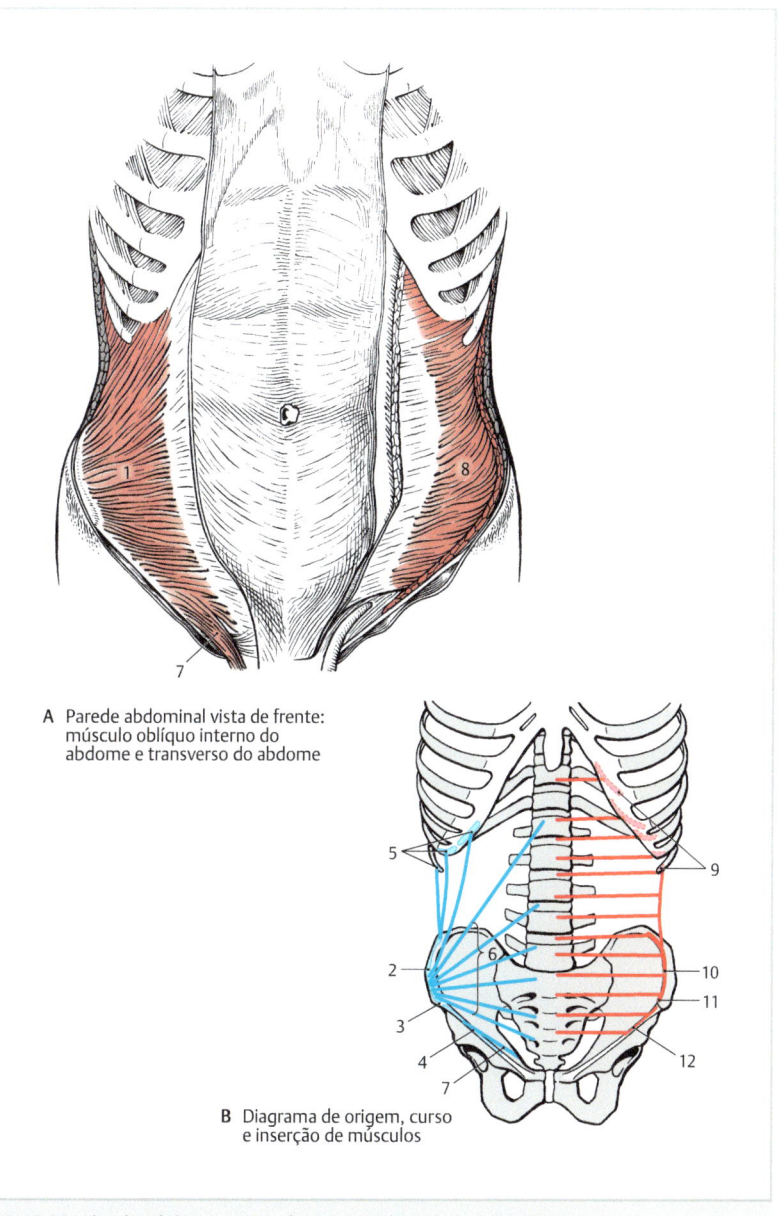

B Diagrama de origem, curso e inserção de músculos

Fig. 2.26 Músculos abdominais superficiais: grupo lateral, continuação.

Músculos Abdominais Superficiais, cont.

Grupo Medial (A-D)

O **reto do abdome** (**1**) surge por três deslizes da *superfície externa das cartilagens da quinta à sétima costela* (**2**), processo xifoide (**3**) e os *ligamentos intervenientes. Ele desce para a crista púbica* (ver p. 186). Em seu curso descendente próximo ao nível do umbigo existem três intersecções tendíneas; às vezes, há uma ou duas abaixo. Inervação: nervos intercostais (T5-T12).

Variantes: O músculo pode surgir de mais costelas ou, raramente, pode estar totalmente ausente.

O reto do abdome fica dentro da **bainha do reto**. Ele é formado pelas aponeuroses dos três músculos abdominais laterais que surgem juntos de tal maneira que acima da *linha arqueada* (**4**) a aponeurose do oblíquo abdominal interno (**5**) divide-se em uma *lâmina anterior* (**6**) e *uma posterior* (**7**). A aponeurose do oblíquo externo do abdome (**8**) reforça a lâmina anterior e aquela do transverso do abdome (**9**) reforça a lâmina posterior da bainha. Na região da **linha branca** (**10**) observa-se um entrelaçamento parcial das fibras (**B**).

Entre as fibras aponeuróticas individuais existe um infiltrado adiposo. A linha branca estende-se até a sínfise e é reforçada na margem superior da pelve (**11**). Abaixo da linha arqueada, a bainha do reto mostra-se incompleta, já que as aponeuroses de todos os músculos laterais do abdome correm em frente de ambos os músculos retos, e o lado interno desses músculos é coberto somente pela fáscia transversal (**12; ver p. 92**) e o peritônio (**C**). Na região da origem do reto do abdome, a bainha do reto é uma estrutura fina de fáscia representando uma continuação da fáscia peitoral.

> **Nota clínica:** A separação dos músculos retos e um aumento anormal na largura da linha branca tem importância clínica (**diástase do reto**; ver página 96). Somente a superfície anterior do músculo reto do abdome é fundida à bainha do reto na região dos tendões de intersecção. Portanto, abscessos ou coleções de pus só podem se formar entre duas intersecções na superfície anterior, enquanto, na superfície posterior, elas podem se espalhar por todo o músculo reto.

O pequeno **piramidal** triangular (**13**) *surge do púbis, irradia-se para a linha branca e* fica na aponeurose dos três músculos laterais do abdome. Supõe-se que esteja ausente em 16 a 25% dos casos.

O exame cuidadoso revela que o piramidal está presente na maioria dos casos, embora variável em seu desenvolvimento. Em estudos por Platzer *et al.* descobriu-se que o músculo está presente em 90% dos casos; a ausência de fibras musculares foi notada em apenas 10%. A única função do piramidal é a de exercer tensão na linha branca. Inervação: T12-L1.

2.7 Parede Abdominal

A Reto do abdome (cortado e parcialmente removido à direita) e músculos piramidais

B Acima da linha arqueada

C Abaixo da linha arqueada

B, C Cortes transversais diagramáticos pela parede abdominal anterior

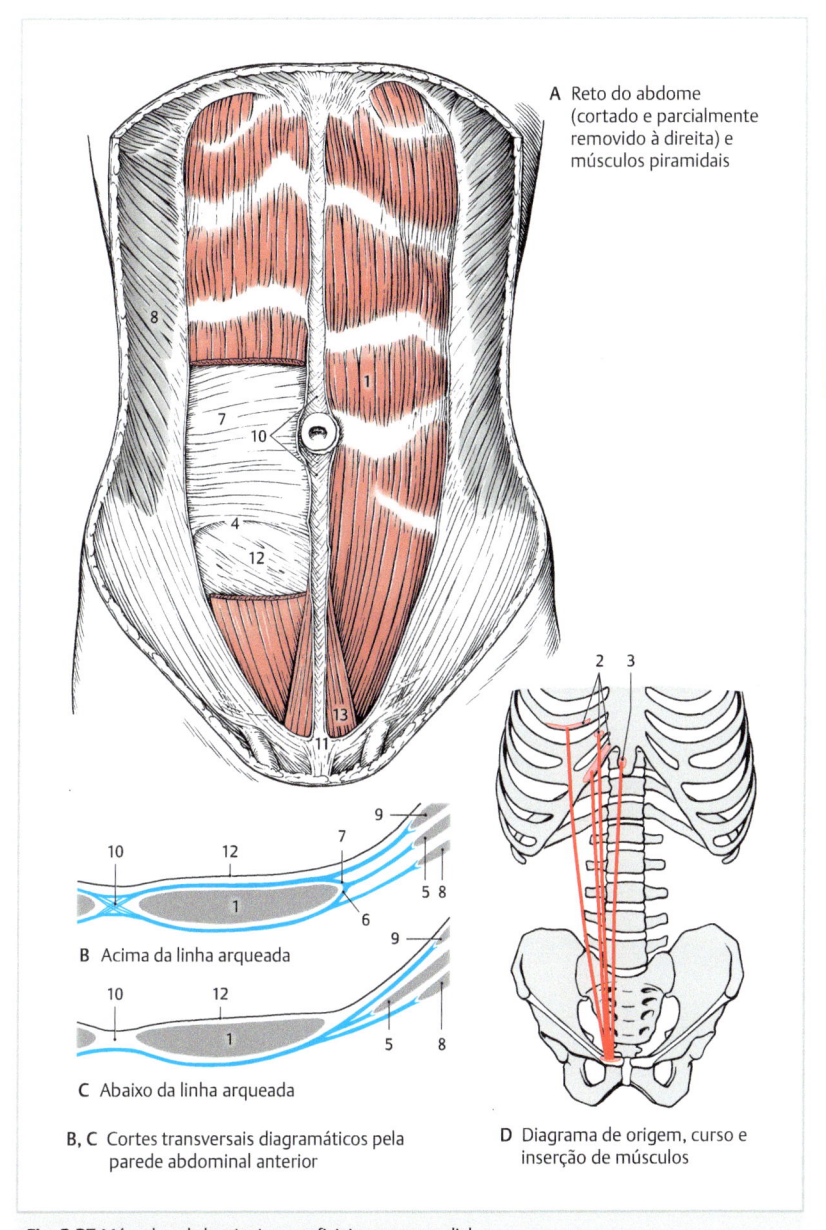

D Diagrama de origem, curso e inserção de músculos

Fig. 2.27 Músculos abdominais superficiais: grupo medial.

Função dos Músculos Abdominais Superficiais (A-D)

Os músculos abdominais superficiais com suas aponeuroses formam a base da parede abdominal anterior e lateral.

Em conjunto com os músculos profundos, o psoas maior e o quadrado lombar, eles são necessários para o movimento do tronco. Além disso, os músculos abdominais anterior e lateral atuam no espaço intra-abdominal. Sua contração causa aumento da pressão intra-abdominal. O diafragma e o assoalho pélvico também estão envolvidos. Isso é necessário, por exemplo, durante a evacuação do intestino. Por fim, eles podem ser importantes durante a respiração, quando o reto do abdome se contrai na expiração forçada.

Basicamente, todos os músculos superficiais atuam juntos para produzir os diferentes movimentos condicionais sobre a tensão das aponeuroses na linha branca. A direção da tensão (**A**) nas fibras musculares individuais é tal que elas se complementam umas às outras.

O reto do abdome (verde) corre em sentido craniocaudal e está subdividido em vários segmentos. A maioria das fibras do oblíquo externo (vermelho) corre obliquamente de superolateral para inferomedial, enquanto aqueles do oblíquo interno (azul) se estendem de inferolateral para superomedial. O músculo transverso do abdome (violeta) corre transversalmente de lateral a medial.

A função de cada músculo pode variar em movimentos individuais.

A **flexão (B)** do tronco é, essencialmente, um movimento dos músculos retos (verde). Eles são assistidos pelos músculos oblíquos (não mostrados).

A **flexão lateral (C)** é obtida por contração do oblíquo externo (vermelho), oblíquo interno ipsilateral (azul) e músculo quadrado lombar (não mostrado) e os músculos ipsilaterais intrínsecos das costas (não mostrados).

A **rotação (D)** acompanha a contração do oblíquo interno (azul) do mesmo lado (isto é, o lado em direção ao qual o corpo é girado) e o oblíquo externo no lado oposto.

Deve-se compreender que o oblíquo externo (vermelho) e o oblíquo interno (azul) do mesmo lado às vezes atuam sinergicamente (em flexão lateral) (**C**) e, às vezes, são antagonistas (**D**). Outros sinérgicos e antagonistas importantes estão presentes nos músculos intrínsecos das costas. O transverso do abdome (violeta) é principalmente ativo em pressão abdominal, de modo que ambos os músculos transversários podem contrair a cavidade abdominal. Além disso, durante a expiração, a contração deles pode puxar o diafragma para cima.

> **Nota clínica:** Durante a contração dos músculos abdominais, particularmente em se atingir uma postura ereta a partir da posição supina, deve-se notar que o músculo iliopsoas (ver página 94) desempenha papel essencial. Em uma pessoa magra, as intersecções tendíneas ver página 88) dos músculos retos e os filamentos de origem dos músculos oblíquos externos podem ser nitidamente visualizados. Qualquer dano aos músculos retos, tal como a **diástase do reto** (ver página 96) pode ser detectada. Além disso, contrações de reflexo dos músculos abdominais superficiais em inflamações intraperitoneais (contração de reflexo dos músculos abdominais) podem ser observadas.

2.7 Parede Abdominal

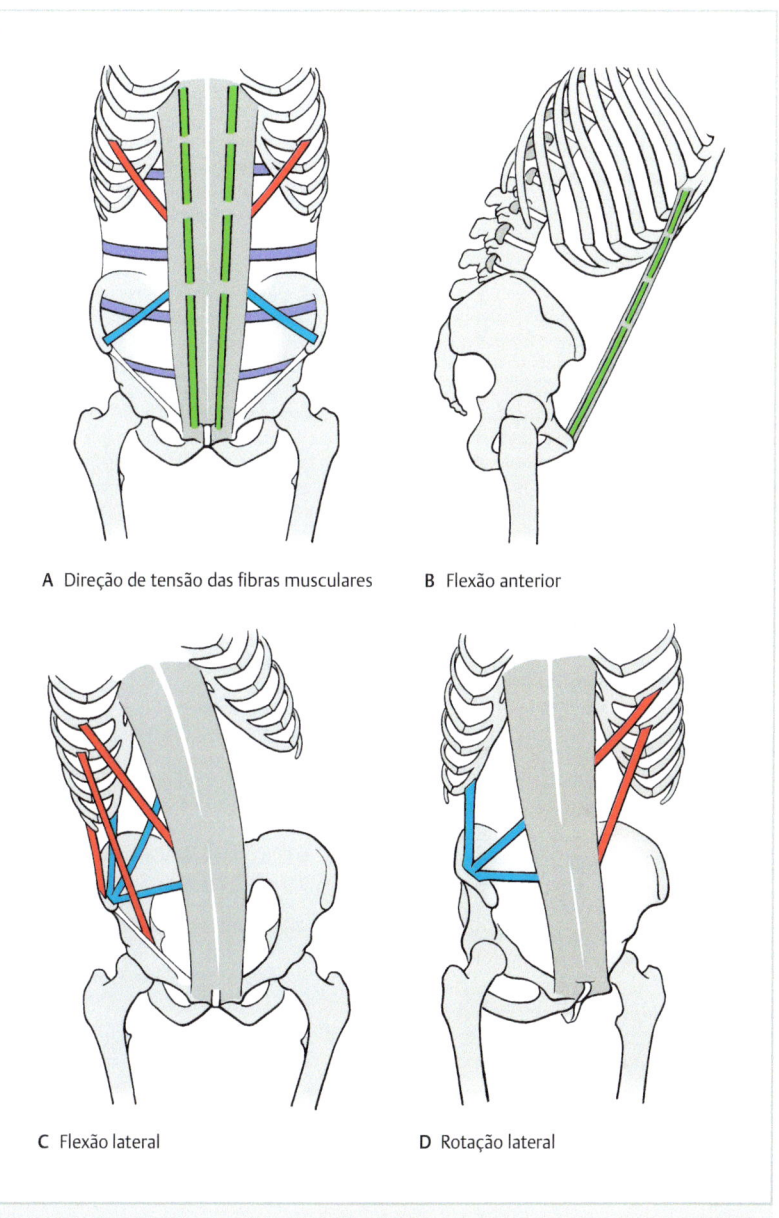

A Direção de tensão das fibras musculares

B Flexão anterior

C Flexão lateral

D Rotação lateral

Fig. 2.28 Função dos músculos abdominais superficiais.

Fáscias da Parede Abdominal (A, B)

A parede abdominal pode ser dividida em:
- Pele
- Tecido adiposo subcutâneo
- Lamelas de tecido conjuntivo
- **Fáscia abdominal superficial**
- Músculos e suas fáscias
- Fáscia transversa
- Peritônio

As lamelas do tecido conjuntivo que permeiam o tecido adiposo subcutâneo formam a **camada membranosa do tecido subcutâneo ou fáscia de Scarpa** (**1**) que está arranjada na região caudal da parede abdominal nas regiões inguinais e na região púbica. O tecido adiposo nessa região é chamado de **camada adiposa do abdome, coxim de gordura abdominal** ou **fáscia de Camper**. As duas estruturas juntas formam o **tecido subcutâneo do abdome**. A camada abdominal membranosa, que é contínua na coxa, tem significância para o cirurgião porque os troncos vasculares subcutâneos maiores se situam entre ela e a fáscia abdominal superficial verdadeira. Uma porção das lamelas de tecido conjuntivo que continua na direção dos órgãos sexuais é também designada como **o ligamento fundiforme do pênis** (**2**) **ou do clitóris**.

A **fáscia abdominal** (**3**) representa uma placa fina que é reforçada somente na região da linha branca (ver p. 96) e cobre toda a musculatura abdominal anterior e suas aponeuroses. A porção da fáscia situada na linha média continua no interior das fibras ricas em elasticidade do **ligamento suspensor do pênis** (**4**) **ou do clitóris**. Este ligamento abraça o corpo cavernoso do pênis ou do clitóris com dois pilares.

Na região do anel inguinal superficial, a fáscia funde-se com a extensão da aponeurose do músculo oblíquo externo do abdome para formar **a fáscia espermática externa** (**5**), que fornece a cobertura de fora do cordão espermático. Com a aponeurose do oblíquo externo do abdome, ela está mais firmemente anexada também na região do ligamento inguinal e então continua na fáscia da coxa (**6**).

A fáscia da parede abdominal interna solta, a **fáscia transversal** (**7**), cobre a superfície interna dos músculos abdominais. Ela é tensa na região umbilical, onde pode ser chamada de **fáscia umbilical** (**8**).

Esta fáscia também é atingida por lamelas de tecido conjuntivo com células de gordura embebidas que passam para cima a partir do ápice da bexiga urinária. Elas contêm resíduos do úraco obliterado. A fáscia transversal mistura-se inferiormente com o ligamento inguinal para formar o **trato iliopúbico** (**9**), constituindo assim a parede posterior do canal inguinal (ver p. 96). Ele se estende desde o ligamento inguinal para dentro da **parte ilíaca** da fáscia do iliopsoas, que cobre o músculo ilíaco (**10**). Superiormente, ele cobre o diafragma e posteriormente o quadrado lombar e psoas maior como a **fáscia do iliopsoas**.

Na região do canal inguinal, a fáscia transversal reforçada por fibras aponeuróticas do transverso do abdome se espessa para formar o **ligamento interfoveolar** (**11**; ver p. 98). Anexa medialmente ao reto do abdome (**12**), a fáscia transversal estende-se como uma faixa cobrindo a radiação da aponeurose do músculo transverso do abdome e está firmemente anexada a ele. Essa faixa, que é lateralmente côncava, estende-se atrás do ligamento reflexo (ver p. 96) para o ligamento lacunar (ver p. 100), onde fica em contato de perto com o ligamento inguinal e é chamada de **foice inguinal** (**13**) ou tendão conjuntival. Lateral ao ligamento interfoveolar a fáscia transversal evagina no anel inguinal profundo (**14**) para formar **a fáscia espermática interna**. Embaixo do ligamento inguinal fica o canal femoral (**15**).

16 Cordão da artéria umbilical
17 Resíduos do úraco obliterado

2.7 Parede Abdominal

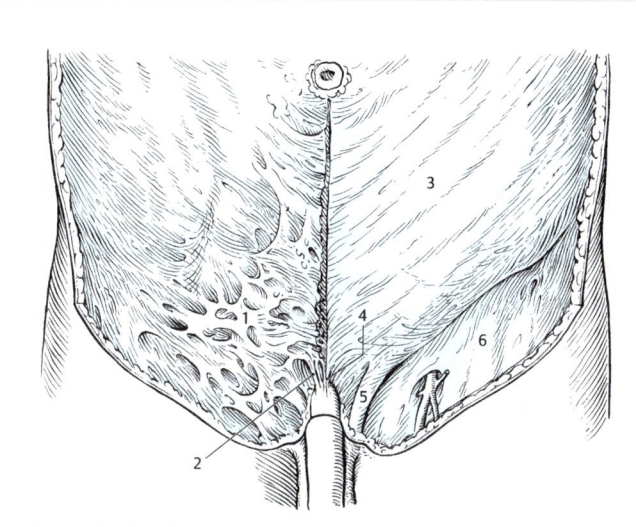

A Direita: tecido subcutâneo do abdome;
esquerda: fáscia abdominal superficial (externa)

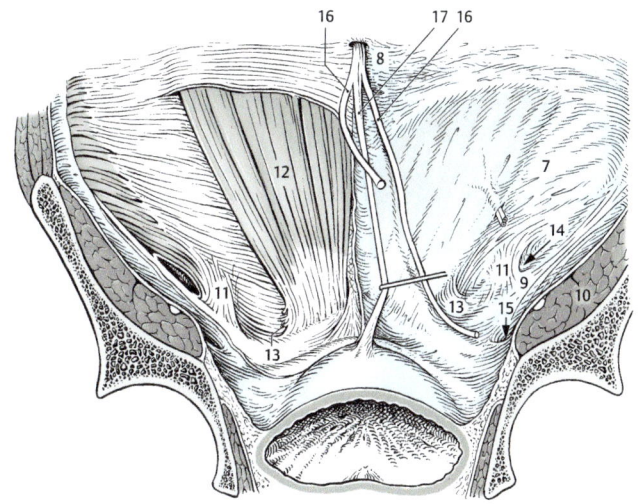

B Parede abdominal anterior desde a
fáscia transversal interna à direita

Fig. 2.29 Fáscias da parede abdominal.

Músculos Abdominais Profundos (A, B)

O **psoas maior** (**1**) é subdividido em **superficial** e uma **parte profunda**. A parte superficial surge das superfícies laterais da 12ª vértebra torácica e da primeira à 4ª vértebra lombar (**2**) e seus discos intervertebrais. A parte profunda surge dos processos costais da primeira à 5ª vértebra lombar (**3**).

O psoas maior une-se ao ilíaco e, cercado pela fáscia ilíaca, estende-se como o **iliopsoas** (**4**) através da lacuna dos músculos para o trocanter menor (**5**). O plexo lombar corre entre as duas camadas do psoas maior (ver também pág. 234). Inervação: ramos diretos do plexo lombar e o nervo femoral (L1-L3).

O psoas maior estende-se sobre várias articulações e é capaz de elevação considerável da perna. O músculo ilíaco (ver p. 234), com o qual ele se une para formar o músculo iliopsoas, é um flexor poderoso e, por isso, complementa a ação do psoas maior. Na posição recumbente, ambos os músculos psoas ajudam a elevar a metade superior ou inferior do corpo. Além disso, o psoas maior pode dar leve assistência na flexão lateral da coluna vertebral.

Às vezes, um **psoas menor** é encontrado, separado do psoas maior, que penetra na fáscia ilíaca e insere-se na eminência iliopúbica. Ele atua como tensor da fáscia (ver p. 234).

Inervação: ramo direto do plexo lombar (L1-L3).

Nota clínica: A fáscia envolve o psoas maior como um tubo, fáscia do psoas, alongando-se a partir do arco lombocostal medial (ver p. 102) para a coxa. Por isso, quaisquer processos inflamatórios na região torácica podem se estender dentro do tubo fascial para aparecer como **abscessos do psoas (migratório)** até a coxa.

O **quadrado lombar** (**6**) *estende-se para a 12ª costela* (**7**) *e para os processos costais da primeira à terceira (quarta) vértebra lombar* (**8**). *Ele surge a partir do lábio interno da crista ilíaca* (**9**). Este músculo consiste em duas camadas separadas incompletamente. A camada anterior estende-se até a 12ª costela e a camada posterior está anexa aos processos costais.

O músculo quadrado lombar abaixa a 12ª costela e ajuda a flexão lateral do corpo.

Inervação: T12 e L1-L3.

Nota clínica: Os compartimentos fasciais entre o quadrado lombar e a parede abdominal lateral e entre o quadrado lombar e o psoas maior tornaram-se pontos importantes para a anestesia regional graças aos nervos do plexo lombar que os atravessam (nervos subcostal, ílio-hipogástrico, ilioinguinal, femoral e femoral lateral cutâneo). A localização por ultrassom é essencial para ganhar acesso seguro a estes pontos difíceis de se atingir.

10 Ligamento arqueado mediano
11 Ligamento arqueado medial
12 Ligamento arqueado lateral
13 Diafragma (parte costal)
14 Oblíquo abdominal externo
15 Pectíneo

2.7 Parede Abdominal

A Músculos profundos da parede abdominal: psoas maior e quadrado lombar

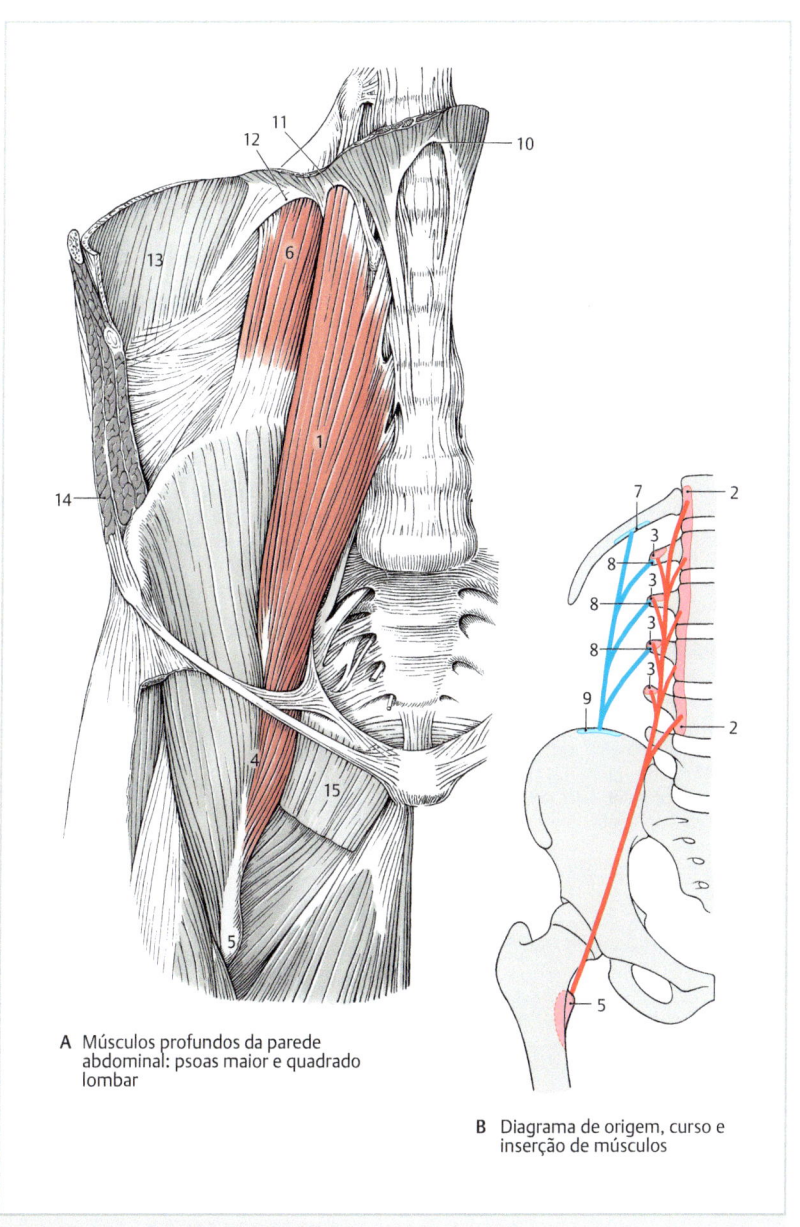

B Diagrama de origem, curso e inserção de músculos

Fig. 2.30 Músculos abdominais profundos.

Pontos de Fraqueza na Parede Abdominal (A-D)

Os pontos de fraqueza na parede abdominal musculoaponeurótica são aqueles nos quais as **hérnias** tendem a se desenvolver. A hérnia é o escape de conteúdo abdominal da cavidade original do corpo. Este conteúdo fica no saco *hernial*, uma segunda protrusão do peritônio que passa pelo *orifício herniário* na parede abdominal. Pontos **de fraqueza na parede abdominal** são: *linha branca, umbigo, região inguinal, canal femoral, triângulo lombar e cicatrizes cirúrgicas*.

Linha branca

A linha branca (**1**) é formada pelas aponeuroses dos músculos abdominais laterais que se entrelaçam e é uma rafe tendínea que repousa entre as bainhas do reto, terminando na margem superior da sínfise. Na superfície posterior, ela se alarga próximo ao seu anexo e termina como uma placa triangular, o **anexo posterior** (**adminículo**) **da linha branca**. Acima do umbigo (**2**) ela é 1 a 2 cm mais larga, enquanto embaixo dele os músculos retos (**3**) ficam mais próximos um do outro e a linha branca é mais estreita. Em um quadro de doença, quando há um abdome adiposo e descaído, ou durante a gravidez, os dois músculos retos tendem a se separar produzindo a **diástase do reto** (**A**). Uma **hérnia epigástrica** relativamente pequena pode se desenvolver na linha branca. Ela surge do alargamento de um pequeno orifício na linha branca e pode-se expandir para uma hérnia da parede abdominal anterior.

Umbigo

O umbigo (**2**) desenvolve-se na prega embrionária criada pelo fechamento da parede abdominal no ponto onde estruturas (vasos, saco vitelino) correm em direção à placenta. Ele é reforçado, após o nascimento, por tecido conjuntivo. Se o anel umbilical for alongado, como ocorre durante a gestação, uma **hérnia umbilical** (**5**) poderá se desenvolver.

Cicatrizes

Hérnias incisionais (**6**) podem-se desenvolver no ponto de escaras cirúrgicas.

Canal Inguinal

O canal inguinal é produzido pelo ligamento embrionário gonadal caudal (gubernáculo) e estende-se obliquamente pela parede abdominal. Nos homens, ele fornece uma passagem para a descida das gônadas (testículos) para dentro do escroto. A **parede anterior** do canal inguinal é formada pela *aponeurose do músculo oblíquo externo do abdome* (**7**) e seu **assoalho** pelo *ligamento inguinal*. Sua **parede posterior** consiste na *fáscia transversal*, enquanto seu **teto** é formado pela borda inferior do *transverso do abdome*. O **anel inguinal profundo** (ver p. 98) é a abertura interna e o **anel inguinal superficial** (**8**) é uma abertura semelhante a uma fenda na aponeurose do músculo oblíquo externo do abdome. O anel inguinal superficial (**8**) só é visível após a dissecção da fáscia espermática externa (**9**) para fora do músculo oblíquo externo do abdome. Ele é limitado por feixes concentrados de fibras da aponeurose, o *pilar medial* (**10**), o *pilar lateral* (**11**) e as *fibras intercrurais* (**12**). Posteriormente, o anel inguinal superficial é reforçado pelo *ligamento inguinal reflexo* (**13**) que representa uma divisão do ligamento inguinal.

No homem, o cordão espermático, que é envolvido pela *fáscia cremastérica* e pelo *músculo cremaster* (**14**), corre pelo canal inguinal. Na mulher, o *ligamento redondo do útero* e *linfáticos* correm pelo canal inguinal (Vol. 2). Estes vasos linfáticos surgem do fundo uterino e drenam para dentro dos linfonodos inguinais superficiais superiores (ver p. 414).

15 Hérnia femoral (p. 100)
16 Hérnia inguinal indireta (p. 100)

2.7 Parede Abdominal

A Hérnias da parede abdominal anterolateral e região femoral

B Hérnias da parede abdominal anterolateral

C Canal inguinal com fáscia superficial externa, primeira camada

D Canal inguinal; anel inguinal superficial, segunda camada

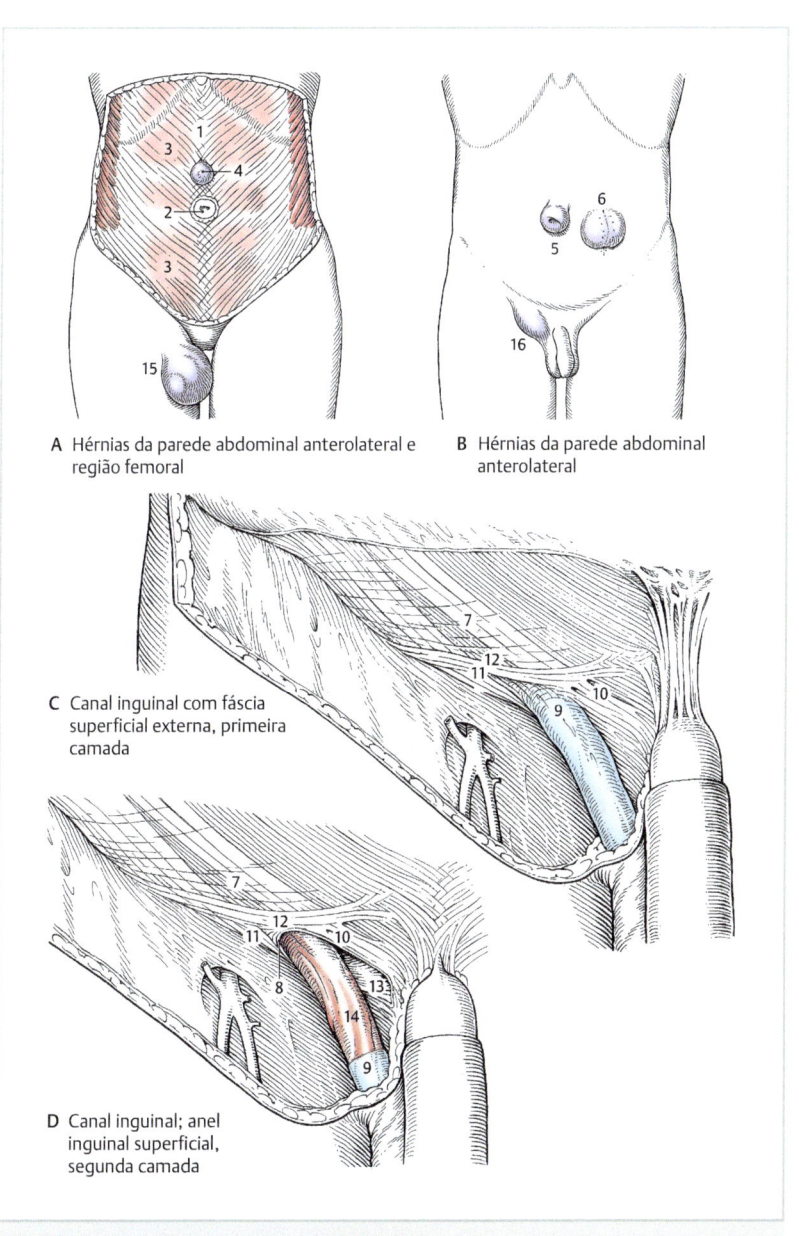

Fig. 2.31 Pontos de fraqueza na parede abdominal.

Pontos de Fraqueza na Parede Abdominal, cont.

Canal Inguinal, cont. (A, B)

A incisão da *aponeurose* (**1**) do oblíquo interno do abdome (**2**) revela o *músculo oblíquo interno do abdome* (**2**). No homem, várias de suas fibras continuam no cordão espermático como o *músculo cremaster* (**3**). Outra porção (**4**) das fibras desse músculo se origina do ligamento inguinal. Uma vez que as fibras do músculo se desenvolveram de maneira muito diferente, toda a metade cobrindo o cordão espermático foi designada como a *fáscia cremastérica com seu músculo cremaster acompanhante* (**5**), também chamado de fáscia de Cooper. Na mulher, essas poucas fibras musculares são conhecidas como a porção do ligamento redondo do músculo oblíquo interno.

O *transverso do abdome* (**6**) forma o teto do canal inguinal e torna-se visível somente após corte pelo oblíquo interno do abdome (**2**) e a fáscia cremastérica (**5**). O **anel inguinal profundo** (**7**) é formado pela evaginação da *fáscia transversal* (**8**) que continua como a *fáscia espermática interna* (**9**), a cobertura mais interna do cordão espermático.

Parede Abdominal Visualizada de Dentro (C)

Ambas as aberturas do canal inguinal, os anéis inguinais profundo e superficial, representam pontos de fraqueza na parede abdominal. Pelo exame da parede abdominal a partir da parte interior (**C**) onde a camada mais inervada, o peritônio, é preservada, vemos que ela está em depressão em dois locais, descritos como **fossa inguinal lateral** (**10**) correspondendo ao anel inguinal profundo que fica embaixo dele, e a **fossa inguinal medial** (**11**) que corresponde ao anel inguinal superficial.

A remoção do perínео revela a *fáscia transversal* (**8**), que possui vários tratos de reforço. Junto com o ligamento inguinal fica o *trato iliopúbico* (**12**) e entre a fossa inguinal medial e a fossa inguinal lateral está o *ligamento interfoveolar* (**13**). Esta faixa, também chamada de **ligamento de Hesselbach**, tem desenvolvimento altamente variável. Em sentido caudal, ela é entrelaçada com o trato iliopúbico. No sentido craniano, ela pode se irradiar sobre uma ampla área e pode participar como a *prega semilunar* na formação do limite medial do anel inguinal profundo (**7**). O ligamento interfoveolar pode, às vezes, conter fibras musculares, sendo então conhecido como o *músculo interfoveolar*. Nessa região, são encontradas a *artéria e a veia epigástricas inferiores* (**14**), o que cria uma prega peritoneal chamada de *prega epigástrica* (**15**). Ela é também conhecida como a prega umbilical lateral, embora não atinja o umbigo.

Ao se examinar a parede abdominal a partir de seu interior, encontramos a **fossa supravesical** (**16**) além das fossas inguinais lateral e medial; ela é medial à última e separada dela somente pelo *cordão da artéria umbilical* (**17**). As hérnias podem-se desenvolver em qualquer um destes três pontos (ver p. 100).

> **Nota clínica:** O *triângulo inguinal*, ou triângulo de Hesselbach, é a região delimitada *medialmente* pela margem lateral do músculo reto do abdome, em sentido *caudal* pelo ligamento pectíneo (ver p. 100) e *lateralmente* pela artéria e veia ilíacas externas e pelas artérias e veia epigástrica inferior. O triângulo carrega três pontos de fraqueza da parede abdominal, denominados *fossa inguinal medial* (**11**), *fossa supravesical* (**16**) e *canal femoral* (**18**; ver p. 100). Recentemente, ele foi considerado novamente importante em conexão com a cirurgia minimamente invasiva.

19 Ligamento reflexo (inguinal)
20 Fáscia espermática externa
21 Borda cortada do peritônio
22 Prega umbilical medial (cordão da artéria umbilical)

2.7 Parede Abdominal

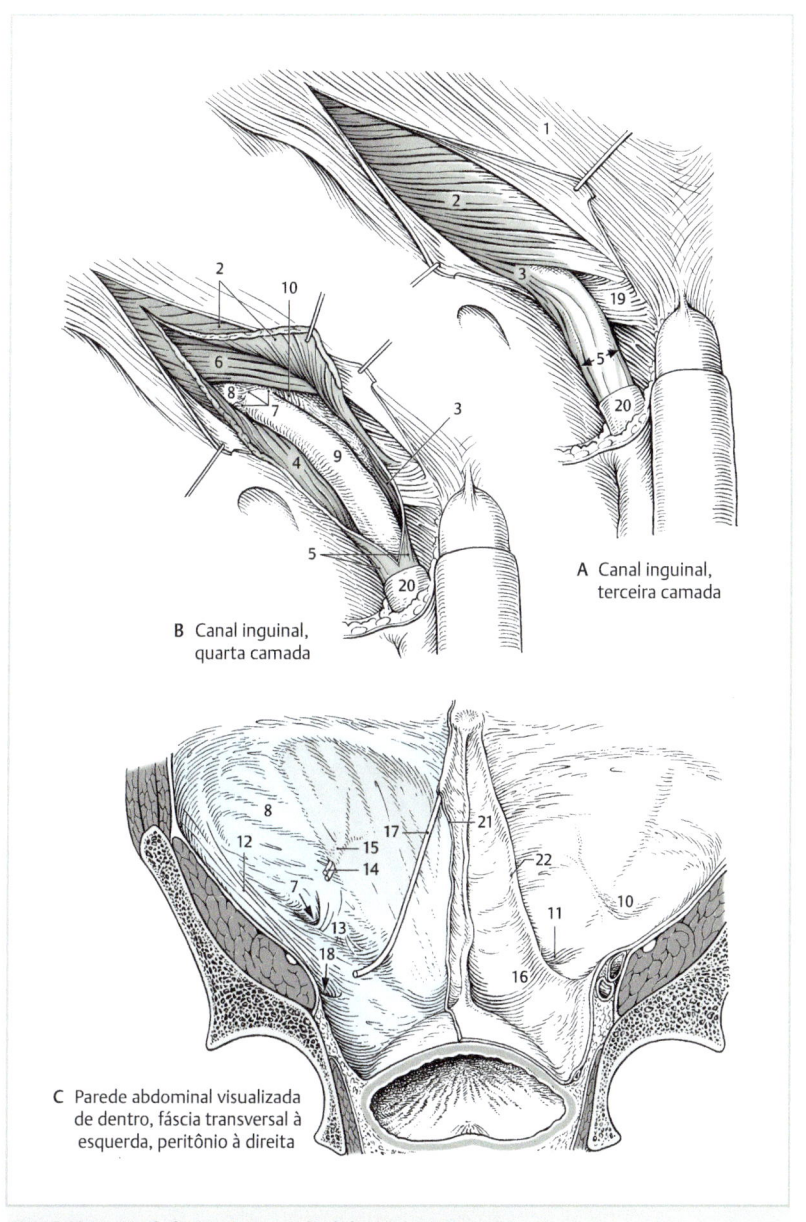

A Canal inguinal, terceira camada

B Canal inguinal, quarta camada

C Parede abdominal visualizada de dentro, fáscia transversal à esquerda, peritônio à direita

Fig. 2.32 Pontos de fraqueza na parede abdominal, continuação.

Pontos de Fraqueza na Parede Abdominal, cont.

Hérnias na Região Inguinal (A)

As fossas lateral, medial inguinal e supravesicular são regiões de resistência mínima. Em certas circunstâncias, elas se tornam alongadas, são empurradas para fora e **hérnias inguinais** podem ocorrer. Dois tipos de hérnias inguinais são distinguidos – direta e indireta – e *ambas atravessam o anel inguinal superficial*. A **hérnia inguinal direta** (**1**) *tem sua abertura hernial interna na fossa inguinal medial*. Uma **hérnia inguinal indireta** (**2**) *passa através do canal inguinal* (sendo, portanto, também conhecida clinicamente como uma *hérnia do canal*). Ela usa como *pontos de saída* a *fossa inguinal lateral* e o *anel inguinal profundo*. Outro tipo de hérnia, a **hérnia supravesical** (**3**), deixa o abdome pela *fossa supravesical;* seu orifício hernial, portanto, fica medial à artéria umbilical obliterada (**4**). O ponto de passagem dessa hérnia através da parede abdominal é o anel inguinal superficial.

A hérnia inguinal direta e a hérnia supravesical são difíceis de se distinguir externamente. Elas são sempre **hérnias adquiridas,** embora as hérnias inguinais indiretas possam ser adquiridas ou congênitas. Durante o desenvolvimento das gônadas masculinas, uma hérnia fisiológica, o *processo vaginal,* desenvolve-se através do gubernáculo; trata-se de uma efusão da serosa que se estende para dentro do escroto. Mais tarde ele se torna obliterado e perde toda a conexão prévia com a cavidade peritoneal, de modo que somente um saco seroso fechado, a cavidade serosa do escroto, permanece. Em alguns casos, porém, uma conexão persiste e resulta em uma hérnia inguinal congênita com um processo vaginal patente.

Canal Femoral (B)

O canal femoral representa (**5**) um possível ponto adicional para a formação de hérnia. Esse canal *fica atrás do ligamento inguinal* (**6**), no espaço vascular (**7**), a abertura femoral medial. Lateralmente, ela é separada do *espaço muscular* (**8**) pelo *arco iliopectíneo* (**9**). Na parte medial do espaço vascular, medial aos grandes vasos femorais, fica o canal femoral (**5**). Ele é **delimitado medialmente** pelo **ligamento lacunar** (**10**), que se funde com a **borda posterior** do **ligamento pectíneo** (ou seja, o ligamento de Cooper) através de um arco ligamentoso, o processo falciforme lacunar. O canal é fechado por perda de tecido conjuntivo, o **septo femoral** (**11**).

Os linfáticos passam através deste canal femoral, que contém o *linfonodo inguinal profundo* (**12**) também conhecido como nodo de Cloquet ou de Rosenmuller. Em casos de pressão intra-abdominal excessiva combinada com tecido conjuntivo fraco, uma hérnia femoral pode surgir.

> **Nota clínica:** Uma hérnia femoral pode ser diferenciada de uma hérnia inguinal por sua posição em relação ao ligamento inguinal e ao escroto ou lábio maior. Somente uma hérnia inguinal pode atingir o escroto ou os lábios maiores, enquanto uma hérnia femoral aparece na coxa. Hérnias femorais ocorrem três vezes mais frequentemente nas mulheres que nos homens.

Triângulo Lombar

Entre a crista ilíaca, a borda posterior do músculo oblíquo externo e a borda lateral do latíssimo do dorso (ver p. 140) existe, com frequência, um intervalo triangular, o triângulo lombar. Ele contém tecido adiposo e o músculo oblíquo interno. A ocorrência de **hérnias lombares** não é comum pelo triângulo, mas acontece mais frequentemente nos homens que nas mulheres.

13 Veia femoral
14 Artéria femoral
15 Nervo femoral
16 Iliopsoas
17 Bursa iliopectínea
18 Nervo cutâneo femoral lateral
19 Músculo pectíneo

2.7 Parede Abdominal

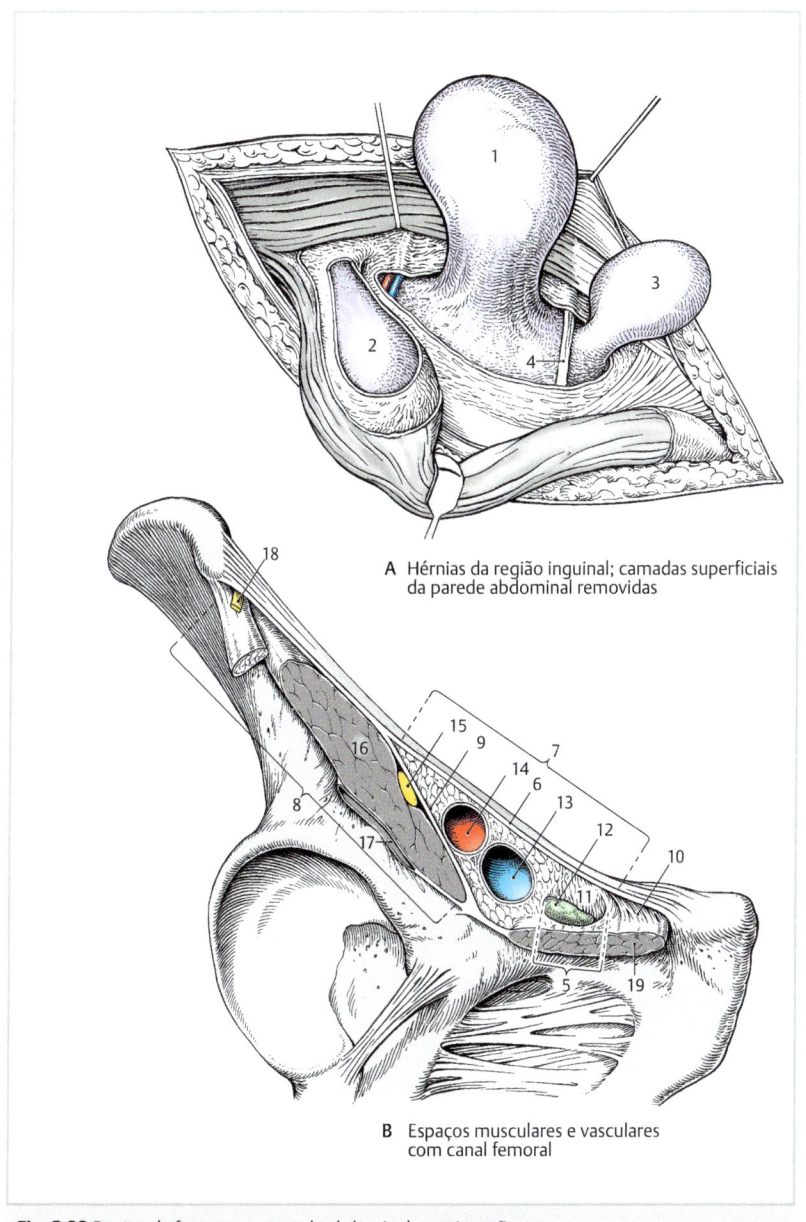

A Hérnias da região inguinal; camadas superficiais da parede abdominal removidas

B Espaços musculares e vasculares com canal femoral

Fig. 2.33 Pontos de fraqueza na parede abdominal, continuação.

2.8 Diafragma

O **diafragma** separa as cavidades torácica e abdominal. Ele consiste em um **tendão central** (**1**) e uma porção muscular, que pode ser dividida em **partes esternal** (**2**), **costal** (**3**) **e lombar** (**4**).

A nomenclatura atual descreve a parte lombar do diafragma como uma estrutura uniforme. Entretanto, ele é subdividido em um **pilar esquerdo** e um **pilar direito** com três origens cada, a saber, nas vértebras lombares, no ligamento arqueado medial e no ligamento arqueado lateral.

A **parte esternal** (**2**), que surge *da superfície interna do processo xifoide* (**5**), consiste em um músculo de coloração um pouco mais clara que o resto e que irradia para o tendão central.

A **parte costal** (**3**) *surge das superfícies internas da cartilagem das costelas 7 a 12 por meio de deslizes individuais* que se alternam com os deslizamentos de origem do transverso do abdome.

A **parte lombar** (**4**) tem um **pilar medial** e um **pilar lateral** e, às vezes, um **pilar intermediário** que desliza para fora a partir do pilar medial. O **pilar medial direito** (**6**) *surge dos corpos da primeira à quarta vértebra lombar* e o **pilar medial esquerdo** (**7**) *a partir dos corpos da primeira à terceira vértebra lombar*. O **pilar lateral** (**8**) origina-se dos dois arcos, formado pelo ligamento arqueado medial (**9**), *a arcada do psoas ou arco lombossacro medial e o ligamento arqueado lateral* (**10**), *a arcada quadrada ou arco lombossacro lateral*. A arcada do psoas estende-se da superfície lateral do primeiro (segundo) corpo vertebral lombar até o processo costal (**11**) da primeira vértebra lombar. O ligamento arqueado lateral estende-se deste processo até o ápice da 12ª costela.

Abaixo destes arcos tendíneos, o psoas maior (**12**) e o quadrado lombar (**13**) são visíveis. Existem espaços entre as partes lombar, costal e esternal do diafragma, que são pontos de resistência mínima. Entre os componentes lombar e costal fica o **triângulo lombocostal** (**14**) e entre as partes esternal e costal fica o **triângulo esternocostal** (**15**).

O diafragma de cúpula dupla, que se mostra levemente deprimido no meio pelo coração, é pinçado por aberturas para a passagem de várias estruturas. Entre os pilares mediais fica o **hiato aórtico** (**16**) que é delimitado por tendões (ligamento arqueado mediano). Por ele passa a aorta e posterior a ele o ducto torácico. O pilar medial direito (**6**) consiste em três feixes musculares, dos quais aquele surgindo das vértebras lombares é o maior e atinge o tendão central (**1**) diretamente. Um *segundo* feixe (**17**) surge do *ligamento arqueado mediano* (**18**), a borda tendínea do hiato aórtico (**16**), e forma a borda direita do **hiato esofágico** (**19**). O terceiro feixe (**20**) também surge do ligamento arqueado mediano, mas posteriormente, e forma a borda esquerda da abertura esofágica como a "funda de hiato". Somente em casos excepcionais o pilar médio esquerdo (**7**) participa na formação da borda da abertura esofágica. O hiato esofágico é delimitado por músculo e por ele passa o esôfago e os troncos vagais anterior e posterior.

A **abertura da cava** (**21**) fica no tendão central e transmite a veia cava inferior e um ramo do nervo frênico direito. Os nervos esplâncnicos maior e menor, à direita da veia ázigos e à esquerda da veia hemiázigos, passam por aberturas sem nome no pilar medial, ou entre ele e o pilar intermediário, se presente. O tronco simpático corre entre os pilares intermediário e lateral. A artéria torácica interna termina em espaços sem nome na parte costal do diafragma, embaixo do arco costal e torna-se a artéria epigástrica superior.

Inervação: nervos frênicos ([C3] C4 [C5]).

2.8 Diafragma

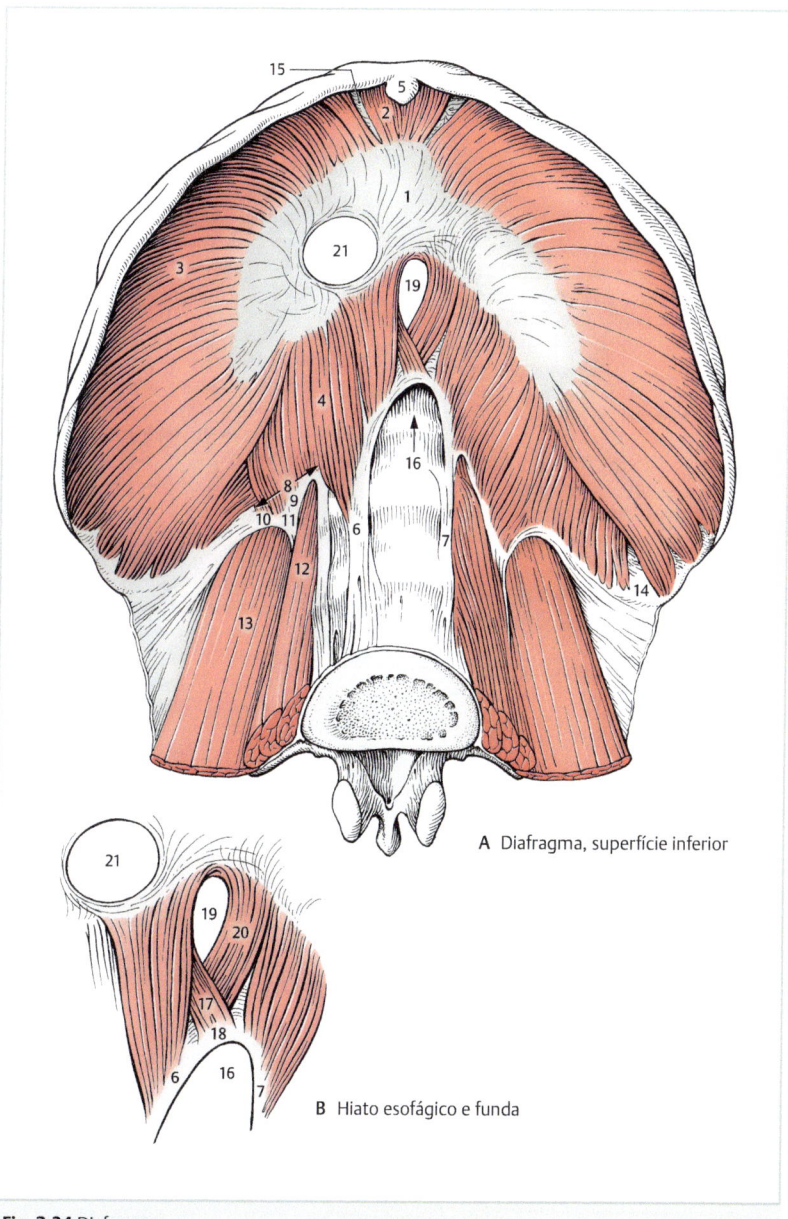

A Diafragma, superfície inferior

B Hiato esofágico e funda

Fig. 2.34 Diafragma.

Posição e Função do Diafragma (A)

Na vida, a posição e o formato do diafragma dependem das fases de respiração, da posição do corpo e do grau de distensão das vísceras.

Como o principal músculo respiratório, o formato do diafragma altera-se substancialmente durante as várias fases da respiração. Na posição média entre máxima expiração e inspiração, na posição ereta, a cúpula direita do diafragma atinge o quarto espaço intercostal e a cúpula esquerda o quinto espaço intercostal. Na *expiração máxima* (azul) a projeção na *parede torácica anterior à direita fica na margem superior da quarta costela, e, na esquerda, no quarto espaço intercostal. Durante a inspiração máxima* (vermelho) *o diafragma afunda até cerca do primeiro ao segundo espaços intercostais.* A parte esternal e sua origem atuam como pontos fixos. Durante a expiração, as fibras do músculo elevam-se e durante a inspiração máxima elas descem em direção ao centro do tendão.

O **recesso costodiafragmático** entre a superfície superior do diafragma e as costelas é nivelado durante a inspiração máxima.

Na posição recumbente, convoluções das vísceras abdominais empurram o diafragma para cima e para trás.

Nota clínica: Pacientes dispneicos preferem sentar-se em vez de deitar e assim aliviar o tórax da pressão do conteúdo abdominal.

Pontos de Hérnias Diafragmáticas (B)

As hérnias diafragmáticas ocorrem quando o conteúdo da cavidade abdominal penetra o tórax. Elas podem ser congênitas ou adquiridas. Defeitos diafragmáticos verdadeiros (azul) devem ser distinguidos de alargamento de manchas fracas preexistentes (vermelho), como o *hiato esofágico* (**1**), o *triângulo lombocostal* (**2**) e o *triângulo esternocostal* (**3**). Hérnias diafragmáticas verdadeiras geralmente ocorrem no *tendão central* (**4**) ou na parte costal (**5**). A maioria das hérnias diafragmáticas são prolapsos, pois não possuem o saco hernial. Elas são conhecidas como **hérnias diafragmáticas falsas. Hérnias verdadeiras** com um saco são incomuns e ocorrem somente como hérnias paraesofágicas.

A hérnia congênita mais comum deve-se ao alargamento do triângulo lombocostal (**2**). Outro tipo de hérnia congênita é o **paraesofágico** em posição e sempre ocorre do lado direito do esôfago. Trata-se de um tipo de **hérnia de hiato** que, entretanto, na grande maioria dos casos, é uma hérnia de deslize adquirida. Hérnias de deslize não possuem saco hernial e desenvolvem-se pelo alargamento do hiato esofágico (**1**).

Posição e Função do Diafragma (A)

A Posição do diafragma durante inspiração máxima (vermelho) e expiração máxima (azul)

B Pontos de ocorrência de hérnias diafragmáticas

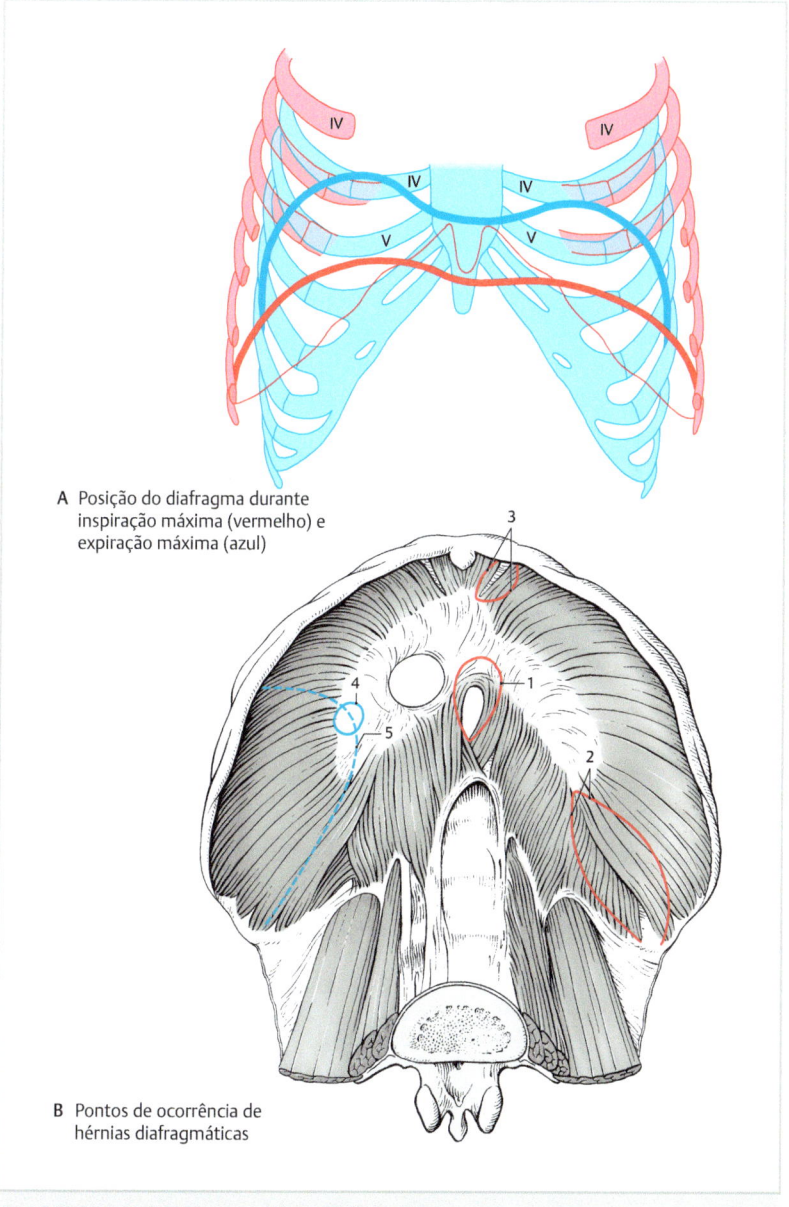

Fig. 2.35 Posição do diafragma e hérnias diafragmáticas.

2.9 Assoalho Pélvico

O assoalho pélvico forma os limites posterior e inferior do tronco, sendo construído pelo **diafragma pélvico** e pelo **diafragma urogenital**.

Diafragma Pélvico

Consiste no **elevador do ânus** e no **músculo coccígeo**.

O **músculo levantador do ânus** (**1**) *surge do osso púbico* (**2**), *o arco tendíneo do músculo levantador do ânus* (**3**) *e da espinha do ísquio* (**4**). Suas fibras são divisíveis em **músculo puborretal** (**5**), o **puboperineal** = fibras pré-retais (**6**), o **pubococcígeo** (**7**) e **músculos iliococcígeos** (**8**). As fibras mediais do puboperineal formam os *pilares do levantador,* entre os quais está encerrado o *hiato urogenital.* Os músculos puboperineais estendem-se para dentro do períneo e, desse modo, separam o trato urogenital do trato anal. O hiato urogenital é delimitado lateralmente pelos levantadores dos pilares e posteriormente pelos músculos puboperineais. A uretra e o canal genital passam pelo hiato urogenital, embora somente o reto (canal anal) passe atrás das fibras pré-retais. Algumas das fibras do puborretal terminam em sentido pararretal no *esfíncter anal externo* (**9**) e algumas continuam para formar uma funda retrorretal atrás do reto. As fibras dos músculos pubococcígeo e iliococcígeo estendem-se lateralmente no *ligamento anococcígeo* (**10**) e inserem-se nele ou diretamente no cóccix (**11**).

O hiato genital é mais estreito no homem e mais amplo na mulher. Devido à largura da abertura do hiato genital um segundo mecanismo de fechamento – o diafragma urogenital – é essencial.

O **coccígeo** (**12**) *surge por meio de um tendão da espinha do ísquio e termina no cóccix.* Ele pode estar ausente.

Função: O levantador do ânus diz respeito à pressão intra-abdominal. Ele carrega o peso do conteúdo pélvico e, por isso, tem função de suporte. Em sua função dinâmica, ele participa no fechamento do reto.

Diafragma Urogenital

Esta estrutura consiste principalmente no **músculo transverso profundo do períneo** (**13**). Ela surge do ramo do ísquio e do ramo púbico inferior e estende-se para o hiato urogenital. A parte posterior do diafragma é reforçada pelo **músculo transverso superficial do períneo** (**14**). *Este surge da tuberosidade do ísquio* (**15**) *e irradia-se para o corpo do períneo.* Anteriormente, o diafragma urogenital é completado pelo **ligamento transverso do períneo** (**16**).

Ambos os diafragmas urogenital e pélvico são cobertos em suas superfícies superior e inferior por fáscia, denominada apropriadamente de *fáscia diafragmática urogenital superior e inferior (membrana perineal) e fáscia diafragmática pélvica superior e inferior,* respectivamente. A fossa isquiorretal (isquioanal) fica entre os diafragmas pélvico e urogenital e é aberta posteriormente.

Inervação: O diafragma pélvico é inervado, como regra, por um longo ramo do plexo sacral, e o diafragma urogenital por ramos do nervo pudendo.

O termo "diafragma urogenital", que é significativo, tem sido principalmente descartado da nomenclatura anatômica (mas não do linguajar clínico) e foi substituído pelos termos membrana perineal com ligamento transverso do períneo e músculo transverso profundo do períneo.

> **Nota clínica:** O alongamento exagerado do diafragma pélvico nas mulheres leva ao prolapso de seus órgãos genitais internos, o que pode ocorrer especialmente após o parto. É importante ter em mente que o parto também pode resultar na laceração do levantador do ânus com lesão traumática concomitante ao diafragma pélvico. **Hérnias do períneo** raramente surgem de pontos de fraqueza muscular no assoalho pélvico, embora sejam substancialmente mais frequentes nas mulheres.

Para mais detalhes sobre assoalho pélvico, consultar Vol. 2.

17 Ligamento sacroespinhal
18 Ligamento sacrotuberal

2.9 Assoalho Pélvico

A Assoalho pélvico na mulher: diafragma pélvico e urogenital

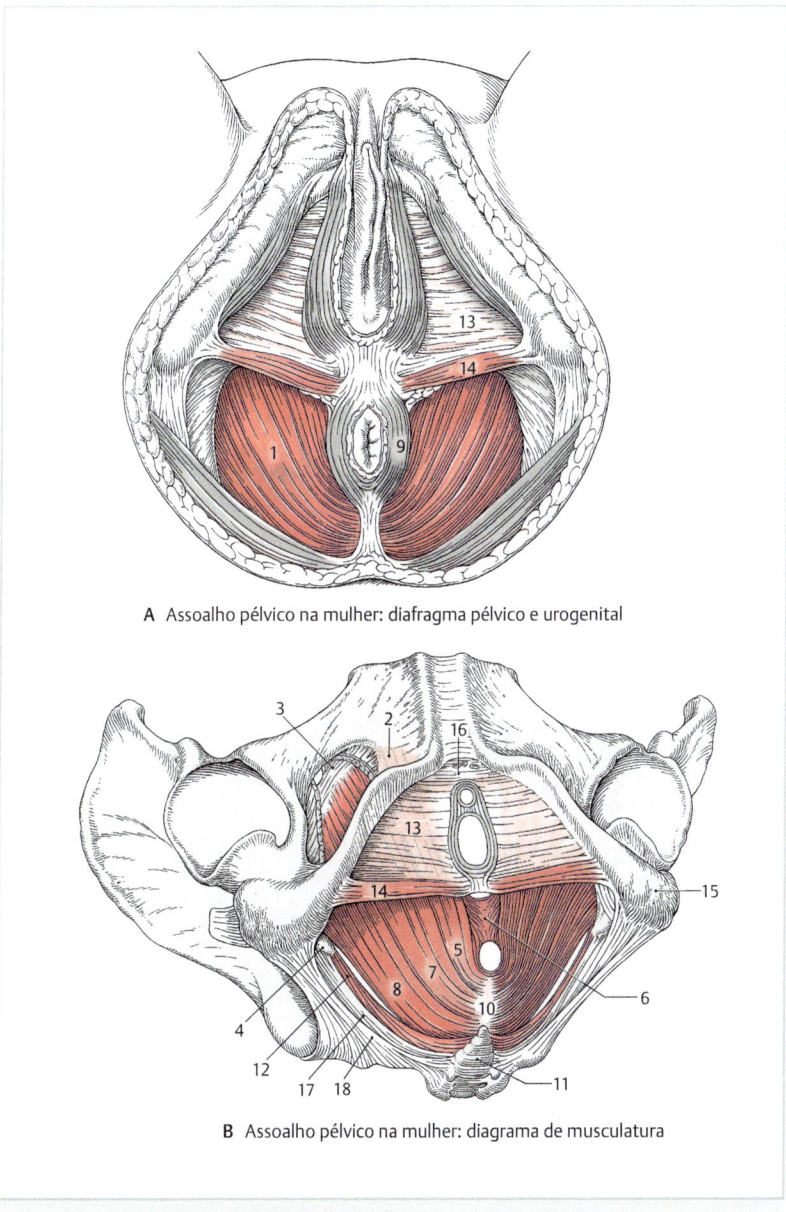

B Assoalho pélvico na mulher: diagrama de musculatura

Fig. 2.36 Assoalho pélvico e diafragma urogenital.

2.10 Termos Anatômicos e seus Equivalentes em Latim

Tronco	Truncus
Abertura da cava	*Foramen venae cavae*
Anel inguinal superficial (profundo)	*Anulus inguinalis superficialis (profundus)*
Arco iliopectíneo	*Arcus iliopectineus*
Articulação de cabeça de costela	*Articulatio capitis costae*
Articulação intervertebral	*Symphysis intervertebralis*
Bainha do reto	*Vagina musculi recti abdominais*
Costelas falsas (verdadeiras)	*Costae spuriae (verae)*
Costelas flutuantes	*Costae fluctantes*
Diafragma pélvico (urogenital)	*Diaphragma pelvis (urogenitalis)*
Fáscia da nuca	*Fascia nuchae*
Hiato esofágico (aórtico)	*Hiatus oesophageus (aorticus)*
Incisura costal	*Incisura costalis*
Ligamentos alares	*Ligamenta alaria*
Músculos intercostais mais internos	*Musculi intercostales intimi*
Tendão conjunto	*Tendo conjunctivus*
Tubérculo do escaleno	*Tuberculum musculi scaleni anteriores*

3 Membro Superior

3.1 Ossos, Ligamentos e Articulações   *110*
3.2 Músculos, Fáscias e Características
    Especiais   136

3.1 Ossos, Ligamentos e Articulações

No membro superior distinguimos a **cintura escapular** e o **membro superior livre**. A cintura escapular é formada pelas escápulas e as clavículas.

Cintura Escapular
Escápula (A-E)

A omoplata ou **escápula (A-E)** é um osso plano e triangular que possui uma *borda medial* (**1**), uma *borda lateral* (**2**) e uma *borda superior* (**3**), separadas uma da outra pelos *ângulos superior* (**4**) e *inferior* (**5**) e pelo *ângulo lateral truncado* (**6**). A *superfície* anterior ou *costal* é plana e ligeiramente côncava (*fossa subescapular*). Essa superfície algumas vezes revela linhas claras de ligações musculares. A *superfície posterior* é dividida pela *espinha da escápula* (**7**) dentro de uma *fossa supraespinhosa menor* (**8**) e uma *fossa infraespinhosa maior* (**9**). A espinha escapular apresenta uma base triangular na porção média, que se eleva na face lateral para terminar em um processo aplainado, o *acrômio* (**10**). Próxima da extremidade lateral posiciona-se uma *faceta articular* oval (**11**) para articulação com a clavícula, a *faceta clavicular*.

O *ângulo acromial* (**12**) é uma saliência óssea palpável que marca o local onde a margem acromial lateral continua para o interior da espinha da escápula. O ângulo lateral sustenta a *cavidade glenoide* (**13**). Em sua borda superior está uma pequena projeção, o *tubérculo supraglenoide* (**14**). Abaixo da cavidade glenoide fica o *tubérculo infraglenoide* (**15**). O *colo da escápula* (**16**) é adjacente à cavidade glenoide.

O processo coracoide (**17**) fica acima da cavidade glenoide, inclinado em um ângulo reto de forma anterolateral e sua ponta é achatada. Junto com o acrômio esse processo protege a articulação que se posiciona abaixo dele. Medial à base do processo coracoide na margem superior da escápula fica a *incisura supraescapular* (**18**).

A escápula posiciona-se sobre o tórax com a base de sua espinha no nível da terceira vértebra torácica. O ângulo inferior da escápula deve ficar entre as costelas 7 e 8 e, quando o braço se posiciona para baixo, sua margem medial deve estar paralela à fileira de processos espinhosos. O **plano escapular** é o plano onde a placa escapular está posicionada. Esse plano forma um ângulo de 60° com o plano de simetria (sagital médio). A cavidade glenoide está direcionada em sentido lateral e anterior.

Variantes: A incisura escapular pode ser transformada em um *forame escapular* (**19**). A borda medial da escápula é algumas vezes côncava e a escápula então é denominada **escápula escafoide**.

Ossificação: A escápula desenvolve-se (**E**) a partir de diversos centros de ossificação. No terceiro mês intrauterino, um grande centro ósseo desenvolve-se na região das fossas supraespinhosa e infraespinhosa e da espinha escapular. No primeiro ano, um centro desenvolve-se no processo coracoide e, entre os 11 e 18 anos, centros menores podem aparecer por toda a escápula. Todos os centros se fundem um com o outro entre os 16 e 22 anos. O centro que se desenvolve no acrômio entre os 15 e 18 anos pode, em casos raros, permanecer sem fusão (os acromiais).

Ligamentos da Escápula

O **ligamento coracoacromial** cruza a articulação do ombro e estende-se entre o processo coracoide e o acrômio. O **ligamento escapular transverso superior** liga a incisura escapular. (Somente em casos raros existe um ligamento escapular transverso, que se estende a partir da espinha escapular para a cavidade glenoide.)

3.1 Ossos, Ligamentos e Articulações   **111**

A Aspecto posterior da escápula direita

B Aspecto lateral da escápula direita

C Escápula direita visualizada de cima

D Forame escapular (variante)

15°-18° ano
1° ano
11°-18° ano
3° mês intrauterino

E Ossificação da escápula

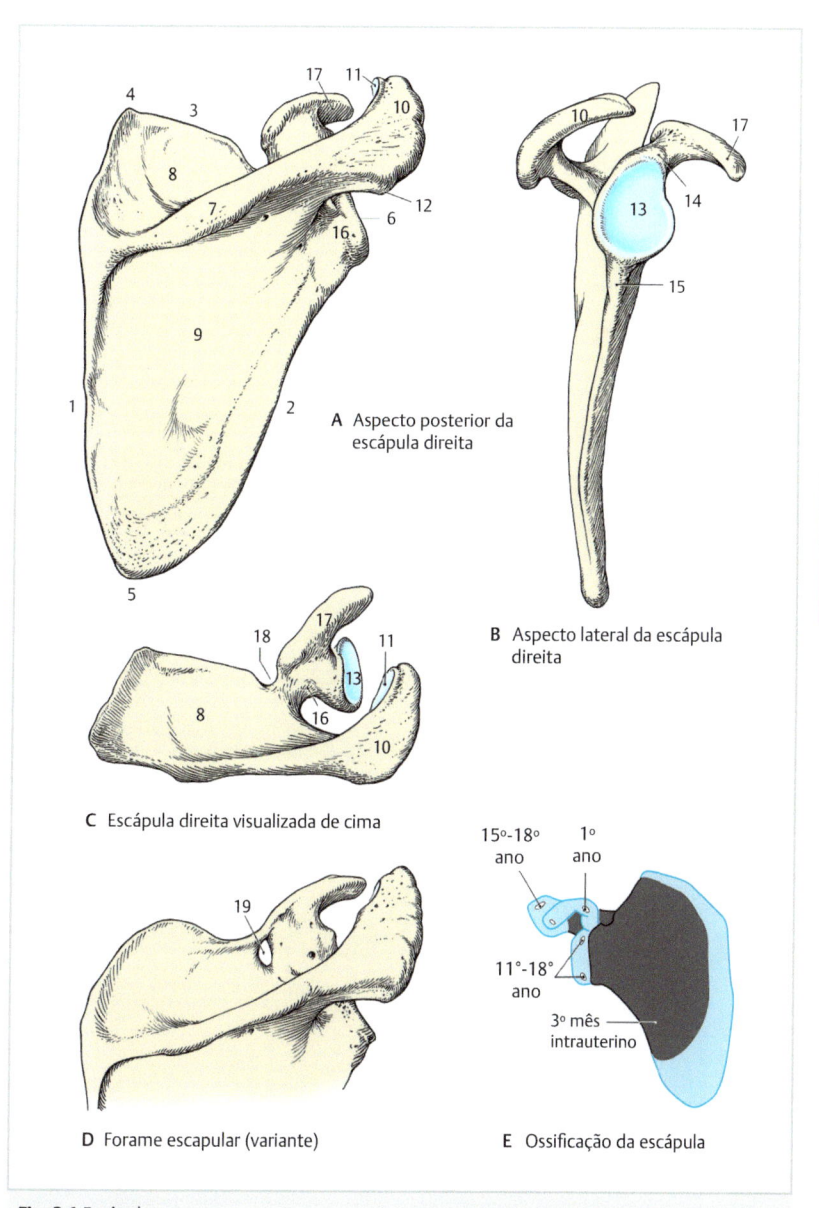

Fig. 3.1 Escápula.

Clavícula (A, B, F)

O *collar bone* ou **clavícula** é um osso no formato de S, convexo anteriormente nos dois terços mediais do seu comprimento, enquanto o terço lateral é côncavo anteriormente. Em direção ao esterno está a robusta **extremidade esternal** (**1**), em direção à escápula encontra-se a **extremidade acromial** plana (**2**), e entre essas duas extremidades fica o **corpo da clavícula**. Na extremidade esternal, encontramos uma *faceta articular esternal* triangular (**3**). A *faceta articular acromial* (**4**) é quase oval. Próxima à extremidade esternal, na superfície inferior da clavícula, está uma *impressão para o ligamento costoclavicular* (**5**). O sulco para o músculo subclávio se posiciona na superfície inferior do *corpo claviculаr*. O *tubérculo conoide* saliente (**6**) posiciona-se próximo à extremidade acromial, perto da *linha do trapézio* (**7**).

Ossificação: A clavícula desenvolve-se no tecido conjuntivo, e a ossificação inicia-se na sexta semana intrauterina. As extremidades são pré-formadas em cartilagem, mas um centro de ossificação não aparece na extremidade esternal até os 16 aos 20 anos de idade. A sinostose ocorre com o repouso da clavícula entre os 21 e 24 anos.

> **Nota clínica:** Disostose cleidocraniana é uma anomalia devida ao desenvolvimento precário ou inexistente de parte do tecido conjuntivo da clavícula. Essa patologia está associada aos defeitos daqueles ossos do crânio que são pré-formados no tecido conjuntivo.

Articulações da Cintura Escapular (C-E)

As conexões com o tronco são feitas através de um ligamento costoclavicular fibroso contínuo (ligamento costoclavicular, **8**) e articulações sinoviais descontínuas (esternoclaviculares). Da mesma forma as partes da cintura escapular são conectadas entre si pelo ligamento coracoclavicular fibroso contínuo e articulações sinoviais descontínuas (acromioclaviculares). A cintura escapular como um todo é estabilizada principalmente pelos músculos.

Articulação Esternoclavicular (C)

Esta é uma articulação com um *disco articular* (**9**) que divide o espaço articular em dois. O soquete é um recuo côncavo raso no esterno, e a cabeça é formada pela extremidade esternal da clavícula.

A incongruência é compensada pelo tecido fibroso semelhante a cartilagem, que cobre ambas as facetas articulares, e pelo disco, que é fixado à clavícula em sentido do crânio e caudal ao esterno. A cápsula é frouxa e espessa e é fortalecida pelos *ligamentos esternoclaviculares anterior* (**10**) e *posterior*. As clavículas são interligadas pelo *ligamento interclavicular* (**11**). A articulação esternoclavicular funciona como um tipo esférico (bola e soquete) e apresenta três graus de liberdade.

O **ligamento costoclavicular** (**8**) estende-se entre a primeira costela e a clavícula.

Articulação Acromioclavicular (D, E)

Esta articulação consiste em duas superfícies articulares quase planas e opostas cobertas por tecido fibroso semelhante a cartilagem (**12**). A cápsula possui um ligamento de reforço para aumentar a resistência em sua superfície superior, o *ligamento acromioclavicular* (**13**). O **ligamento coracoclavicular** estende-se entre o processo coracoide e a clavícula, e pode ser dividido nas partes anterolateral e posterolateral. A parte lateral, o **ligamento trapezoide** (**14**), surge da margem medial superior do processo coracoide e estende-se para a linha trapezoide. A parte medial, o **ligamento conoide** (**15**), surge da base do processo coracoide e tem uma terminação em forma de leque no tubérculo conoide.

> **Nota clínica:** A articulação acromioclavicular pode-se deslocar em uma queda sobre o ombro ou o braço estirado. Os ligamentos estabilizantes podem tornar-se estirados ou até rompidos quando isto ocorre. A ruptura dos ligamentos acrioclaviculares e coracoclaviculares causa um fenômeno denominado o sinal de "tecla do piano": a extremidade lateral elevada da clavícula pode ser empurrada para baixo, mas voltará a subir quando a pressão for liberada, semelhante a uma tecla de piano.

> **Nota clínica:** O deslocamento acentuado posterior e inferior da clavícula pode comprimir a artéria subclávia, como detectado pelo enfraquecimento do pulso radial.

16 Ligamento escapular transverso superior
17 Ligamento coracoacromial
18 Músculo subclávio

3.1 Ossos, Ligamentos e Articulações **113**

A Clavícula direita visualizada de cima

6ª-7ª semana intrauterina   16-20 anos

F Ossificação

B Clavícula direita visualizada de baixo

C Articulação esternoclavicular

E Corte através da articulação acromioclavicular

D Articulação acromioclavicular

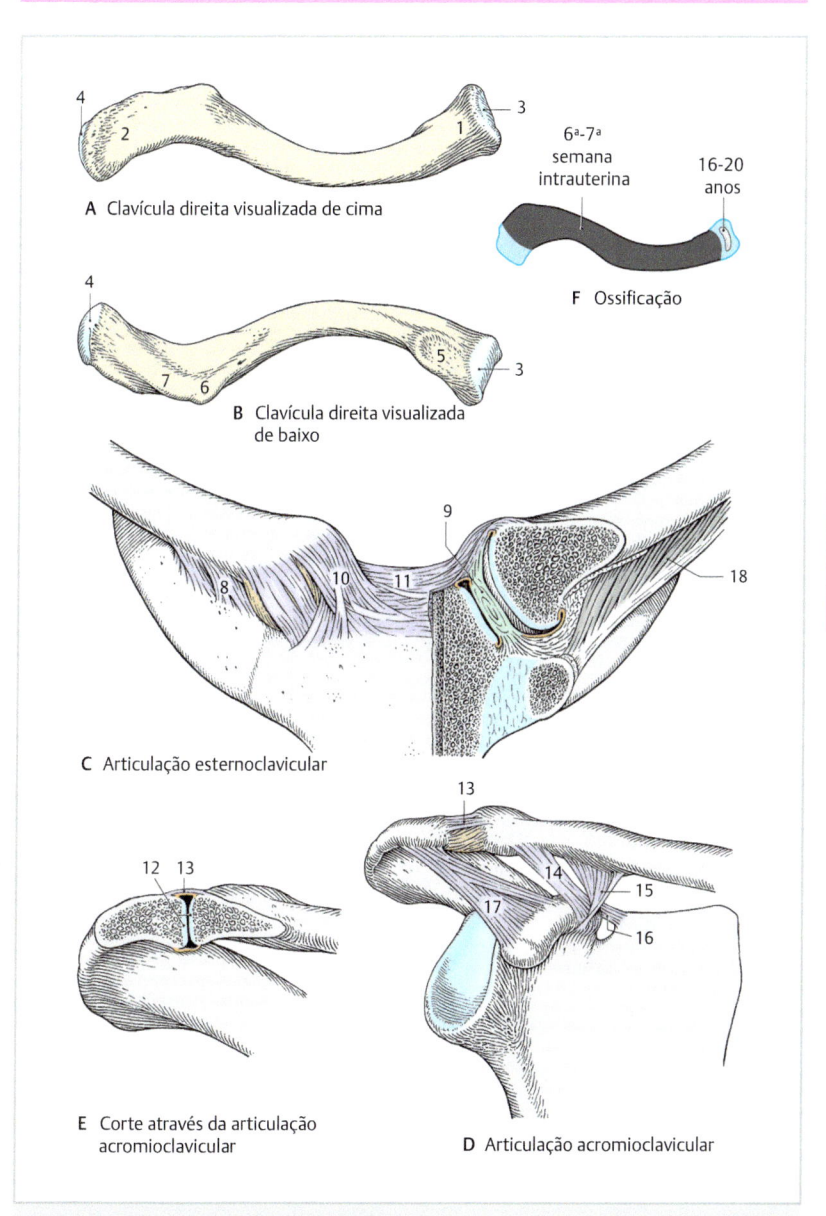

Fig. 3.2 Clavícula e articulações da cintura escapular.

Membro Superior Livre

Os ossos do **membro superior livre** são:
- O **úmero**
- O **rádio** e a **ulna**
- Os **ossos carpais**
- Os **ossos metacarpais**
- As **falanges**

Osso do Braço
Úmero (A-H)

O **úmero** articula-se com a escápula, o rádio e a ulna. Ele consiste em **corpo** e **extremidades superior** (**proximal**) e **inferior** (**distal**). A extremidade proximal é formada pela *cabeça* (**1**), adjacente ao *colo anatômico* (**2**). Na superfície anterolateral da extremidade proximal, o *tubérculo maior* (**3**) posiciona-se lateralmente e, medialmente, está o *tubérculo menor* (**4**). Entre estes tubérculos inicia-se o *sulco intertubercular* (**5**), limitado distalmente pelas *cristas dos tubérculos menor* (**6**) e *maior* (**7**). O *colo cirúrgico* (**8**) posiciona-se em sentido proximal no corpo do úmero. No meio do corpo fica, lateralmente, a *tuberosidade deltoide* (**9**). O corpo pode ser dividido em uma *superfície anteromedial* (**10**) com uma *borda medial* (**11**), e uma *superfície anterolateral* (**12**) com uma *borda lateral* (**13**), que se torna distalmente aguçada e é denominada de *crista supracondilar lateral*. O *sulco para o nervo radial* (**14**) fica na superfície posterior do corpo. A extremidade distal do úmero sustenta sobre seu lado medial o grande *epicôndilo medial* (**15**) e, no lado lateral, o *epicôndilo lateral menor* (**16**).

A *tróclea* (**17**) e o *capítulo* (**18**) do úmero formam os *côndilos umerais* para articulação com os ossos do antebraço. A *fossa radial* (**19**), que se posiciona proximal ao capítulo e proximal à tróclea, é a *fossa coronoide* um pouco maior (**20**).

Medial à tróclea (**D**) está um sulco raso, o *sulco para o nervo ulnar* (**21**). Na superfície posterior acima da tróclea está uma fossa profunda, a *fossa do olécrano* (**22**).

O úmero é torcido em sua extremidade proximal; ou seja, a cabeça é rotacionada posteriormente por cerca de 20° relativos ao eixo transverso da extremidade distal (**torção**). O ângulo entre o eixo longo do úmero e aquele da cabeça apresenta a média de 130°, e, na extremidade distal, entre o eixo transverso da articulação e o eixo longo da haste do úmero, há um ângulo de 76° a 89°.

A **linha epifisária proximal** (**23**) corre transversal através do tubérculo menor, e inferior ao tubérculo maior. Essa linha cruza a zona de ligação da cápsula (ver p. 117) de tal maneira que uma pequena parte do eixo se posiciona dentro da cápsula. Na **extremidade distal** existem duas epífises e **duas linhas epifisárias** (**24**). Uma epífise sustenta o epicôndilo medial e a outra, as superfícies articulares e o epicôndilo lateral.

Ossificação: Em geral, o desenvolvimento dos centros de ossificação e a fusão das epífises ocorrem um pouco antes nas mulheres do que nos homens. O osso pericondral que se instala no eixo aparece do segundo ao terceiro mês intrauterino. Os centros de ossificação endocondral na epífise aparecem entre a segunda semana e a idade de 12 anos. Três centros aparecem de forma proximal logo após o nascimento, e, distalmente, quatro centros de ossificação se desenvolvem mais tarde. Os discos epifisários distais fundem-se durante a puberdade, e os discos proximais, no final da puberdade.

Variantes: Logo acima do epicôndilo medial, um *processo supracondilar* (**25**) é encontrado ocasionalmente, e, acima da tróclea, pode haver um *forame supratroclear* (**26**).

> **Nota clínica:** Cinquenta por cento das fraturas do úmero ocorrem no eixo. Existe um risco de dano ao nervo radial.

3.1 Ossos, Ligamentos e Articulações **115**

12-15 meses
2°-3° ano
2°-4° ano
2°-3° mês intrauterino
8°-13° ano
1° ano
12° ano
5° ano

C Ossificação do úmero

D Vista medial da extremidade distal do úmero

E Forame supratroclear

A Vista anterior do úmero direito

B Vista posterior do úmero direito

F Processo supracondilar

G Vista anterior de linhas epifisárias

H Vista posterior de linhas epifisárias

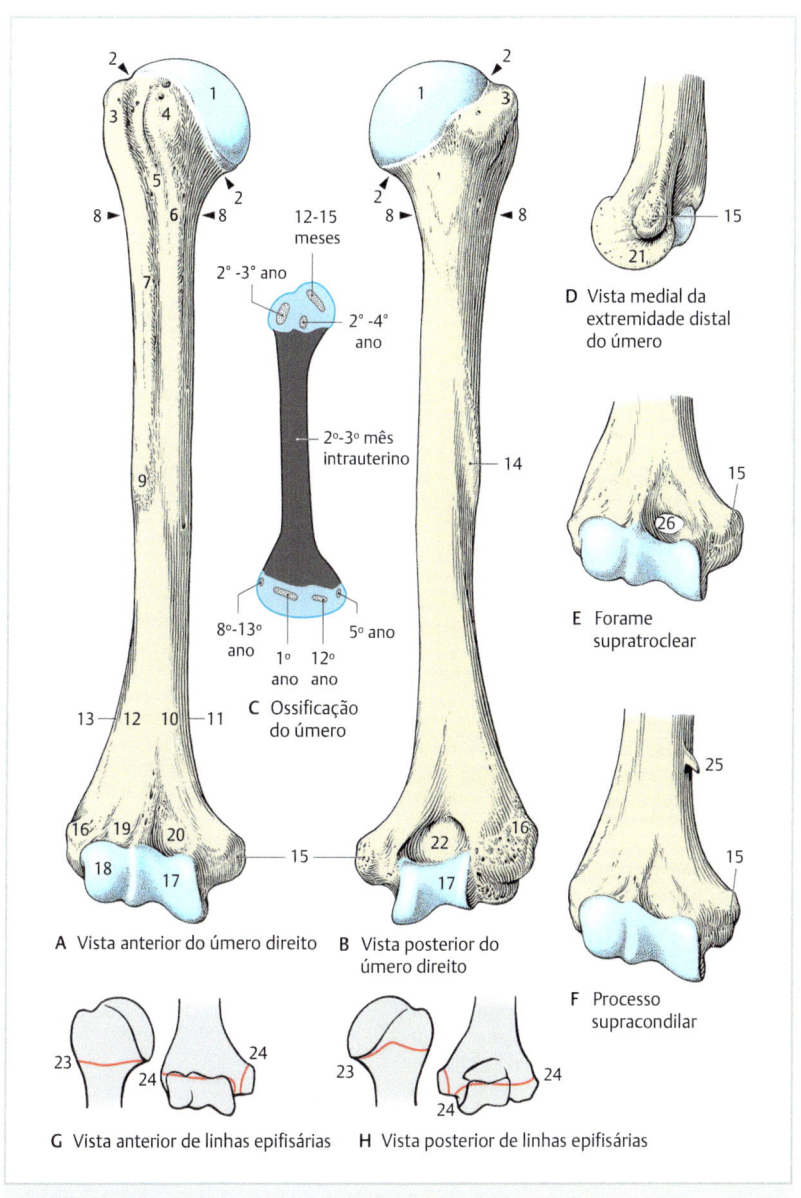

Fig. 3.3 Osso do braço.

Membro Superior

Articulação do Ombro (A-G)

A articulação do ombro é composta de múltiplas articulações. A articulação principal é a **articulação glenoumeral**, que inclui o espaço subacromial e a superfície deslizante da articulação escapulotorácica.

O soquete ósseo, a **cavidade glenoide**, da **articulação do ombro** como bola e soquete é muito menor do que a **cabeça do úmero**. A cavidade de hialina que reveste (**1**) a cavidade glenoide é mais espessa nas margens do que no centro. O soquete é ampliado por um lábio fibrocartilaginoso, o **lábrum glenoide** (**2**).

O soquete é perpendicular ao plano da escápula, e a posição da escápula determina a atitude da articulação inteira. A superfície da cavidade glenoide apresenta uma área de 6 cm^2 para suportar uma pressão atmosférica de 6 kp (aprox. 60 N) sobre a articulação. O membro superior pesa aproximadamente 4 kg. Como não existem ligamentos fortes, a articulação do ombro é estabilizada pela ação dos músculos de envelopamento. Essa articulação é conhecida como uma "articulação dependente do músculo."

A cabeça do úmero (**3**) tem a forma de bola. Sua cobertura de cartilagem hialina começa no colo anatômico e estende-se um pouco mais de forma distal ao sulco intertubercular. A cartilagem dá à cabeça uma forma mais oval. A **camada sinovial da cápsula articular** é ligada ao lábrum glenoide. Ela é projetada para fora semelhante a uma bolsa (**C**) ao longo do tendão de curso intracapsular da cabeça longa do bíceps (**4**) e envolve-o como a *bainha sinovial do sulco intertubercular* (**5**). A **camada fibrosa da cápsula articular** no braço forma uma camada de tecido conjuntivo através do sulco intertubercular e a converte para um canal fibro-ósseo. A **cápsula articular** é frouxa e, quando o braço fica pendurado, ela apresenta uma protuberância na sua superfície medial, o *recesso axilar* (**6**). A porção superior da cápsula é parcialmente fortalecida pelo *ligamento coracoumeral* (**7**) e três *ligamentos glenoumerais* fracos. O ligamento coracoumeral surge da base do processo coracoide (**8**) e irradia dentro da cápsula, estendendo-se para os tubérculos maior e menor. Quando o braço está pendurado na sua posição anatômica normal, a metade superior da cabeça do úmero está em contato com a cápsula articular e a metade inferior, com a cavidade glenoide.

A articulação do ombro está associada a uma série de bolsas sinoviais. De modo geral, essa articulação se comunica *com a bursa subcoracoide, a bursa subtendinosa do músculo subescapular* (abaixo do tendão do *músculo subescapular,* **9**), *a bolsa sinovial intertubercular* e a *bursa coracobraquial.*

Movimentos da Articulação do Ombro (D-F)

A articulação do ombro apresenta **três graus de liberdade** em seus movimentos. **Abdução** e **adução** referem-se a movimentos de afastamento para longe da posição de repouso (**D**) da cabeça do úmero no plano escapular (ver p. 110). A abdução pura lateral (**E**) sempre produz **retroversão** e leve rotação, enquanto a abdução do plano escapular está direcionada anteriormente (abdução frontal).

A flexão (**anteversão**) é a elevação do braço para a frente. Considerando os componentes rotatórios associados a estes outros movimentos, um movimento composto, **circundução**, ocorre de forma que o braço traça a superfície de um cone. Abdução (**E**) está *sempre* associada ao movimento da escápula: o movimento escapular associado excessivo ocorre com abdução de mais de 90° (**F**; elevação), porque, então, o movimento da articulação é restringido pelo ligamento coracoacromial (**10**; ver ver p. 110).

> **Nota clínica:** Deslocamento é mais comum no ombro do que em qualquer outra articulação. Se estiver associado a uma cápsula rompida, a ruptura geralmente se apresenta em localização anteroinferior.
> **A saliência da articulação do ombro** palpável e visível é produzida pelo tubérculo maior, cuja localização indica a posição da cabeça do úmero. A protuberância desaparece quando o ombro é deslocado, considerando que a cabeça do úmero não está mais no seu soquete. Quando palpar um ombro deslocado, o dedo entra em uma cavidade vazia (**G**) abaixo do acrômio.
> **A fratura** do colo anatômico (intracapsular) é rara e apresenta um prognóstico pouco favorável.

3.1 Ossos, Ligamentos e Articulações 117

C Linha de fixação de cápsula ao úmero

A Corte através da articulação do ombro

B Vista anterior da articulação do ombro

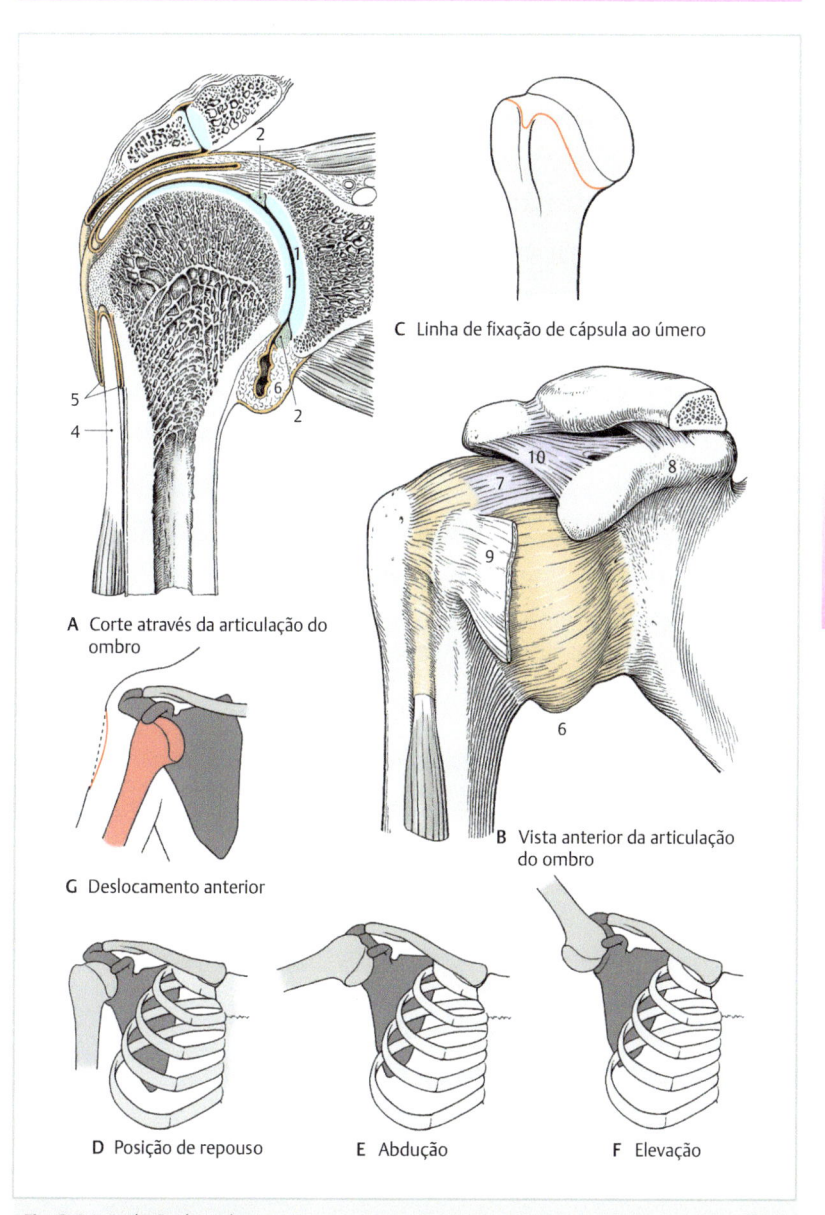

G Deslocamento anterior

D Posição de repouso   **E** Abdução   **F** Elevação

Fig. 3.4 Articulação do ombro.

Membro Superior

Ossos do Antebraço

No antebraço, o **rádio** mais curto se posiciona lateralmente, a **ulna** mais longa, medialmente.

Rádio (A-E)

O **rádio** é formado por uma **haste (1)** e **extremidades proximal** e **distal**. A extremidade proximal contém a *cabeça* **(2)** com sua *faceta articular* **(3)**, que continua dentro da *circunferência articular* **(4)**. Na região medial, na junção do *colo* **(5)** e sua haste, fica a *tuberosidade radial* **(6)**. A haste tem forma aproximadamente triangular em corte transversal com uma *borda interóssea* **(7)**, uma *superfície anterior* **(8)**, uma *borda anterior* **(9)**, uma *superfície lateral* **(10)** e uma *borda posterior* **(11)**, que representa o limite entre as *superfícies* **(12)** lateral e posterior. A superfície lateral da haste, aproximadamente em seu terço médio, exibe uma área rugosa distinta bem desenvolvida, a *tuberosidade do pronador* **(13)**. Na extremidade distal do rádio está a *crista supraestiloide* com o *processo estiloide* **(14)** e, medial a ela, a *incisura ulnar* **(15)**. A *superfície articular carpal* **(16)** está direcionada distalmente.

Posteriormente são encontrados vários **sulcos** distintos que transmitem os tendões dos extensores longos. A partir da lateral (radial) para a medial (ulnar), o *primeiro sulco* **(17)** reside no processo estiloide e transmite os tendões dos músculos abdutor longo do polegar e extensor curto do polegar. O *segundo sulco* **(18)** serve para a passagem dos tendões dos extensores radiais longo e curto do carpo, enquanto o *terceiro sulco* **(19)** corre obliquamente e transmite o tendão do extensor longo do polegar. No *quarto sulco* **(20)**, posicionam-se os tendões dos músculos do extensor dos dedos e extensor do indicador. A crista óssea lateral posicionada no terceiro sulco geralmente é palpável e é denominada de **tubérculo dorsal (21)**.

> **Nota clínica:** O processo estiloide do rádio estende-se aproximadamente 1 cm de forma mais distal do que o da ulna. Este é um detalhe importante para lembrar na redução de fraturas.

Ossificação: A ossificação pericondral da haste radial começa na sétima semana intrauterina. As epífises são formadas de forma endocondral e pós-natal, a epífise distal no primeiro e no segundo ano, o processo estiloide no décimo ao décimo segundo ano, e a epífise proximal do quarto ao sétimo ano. A fusão epifisária ocorre de forma proximal entre os 14 e 17 anos, e de forma distal entre os 20 e 25 anos.

Ulna (F-K)

A **ulna** possui uma haste **(22)** e uma **extremidade proximal** e outra **distal**. A extremidade proximal exibe um processo curvo em forma de gancho, o *olécrano* **(23)**, que apresenta uma superfície rugosa. Em frente está a *incisura troclear* **(24)**, que se estende até o *processo coronoide* **(25)**.

A *incisura radial* **(26)** posiciona-se lateralmente e articula-se com a circunferência articular da cabeça radial. A *tuberosidade ulnar* **(27)** está localizada na transição para o eixo. Lateral a ela se posiciona a *crista do supinador* **(28)**, que aparece como um prolongamento da incisura radial. O eixo da ulna é de três lados. A *borda interóssea* **(29)** é direcionada lateralmente e a *superfície anterior* **(30)**, que se posiciona anteriormente, está separada da *superfície medial* **(32)** pela *borda anterior* **(31)**. A superfície medial está separada da *superfície posterior* **(33)** pela *borda posterior* **(34)**. A superfície anterior aproximadamente no meio da ulna apresenta um *forame nutrício* **(35)** e a *cabeça* **(36)** contém a *circunferência articular* **(37)** e o pequeno *processo estiloide* **(38)** projetando-se distalmente.

Ossificação: A ossificação do eixo da ulna começa na sétima semana intrauterina. Os centros de ossificação das epífises são endocondrais na origem e aparecem distalmente entre o quarto e o sétimo ano pós-natal, no processo estiloide entre os 7 e 8 anos, e de forma proximal entre os 9 e 11 anos. A fusão epifisária ocorre primeiramente de forma proximal e posteriormente de forma distal.

3.1 Ossos, Ligamentos e Articulações

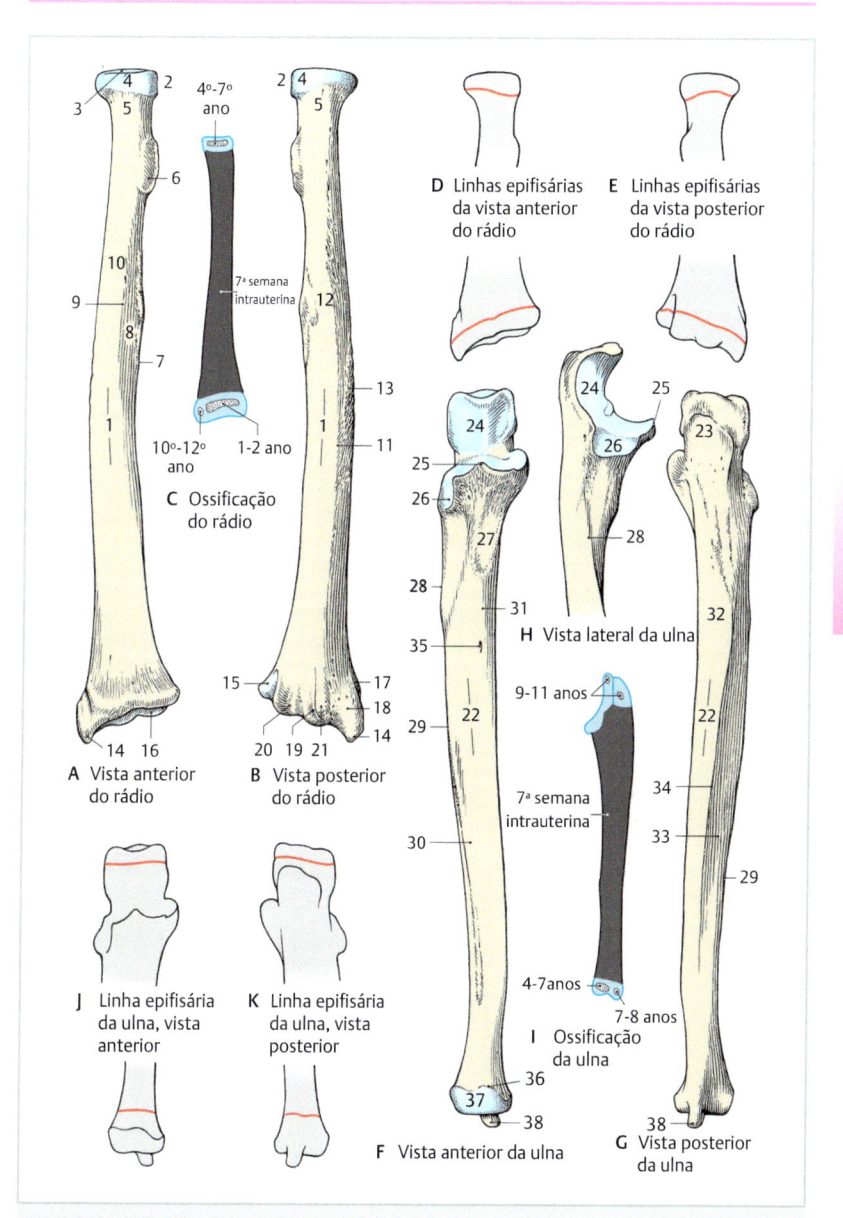

D Linhas epifisárias da vista anterior do rádio
E Linhas epifisárias da vista posterior do rádio

C Ossificação do rádio

A Vista anterior do rádio
B Vista posterior do rádio

H Vista lateral da ulna

J Linha epifisária da ulna, vista anterior
K Linha epifisária da ulna, vista posterior

I Ossificação da ulna

F Vista anterior da ulna
G Vista posterior da ulna

Fig. 3.5 Ossos do antebraço.

Articulação do Cotovelo (A-D)

A **articulação do cotovelo** é uma **articulação composta** com três superfícies ósseas articuladas dentro da cápsula articular. Esse processo consiste na verdade em três articulações:
- A **articulação umerorradial**
- A **articulação umeroulnar**
- A **articulação radioulnar proximal**

Essa estrutura é protegida por ossos e ligamentos. A estabilidade óssea é fornecida pela tróclea do úmero e pela incisura troclear da ulna dentro da qual ela se ajusta. A estabilidade ligamentar origina-se a partir do ligamento anular do rádio e dos ligamentos colaterais.

A **cápsula articular** (**1**) fina e frouxa inclui as superfícies articulares. Para evitar a compressão da cápsula entre estas superfícies durante o movimento da articulação, fibras dos músculos braquial, tríceps braquial e ancôneo irradiam para dentro da cápsula a fim de retesá-la. Ambos os *epicôndilos umerais* (**2**) estão fora da cápsula (**D**). A membrana sinovial circunda a fossa do olécrano e ambas as fossas no lado anterior do úmero (**D**).

Entre as membranas **sinovial** (**3**) e **fibrosa** (**4**) da cápsula na região da fossa existe grande quantidade de tecido adiposo (**5**), que pode ajudar a limitar os movimentos extremos da articulação. Na região ulnar, a linha de fixação da cápsula (**D**) segue a margem da incisura troclear, de modo que as pontas do *olécrano* (**6**) e o *processo coronoide* (**7**) ainda se projetam dentro da cápsula. No rádio, a cápsula estende-se como uma bolsa abaixo do *ligamento anular do rádio* (**8**), o *recesso saciforme superior* (**9**). Esta extensão da cápsula torna possível a rotação do rádio.

Os ligamentos colaterais muito fortes estão integrados nos lados da cápsula articular. O **ligamento colateral ulnar** (**10**) surge do epicôndilo medial do úmero e geralmente possui *dois feixes de fibras fortes*, um *anterior* (**11**), que é direcionado para o processo coronoide, e um *posterior* (**12**), que se estende para a margem lateral do olécrano. O nervo ulnar corre sob o último feixe no sulco do nervo ulnar. Entre estes dois feixes fibrosos se posiciona o tecido conjuntivo frouxo, que é limitado no lado ulnar pelas *fibras oblíquas* (**13**).

O **ligamento colateral radial** (**14**) estende-se a partir do epicôndilo lateral do úmero para o ligamento anular radial e proximal para o último se irradiar dentro da ulna. O ligamento colateral radial funde-se com os extensores superficiais. O **ligamento quadrado** une o colo do rádio à incisura radial da ulna.

Por fim, há um **ligamento anular do rádio** (**8**), que está conectado em ambas as extremidades à ulna e envolve a cabeça do rádio. Há com frequência tecido cartilaginoso na sua superfície interna, que atua como um contraforte para o rádio durante a pronação e a supinação (ver p. 122).

Devido à interação destas três articulações em qualquer posição flexionada ou estendida, é possível uma rotação simultânea do rádio ao redor da ulna.

Os seguintes movimentos são possíveis: flexão, extensão, supinação e **pronação** (ver p. 122).

3.1 Ossos, Ligamentos e Articulações **121**

B Corte através da articulação do cotovelo

A Vista anterior da articulação do cotovelo

D Linhas de fixação da cápsula

C Vista medial da articulação do cotovelo

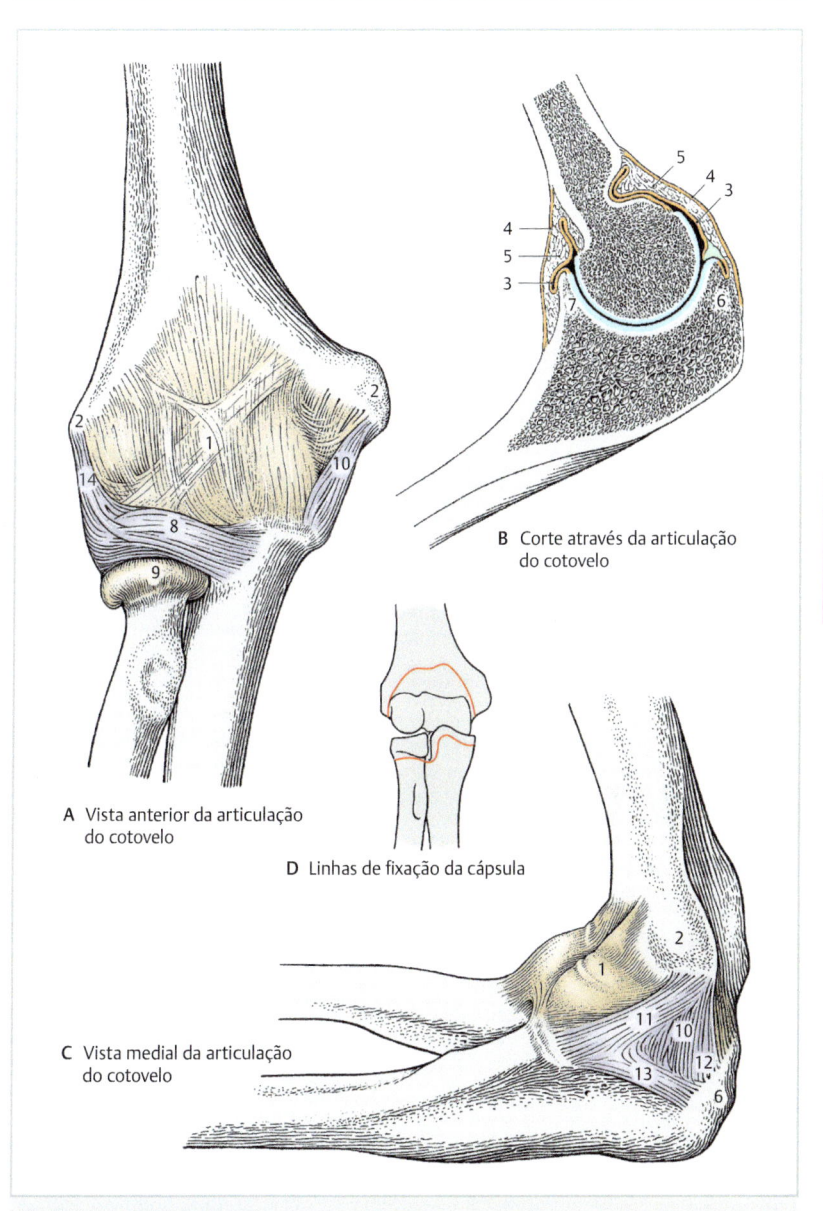

Fig. 3.6 Articulação do cotovelo.

Articulação do Cotovelo, cont. (A-C)

A **articulação umerorradial** (**1**) é formada pelo **capítulo do úmero** e a **faceta articular** na **cabeça do rádio**. Essa articulação corresponde na sua forma a uma articulação bola e soquete. A **articulação umeroulnar** (**2**), uma articulação em dobradiça, ocorre entre a **tróclea do úmero** e a **incisura troclear da ulna**. Na tróclea existe um *canal* (**3**) que acomoda a borda de destaque da incisura troclear. Os movimentos de flexão e extensão entre o braço e o antebraço ocorrem nas articulações umerorradial e umeroulnar. O eixo do movimento corresponde ao eixo da tróclea do úmero e sua extensão pelo capítulo do úmero. A **articulação radioulnar proximal** (**4**) é formada entre a **circunferência da cabeça radial** e a **incisura radial da ulna**, junto com o **ligamento anular** (**5**). Esta é uma articulação pivô que permite movimentos do rádio ao redor da ulna junto com a articulação radioulnar distal. A rotação do rádio ao redor da ulna é denominada de **pronação** (**B**; os ossos se cruzam) ou **supinação** (**C**; os ossos estão paralelos entre si). O eixo deste movimento corre a partir do centro da fóvea na cabeça radial para o processo estiloide da ulna.

O "**ângulo de excursão**," ou seja, o ângulo mensurado anteriormente entre o braço e o antebraço em extensão máxima, é ligeiramente maior nas mulheres (180°) que nos homens (175°). Hiperextensão é possível em crianças. Em flexão máxima, o braço e o antebraço formam um ângulo de aproximadamente 35° (contenção de tecidos moles). O "**ângulo de carga**," ou seja, o ângulo aberto para o lado lateral, entre o braço e o antebraço quando o membro está totalmente estendido (ângulo de abdução), varia entre 158° e 180°, com média de aproximadamente 168,5°.

Articulação Radioulnar Distal (D)

A **articulação radioulnar distal** (**6**) é uma estrutura pivô formada pela **cabeça da ulna** e a **incisura ulnar do rádio**. Entre o rádio e o processo estiloide da ulna está posicionado um *disco articular*, que separa a articulação radioulnar distal da articulação radiocarpal. A **cápsula** é frouxa e estende-se a partir do *recesso saciforme inferior* (**7**) até a haste da ulna. As **articulações radioulnares proximais** e **distais** são **articulações necessariamente combinadas** para permitir pronação e supinação.

Articulação Fibrosa Contínua entre o Rádio e a Ulna (D)

A **membrana interóssea do antebraço** (**8**) estende-se entre o rádio e a ulna. Suas fibras correm lateral e distal para o lado medial da ulna. Fibras do *cordão oblíquo* (**9**) correm na direção oposta daquelas da membrana interóssea. Esse processo fortalece a membrana interóssea em sentido proximal. O cordão começa aproximadamente na tuberosidade ulnar e estende-se para a borda interóssea do rádio distal para a tuberosidade radial.

> **Nota clínica:** A membrana interóssea não apenas impede o deslocamento paralelo do rádio e da ulna, mas também permite que tensões de tração e pressão sejam transmitidas de um osso para o outro. Essa membrana é tão forte que, durante o esforço excessivo do antebraço, os ossos tendem a fraturar antes de as fibras serem rompidas. A mais comum de todas as fraturas (descrita primeiramente por *Colles* em 1814) está em um **local clássico no rádio** e deve-se a uma queda sobre a palma da mão com o braço estendido. O peso do corpo é transmitido através do úmero e da ulna e em seguida passa através da membrana interóssea para o rádio. A extremidade distal do rádio resiste à contrapressão, causando o estresse máximo e levando à fratura da parte inferior do rádio. O fragmento distal é deslocado radial e posteriormente, considerando que as fibras da membrana interóssea fixam a haste do rádio à ulna (posição de baioneta).

3.1 Ossos, Ligamentos e Articulações

D Membrana interóssea

A Vista anterior da articulação do cotovelo com a cápsula removida

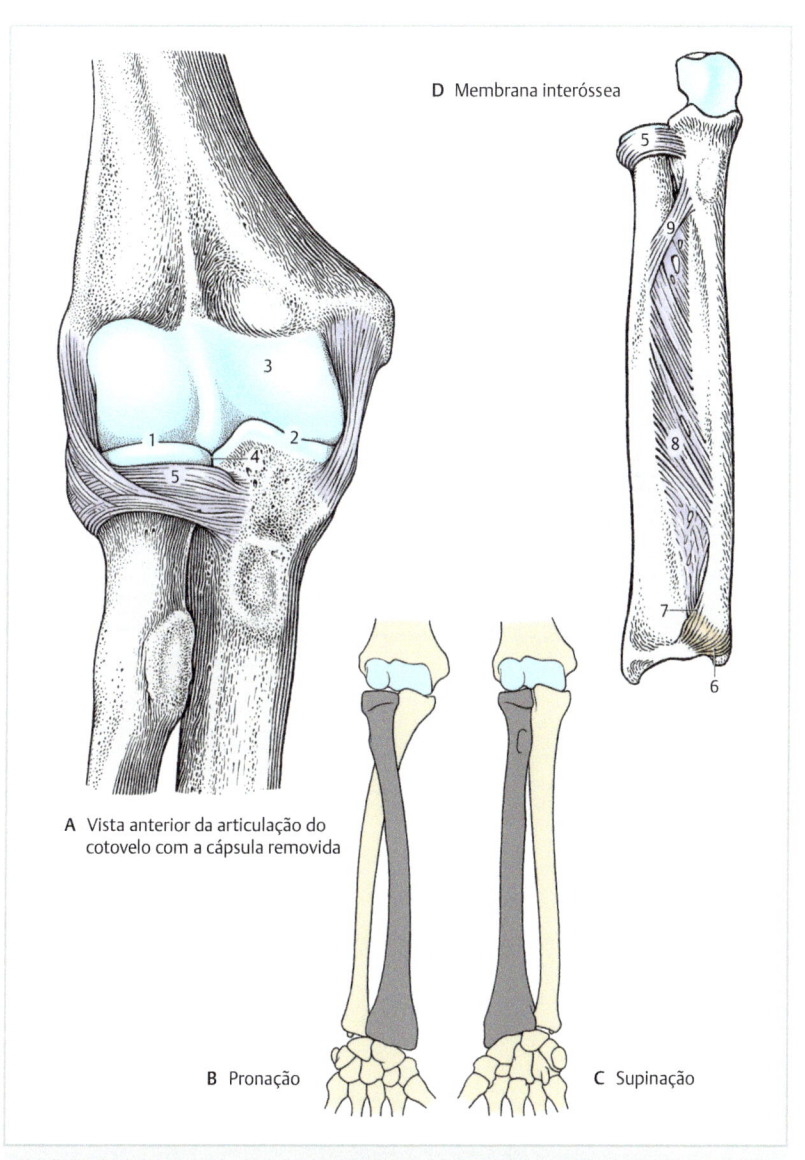

B Pronação

C Supinação

Fig. 3.7 Articulação do cotovelo e articulação fibrosa contínua entre o rádio e a ulna.

Carpo (A-C)

O **carpo** consiste em oito **ossos carpais** dispostos em duas fileiras de quatro.

Na *fileira proximal*, de lateral para medial estão:
- O **escafoide** (**1**)
- O **semilunar** (**2**)
- O **triquetral** (ou triangular) (**3**) e sobreposto a ele,
- O **pisiforme** (**4**)

Na *fileira distal*, de lateral para medial estão:
- O **trapézio** (**5**)
- O **trapezoide** (**6**)
- O **capitato** (**7**) e
- O **hamato** (**8**)

Cada osso do carpo apresenta diversas facetas para articulação com os ossos vizinhos. A discrepância numérica entre os oito ossos do carpo e os sete ossos tarsais resulta do fato de que o osso pisiforme na verdade não é um osso carpal verdadeiro, mas um sesamoide no tendão do flexor ulnar do carpo.

Ambas as fileiras de ossos juntos (ou seja, o carpo na totalidade) formam um arco convexo no lado proximal e côncavo no lado distal. A superfície palmar do carpo é também côncava e estende-se pelo *retináculo dos flexores*, que forma o **túnel do carpo** fibro-ósseo. O retináculo dos flexores estende-se a partir do escafoide e do trapézio para o hamato e triquetral (ou triangular). Projeções nestes ossos nomeados são palpáveis através da pele. Com a mão pendurada livremente, o pisiforme é facilmente movimentado e facilmente palpável, como é o tendão do flexor do carpo ulnar, que se insere no pisiforme. O escafoide e o trapézio formam o piso da incisura radial, erroneamente denominado de tabaqueira do anatomista (*anatomical snuffbox*) (ver p. 392).

> **Nota clínica:** O escafoide (**1**) tem interesse clínico especial, pois é o osso carpal fraturado com maior frequência. A abdução ulnar ver p. 132) traz divergência dos fragmentos, enquanto, na abdução radial (ver p. 132), os fragmentos são comprimidos. A flexão palmar e dorsal (ver p. 132) abre o espaço da fratura em direção ao aspecto dorsal ou palmar, respectivamente.

O tratamento inadequado de uma fratura do escafoide pode levar a uma pseudoartrose ou necrose de um fragmento. Setenta por cento de todas as fraturas escafoides ocorrem no terço médio. A **síndrome do túnel carpal** é descrita na página 388.

Variantes: Às vezes, pequenos ossos acessórios são encontrados entre os ossos carpais. Mais de 20 desses ossos acessórios têm sido descritos até o momento. Entretanto, além do **osso central** (**9**), somente o **estiloide** (**10**), o **trapezoide secundário** (**11**) e o **pisiforme secundário** (**12**) são considerados ossos acessórios comprovados.

> **Nota clínica:** A possível presença de ossos carpais acessórios sempre deve ser considerada quando examinarmos radiografias do pulso. O osso acessório mais comum é o osso central (**9**). Acredita-se que seus primórdios cartilaginosos estejam presentes de forma efetiva em humanos, mas quase sempre em sinostoses com o escafoide (**1**). A fusão de ossos carpais também já foi descrita; a mais frequente é entre o semilunar e o triquetral. Os ossos da fileira proximal, o escafoide, o triquetral e o pisiforme também podem ser divididos em dois, uma anomalia que pode ser confundida com fraturas destes ossos.

3.1 Ossos, Ligamentos e Articulações

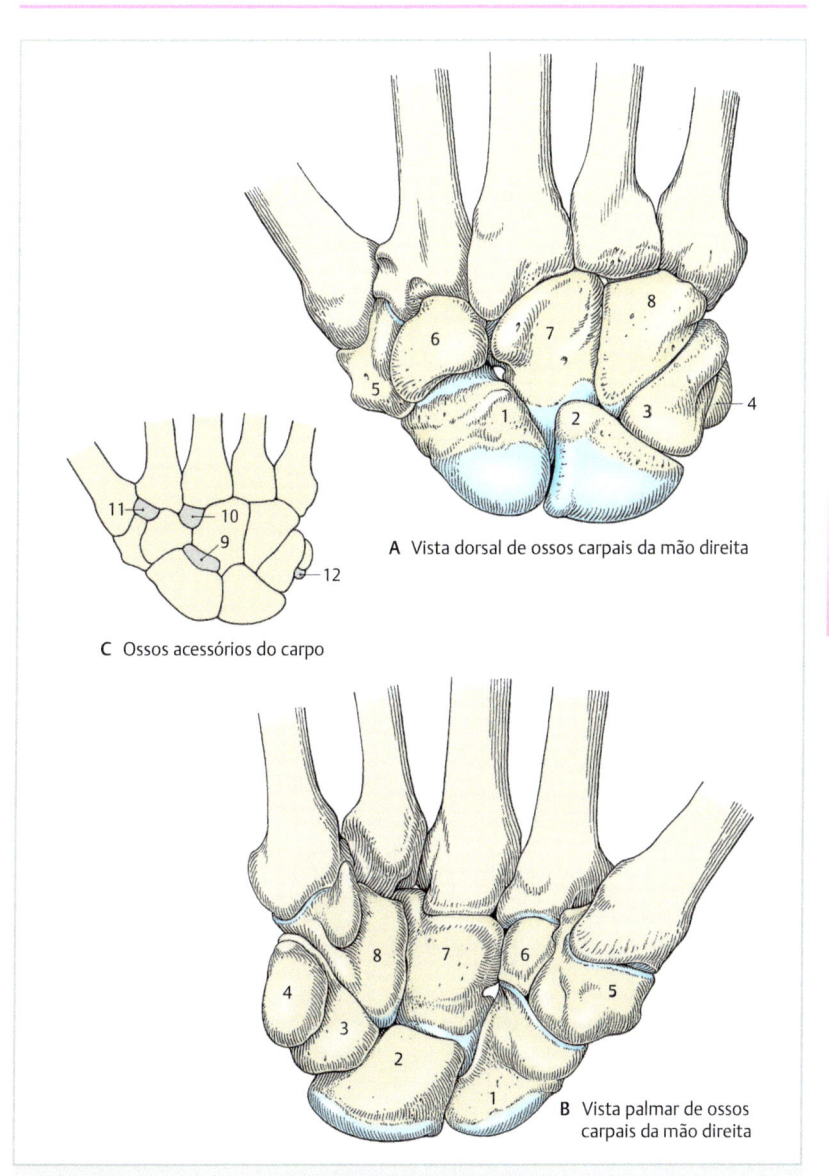

A Vista dorsal de ossos carpais da mão direita

C Ossos acessórios do carpo

B Vista palmar de ossos carpais da mão direita

Fig. 3.8 Carpo.

Ossos Individuais do Carpo (A, B)

Fileira Proximal

O **escafoide** (**1**) é o maior osso na fileira proximal. Em sua superfície palmar existe um *tubérculo* (**2**), facilmente palpável através da pele. O escafoide articula-se de forma proximal com o rádio, distal com o trapézio e o trapezoide, e medial com o semilunar e o capitato. Os vasos sanguíneos entram ao longo de toda a superfície rugosa do osso. Em um terço dos casos, os vasos sanguíneos alcançam o osso escafoide apenas na sua face distal; neste caso, uma fratura do osso escafoide (ver p. 124) pode ser seguida por necrose do fragmento proximal.

O **semilunar** em formato crescente articula-se de forma proximal com o rádio e o disco articular, medial com o triquetral, lateral com o escafoide, distal com o capitato e, algumas vezes, também com o hamato.

O **triquetral** (**4**) é quase piramidal na forma, com seu ápice apontando em sentido medial. A base está posicionada na face lateral e articula-se com o semilunar. O **triquetral** articula-se de forma proximal com o disco articular, e distal com o hamato. A superfície palmar apresenta uma pequena faceta articular (**5**) para o pisiforme.

O **pisiforme** (**6**), o menor osso do carpo, é redondo e possui, em sua superfície dorsal, uma superfície articular para o triquetral. É facilmente palpável e está inserido como um osso sesamoide no tendão do flexor ulnar do carpo.

Fileira Distal

O **trapézio** (**7**) possui um *tubérculo* (**8**) que é palpável em dorsiflexão na mão, e, medial a ele, há um sulco (**9**) para o tendão do flexor radial do carpo.

Em sentido distal, o trapézio apresenta uma faceta articular em formato de sela (**10**) para o primeiro osso do metacarpo. A faceta para articulação com o trapezoide posiciona-se medialmente, e, entre as facetas articulares distal e medial, há mais uma pequena faceta para a articulação com o segundo osso metacarpal. Em sentido proximal, o trapézio articula-se com o escafoide.

O **trapezoide** (**11**) é mais amplo em sentido dorsal que sua superfície palmar. Ele se articula de forma proximal com o escafoide, distal com o segundo metacarpo, lateral com o trapézio e medial com o capitato.

O **capitato** (**12**) é o maior osso do carpo. Ele apresenta facetas de forma proximal para a articulação com o escafoide e o semilunar, lateralmente para o trapezoide, medial para o hamato e distal principalmente para o terceiro osso do metacarpo, bem como parcialmente para o segundo e quarto ossos do metacarpo.

O **hamato** (**13**) é facilmente palpável. Em seu aspecto palmar está o *hâmulo* (**14**), que é curvo lateralmente. Este último está relacionado com o flexor curto do dedo mínimo e o ligamento **piso-hamato**. Ele se articula de forma distal com o quarto e quinto ossos do metacarpo, lateralmente com o capitato, proximal e medial com o triquetral e proximal e lateralmente com o semilunar.

Ossificação: Os centros de ossificação surgem de forma endocondral e aparecem apenas após o nascimento. No primeiro ano (geralmente no terceiro mês), eles se desenvolvem no capitato e hamato, no segundo ao terceiro ano, no triquetral. Nas meninas, o centro ósseo aparece no triquetral no início do segundo ano, enquanto, nos meninos, a primeira aparição é observada somente após 2½ anos de idade. O centro de ossificação para o semilunar se desenvolve entre os 3 e 6 anos, para o escafoide ocorre entre os 4 e 6 anos e para o trapézio e trapezoide entre os 3 e 6 anos. O pisiforme surge entre os 8 e 12 anos.

3.1 Ossos, Ligamentos e Articulações 127

A Ossos carpais da mão direita, vista anterior (palmar)

B Desenvolvimento de ossos carpais

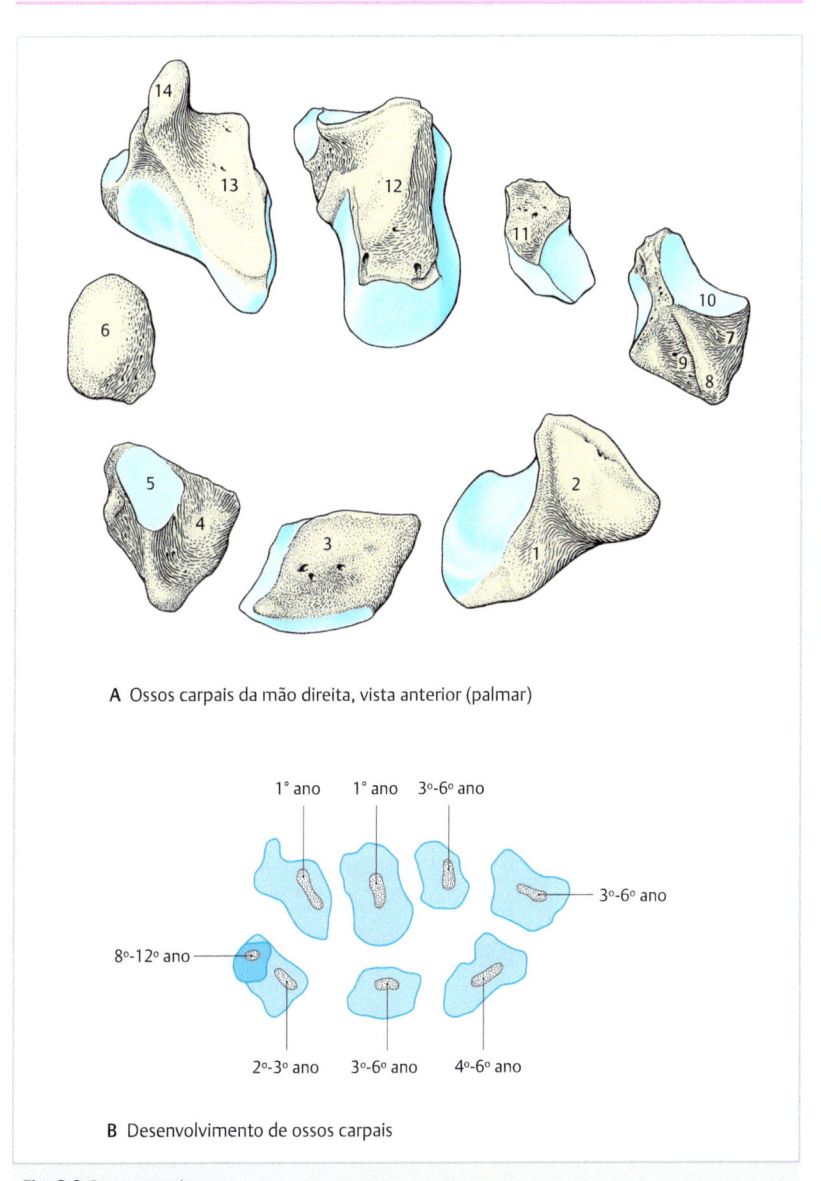

Fig. 3.9 Ossos carpais.

Ossos do Metacarpo e dos Dedos (A-C)

No que se refere aos cinco **metacarpos** da mão, cada um apresenta uma *cabeça* (**1**), uma *haste* (**2**) e uma *base* (**3**). Em todos eles existem facetas articulares em uma extremidade (base) para articulação com os carpais e, em outra extremidade (cabeça), para as falanges. A superfície palmar é ligeiramente côncava e a superfície dorsal ligeiramente convexa. A superfície dorsal exibe uma configuração triangular característica em direção à cabeça. A faceta articular proximal do **primeiro metacarpo** tem formato de sela; o **segundo metacarpo** apresenta base entalhada na face proximal para articulação com o carpo, e, no lado medial, para articulação com o terceiro metacarpo. No lado dorsorradial da base do **terceiro metacarpo** está um *processo estiloide* (**4**) e, em sentido radial, uma faceta articular para o segundo metacarpo. Em sentido à junção com o carpo há uma faceta articular e, no lado ulnar, existem duas facetas articulares para a articulação com o **quarto metacarpo**. O quarto metacarpo apresenta duas facetas articulares radiais, mas apenas uma no lado radial para a articulação com o **quinto metacarpo**.

Os **ossos dos dedos:** Cada dedo (ou seja, indicador, médio, anelar e dedo mínimo) consiste em mais do que um osso, denominados como **falange proximal** (**5**), **média** (**6**) e **distal** (**7**). A única exceção é o polegar, que possui apenas duas falanges.

Cada **falange proximal** apresenta uma superfície palmar aplainada. Nas faces dorsal e transversal, a falange é convexa e apresenta bordas aguçadas e ásperas para a fixação das bainhas dos tendões fibrosos dos músculos flexores. A falange apresenta uma *haste* (**8**), uma *cabeça falangeana* distal (denominada também de "tróclea") (**9**), e uma *base* proximal (**10**). A base possui um soquete oval transverso, uma faceta articular para os metacarpos.

A base da **falange média** apresenta duas facetas convexas separadas por uma crista suave para se adequar à forma da cabeça da falange proximal.

A base da **falange distal** também sustenta uma crista. Na extremidade distal há uma superfície palmar rugosa para a inserção do tendão do flexor profundo dos dedos, bem como uma placa em forma de pá, rugosa, voltada para cima (**11**) na sua parte terminal, *a tuberosidade da falange distal*.

Ossos sesamoides são encontrados com frequência nas articulações entre os metacarpos e a falange proximal do polegar, um colocado de forma medial e o outro, lateralmente. Os ossos sesamoides são encontrados em números variáveis nos outros dedos.

Ossificação: Em ambos os metacarpos e as falanges há apenas um centro de ossificação epifisária além da diáfise pericondral (terceiro mês intrauterino). Nos metacarpos, os centros epifisários distais desenvolvem-se no segundo ano, exceto para o primeiro metacarpo, em cuja extremidade proximal o centro aparece do segundo ao terceiro ano. Nas falanges, os centros de ossificação epifisária ocorrem somente de forma proximal.

> **Nota clínica: Pseudoepífises** podem-se desenvolver nos ossos metacarpais. Nas radiografias, eles podem ser distinguidos das epífises verdadeiras, pois são fixados à diáfise por uma peça de osso. O primeiro osso metacarpal pode ter uma pseudoepífise na sua extremidade distal, mas todos os outros metacarpos podem apresentar essa condição na extremidade proximal: esse processo deve ser distinguido das fraturas. As pseudoepífises são encontradas mais frequentemente em certas doenças.

3.1 Ossos, Ligamentos e Articulações

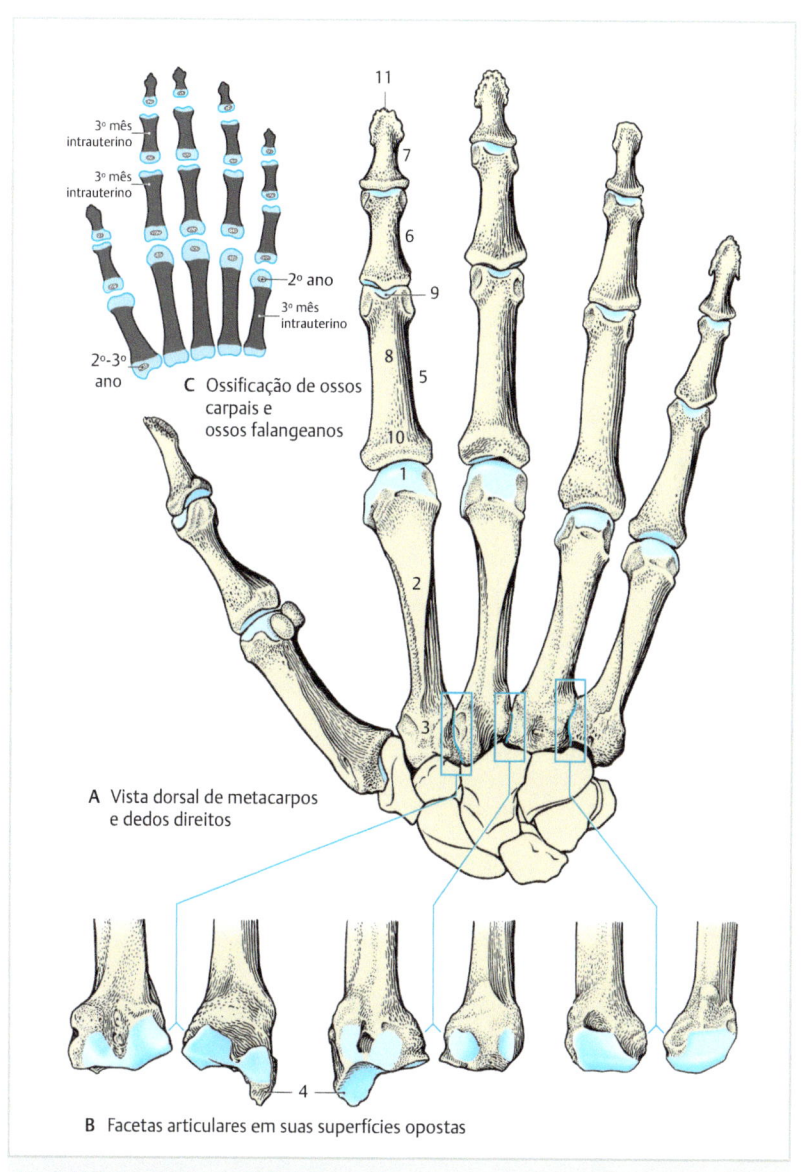

A Vista dorsal de metacarpos e dedos direitos

C Ossificação de ossos carpais e ossos falangeanos

3° mês intrauterino
3° mês intrauterino
2° ano
3° mês intrauterino
2°-3° ano

B Facetas articulares em suas superfícies opostas

Fig. 3.10 Ossos metacarpais e falangeanos.

Articulações Radiocarpais e Mediocarpais (A-E)

A articulação **radiocarpal** ou do **pulso** é uma articulação elipsoide formada de um lado pelo **rádio (1)** e pelo **disco articular (2)** e do outro lado pela **fileira proximal de ossos carpais**. Nem todos os ossos carpais da fileira proximal estão em contato contínuo com a faceta articular em formato de soquete do rádio e do disco. O *triquetral* **(3)** faz estreito contato com o disco durante a abdução ulnar e perde contato na abdução radial.

A **cápsula** da articulação do pulso é frouxa, relativamente fina na parte dorsal e reforçada por inúmeros ligamentos. O espaço articular não é ramificado e, algumas vezes, contém *dobras sinoviais*. Muitas vezes, a articulação do pulso está em continuidade com a articulação mediocarpal.

A **articulação mediocarpal** é formada pelas **fileiras distais** e **proximais de ossos carpais** e possui um espaço articular em formato de S. Cada fileira de ossos carpais pode ser considerada como um corpo articular único, e eles se interligam entre si. Embora exista um certo grau limitado de mobilidade entre membros da fileira proximal de ossos carpais, isto não é verdade para a fileira distal, considerando que eles estão unidos entre si **(4)** bem como para os ossos do metacarpo por ligamentos fortes. Desse modo a fileira distal dos ossos carpais e dos metacarpais formam uma unidade funcional.

A **cápsula articular** é enrijecida na superfície palmar e frouxa na dorsal. O espaço articular é ramificado e apresenta conexões com a articulação radiocarpal, e, ao redor do *trapézio* **(5)** e do *trapezoide* **(6)**, há também conexões com as articulações carpometacarpais adjacentes.

Algumas vezes, o espaço articular contém inúmeras *dobras sinoviais* **(7)**. O espaço entre os semilunar e o triquetral e o capitato e o hamato é acolchoado pelas dobras sinoviais que podem ser visíveis nas radiografias.

Ligamentos sobre o Pulso (A-E)

Quatro grupos de ligamentos podem ser distinguidos:

Ligamentos que unem os ossos do antebraço aos ossos carpais (violeta). Estes incluem o *ligamento colateral ulnar* **(8)**, o *ligamento colateral radial* **(9)**, o *ligamento radiocarpal palmar* **(10)**, o *ligamento radiocarpal dorsal* **(11)** e o *ligamento ulnocarpal palmar* **(12)**.

Ligamentos que unem os ossos carpais com outros ou **ligamentos intercarpais** (vermelho). Estes incluem o *ligamento carpal radiado* **(13)**, o *ligamento piso-hamato* **(14)** e o *intercarpal palmar* **(15)**, *intercarpal dorsal* **(16)** e ligamentos intercarpais **(4)** *interósseos*.

Ligamentos entre os ossos carpais e metacarpais ou **ligamentos carpometacarpais** (azul). Este grupo contém o *ligamento pisometacarpal* **(17)**, os *ligamentos carpometacarpais palmares* **(18)** e os *ligamentos carpometacarpais dorsais* **(19)**.

Ligamentos entre os ossos metacarpais ou **ligamentos metacarpais** (amarelo). Estes são organizados dentro dos *ligamentos dorsal* **(20)**, *interósseo* **(21)** e *metacarpal palmar* **(22)**.

Quase todos estes ligamentos fortalecem as cápsulas articulares e orientam parcialmente os movimentos das articulações da mão.

As articulações entre os ossos carpais de uma fileira são conhecidas como **articulações intercarpais**. Somente a articulação entre o triquetral e o *pisiforme,* a **articulação pisiforme,** merece especial atenção.

> **Nota clínica:** Vários outros ligamentos são descritos na cirurgia da mão. Eles são importantes nos casos de intervenção cirúrgica.

3.1 Ossos, Ligamentos e Articulações

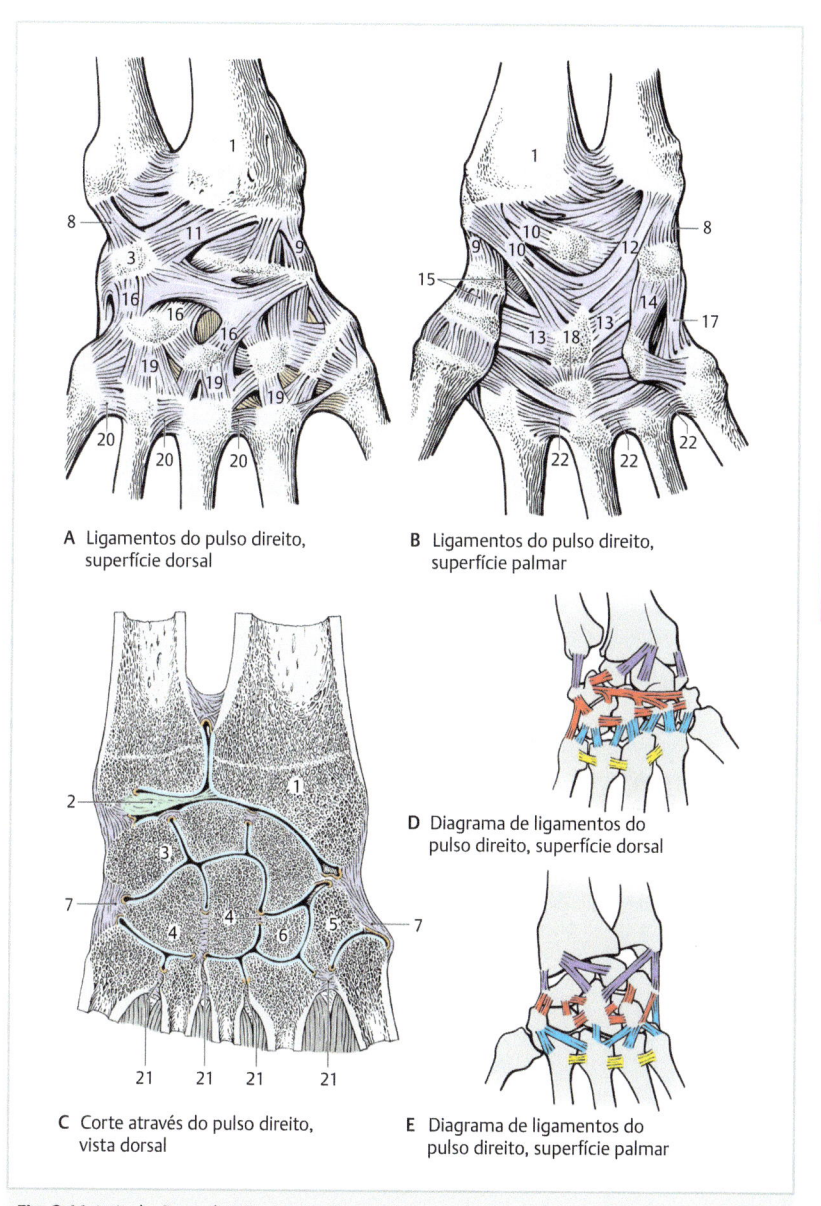

A Ligamentos do pulso direito, superfície dorsal

B Ligamentos do pulso direito, superfície palmar

C Corte através do pulso direito, vista dorsal

D Diagrama de ligamentos do pulso direito, superfície dorsal

E Diagrama de ligamentos do pulso direito, superfície palmar

Fig. 3.11 Articulações radiocarpais e mediocarpais.

Movimentos nas Articulações Radiocarpais e Mediocarpais (A-C)

Iniciando a partir da posição média (**A**), distinguimos:

- Movimentos marginais de **abdução radial** (**B**) e **adução ulnar** (**C**) a partir de
- Movimentos no plano da mão, ou seja, **flexão** (**flexão palmar**) e **extensão** (**dorsiflexão**) bem como
- Movimentos intermediários ou combinados

Movimentos Marginais

Abdução radial pura: A abdução radial é realizada pela cooperação sinérgica dos seguintes músculos: extensor radial longo do carpo, abdutor longo do polegar, extensor longo do polegar, flexor radial do carpo e flexor longo do polegar. O *escafoide* (vermelho) *é inclinado em direção à superfície palmar*, onde se torna palpável através da pele. A inclinação deste osso permite ao *trapézio* (azul) e ao *trapezoide* (verde) abordarem o rádio. Considerando que o *trapezoide* e o segundo *osso metacarpo* estão rigidamente unidos e o flexor radial do carpo e o extensor radial longo do carpo estão inseridos no segundo osso metacarpo, a abdução radial representa uma ação de impulso nesta unidade funcional. O trapezoide desliza ao longo do escafoide e, como o último osso não é fixo, ele pode ser movido e, desde que ele não pode livrar-se de suas outras articulações, ele é forçado a se inclinar.

Este movimento de inclinação ocorre ao longo de um eixo transverso radioulnar. Além da inclinação do escafoide, há o deslocamento palmar dos outros ossos carpais proximais. A **abdução radial ocorre ao redor de um eixo dorsopalmar**, que corre através da *cabeça do capitato* (violeta). Neste movimento, o *pisiforme* (linha pontilhada) atravessa a maior via, como pode ser observado em radiografias.

Abdução ulnar pura: *A abdução ulnar envolve uma inclinação ou deslocamento dorsal da fileira proximal de ossos carpais.* Os músculos que colaboram nesta ação são especificamente o extensor ulnar do carpo e o flexor ulnar do carpo, além do extensor dos dedos e o extensor do dedo mínimo. O **movimento em direção ao lado ulnar é realizado ao redor de um eixo dorsopalmar** através da cabeça do capitato, *o movimento de inclinação ao redor de um eixo radioulnar.*

Magnitude de Movimentos de Abdução

Os movimentos de abdução são igualmente possíveis em ambos os lados da posição **intermediária**. A posição intermediária ou posição neutra corresponde a uma abdução ulnar de 12° e não deve ser confundida com a posição reta da mão.

A **posição reta** é aquela na qual o eixo longo do terceiro dedo corre sobre o osso capitato e está em linha reta com o eixo longo do antebraço. Partindo da posição reta, a abdução radial é mais reduzida, ou seja 15°, enquanto a abdução ulnar é de aproximadamente 40°. Estes valores são verdadeiros somente quando o braço está em rigorosa supinação; em estrita pronação esses valores são ligeiramente maiores. O ângulo é muito maior se o antebraço estiver pronado e o úmero rotacionado ao redor da articulação do cotovelo. Possivelmente os vários músculos são capazes de funcionar com maior efetividade na última posição.

As radiografias a partir das quais as Figuras **A-C** foram desenhadas realizaram-se com o braço em pronação.

Hamato   Laranja
Semilunar   Preto
Triquetral   Amarelo

3.1 Ossos, Ligamentos e Articulações

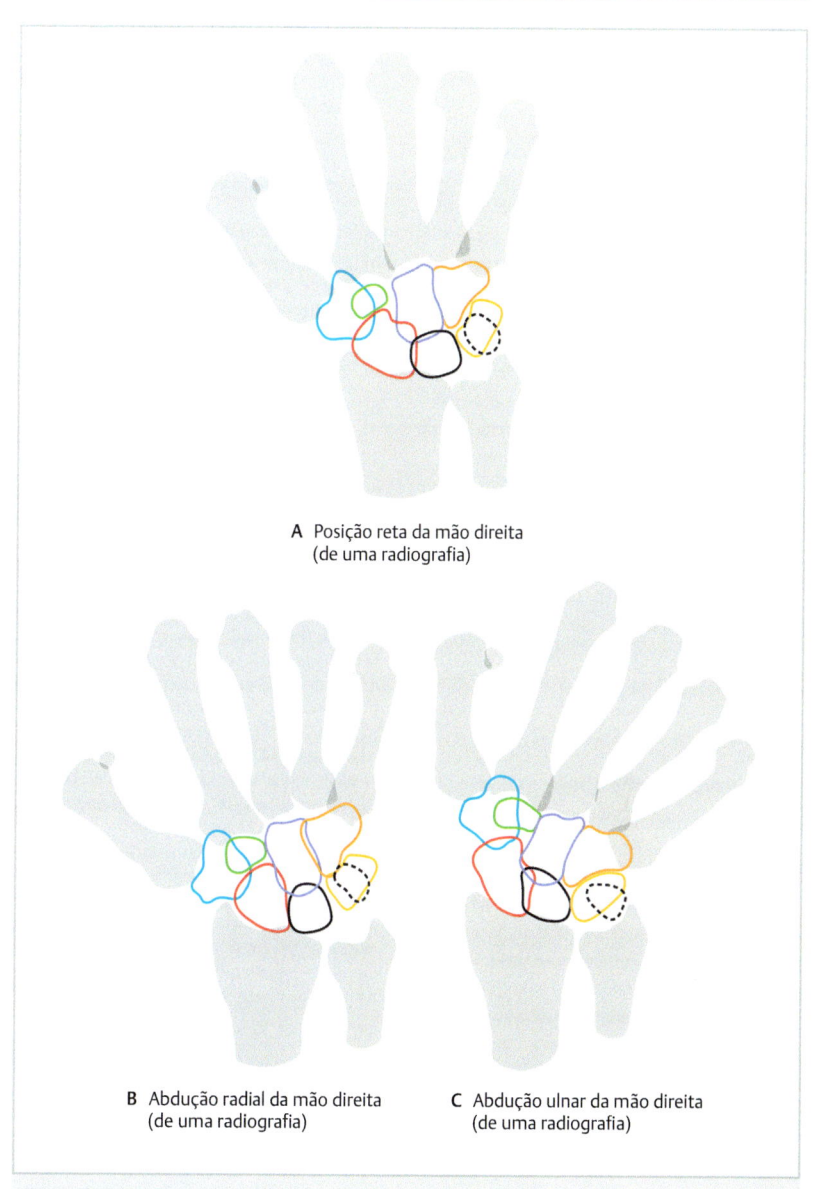

A Posição reta da mão direita (de uma radiografia)

B Abdução radial da mão direita (de uma radiografia)

C Abdução ulnar da mão direita (de uma radiografia)

Fig. 3.12 Movimentos nas articulações radiocarpais e mediocarpais.

Movimentos nas Articulações Radiocarpais e Mediocarpais, cont. (A-C)

Movimentos no Plano da Mão

Flexão palmar e dorsiflexão: *Os ossos carpais proximais são deslocados em direção ao lado palmar durante a dorsiflexão, e em direção ao lado dorsal durante a flexão palmar.* Este processo torna-se particularmente evidenciado no escafoide (vermelho), que sobressai em direção ao lado palmar durante a dorsiflexão e é palpável através da pele. *Os eixos de movimentos correm transversais pelo semilunar* (preto) *para a fileira proximal e pelo capitato* (violeta) *para a fileira distal.* **Flexão e extensão consistem em movimentos que se realizam em torno destes dois eixos.** A magnitude do ângulo entre a dorsiflexão máxima e a flexão palmar é de aproximadamente 170°. A **flexão palmar** *ocorre principalmente na articulação radiocarpal* (pulso), a **dorsiflexão** *predominantemente na articulação mediocarpal.* A flexão palmar é realizada pela ação dos flexores longos dos dedos, bem como pelos flexores do pulso e o abdutor longo do polegar. A dorsiflexão é realizada pelos extensores radiais do pulso e pelos extensores dos dedos (ver p. 172).

Movimentos Intermediários ou Combinados

Estes movimentos resultam das direções em que os músculos envolvidos trabalham e, através deles e dos movimentos das diversas articulações, incluindo o cotovelo e o ombro, é possível produzir movimentos que se aproximam daqueles de uma articulação como bola e soquete. Um foco de todos os eixos articulares e de movimento corre através do capitato. A estrutura do pulso necessita de certas restrições de mobilidade; por exemplo, o pulso não pode ser abduzido durante a flexão palmar máxima, considerando que, na última posição, a fileira proximal dos ossos carpais não pode ser deslocada ou inclinada.

Articulações Carpometacarpais e Intermetacarpais

Articulação Carpometacarpal do Polegar

Esta estrutura é uma **articulação em sela**, que permite *abdução e adução* do polegar, bem como *oposição, reposição e circundução*.

Articulações Carpometacarpais

Todas as outras articulações entre os ossos carpais e metacarpais são **anfiartroses**. Elas são mantidas no local por ligamentos retesados, os ligamentos carpometacarpais palmares e dorsais.

Articulações Intermetacarpais

Estas também são **articulações rígidas** e estabilizadas pelos ligamentos dorsais, palmares e interósseos.

Articulações Metacarpofalangeanas e Digitais (D, E)

As **articulações metacarpofalangeanas** são **articulações em bola e soquete** com *cápsulas frouxas*. *O lado palmar da cápsula é fortalecido pelos ligamentos palmares e fibrocartilagem.* A articulação está entre a cabeça do metacarpo (**1**) e a base da falange proximal (**2**). Os movimentos são restringidos pelos *ligamentos colaterais* (**3**), cuja origem (**4**) é dorsal ao eixo de movimento da articulação das cabeças dos metacarpos. Quanto maior o movimento, mais apertados os ligamentos se tornam. Na flexão, os movimentos de abdução são quase impossíveis. As articulações podem ser rotacionadas passivamente até 50°. As articulações entre os ossos dos dedos, as **articulações interfalangeanas da mão**, são **articulações em dobradiça** que podem ser flexionadas e estendidas. Elas também possuem ligamentos colaterais (**5**) e palmares.

Trapezoide	Verde
Triquetral	Amarelo
Trapézio	Azul-escuro
Hamato	Laranja
Pisiforme	Linha pontilhada em preto

3.1 Ossos, Ligamentos e Articulações   **135**

B Flexão palmar da mão direita (de uma radiografia)

A Posição média da mão direita vista de lado (de uma radiografia)

C Dorsiflexão da mão direita (de uma radiografia)

D Vista lateral das articulações digitais

E Vista palmar de articulações metacarpofalangeanas e digitais com cápsulas removidas

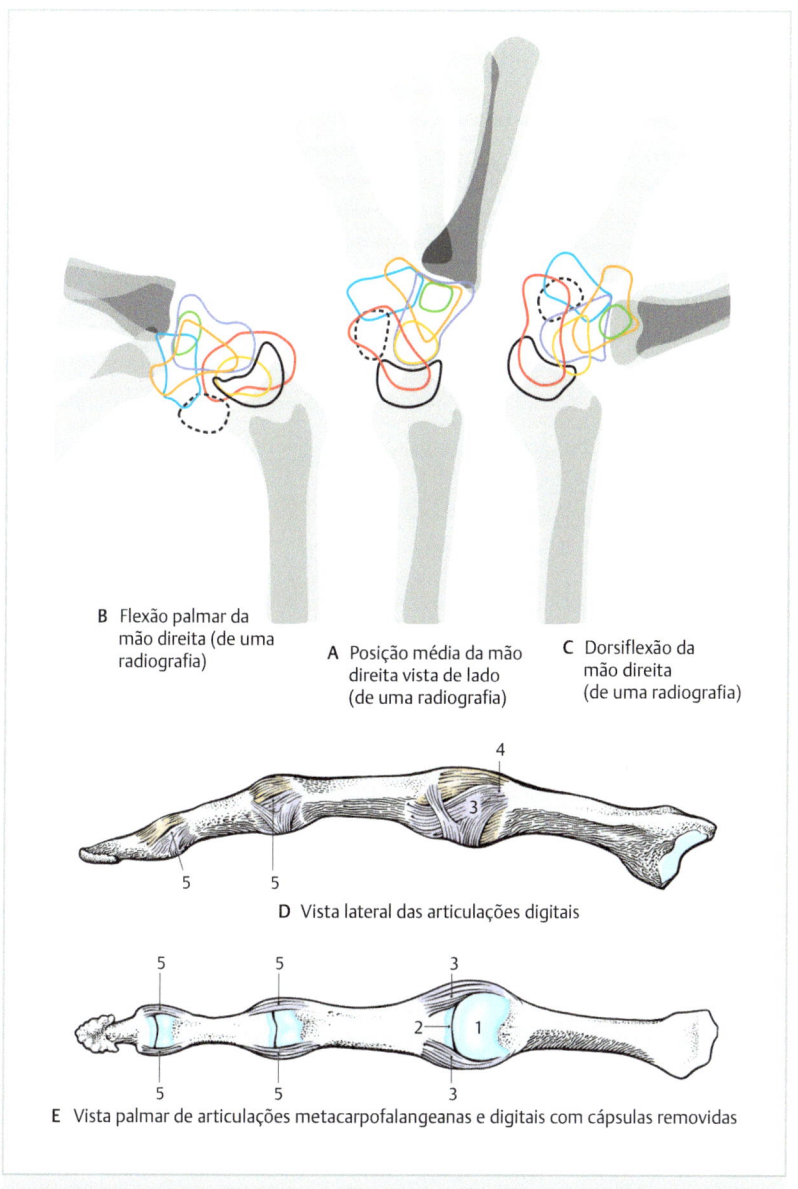

Fig. 3.13 Movimentos nas articulações radiocarpais e mediocarpais, metacarpofalangeanas e digitais.

3.2 Músculos, Fáscias e Características Especiais

Músculos da Cintura Escapular e Braço

Classificação dos Músculos (A-C)

Em termos ontogenéticos, os músculos surgem da musculatura da parede corporal ventral. Sua divisão dentro dos grupos de músculos ventrais (anteriores) e dorsais (posteriores) resulta da consideração de sua inervação e topografia. Os nervos originam-se a partir das partes ventral ou dorsal do plexo (Vol. 3). A migração para a região da cintura escapular de vários músculos que derivam, na ortogenia, de outras regiões, por exemplo, da musculatura branquial, obscureceu o princípio simples subjacente a essa classificação. Mais informações devem ser obtidas em manuais didáticos de embriologia. Em qualquer descrição da musculatura, é importante manter o princípio genético na medida do possível, e, com isso, provar a relação dos músculos individuais.

Outro método de classificação é aquele da relação funcional. Nesse ponto, os músculos são agrupados de acordo com suas ações em articulações individuais.

Músculos da Cintura Escapular

Os músculos da cintura escapular podem ser agrupados conforme a ortogenia naqueles que migraram do tronco para o membro superior, aqueles que se estendem secundariamente do braço ao tronco e aqueles que migraram como músculos craniotorácicos da cabeça para a cintura escapular.

Músculos da Cintura Escapular com Inserções no Úmero

Grupo de Músculos Posteriores (ver p. 138)

- Supraespinhal **(1)**
- Infraespinhal **(2)**
- Redondo menor **(3)**
- Deltoide **(4)**
- Subescapular **(5)**
- Redondo maior **(6)**
- Latíssimo do dorso **(7)**

Grupo de Músculos Anteriores (ver p. 142)

- Coracobraquial **(8)**
- Peitoral menor (exceção: inserção na escápula)
- Peitoral maior **(9)**

Músculos do Tronco que Se Inserem na Cintura Escapular

Grupo de Músculos Posteriores (ver p. 144)

- Romboide maior
- Romboide menor
- Levantador da escápula
- Serrátil anterior

Grupo de Músculos Anteriores (ver p. 146)

- Subclávio
- Omo-hióideo

Músculos Cranianos que Se Inserem na Cintura Escapular

(ver p. 146)

- Trapézio
- Esternocleidomastóideo

Músculos do Braço

Os músculos do braço são separados de acordo com suas posições no braço e antebraço (ver p. 158). Os músculos do braço são divididos nos grupos anterior e posterior, que são separados pelos septos intermusculares.

Grupo de Músculos Anteriores

Ver Músculos do Braço (ver p. 154)

Grupo de Músculos Posteriores

Ver Músculos do Braço, Grupo de Músculos Posteriores (ver p. 156)

- Tríceps braquial com suas cabeças longa **(14)**, medial **(15)** e lateral **(16)**
- Ancôneo

17 Artéria e veia axilares
18 Artéria braquial
19 Veias braquiais
20 Veia basílica
21 Veia cefálica
22 Nervo radial
23 Nervo mediano
24 Nervo ulnar
25 Nervo cutâneo antebraquial medial
26 Nervo musculocutâneo
27 Nervo axilar ou circunflexo

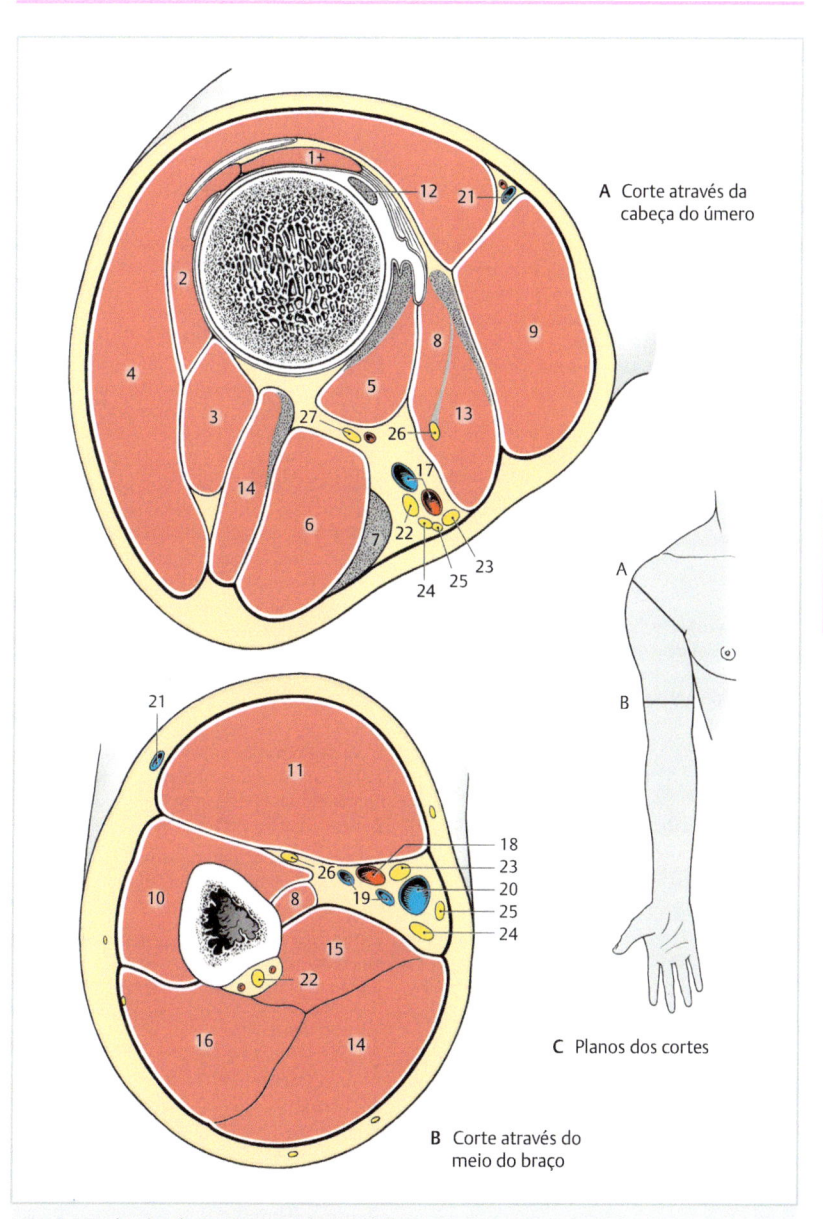

3.2 Músculos, Fáscias e Características Especiais

A Corte através da cabeça do úmero

B Corte através do meio do braço

C Planos dos cortes

Fig. 3.14 Músculos da cintura escapular e do braço.

Músculos do Ombro Inseridos no Úmero

Grupo de Músculos Posteriores (A-C)

Inseridos no tubérculo maior do úmero e na crista do tubérculo maior e sua continuação (supraespinhal, infraespinhal, redondo menor e deltoide).

O **supraespinhal** (**1**) *origina-se da fáscia supraespinhal e da fossa supraespinhal* (**2**). Esse músculo passa sobre a cápsula articular, com a qual é incorporado, para alcançar a *faceta superior do tubérculo maior* (**3**). Ele mantém o úmero no seu soquete, distende a cápsula e abduz o braço. Às vezes, há uma bursa sinovial próxima à cavidade glenoide. Inervação: nervo supraescapular (C4-C6).

> **Nota clínica:** O quadro de tendinopatia do supraespinhal causada por excesso de tensão ou trauma é comum. Esse processo inflamatório está associado à calcificação no tendão próximo ao tubérculo maior e causa dor intensa na abdução. As rupturas do tendão também ocorrem e são mais comuns após os 40 anos de idade.

O **infraespinhal** (**4**) *surge da fossa infraespinhosa* (**5**), *da espinha da escápula* (**6**) *e da fáscia infraespinhosa, e corre para o tubérculo maior* (**7**, faceta média). O infraespinhal reforça a cápsula da articulação do ombro. Sua função principal é a rotação externa do braço. Próximo ao soquete da articulação existe, com frequência, a bursa semitendinosa do músculo infraespinhal.

Inervação: nervo supraescapular (C4-C6).

Variante: Esse nervo se apresenta frequentemente unido ao redondo menor.

O **redondo menor** (**8**) *surge da borda lateral da escápula* (**9**) superior à origem do redondo maior, e está *inserido na faceta inferior do tubérculo maior* (**10**). Esse músculo atua como um rotador externo fraco do braço.

Inervação: Nervo axilar (circunflexo) (C5-C6).

Variante: Pode estar fundido ao infraespinhal.

O **deltoide** (**11**) está dividido em três partes: **clavicular** (**12**), **acromial** (**13**) e **espinal** (**14**). A **parte clavicular** surge do terço lateral da clavícula (**15**), a **parte acromial** a partir do acrômio (**16**) e a **parte espinhal** a partir da borda inferior da espinha escapular (**17**). Todas as três partes estão inseridas na tuberosidade deltoide (**18**). Na região do tubérculo maior do úmero existe uma bursa subdeltoide.

Os três componentes do músculo deltoide funcionam parcialmente como agentes sinérgicos e parcialmente como antagonistas. O deltoide é o principal **abdutor** da articulação do ombro. A abdução de aproximadamente 90° é realizada principalmente pelo deltoide, em primeiro lugar somente pelas fibras acromiais. Só após os primeiros dois terços do movimento de abdução serem completados, as fibras claviculares e espinhais tornam-se responsáveis pelo movimento. As fibras claviculares e espinhais são capazes de **aduzir** o braço após o membro ter sido abaixado para um terço da sua amplitude de movimento. As fibras claviculares, auxiliadas por algumas fibras acromiais, podem produzir **anteversão**, e as fibras espinhais, auxiliadas por outras fibras acromiais, podem produzir **retroversão**. Estes movimentos são sobrepostos na estrutura de movimentos básicos do braço (balanço do braço ao caminhar). As porções clavicular e espinhal do deltoide exercem uma ação rotatória nesses movimentos. As fibras claviculares podem produzir **rotação interna** de um braço que é aduzido e externamente rotacionado, enquanto as fibras espinhais podem produzir **rotação externa** de um braço que é rotacionado internamente.

Inervação: nervo axilar (circunflexo) (C4-C6); fibras claviculares também pelos ramos peitorais (C4-C5).

Variantes: Fusão com os músculos vizinhos; ausência das fibras acromiais; presença de grupos supranumerários de fibras musculares.

19 Redondo maior
20 Cabeça longa do tríceps
21 Cabeça lateral do tríceps
22 Trapézio
23 Levantador da escápula

3.2 Músculos, Fáscias e Características Especiais

A Músculos posteriores do ombro inseridos no tubérculo maior e sua crista, vista de trás

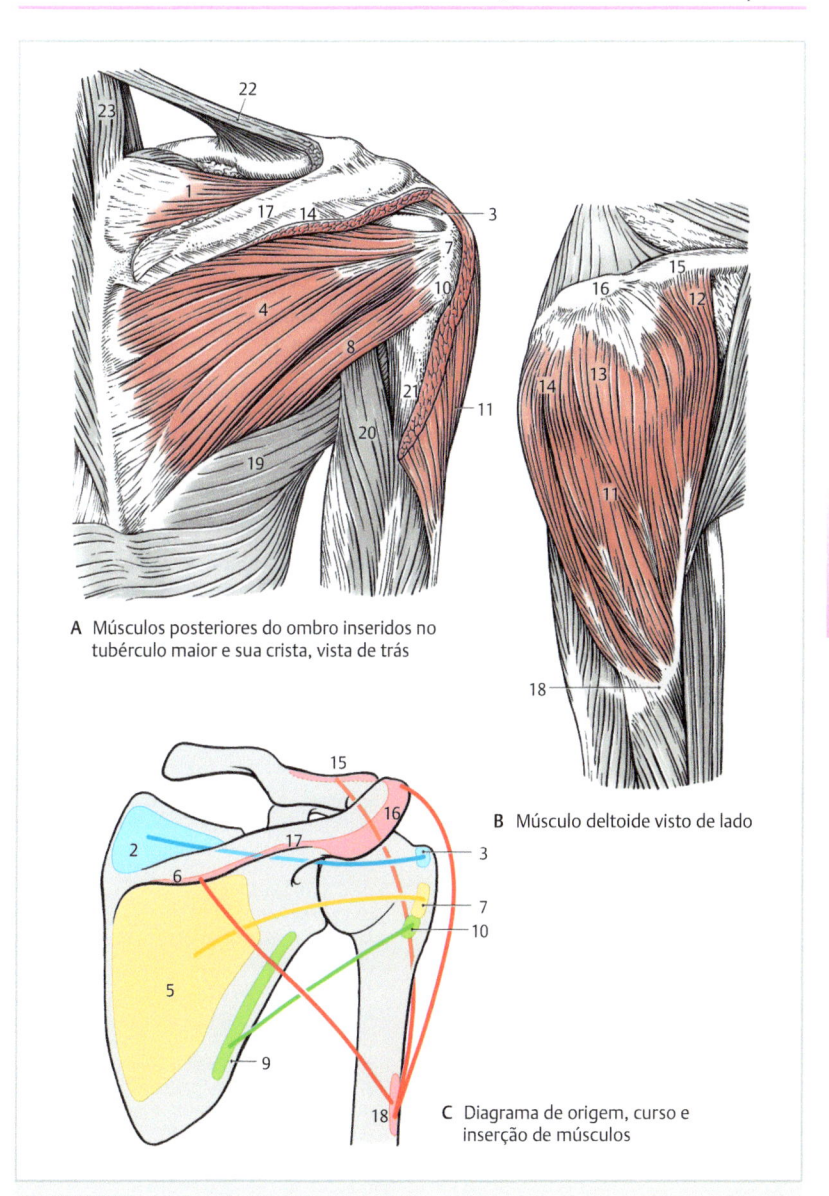

B Músculo deltoide visto de lado

C Diagrama de origem, curso e inserção de músculos

Fig. 3.15 Músculos do ombro inseridos no úmero.

Músculos do Ombro Inseridos no Úmero, cont.

Grupo de Músculos Posteriores, cont. (A-D)

Inserção no tubérculo menor e sua crista (subescapular, redondo maior e latíssimo do dorso).

O **subescapular** (**1**) *origina-se na fossa subescapular* (**2**) *e insere-se no tubérculo menor* (**3**) *e na parte proximal de sua crista*. Próximo à sua fixação entre o subescapular e a cápsula articular está a bursa subtendínea do *subescapular* (**4**), e entre ela e a base do processo coracoide está posicionada a *bursa subcoracoide* (**5**). Ambas as bursas se comunicam com o espaço articular. O subescapular produz rotação interna do braço.

Inervação: nervo subescapular (C5-C8).

Variante: A presença de feixes acessórios.

> **Nota clínica:** A paralisia do subescapular produz rotação externa máxima do membro, confirmando o papel desse músculo como um poderoso rotador medial do braço. O termo "**manguito rotador**" é usado com frequência para os músculos subescapular, supraespinhal (**6**), infraespinhal (**7**) e redondo menor (**8**). Além dessa ação como rotadores, eles desempenham um papel maior como estabilizadores musculares da articulação do ombro, que requer estabilidade óssea inerente.

O **redondo maior** (**9**), que *surge da borda lateral* (**10**) *da escápula próximo ao ângulo inferior, está inserido na crista do tubérculo menor* (**11**), próximo à bursa subtendinosa do redondo maior. Sua função principal é a retroversão do braço em direção à linha média, um movimento exigindo retroversão e um pequeno grau de rotação medial simultânea. É particularmente importante se o braço foi previamente antevertido e ligeiramente abduzido. O músculo auxilia também na abdução.

Inervação: nervo toracodorsal (C6-C7), conhecido também como o nervo subescapular (C6-C7).

Variantes: Fusão com o latíssimo do dorso ou ausência completa do músculo.

O **latíssimo do dorso** (**12**) é amplo e plano, e é o maior músculo no corpo humano. *Ele se origina do processo espinhoso da sétima à décima segunda vértebra torácica* (**13**) como a **parte vertebral** da *fáscia toracolombar* (**14**), *e o terço posterior da crista ilíaca* (**15**) como a **parte ilíaca**, *e a partir da décima à décima segunda costelas* (**16**) como a **parte costal**. Algumas vezes há também uma **parte escapular** (**17**) **surgindo** do *ângulo inferior da escápula*. Desse modo, o latíssimo do dorso geralmente surge em quatro partes que apresentam diferentes funções. Ele se desenvolve em termos embriológicos com o redondo maior, com o qual ele é inserido na *crista do tubérculo menor* (**18**). A bursa subtendinosa do latíssimo do dorso posiciona-se apenas proximal à junção de ambos os músculos. O latíssimo do dorso proporciona a estrutura muscular da dobra axilar posterior. Esse músculo abaixa o braço levantado e o aduz. Quando o braço é aduzido, ocorre uma movimentação para trás e medial e uma rotação até certo ponto medial que o dorso da mão pode cobrir a nádega. O latíssimo do dorso é denominado com frequência de músculo "*dress coat pocket*". Ambos os latíssimos do dorso podem atuar juntos para movimentar os ombros para trás e para baixo. Eles funcionam também durante a expiração forçada e na tosse (músculo da tosse).

Inervação: nervo toracodorsal (C-6-C8).

Variante: A presença de fibras musculares aberrantes (ou desordenadas) que correm no peitoral maior como um arco muscular através da axila.

19 Cabeça longa do músculo tríceps
20 Cabeça longa do músculo bíceps
21 Ligamento coracoacromial
22 Cavidade glenoide
23 Lábio glenoide
24 Cápsula articular
25 Bursa do músculo supraespinhal
26 Músculo abdominal oblíquo externo
27 Músculo trapézio (parcialmente ressecado)

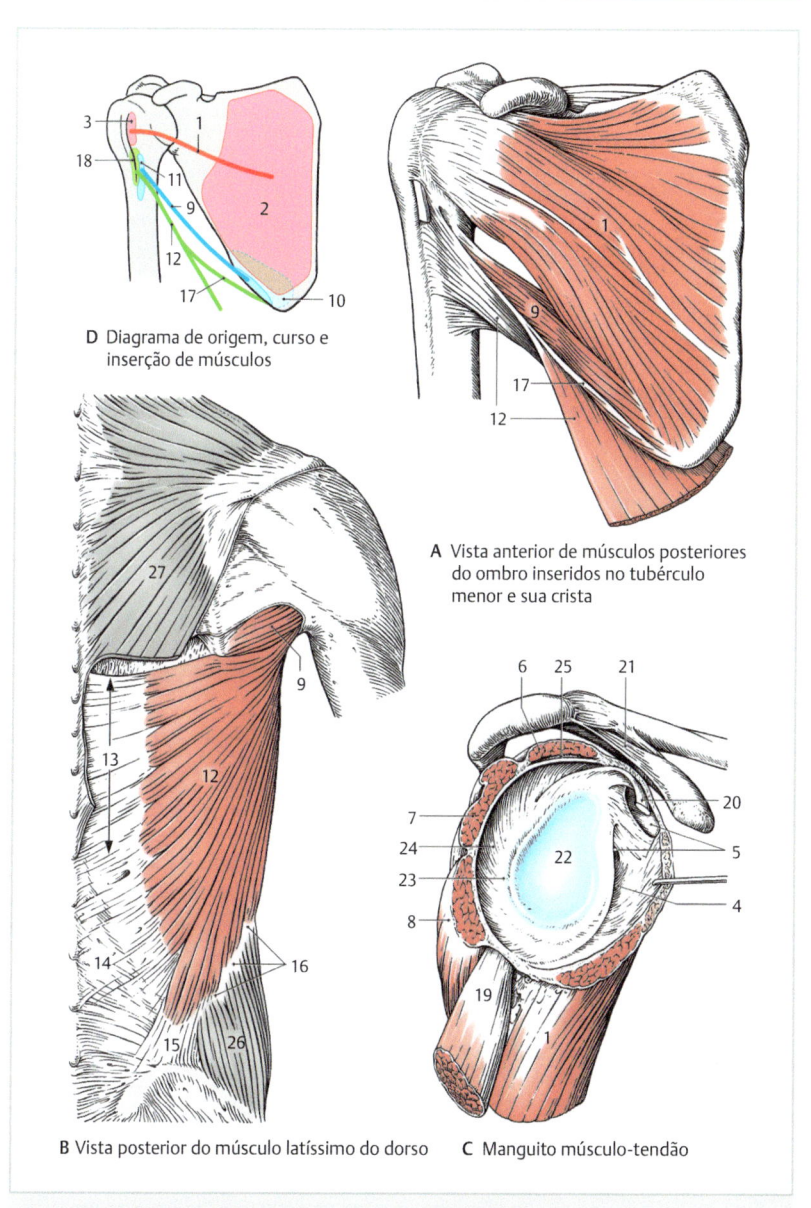

3.2 Músculos, Fáscias e Características Especiais

D Diagrama de origem, curso e inserção de músculos

A Vista anterior de músculos posteriores do ombro inseridos no tubérculo menor e sua crista

B Vista posterior do músculo latíssimo do dorso

C Manguito músculo-tendão

Fig. 3.16 Músculos do ombro inseridos no úmero, continuação.

Músculos do Ombro Inseridos no Úmero, cont.

Grupo de Músculos Anteriores (A, B)

O **coracobraquial (1)** origina-se do processo coracoide **(2)** junto com a cabeça curta do bíceps braquial. Esse músculo é inserido na superfície medial do úmero em linha com a crista do tubérculo menor **(3)**, anteverte o braço e mantém a cabeça do úmero no seu soquete articular.

Inervação: Nervo musculocutâneo (C6-C7)

O **peitoral menor (4)** é o único músculo da cintura escapular que não está inserido no osso do membro livre. Ele surge da terceira à quinta costela **(5)** e é inserido no processo coracoide **(6)**, com a função de abaixar e rotacionar a escápula.

Inervação: nervos peitorais (C-6-C8).

Variantes: Surgem por um número variável de deslizamentos.

O **peitoral maior (7)** consiste em três partes: **clavicular, esternocostal** e **abdominal**.

A **parte clavicular** *surge da metade medial da superfície anterior da clavícula* **(8)**, enquanto a **parte esternocostal** *vem da membrana externa e as cartilagens da segunda à sexta costela* **(9)**. Existem origens profundas adicionais **(10)** da parte esternocostal a partir da terceira (quarta) à quinta cartilagem costal. A **parte abdominal** mais fraca *se origina da camada anterior da parte mais elevada da bainha do reto* **(11)**. *O peitoral maior é inserido na crista do tubérculo maior* **(12)** de tal forma que as fibras são torcidas, de modo que a parte abdominal é fixada mais proximal formando um bolso aberto na parte superior.

A fixação cruzada é liberada em uma posição de elevação máxima e anteversão (180°), de modo que todas as porções do músculo estão paralelas. Por isso, o músculo exerce sua força maior nos movimentos acima da cabeça, tal como o exercício *chinups* (com barra fixa) ou natação *crawl* (ou nado livre). O latíssimo do dorso funciona do mesmo modo.

Com o braço abduzido, as partes claviculares e externas podem produzir anteversão. Todas as partes do peitoral maior funcionam juntas enquanto baixam o braço levantado com força e rapidez. Além disso, todo o músculo pode aduzir o braço e rotacionar em sentido medial. As partes esternocostais e abdominais juntas abaixam o ombro em sentido anterior.

Por fim, o músculo pode atuar como um músculo acessório durante a inspiração se os braços estiverem fixados. Atletas exaustos após uma corrida podem ser observados sustentando os braços no tronco, de modo que os peitorais maiores podem ser colocados em ação como músculos acessórios de respiração para mover o tórax.

Inervação: nervos peitorais (C5-T1).

Variantes: Porções individuais podem estar ausentes. A parte esternocostal pode ser dividida em parte esternal e parte costal. Algumas vezes, a parte clavicular está em contato direto com o músculo deltoide quando não há trígono clavipeitoral (ver p. 370). Um arco axilar muscular pode ser formado, o qual está relacionado com o latíssimo do dorso. Uma forma variante é encontrada em aproximadamente 7% dos casos.

13 Cabeça curta do bíceps
14 Cabeça longa do bíceps
15 Deltoide (ressecado parcialmente)

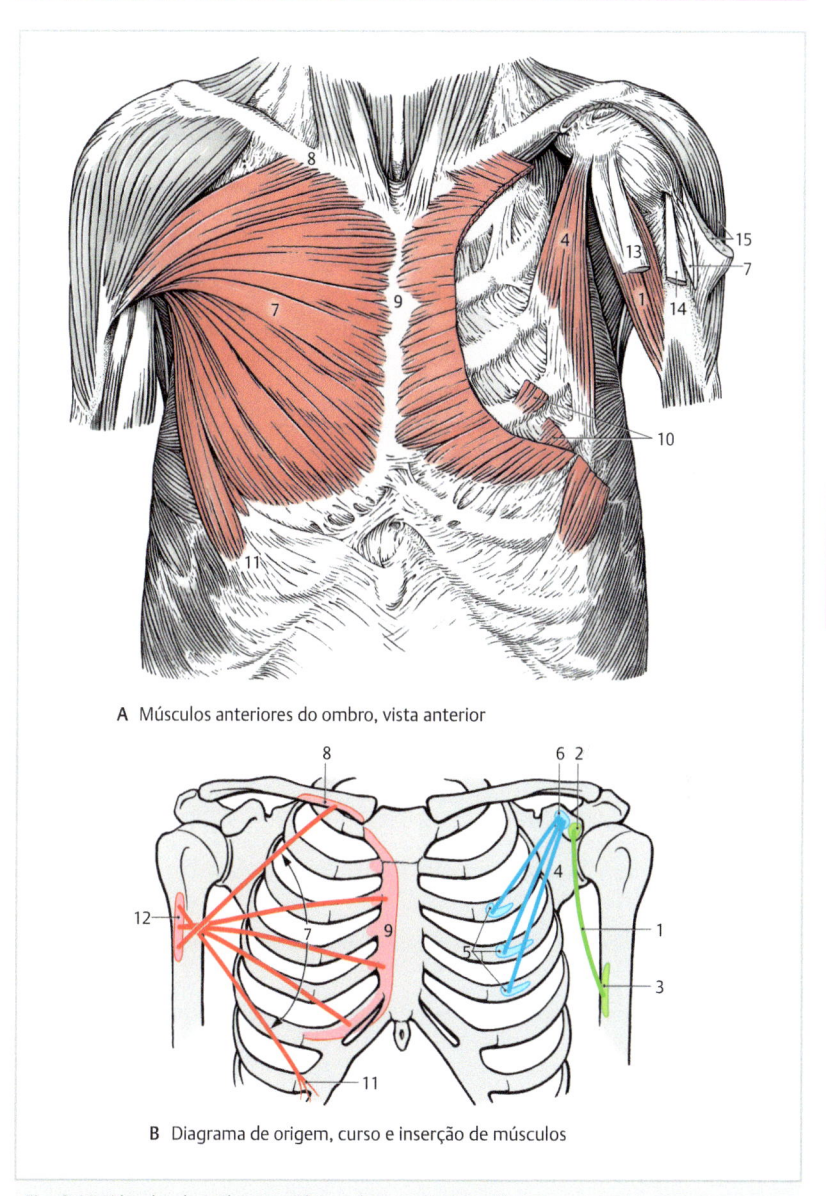

3.2 Músculos, Fáscias e Características Especiais 143

A Músculos anteriores do ombro, vista anterior

B Diagrama de origem, curso e inserção de músculos

Fig. 3.17 Músculos do ombro inseridos no úmero, continuação.

Inserção dos Músculos do Tronco na Cintura Escapular

Grupo de Músculos Posteriores (A-D)

O **romboide menor** (**1**) *origina-se dos processos espinhosos da sexta à sétima vértebras cervicais* (**2**) *e insere-se na borda medial da escápula* (**3**).

O **romboide maior** (**4**), situado caudal ao romboide menor, *surge dos processos espinhosos da primeira à quarta vértebra torácica* (**5**) *e da mesma forma se insere na borda medial da escápula* (**3**), caudal à inserção do romboide menor.

Ambos os músculos têm as mesmas ações: podem pressionar a escápula contra a parede torácica e retrair a escápula em direção à coluna vertebral.

Os dois músculos algumas vezes estão unidos para formar um único músculo romboide.

Inervação: nervo escapular dorsal (C4-C5).

O **levantador da escápula** (**6**) *surge a partir dos tubérculos posteriores dos processos transversos da primeira à quarta vértebra cervical* (**7**) *e está inserido no ângulo superior da escápula e na parte adjacente da borda medial* (**8**). Esse músculo eleva a escápula enquanto rotaciona o ângulo inferior em sentido medial.

Inervação: nervo escapular dorsal (C4-C5).

O **serrátil anterior** (**9**) *geralmente surge pelos nove (dez) deslizamentos da primeira à nona costela* (**10**) e, algumas vezes, a partir da primeira à oitava. O número dos deslizamentos é maior do que o número das costelas a partir das quais eles surgem, considerando que existem geralmente dois deslizamentos a partir da segunda costela. *A inserção do músculo estende-se do ângulo superior para o inferior, ao longo da borda medial da escápula na sua totalidade* (**3**). O músculo é dividido em três partes de acordo com os pontos de inserção: **parte superior** (**11**) inserida próxima ao ângulo da escápula, **parte intermediária** (**12**) inserida ao longo da borda medial da escápula e **parte inferior** (**13**) fixada no ângulo inferior da escápula ou próxima a ele.

Todas as três partes puxam a escápula em sentido anterior, um movimento essencial para a anteversão do braço. Esse movimento é o oposto daquele produzido pelos seus antagonistas, os músculos romboides. As partes superior e inferior juntas pressionam a escápula no tórax, e, nesse movimento, elas funcionam sinergicamente com os músculos romboides. A parte inferior rotaciona a escápula lateralmente e impulsiona o ângulo inferior na lateral e para frente. Esse movimento torna possível a elevação do braço. Todas as três partes podem atuar para elevar as costelas quando a cintura escapular é fixada e podem, desse modo, servir como músculos acessórios da respiração.

Inervação: o nervo torácico longo (C5-C7).

Variantes: Surgem por números variáveis de deslizamentos.

> **Nota clínica:** Paralisia do serrátil anterior causada por dano ao nervo torácico longo produz uma **escápula alada** no lado afetado, tornando impossível levantar o braço lateralmente além de 90° ("**paralisia de mochila**").
> **No diagnóstico** diferencial, deve ser considerada a possibilidade de danos aos músculos romboides, já que este processo pode produzir uma escápula alada, mas não limita a elevação do braço. Ver também a função dos músculos da cintura escapular ver p. 148) e sua continuidade (ver p. 150).

14 Subescapular
15 Redondo maior
16 Redondo menor
17 Infraespinhal
18 Supraespinhal
19 Clavícula
20 Subclávio
21 Músculo oblíquo externo do abdome
22 Corte através da escápula

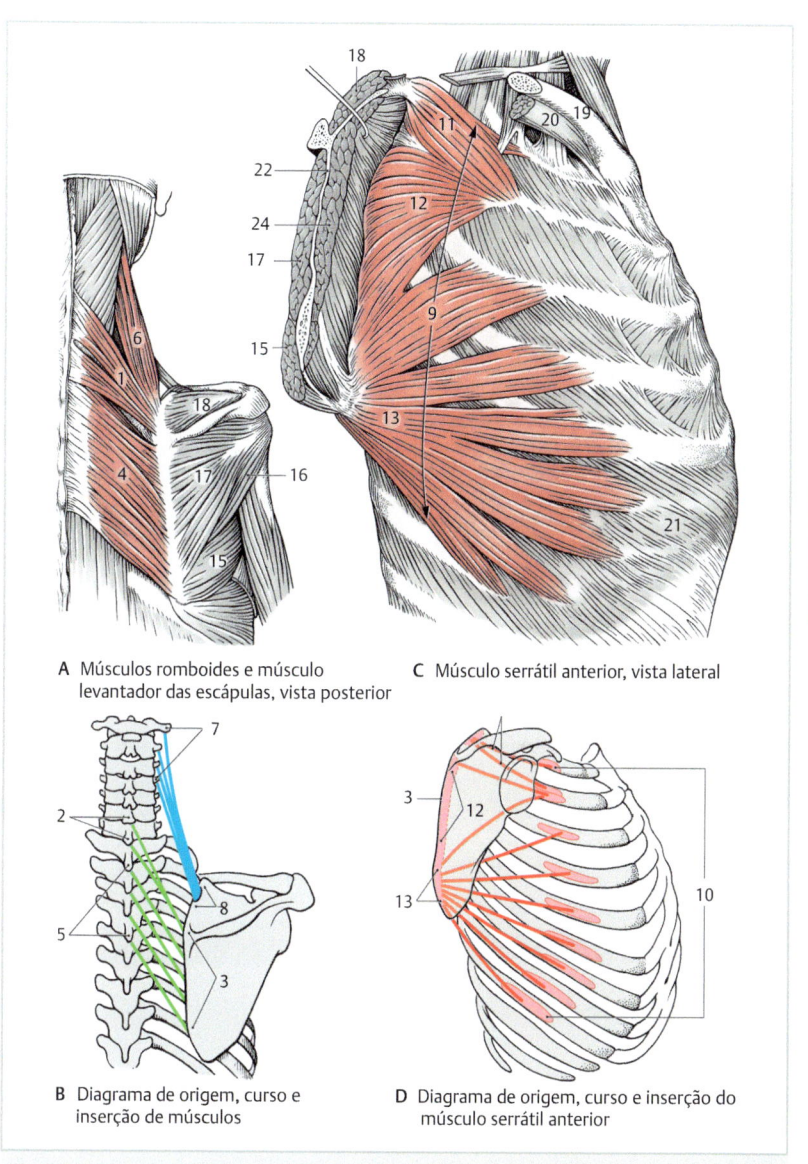

3.2 Músculos, Fáscias e Características Especiais   145

A Músculos romboides e músculo levantador das escápulas, vista posterior

C Músculo serrátil anterior, vista lateral

B Diagrama de origem, curso e inserção de músculos

D Diagrama de origem, curso e inserção do músculo serrátil anterior

Fig. 3.18 Inserção de músculos não intrínsecos do tronco na cintura escapular.

Inserção dos Músculos do Tronco na Cintura Escapular, cont.

Grupo de Músculos Anteriores (A-C)

O **subclávio** (**1**) origina-se na junção osteocondral da primeira costela e está inserido no sulco subclávio na superfície inferior da clavícula. Esse músculo impulsiona a clavícula em direção ao esterno e desse modo estabiliza a articulação esternoclavicular.

Inervação: nervo subclávio (C5-C6).

Variante: Este músculo pode estar ausente.

O **omo-hióideo** é um músculo que apresenta dois ventres; seu **ventre inferior** (**2**) *surge da margem superior (borda) da escápula* próximo à incisura escapular (**3**) e seu **ventre superior** (**4**) *insere-se no terço lateral da borda inferior do corpo do osso hioide* (**5**). Entre outras ações, esse músculo exerce tensão na camada pré-traqueal da fáscia cervical, e desse modo dilata a veia jugular interna posicionando-se abaixo dela (ver também os músculos do osso hioide, página 326).

Inervação: alça cervical "profunda" (C1-C3).

Variante: O músculo pode surgir da clavícula em vez da escápula e nesse caso ele é conhecido como o **músculo cleido-hióideo**.

Músculos Cranianos Inseridos na Cintura Escapular (A-C)

O **trapézio** (**6**) está dividido em **partes descendente, transversal** e **ascendente**.

A **parte descendente** surge da linha nucal superior, da protuberância occipital externa e do ligamento nucal, e está inserida no terço lateral da clavícula (**7**). A **parte transversal** *surge da sétima cervical à terceira vértebra torácica (a partir de seus processos espinhosos e ligamentos supraespinhais) e está inserida na extremidade acromial da clavícula, o acrômio* (**8**), *e parte da espinha da escápula* (**9**). A **parte ascendente** *surge da segunda ou terceira à décima segunda vértebra torácica* (a partir dos processos espinhosos e ligamentos supraespinhais) *e está inserida no trígono espinhal ou na parte adjacente da escápula* (**10**; ver também as figuras na página 329).

A ação primária do trapézio é estática, designada para estabilizar a escápula e desse modo fixar a cintura escapular. A contração ativa do trapézio impulsiona a escápula e a clavícula posteriormente, em direção à coluna vertebral. As partes descendente e ascendente rotacionam a escápula, e a primeira, além de adução, produz também uma ligeira elevação do ombro e desse modo auxilia o serrátil anterior. Se este último estiver paralisado, a ação da parte descendente do trapézio pode permitir ainda alguma elevação do braço acima da horizontal.

Inervação: nervo acessório e ramo trapézio (plexo cervical C2-C4).

Variantes: A inserção na clavícula pode ser ampliada para estender até a origem do músculo esternocleidomastóideo. Nestes casos, há um arco tendinoso para a passagem dos nervos supraclaviculares (ver p. 358).

Uma cabeça do **esternocleidomastóideo** (**11**) *surge do esterno* (**12**) e a *outra da clavícula* (**13**). *Esse músculo é inserido no processo mastoide* (**14**) *e na linha nucal superior* (**15**), onde há uma junção tendinosa com a origem do trapézio.

Como sua ação na cintura escapular é de menor importância, ela não é discutida neste capítulo, mas será descrita em conexão com os músculos da cabeça ver p. 328).

Inervação: nervo acessório e plexo cervical (C1-C2).

3.2 Músculos, Fáscias e Características Especiais

A Inserção dos músculos não intrínsecos do tronco na cintura escapular: vista lateral de grupo anterior

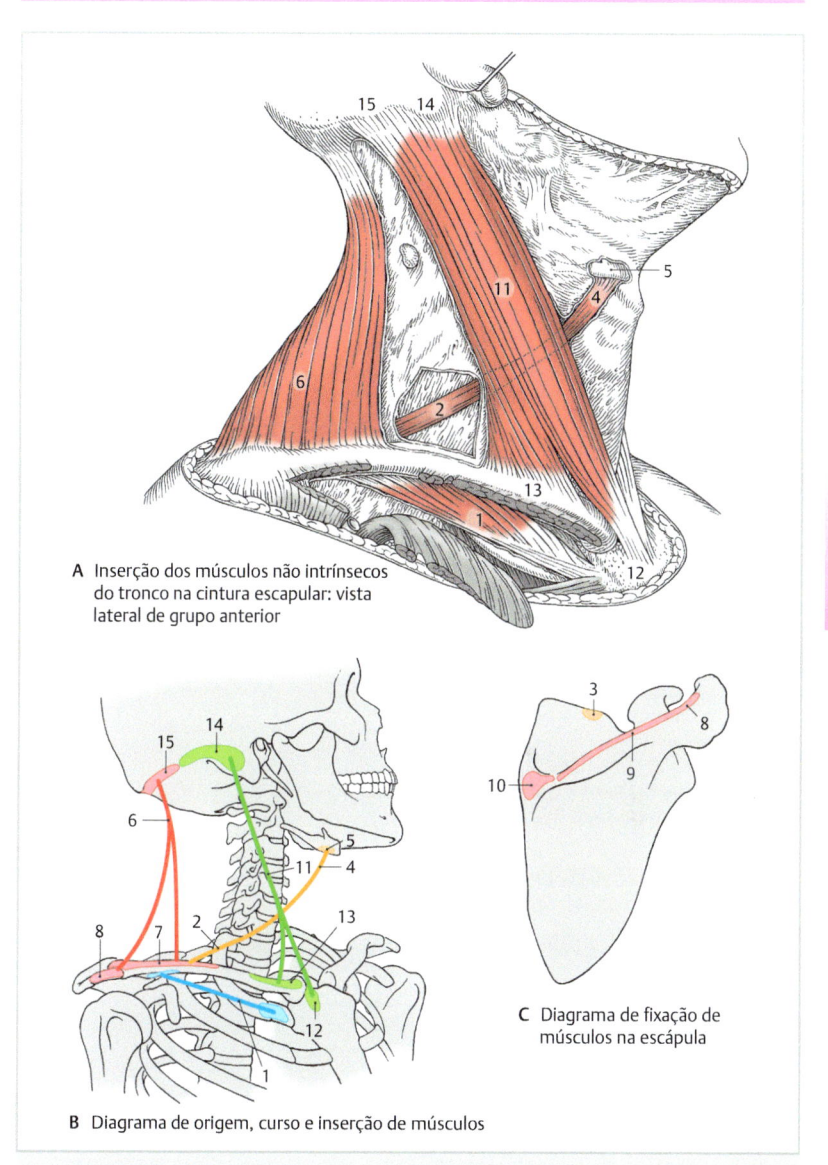

B Diagrama de origem, curso e inserção de músculos

C Diagrama de fixação de músculos na escápula

Fig. 3.19 Músculos não intrínsecos do tronco e músculos cranianos inseridos na cintura escapular.

Função dos Músculos da Cintura Escapular (A-C)

Distinguimos **adução**, tração do braço em direção ao corpo, e **abdução**, o levantamento lateral do braço em 90° ao redor de um **eixo sagital** que corre pela cabeça do úmero. A **elevação**, que pode ser uma continuidade de abdução, não se deve ao movimento dentro da articulação do ombro, mas é produzida pela **rotação da escápula**, o ângulo inferior da qual é movido para frente e lateral.

Além disso, há **anteversão** ou elevação do braço para frente, e **retroversão** ou elevação do braço para trás. Ambos os movimentos ocorrem ao redor de um **eixo frontal** que corre pela da cabeça do úmero.

Por fim, existe a **rotação** do membro superior. Este processo é acompanhado pelo giro do braço (suspenso livremente) ao redor de um **eixo que corre da cabeça do úmero através do processo estiloide ulnar**. Ele corresponde ao eixo de pronação e supinação do antebraço, de modo que podemos dizer que a rotação leva ao reforço dos movimentos de pronação e supinação. Distinguimos entre **rotação interna** e **externa**. O movimento composto de **circundução** também pode ser uma **circundução lateral ou medial**. Nesse processo o movimento do úmero é em forma de cone. Obviamente, os mesmos músculos que estão ativos na rotação do braço também funcionam na circundução.

Os **Adutores (A)** incluem:

- O peitoral maior (vermelho, nervos peitorais)
- A cabeça longa do tríceps braquial (azul, nervo radial; ver p. 156)
- O redondo maior (amarelo, nervo toracodorsal)
- O latíssimo do dorso (laranja, nervo toracodorsal)
- A cabeça curta do bíceps braquial (verde, nervo musculocutâneo)

- As partes clavicular e espinal do deltoide (marrom, linha quebrada, ramos peitorais e nervo axilar).

A **abdução (B)** é produzida por:

- O deltoide (vermelho, nervo axilar e ramos peitorais)
- O supraespinhal (azul, nervo supraescapular)

A abdução do braço é interrompida aos 90° quando o tubérculo maior se encaixa contra a borda superior do glenoide. Elevar o braço além da horizontal é denominado de elevação, e esse processo é acompanhado totalmente pelos músculos da cintura escapular (serrátil anterior, trapézio). As articulações claviculares (acromioclavicular e esternoclavicular) também se movimentam quando o braço é levantado. A **elevação** (C) é interrompida aos 150° pela resistência passiva dos adutores (peitoral maior e menor). Levantar o braço a um total de 180° requer inclinação lateral contralateral da coluna vertebral.

> **Nota clínica:** Se o **músculo serrátil estiver paralisado**, a elevação do braço é limitada a 15° produzida pela ação do trapézio.
>
> **Nas fraturas do úmero**, o nível é um fator importante e que determina o deslocamento dos fragmentos ósseos. Se a fratura for proximal à inserção do músculo deltoide, a força do adutor magno faz com que o fragmento ósseo proximal sofra tração medial. Se o osso estiver quebrado distal à inserção do deltoide, a força dominadora do músculo deltoide impulsiona a parte proximal lateral e anteriormente (ver p. 380).

A cor das setas mostra a ordem de importância dos músculos em movimentos específicos:

vermelho
azul
amarelo
laranja
verde
marrom

3.2 Músculos, Fáscias e Características Especiais

A–C Função dos músculos da cintura escapular

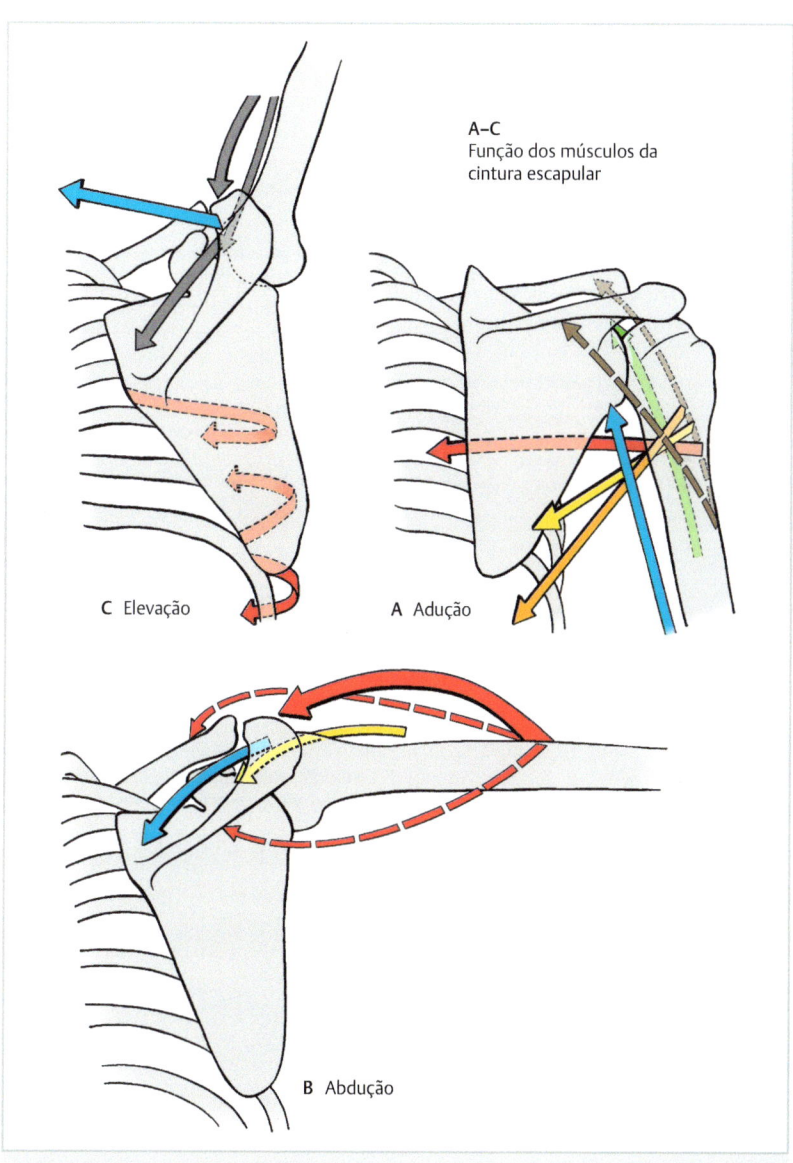

C Elevação

A Adução

B Abdução

Fig. 3.20 Função dos músculos da cintura escapular.

Função dos Músculos da Cintura Escapular, cont. (A-D)

Os músculos que estão ativos durante a **anteversão (A)** incluem:

- O clavicular e algumas fibras acromiais do deltoide (vermelho, ramos peitorais e nervo axilar)
- O bíceps braquial (azul, nervo musculocutâneo) (ver p. 154)
- O peitoral maior (amarelo, nervos peitorais)
- O coracobraquial (laranja, nervo musculocutâneo)
- O serrátil anterior (verde, nervo torácico longo)

Nota clínica: A anteversão ainda é possível com a paralisia do serrátil anterior, mas é acompanhada pela elevação acentuada da escápula a partir da parede torácica (escápula alada).

A **retroversão (B)** é provocada conforme especificado a seguir:

- O redondo maior (vermelho, nervo toracodorsal)
- O latíssimo do dorso (azul, nervo toracodorsal)
- A cabeça longa do tríceps braquial (amarelo, nervo radial)
- O deltoide (laranja, nervo axilar)

Há sempre algum movimento associado à articulação acromioclavicular.

A **rotação externa (C)** é produzida conforme mencionado a seguir:

- O infraespinhal (vermelho, nervo supraescapular)
- O redondo menor (azul, nervo axilar)
- A parte espinhal do deltoide (amarelo, nervo axilar)

O rotador externo mais forte, o infraespinhal, realiza muito mais trabalho do que todos os outros juntos. Com rotação externa, a escápula e a clavícula são impulsionadas simultaneamente para trás pelos músculos trapézio e romboide. Por isso, essa ação envolve também movimentos nas articulações esternoclaviculares e acromioclaviculares.

Nota clínica: Durante a rotação externa súbita, a força de tração antagônica do mais poderoso rotador medial, o subescapular, pode resultar em avulsão do tubérculo menor.

A **rotação interna (D)** é realizada conforme mencionado a seguir:

- O subescapular (vermelho, nervo subescapular)
- O peitoral maior (azul, nervos peitorais)
- A cabeça longa do bíceps (amarelo, nervo musculocutâneo)
- A parte clavicular do deltoide (laranja, ramos peitorais)
- O redondo maior (verde, nervo toracodorsal)
- O latíssimo do dorso (marrom, nervo toracodorsal)

Sem dúvida, a ação mais forte é produzida pelo subescapular e a mais fraca pelo latíssimo do dorso. Quando o cotovelo é estendido, a cabeça curta do bíceps (não mostrada) também apresenta leve contribuição.

Entretanto, os citados movimentos não ocorrem exclusivamente na articulação do ombro. No ser humano vivo, um movimento associado da cintura escapular sempre acontece, bem como aquele do tronco com certos movimentos.

A cor das setas mostra a ordem de importância dos músculos nos movimentos individuais:

vermelho
azul
amarelo
laranja
verde
marrom

3.2 Músculos, Fáscias e Características Especiais 151

A Anteversão

B Retroversão

A–D
Função dos músculos da
cintura escapular
(continuação)

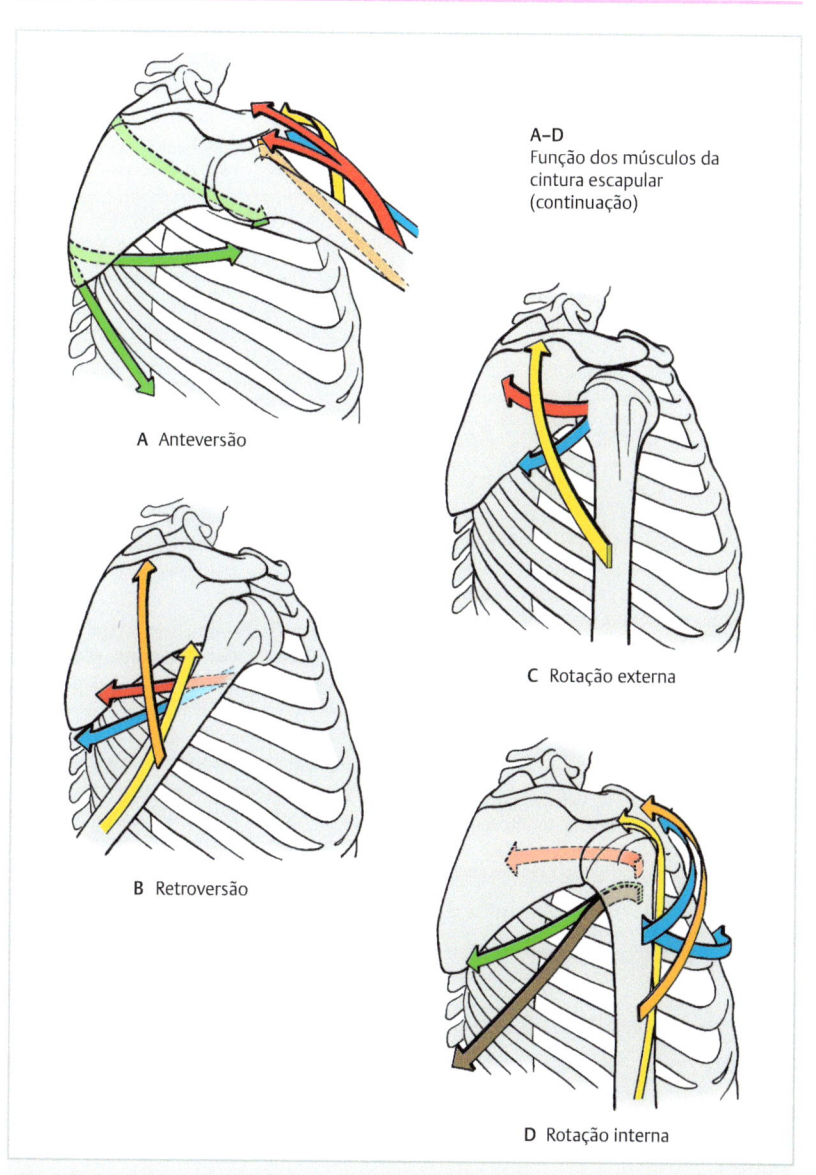

C Rotação externa

D Rotação interna

Fig. 3.21 Função dos músculos da cintura escapular, continuação.

Fáscias e Espaços na Região da Cintura Escapular

Fáscias (A, B)

Cada músculo da cintura escapular é circundado por sua própria fáscia para permitir o movimento livre dos músculos uns em relação aos outros. Fáscias particularmente fortes são as **fáscias deltoide** (**1**), **peitoral** (**2**) e **clavipeitoral** (**3**).

A **fáscia deltoide** cobre o músculo deltoide e envia inúmeros septos profundamente entre os feixes musculares individuais. Anteriormente esse músculo está ligado à fáscia peitoral e, na parte posterior, onde ele é especialmente forte, mistura-se com a fáscia que cobre o músculo infraespinhal e continua de forma distal como a *fáscia braquial* (ver p. 180). Além disso, esse músculo é fixado na espinha da escápula, no acrômio e na clavícula.

A **fáscia peitoral** cobre a superfície externa do músculo peitoral maior e estende-se a partir desse ponto sobre o *sulco deltopeitoral* (**4**) para o músculo deltoide. Ela está ligada à **fáscia axilar** (**5**), que apresenta uma mistura de consistência solta e densa.

A **fáscia clavipeitoral** circunda o subclávio e o peitoral menor, e estende-se parcialmente sobre o coracobraquial. Ela separa o peitoral maior do peitoral menor. Na borda lateral do último, ela se irradia para a fáscia axilar.

Uma característica especial das fáscias remanescentes é que, na região do infraespinhal e do redondo menor, elas podem se tornar aponeuróticas e fibras musculares podem realmente surgir delas.

A **fáscia axilar** forma a continuação da fáscia peitoral até a fáscia que cobre o latíssimo do dorso. Ela não consiste em tecido conjuntivo regularmente organizado, mas, em vez disso, existem zonas de tecido frouxo que podem ser facilmente removidas. Após a remoção da parte solta da fáscia axilar, uma zona oval pode ser observada, a borda fascial proximal, a qual é denominada de arco axilar de *Langer*.

Espaços Especiais na Região da Cintura Escapular (Espaços Axilares e Axila)

Espaços axilares (ver p. 374). Existe um **espaço axilar medial** e um **lateral**. Estes espaços são denominados os *espaços triangulares e quadrangulares*, respectivamente, devido às suas formas. O espaço medial ou triangular é limitado pelo redondo menor, o redondo maior e a cabeça longa do tríceps braquial. Esse espaço é percorrido pela artéria circunflexa da escápula. O espaço lateral ou quadrangular é limitado pela cabeça longa do tríceps braquial, o redondo menor, o redondo maior e o úmero. É um espaço percorrido pelo nervo axilar e pela artéria circunflexa posterior do úmero.

Axila. A axila tem formato *piramidal*. Ela é limitada na face anterior pela *dobra axilar anterior* (**6**), cuja base muscular é o peitoral maior, e na parede anterior de forma profunda estão o peitoral menor e a fáscia clavipeitoral. A parede posterior da axila consiste em *dobra axilar posterior* (**7**), que basicamente é formada pelo latíssimo do dorso. Além disso, o músculo subescapular participa com a escápula e o redondo maior na formação da parede posterior. A parede medial é formada pelo tórax e o serrátil anterior e sua cobertura fascial. A parede lateral consiste na porção superior do braço. (O conteúdo da axila está descrito na ver p. 372).

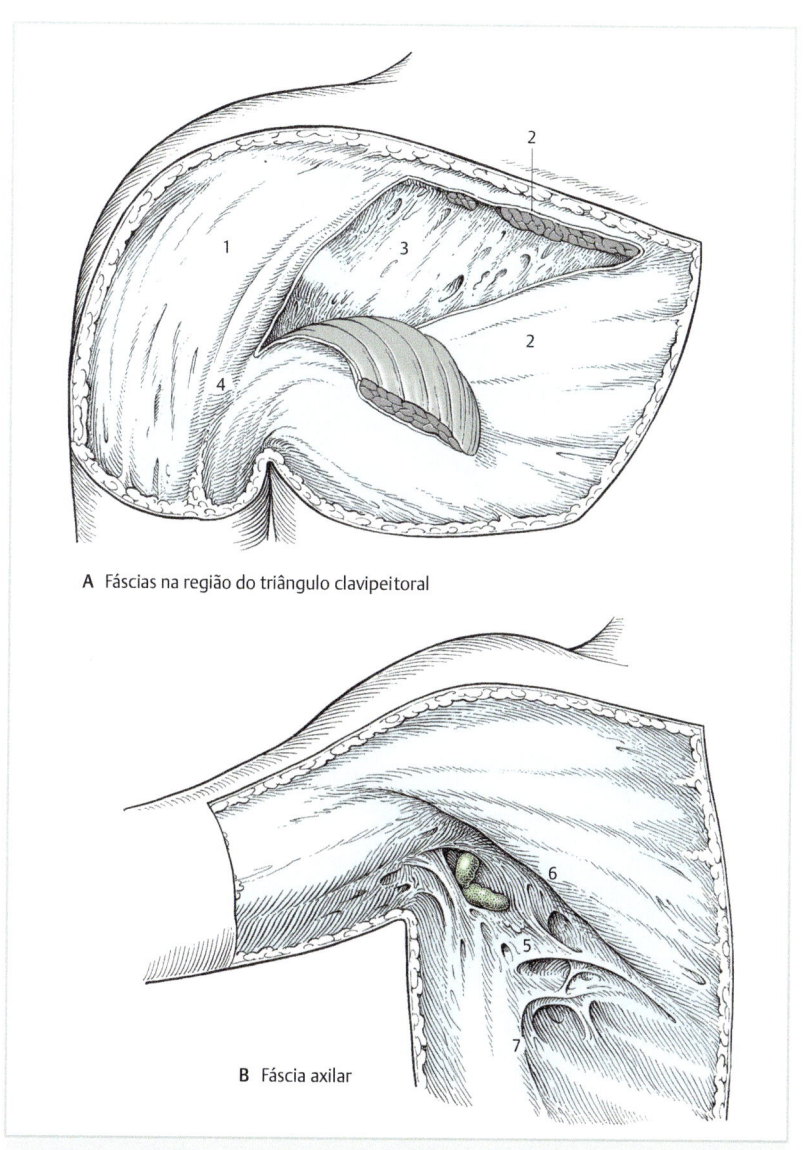

3.2 Músculos, Fáscias e Características Especiais

A Fáscias na região do triângulo clavipeitoral

B Fáscia axilar

Fig. 3.22 Fáscias e espaços na região da cintura escapular.

Músculos do Braço

De acordo com suas posições, os músculos dos membros superiores podem ser divididos em músculos do braço e do antebraço. No braço, o grupo anterior de músculos é dividido a partir do grupo posterior pelos septos intermusculares.

Grupo de Músculos Anteriores (A-C)

O **braquial** (**1**) *origina-se da metade distal da superfície anterior do úmero* (**2**) *e os septos intermusculares. Ele é inserido na tuberosidade ulnar* (**3**) *e na cápsula articular* (como o músculo articular). O **braquial** é um músculo uniarticular, sendo o flexor mais importante da articulação do cotovelo independente da pronação ou supinação do antebraço. Sua força total é exercida ao erguer uma carga pesada. Nesse movimento há também ligeira retroversão da articulação do ombro.

Inervação: nervo musculocutâneo (C5-C6). Uma pequena parte lateral do músculo é suprida pelo nervo radial (C5-C6).

Variante: Insere-se no cordão oblíquo ou no rádio.

O **bíceps braquial** (**4**) surge por sua **cabeça longa** (**5**) a partir do tubérculo supraglenoide (**6**) e o lábio glenoide, e por sua **cabeça curta** (**7**) a partir do processo coracoide (**8**). Ambas as cabeças geralmente se juntam no nível de inserção do deltoide, no músculo bíceps, que novamente termina com dois tendões. O tendão mais forte é *inserido na tuberosidade radial* (**9**), com uma bursa bicipitorradial inclusa. O outro tendão aplainado, a *aponeurose bicipital* (**10**), cujas fibras formam a continuação de parte da cabeça curta, *irradia-se dentro da fáscia antebraquial no lado ulnar*. A cabeça longa atravessa a articulação do ombro, e, coberta por uma bainha sinovial, estende-se ao longo do sulco intertubercular (**11**)

do úmero. Na sua ação o bíceps braquial usa a cabeça do úmero como um fulcro. Esse músculo atua em duas articulações. Com sua cabeça longa ele abduz o braço e o rotaciona medialmente. A cabeça curta é um adutor. Ambas as cabeças são ativas durante a anteversão da articulação do ombro. O bíceps braquial é também um flexor e supinador forte da articulação do cotovelo. Sua ação supinadora aumenta durante a flexão da articulação do cotovelo. Deve-se ressaltar que, em geral, os supinadores são mais fortemente desenvolvidos do que os pronadores. Portanto, os movimentos rotatórios mais essenciais do antebraço são os movimentos de supinação (p. ex., girando um parafuso). Sua aponeurose abrange a fáscia do antebraço.

Inervação: nervo musculocutâneo (C5-C6).

Variante: Em 10% dos casos, uma terceira cabeça pode surgir do úmero para se juntar ao ventre do bíceps.

> **Nota clínica:** O tendão do bíceps é vulnerável no seu curso pela articulação glenoumeral. Um complexo de fibras especiais (a "polia do bíceps") estabiliza o tendão do bíceps no sulco intertubercular. Se estas fibras se romperem, por exemplo, devido a uma lesão do manguito rotador, o tendão do bíceps pode ficar desgastado em resposta ao estresse, causando dor. O tendão pode até romper, e a remoção cirúrgica do tendão (tenodese do bíceps) pode ser necessária nestes casos.

12 Cabeça longa do tríceps braquial
13 Cabeça lateral do tríceps braquial
14 Cabeça medial do tríceps braquial
15 Septo intermuscular lateral
16 Septo intermuscular medial
17 Latíssimo do dorso
18 Subescapular
19 Peitoral menor
20 Coracobraquial

3.2 Músculos, Fáscias e Características Especiais

A Vista anterior de músculos do braço

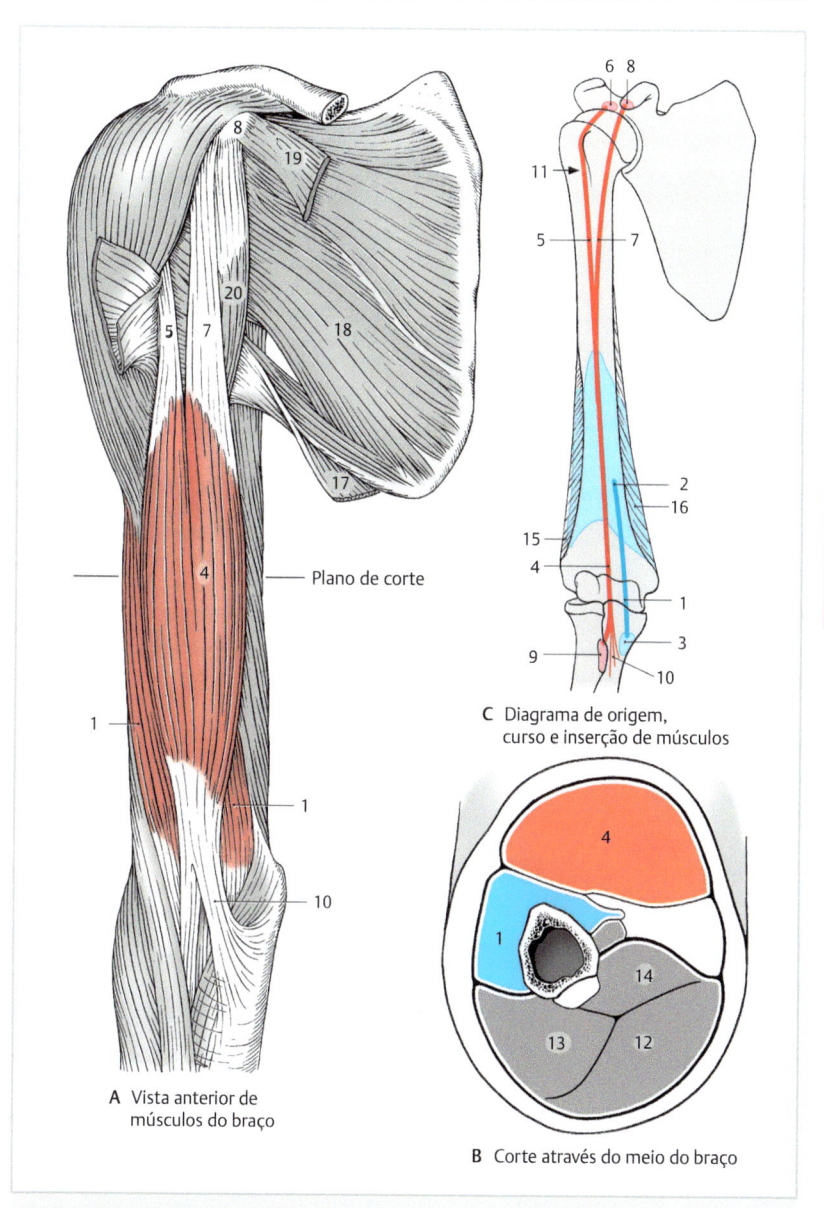

Plano de corte

C Diagrama de origem, curso e inserção de músculos

B Corte através do meio do braço

Fig. 3.23 Músculos da parte anterior do braço.

Músculos do Braço, cont.

Grupo de Músculos Posteriores (A-C)

O **tríceps braquial** (**1**) apresenta três cabeças: **longa** (**2**), **medial** (**3**) e **lateral** (**4**).

A **cabeça longa** (**2**) surge *do tubérculo infraglenoide da escápula* (**5**) e estende-se de forma distal em frente do redondo menor (**6**) e atrás do redondo maior (**7**). A **cabeça medial** (**3**) surge *distalmente a partir do sulco para o nervo radial* (**8**), *da superfície posterior do úmero* (**9**), *do septo intermuscular medial* (**10**) e na sua parte distal, também a partir do *septo intermuscular lateral* (**11**). A cabeça medial é amplamente coberta pelas cabeças longa e lateral. Ela é visível somente de forma distal quando se posiciona aplainada contra o úmero. A **cabeça lateral** (**4**) *origina-se da superfície posterior do úmero lateral e proximal ao sulco para o nervo radial* (**12**). Em sentido proximal, ela se origina apenas abaixo do tubérculo maior (**13**) e termina de forma distal na região do septo intermuscular lateral (**11**).

As três cabeças convergem em um tendão aplainado comum, que *está inserido no olécrano da ulna* (**14**) *e na parede posterior da cápsula*. A cabeça longa do tríceps braquial atua em duas articulações, enquanto, nas outras cabeças, ela atua apenas em uma articulação. Ela é o extensor da articulação do cotovelo. No ombro, a cabeça longa está envolvida em retroversão e adução do braço.

Parte do tendão do tríceps braquial irradia-se para a fáscia do antebraço e pode cobrir o ancôneo quase completamente. Na região de sua fixação ao olécrano existem, com frequência, bursas: a bursa subcutânea do olécrano e a bursa subtendinosa do tríceps braquial. Algumas vezes uma bursa intratendínea do olécrano pode ser observada.

Inervação: nervo radial (C6-C8).

Variantes: Um arco tendinoso é encontrado com frequência entre a origem da cabeça longa e o tendão de inserção do latíssimo do dorso. Muito raramente, a cabeça longa pode surgir de forma adicional a partir da margem da escápula e da cápsula articular da articulação do ombro.

O **ancôneo** (**15**) *surge da superfície posterior do epicôndilo lateral* (**16**) *e do ligamento colateral radial, e está inserido no quarto proximal do lado posterior da ulna* (**17**), perto da cabeça medial do tríceps braquial. Sua função é auxiliar o tríceps braquial na produção do movimento de extensão, e ele também distende a cápsula da articulação do cotovelo.

Inervação: nervo radial (C7-C8).

18 Trapézio
19 Deltoide
20 Infraespinhal
21 Bíceps braquial
22 Braquial
23 Coracobraquial
24 Úmero

3.2 Músculos, Fáscias e Características Especiais 157

C Diagrama de origem, curso e inserção de músculos

Plano de corte

B Corte através do meio do braço

A Vista posterior de músculos do braço

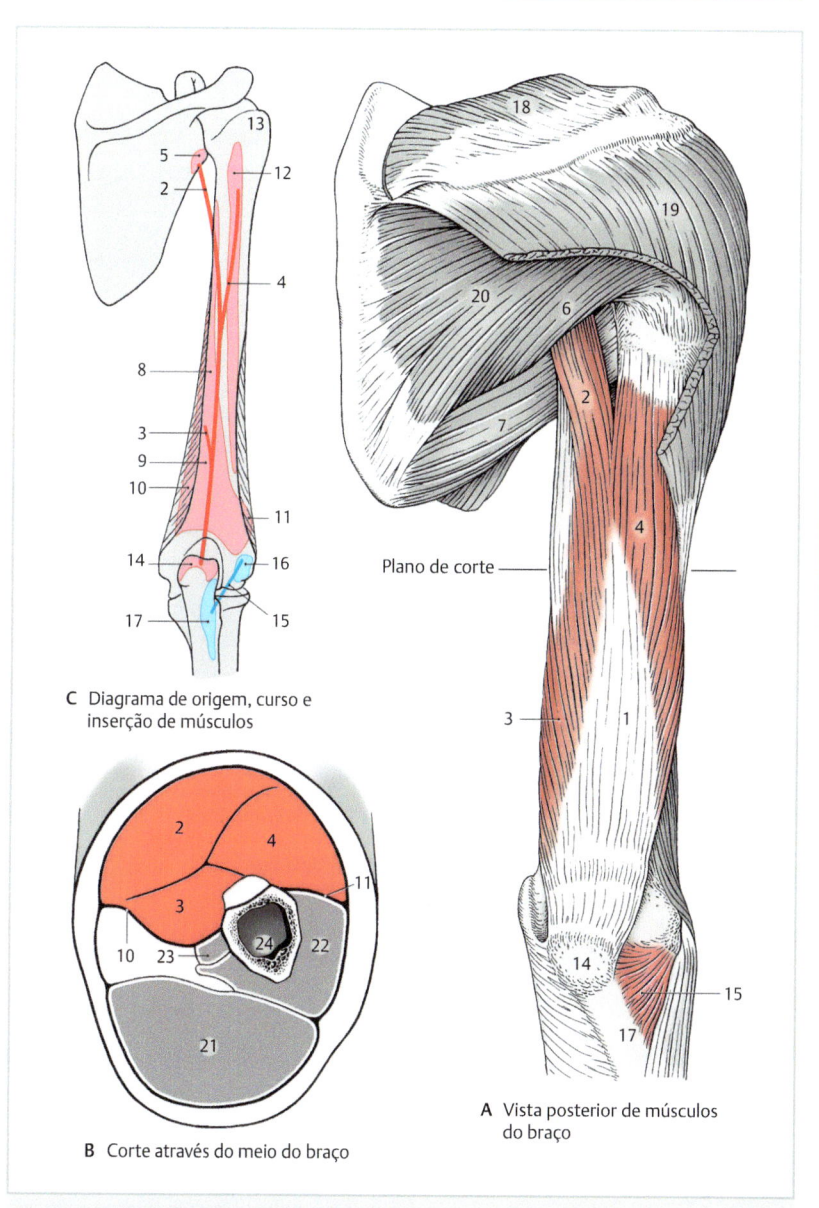

Fig. 3.24 Músculos da parte posterior do braço.

Músculos do Antebraço

Classificação dos Músculos (A-D)

Os músculos do antebraço estão divididos em três grupos de acordo com suas relações com várias articulações, suas fixações e seus mecanismos de ação.

- **O primeiro grupo** inclui os músculos fixados ao rádio, que estão envolvidos apenas em movimentos dos ossos do antebraço.
- **O segundo grupo** de músculos do antebraço se estende ao metacarpo e produz movimento no pulso.
- **O terceiro grupo** inclui músculos que se estendem às falanges e são responsáveis pelos movimentos dos dedos.

Outro sistema de classificação se baseia na posição dos músculos em relação uns aos outros. A ulna e o rádio com a membrana interóssea separam um grupo de músculos anteriores, os flexores, de um grupo posterior de extensores. Septos de tecido conjuntivo entre os músculos anteriores e posteriores separam um grupo radial. Os flexores e os extensores podem ser divididos em músculos superficiais e profundos.

Por fim, os músculos do antebraço podem também ser divididos em dois grupos de acordo com suas inervações — a partir das porções ventrais ou dorsais do plexo.

Do ponto de vista prático, os músculos serão classificados de acordo com suas posições em relação aos outros. Este procedimento também proporciona a subdivisão funcional mais abrangente.

Grupo Anterior dos Músculos do Antebraço

Camada Superficial (ver p. 160)

- Pronador redondo (**1**)
- Flexor superficial dos dedos (**2**)
- Flexor radial do carpo (**3**)
- Palmar longo (**4**)
- Flexor ulnar do carpo (**5**)

Camada Profunda (ver p. 162)

- Pronador quadrado (**6**)
- Flexor profundo dos dedos (**7**)
- Flexor longo do polegar (**8**)

Grupo Radial dos Músculos do Antebraço (ver p. 164)

- Extensor radial curto do carpo (**9**)
- Extensor radial longo do carpo (**10**)
- Braquiorradial (**11**)

Grupo Posterior dos Músculos do Antebraço

Camada Superficial (ver p. 166)

- Extensor dos dedos (**12**)
- Extensor do dedo mínimo (**13**)
- Extensor ulnar do carpo (**14**)

Camada Profunda (ver p. 168)

- Supinador (**15**)
- Abdutor longo do polegar (**16**)
- Extensor curto do polegar (**17**)
- Extensor longo do polegar (**18**)
- Extensor do indicador (**19**)

20 Nervo mediano
21 Nervo ulnar
22 Ramo superficial do nervo radial
23 Ramo profundo do nervo radial
24 Ramo muscular do nervo mediano
25 Artéria braquial
26 Artéria radial
27 Artéria ulnar
28 Veia basílica
29 Veia cefálica
30 Rádio
31 Ulna
32 Membrana interóssea
33 Artéria e veia interósseas comuns
34 Artéria interóssea anterior
35 Artéria interóssea posterior

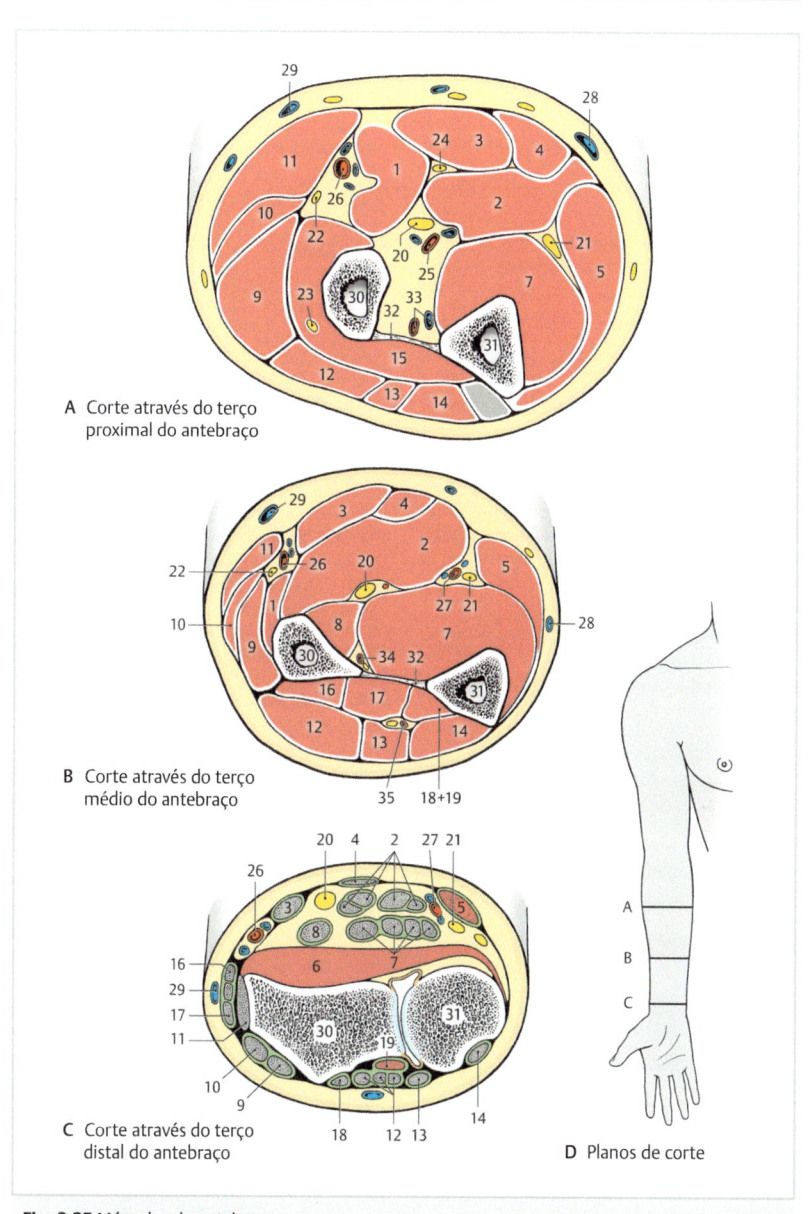

3.2 Músculos, Fáscias e Características Especiais   **159**

A Corte através do terço proximal do antebraço

B Corte através do terço médio do antebraço

C Corte através do terço distal do antebraço

D Planos de corte

Fig. 3.25 Músculos do antebraço.

Músculos Anteriores do Antebraço

Camada Superficial (A-D)

O **pronador redondo** (**1**) origina-se, *com sua* **cabeça do úmero**, *do epicôndilo medial do úmero* (**2**) *e do septo intermuscular medial* e, com sua **cabeça ulnar**, *a partir do processo coronoide da ulna* (**3**) e se insere-se na tuberosidade pronadora (**4**) *do rádio*. Junto com o pronador quadrado, ele realiza a pronação do antebraço e contribui para a flexão da articulação do cotovelo.

Inervação: nervo mediano (C6-C7).

Variantes: A cabeça ulnar pode estar ausente. Se um processo supracondilar estiver presente (ver p. 114), a cabeça do úmero também surgirá dele.

O **flexor superficial dos dedos** (**5**) *surge por sua* **cabeça umeral** *a partir do epicôndilo medial do úmero* (**6**), por sua **cabeça ulnar** *do processo coronoide da ulna* (**7**), e **por** sua *cabeça* **radial** *a partir do rádio* (**8**). Entre suas cabeças se alonga um arco tendinoso que é cruzado abaixo pelo nervo medial e a artéria e veia ulnares. Seus tendões correm em uma bainha comum (ver p.182) através do túnel carpal. Os músculos terminam em quatro tendões, cada um inserido nas *cristas ósseas* laterais (**9**) *no centro das falanges médias do segundo ao quinto dedo*. Neste ponto, os tendões dividem-se em dois deslizamentos (**10, músculo perfurado**). Os tendões do *flexor profundo dos dedos* (**11**) deslizam entre e através deles. É um flexor muito fraco do cotovelo, mas um flexor forte do punho e articulações dos dedos. Sua ação nos dedos é enfraquecida quando o pulso está em flexão máxima.

Inervação: nervo mediano (C7-T1).

O **flexor radial do carpo** (**12**) *surge do epicôndilo medial do úmero* (**6**) *e da fáscia superficial do antebraço*. Ele se insere na superfície palmar da base do segundo metacarpo (**13**) e, em alguns casos, também no terceiro metacarpo. Ele corre no túnel carpal em um sulco no trapézio, que está fechado para formar um canal fibro-ósseo. Trata-se de um flexor fraco e pronador da articulação do cotovelo, participando na flexão palmar do pulso, e atuando com o extensor radial longo do carpo (ver p. 164) para produzir abdução radial.

Inervação: nervo mediano (C6-C7).

O **palmar longo** (**14**) surge *do epicôndilo medial do úmero e irradia-se na superfície da palma da mão com* a **aponeurose palmar** (**15**) (ver p. 178). Ele flexiona a mão em direção à palma e tensiona a aponeurose palmar.

Inervação: nervo mediano (C7-T1).

Variante: O músculo pode estar ausente, porém, mesmo assim, a aponeurose palmar está sempre presente. Um palmar longo invertido que é tendinoso no lado proximal e muscular na face distal também tem sido descrito.

O **flexor ulnar do carpo** (**16**) posiciona-se no lado medial. Sua **cabeça umeral** *surge do epicôndilo medial do úmero* (**6**) e sua **cabeça ulnar** *a partir do olécrano e dos dois terços superiores da margem posterior da ulna* (**17**). *Esse músculo está inserido no osso pisiforme* (**18**) *e estende-se pelo ligamento piso-hamato até o hamato* (**19**) *e pelo ligamento pisometacarpal até o quinto metacarpo* (**20**). Proximal à sua fixação no osso pisiforme, o músculo geralmente libera as fibras tendinosas descendentes que passam obliquamente distais e irradiam-se dentro da fáscia antebraquial. O flexor ulnar do carpo corre fora do túnel carpal e participa na flexão palmar, em que é mais eficaz que o flexor radial do carpo e auxilia também na adução ulnar da mão.

Inervação: nervo ulnar (C7-C8).

21 Braquiorradial
22 Flexor longo do polegar
23 Pronador quadrado
24 Bíceps braquial
25 Retináculo dos flexores
26 Lumbricais
27 Abdutor curto do polegar
28 Flexor curto do polegar
29 Palmar curto
30 Ulna
31 Rádio
32 Vínculo longo
33 Vínculo curto

3.2 Músculos, Fáscias e Características Especiais

A Flexores superficiais de grupo anterior de músculos do antebraço (plano de corte indicado)

B Flexores superficiais na mão, aponeurose palmar removida

C Corte através do meio do antebraço

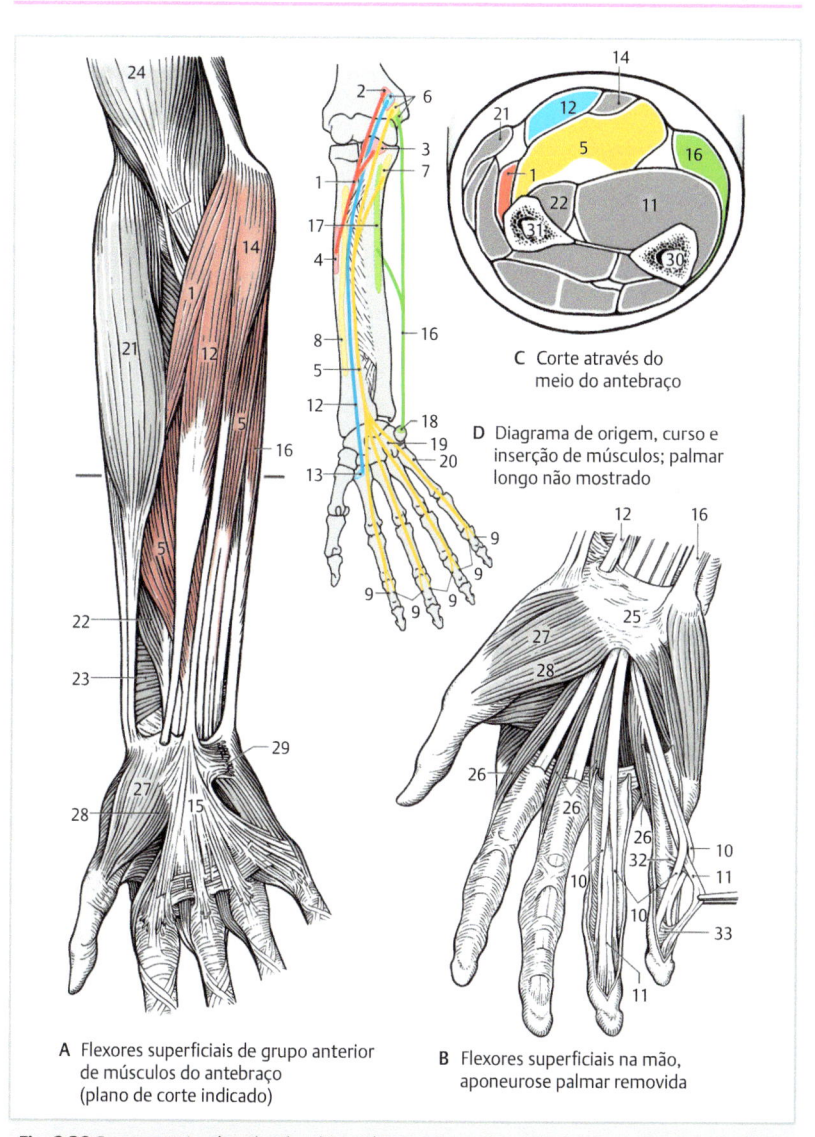

D Diagrama de origem, curso e inserção de músculos; palmar longo não mostrado

Fig. 3.26 Grupo anterior de músculos do antebraço.

Músculos Anteriores do Antebraço, cont.

Camada Profunda (A-C)

O **pronador quadrado** (**1**) *surge do ¼ distal da superfície palmar da ulna* (**2**) *e está inserido no ¼ distal da superfície palmar do rádio* (**3**). Esse músculo realiza a pronação do antebraço auxiliado pelo pronador redondo.

Inervação: ramo interósseo anterior do nervo mediano (C8-T1).

Variantes: O músculo pode-se estender mais no lado proximal. Ele pode alcançar diferentes ossos carpais e, raramente, os músculos da eminência tenar. O pronador quadrado algumas vezes está ausente.

O **flexor profundo dos dedos** (**4**) surge *dos dois-terços da superfície palmar da ulna* (**5**) *e da membrana interóssea*. Em seu curso através do túnel carpal, seus tendões e aqueles dos flexores superficiais dos dedos (ver p. 160) são circundados por uma bainha de tendão comum (ver p. 182). *O flexor profundo dos dedos é fixado por quatro tendões à base das falanges distais do segundo ao quinto dedo* (**6**). Considerando sua relação ao flexor superficial dos dedos cujo tendão terminal ele perfura, é denominado também de **músculo** perfurante. Além disso, os *músculos lumbricais* (**7**) surgem a partir do lado radial de seus tendões. Portanto, trata-se de um flexor do pulso e das articulações mediocarpais, metacarpofalangeanas e falangeanas.

Inervação: ramo interósseo anterior do nervo mediano e do nervo ulnar (C7-T1).

Variante: O tendão que alcança o dedo indicador muitas vezes tem seu próprio ventre muscular (ver **A**).

O **flexor longo do polegar** (**8**) surge *da superfície anterior do rádio, distal à tuberosidade radial, e da membrana interóssea* (**9**). Circundado por sua bainha do tendão (ver p. 182), esse flexor se estende através do túnel carpal, em seguida se posiciona entre as cabeças do flexor curto do polegar, e *continua na base da falange distal do polegar* (**10**). Trata-se de um flexor da falange distal do polegar e é também capaz de abduzi-lo um pouco na direção radial.

Inervação: ramo interósseo anterior do nervo mediano (C7-C8).

Variante: Em 40% dos casos há também uma cabeça do úmero surgindo a partir do epicôndilo medial do úmero. Nestes casos, há uma conexão tendinosa com a cabeça do úmero do flexor superficial dos dedos.

> **Nota clínica:** O túnel carpal contém os tendões do flexor superficial e profundo dos dedos, bem como o nervo mediano. A constrição relativa formada pelo canal osteofibroso pode levar à irritação das bainhas do tendão com compressão de nervos causando parestesias e dor (síndrome do túnel carpal).

11 Braquiorradial
12 Retináculo dos flexores
13 Abdutor curto do polegar
14 Flexor curto do polegar
15 Flexor radial do carpo
16 Palmar longo
17 Flexor superficial dos dedos
18 Flexor ulnar do carpo
19 Pronador redondo
20 Rádio
21 Ulna

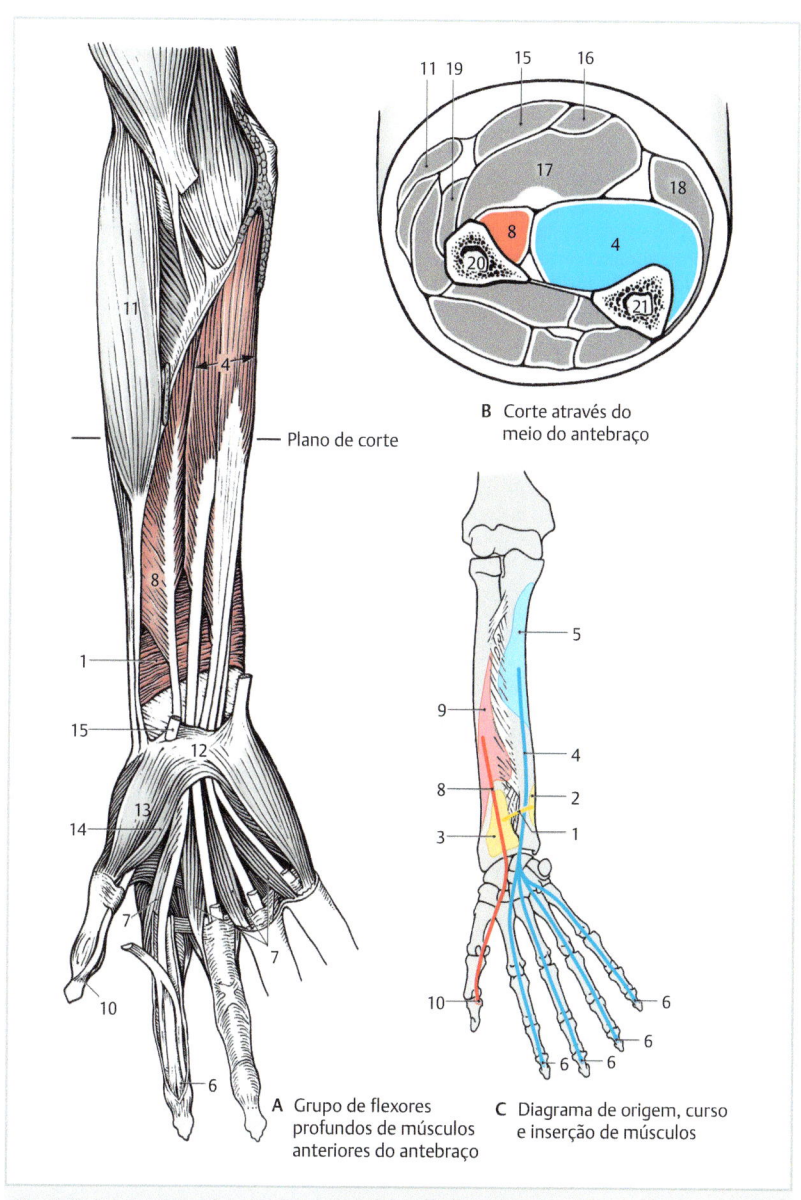

3.2 Músculos, Fáscias e Características Especiais

A Grupo de flexores profundos de músculos anteriores do antebraço

B Corte através do meio do antebraço

C Diagrama de origem, curso e inserção de músculos

Plano de corte

Fig. 3.27 Grupo anterior de músculos do antebraço, continuação.

Músculos Radiais do Antebraço (A-D)

O grupo radial inclui três músculos que funcionam como flexores na articulação do cotovelo.

O **extensor radial curto do carpo (1)** surge da cabeça comum do epicôndilo lateral do úmero **(2)**, do ligamento colateral radial e do ligamento radial anular, e está inserido na base do terceiro metacarpo **(3)**. Ele atravessa o segundo compartimento do tendão (ver p. 182) no dorso do pulso. O extensor radial curto do carpo é um flexor fraco da articulação do cotovelo. Ele traz o braço para a posição média da abdução ulnar e flexiona-se posteriormente.

Inervação: ramo profundo do nervo radial (C7).

O **extensor radial longo do carpo (4)** surge da crista supracondilar lateral do úmero **(5)** e do septo intermuscular lateral até o epicôndilo lateral e corre com o extensor radial curto do carpo através do segundo compartimento do tendão. Ele está inserido na base do segundo metacarpo **(6)**. Trata-se de um flexor fraco na articulação do cotovelo, um pronador fraco no braço flexionado, e um supinador no braço estendido. Nas articulações carpais, esse músculo funciona com o extensor ulnar do carpo na dorsiflexão e com o flexor radial do carpo na abdução radial.

Inervação: ramo profundo do nervo radial (C6-C7).

Os dois músculos já descritos são denominados de **"punhos cerrados"**, considerando que durante o cerramento a mão deve estar ligeiramente flexionada na parte posterior para permitir a ação máxima dos flexores.

> **Nota Clínica:** A dor pode ocorrer no epicôndilo lateral do úmero quando o punho está cerrado. Esta patologia é denominada de **epicondilite do úmero** e considerada resultante da irritação no periósteo na origem dos dois extensores radiais devido ao uso excessivo (cotovelo de tenista).

O **braquiorradial (7)** surge da crista supracondilar do úmero **(8)** e do septo intermuscular lateral, e está inserido na superfície radial do processo estiloide do rádio **(9)**. Ao contrário dos músculos do antebraço descritos acima, esse músculo funciona apenas em uma articulação isolada. Ele traz o antebraço para a posição média entre pronação e supinação. Nessa posição o músculo funciona como um flexor. Ele apresenta ação flexora mínima durante movimentos lentos e no antebraço supinado.

Inervação: nervo radial (C5-C6).

> **Nota clínica:** O pulso da artéria radial é palpável apenas proximal à sua inserção, entre seu tendão e o tendão do flexor do carpo radial (ver p. 160; ver também ver p. 386).

10 Extensor dos dedos
11 Extensor do dedo mínimo
12 Extensor ulnar do carpo
13 Extensor longo do polegar
14 Extensor curto do polegar
15 Abdutor longo do polegar
16 Ulna
17 Rádio

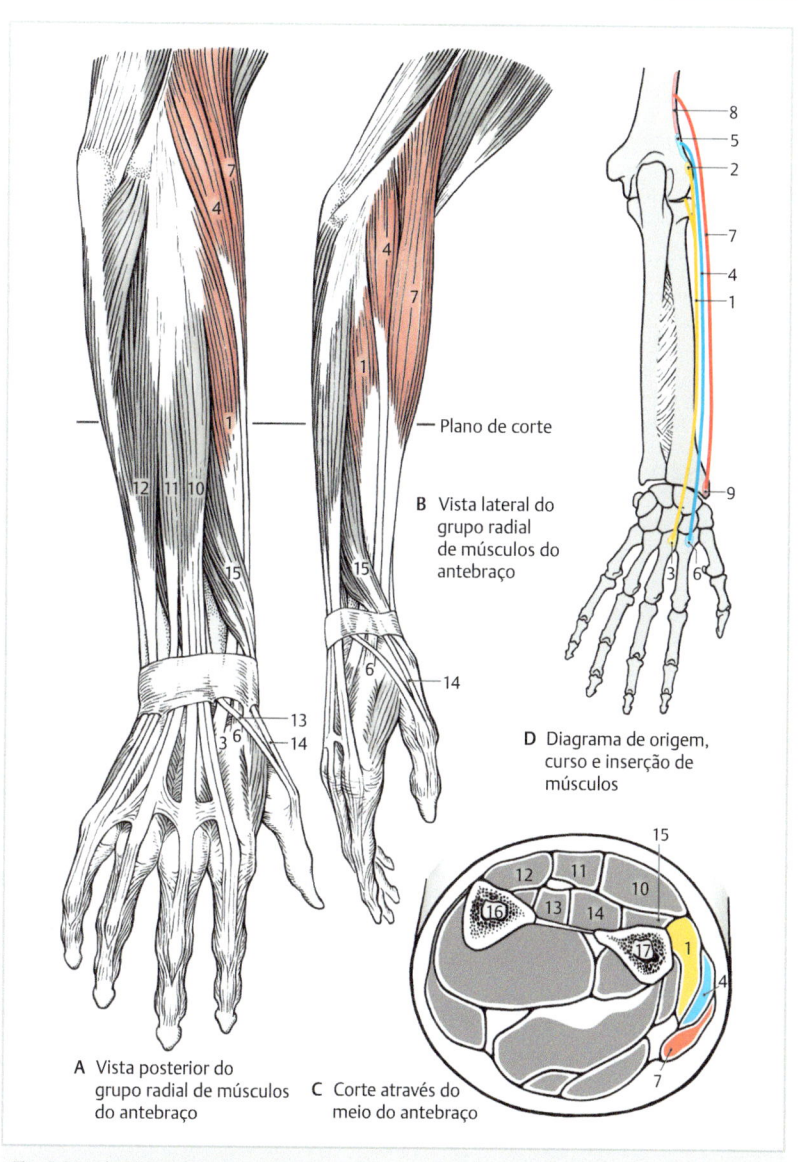

3.2 Músculos, Fáscias e Características Especiais

- Plano de corte

B Vista lateral do grupo radial de músculos do antebraço

D Diagrama de origem, curso e inserção de músculos

A Vista posterior do grupo radial de músculos do antebraço

C Corte através do meio do antebraço

Fig. 3.28 Músculos radiais do antebraço.

Músculos Posteriores do Antebraço

Camada Superficial (Ulnar) (A-C)

O **extensor dos dedos** (**1**) *tem origem aplainada a partir do epicôndilo lateral do úmero* (**2**), *do ligamento colateral radial, do ligamento radial anular e da fáscia antebraquial*. Esse músculo corre através do quarto compartimento dos tendões (ver p. 182). Com seus tendões ele forma a aponeurose dorsal (**3**) do segundo ao quinto dedo. Além disso, os deslizamentos dos tendões correm para as bases das falanges proximais (**4**) e para as cápsulas das articulações metacarpofalangeanas. Entre os tendões individuais, **conexões intertendíneas** (**5**) estão sempre presentes, iniciando a partir do quarto ao terceiro e ao quinto dedo. O extensor dos dedos estende-se e abre os dedos. Ele é o mais forte dorsiflexor do punho e articulações mediocarpais, e funciona também como um abdutor ulnar.

Inervação: ramo profundo do nervo radial (C6-C8).

Variantes: O tendão do segundo dedo pode ter um ventre muscular separado. O tendão para o quinto dedo pode estar ausente. Em outros casos, os tendões para dedos individuais também podem estar duplicados.

O **extensor do dedo mínimo** (**6**) surge por uma cabeça comum com o extensor dos dedos (**2**) e estende-se através do compartimento do quinto tendão no dorso do pulso, geralmente como dois tendões para a *aponeurose dorsal do quinto dedo*. Algumas vezes ele está ausente e então o extensor dos dedos assume sua função com um tendão adicional. Ele estende o quinto dedo e auxilia na dorsiflexão e abdução ulnar da mão.

Inervação: ramo profundo do nervo radial (C6-C8).

O **extensor ulnar do carpo** (**7**) surge da cabeça comum (**2**), junto com o extensor dos dedos, e da ulna (**8**), e corre no lado posteromedial da ulna através do compartimento do sexto tendão para a base do quinto metacarpo (**9**). Na verdade, ele é denominado erroneamente considerando que funciona como um forte abdutor ulnar, uma ação que é entendida mais facilmente a partir do curso do seu tendão em relação ao seu eixo de movimento; o tendão corre para a articulação radiocarpal no lado dorsal e para a articulação mediocarpal no lado palmar. Isso leva à dorsiflexão da articulação radiocarpal e à flexão palmar na articulação mediocarpal; ou seja, as duas funções equilibram uma na outra. Em consequência, a principal ação do músculo é como um abdutor. Seu antagonista é o abdutor longo do polegar.

Inervação: ramo profundo do nervo radial (C7-C8).

Variante: Um tendão adicional que se estende para a falange proximal é encontrado com frequência no lado radial.

10 Extensor radial longo do carpo
11 Extensor radial curto do carpo
12 Abdutor longo do polegar
13 Extensor curto do polegar
14 Extensor longo do polegar
15 Extensor do indicador
16 Rádio
17 Ulna
18 Ancôneo

3.2 Músculos, Fáscias e Características Especiais

B Corte através do meio do antebraço

Plano de corte

A Camada superficial de músculos posteriores do antebraço

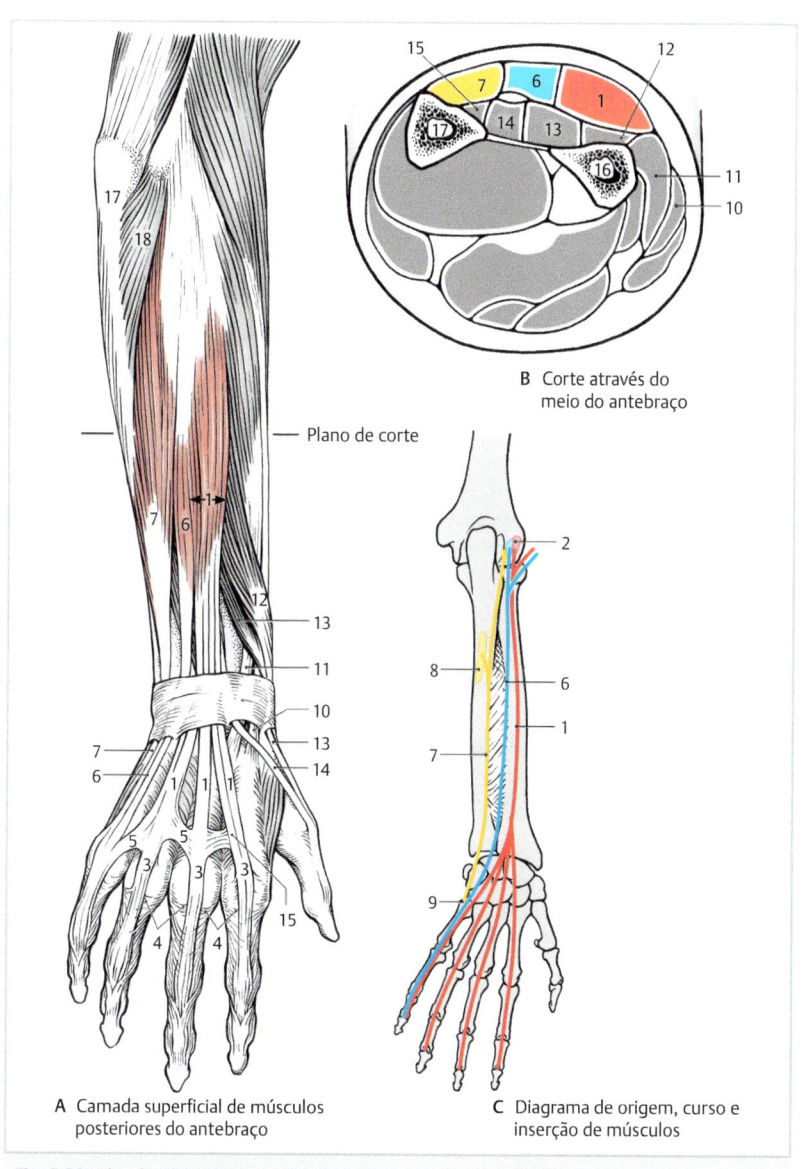

C Diagrama de origem, curso e inserção de músculos

Fig. 3.29 Músculos da região posterior do antebraço: camada superficial.

Músculos Posteriores do Antebraço, cont.

Camada Profunda (A-C)

As superfícies a partir das quais o **supinador** (**3**) se origina incluem a crista do supinador da ulna (**1**), o epicôndilo lateral do úmero (**2**), o ligamento colateral radial e o ligamento radial anular. Aquelas fibras provenientes da porção mais posterior do ligamento colateral radial correm de forma superficial e formam um arco tendíneo convexo. O músculo insere-se no rádio (**4**) entre a tuberosidade radial e a fixação do pronador redondo. Ele circunda o rádio e supina o antebraço, em contraste com o bíceps braquial, em todas as posições de flexão e extensão.

Inervação: ramo profundo do nervo radial (C5-C6).

O **abdutor longo do polegar** (**5**) surge da superfície posterior da ulna (**6**) distal para a crista do supinador da ulna, da membrana interóssea (**7**) e da superfície posterior do rádio (**8**). Ele corre através do compartimento do primeiro tendão (ver p. 182) e está inserido na base do primeiro metacarpo (**9**). Parte do tendão alcança o trapézio e outra parte muitas vezes se funde com o tendão do extensor curto do polegar e com o abdutor curto do polegar.

Devido à sua posição, o **abdutor longo do polegar** flexiona a mão em direção à palma e a abduz em sentido radial. A principal função desse músculo é a abdução do polegar.

Inervação: ramo profundo do nervo radial (C7-C8).

O **extensor curto do polegar** (**10**) surge da ulna (**11**) distal ao abdutor longo do polegar, da membrana interóssea (**12**) e da superfície posterior do rádio (**13**) e insere-se na base da falange proximal do polegar (**14**). Ele se estende e abduz o polegar devido à sua estreita relação com o abdutor longo do polegar, com o qual corre no compartimento do primeiro tendão.

Inervação: ramo profundo do nervo radial (C7-T1).

Variantes: Seu tendão terminal se mostra duplicado com frequência. Em casos raros, esse tendão pode estar ausente.

O **extensor longo do polegar** (**15**) surge da superfície posterior da ulna (**16**) e da membrana interóssea (**17**). Ele corre através do compartimento do terceiro tendão no lado dorsal do punho, e está inserido na base da falange distal (**18**) do polegar. Ele usa o tubérculo dorsal no rádio, que está situado lateral ao compartimento do terceiro tendão, como um fulcro para estender o polegar. No pulso, o referido músculo dorsiflexiona e abduz a mão em sentido radial.

Inervação: ramo profundo do nervo radial (C7-C8).

O terço distal da superfície posterior da ulna (**19**) e a membrana interóssea (**20**) são os locais de origem do **extensor do indicador** (**21**). Ele corre com o músculo extensor dos dedos através do compartimento do quarto tendão, e projeta seu tendão dentro da aponeurose dorsal do dedo indicador. Ele estende o dedo indicador e participa na dorsiflexão nas articulações do punho e mediocarpais.

Suprimento de nervos: ramo profundo do nervo radial (C6-C8).

Variantes: Dois ou três tendões estão presentes com frequência. Algumas vezes o músculo está ausente.

22 Extensor dos dedos
23 Extensor do dedo mínimo
24 Extensor ulnar do carpo
25 Ulna
26 Rádio

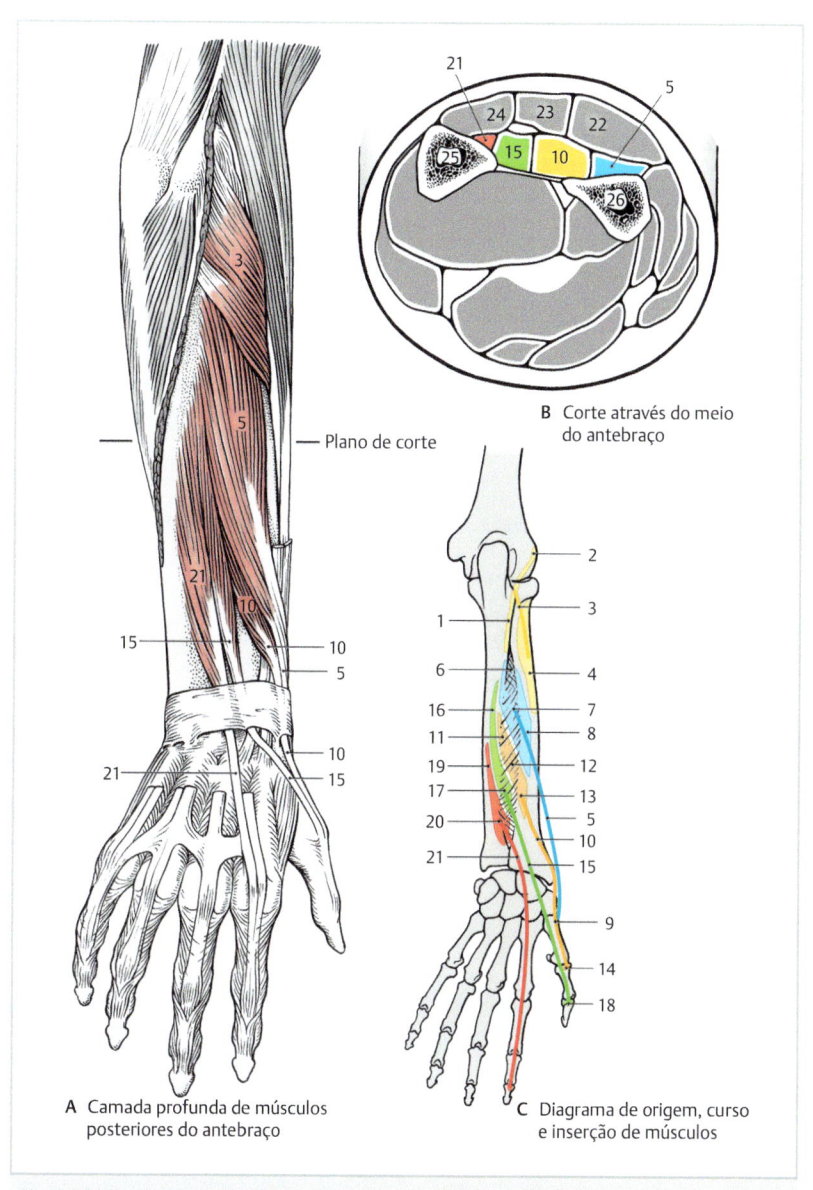

3.2 Músculos, Fáscias e Características Especiais

B Corte através do meio do antebraço

Plano de corte

A Camada profunda de músculos posteriores do antebraço

C Diagrama de origem, curso e inserção de músculos

Fig. 3.30 Músculos da região posterior do antebraço: camada profunda.

Função dos Músculos da Articulação do Cotovelo e do Antebraço (A-D)

Os movimentos na articulação do cotovelo são **flexão** e **extensão**. **O eixo de movimento corre pelos epicôndilos do úmero.** Todos os músculos anteriores ao eixo atuam como flexores da articulação do cotovelo, e todos aqueles que passam atrás do eixo funcionam como extensores. Considerando que muitos músculos funcionam em diversas articulações, seus nomes nem sempre são adequados para suas funções em relação à articulação do cotovelo. Além disso, a ação do músculo na articulação do cotovelo depende da posição das articulações vizinhas.

Os **flexores (A)** incluem:

- Bíceps braquial (vermelho, nervo musculocutâneo)
- Braquial (azul, nervo musculocutâneo)
- Braquiorradial (amarelo, nervo radial)
- Extensor radial longo do carpo (laranja, nervo radial)
- Pronador redondo (verde, nervo mediano)

Menos importantes são (não mostrado) o flexor radial do carpo, o extensor radial curto do carpo e o palmar longo. Flexão na posição de pronação, realizada pela contração de quase todos os flexores, é a mais forte. As exceções são o músculo braquial, que é igualmente forte em todas as posições, e o músculo bíceps braquial, cuja força flexora é reduzida em pronação.

O único **extensor (B)** importante é o tríceps braquial (vermelho, nervo radial). As partes mais eficazes dele são as cabeças medial e lateral, enquanto a cabeça longa do tríceps tem apenas importância secundária. O ancôneo pode ser desconsiderado como um extensor.

Os movimentos do antebraço são **movimentos rotacionais** nas articulações radioulnares proximais e distais, com movimentos associados na articulação umerorradial.

Esses movimentos rotacionais são **pronação** e **supinação** (ver p. 122) e **ocorrem ao redor de um eixo que corre a partir da fóvea na cabeça do rádio ao processo estiloide da ulna.**

Pronação e supinação são executadas com força quase igual, mas com maior intensidade quando a articulação do cotovelo está flexionada. A preponderância de pronação é uma falsa impressão devido a uma rotação medial na articulação do ombro (*von Lanz, Wachsmuth*).

Os músculos que atuam como **supinadores (C)** são:

- Supinador (vermelho, nervo radial)
- Bíceps braquial (azul, nervo musculocutâneo)
- Abdutor longo do polegar (amarelo, nervo radial)
- Extensor longo do polegar (laranja, nervo radial)
- Braquiorradial (não mostrado)

O extensor radial longo do carpo também funciona como um supinador quando o braço está estendido.

A **pronação (D)** é produzida pelos seguintes músculos:

- Pronador quadrado (vermelho, nervo mediano)
- Pronador redondo (azul, nervo mediano)
- Flexor radial do carpo (amarelo, nervo mediano)
- Extensor radial longo do carpo (laranja, nervo radial) no braço flexionado
- Braquiorradial (não mostrado)
- Palmar longo (não mostrado)

A cor das setas mostra a ordem de importância dos músculos em cada movimento:

vermelho
azul
amarelo
laranja
verde

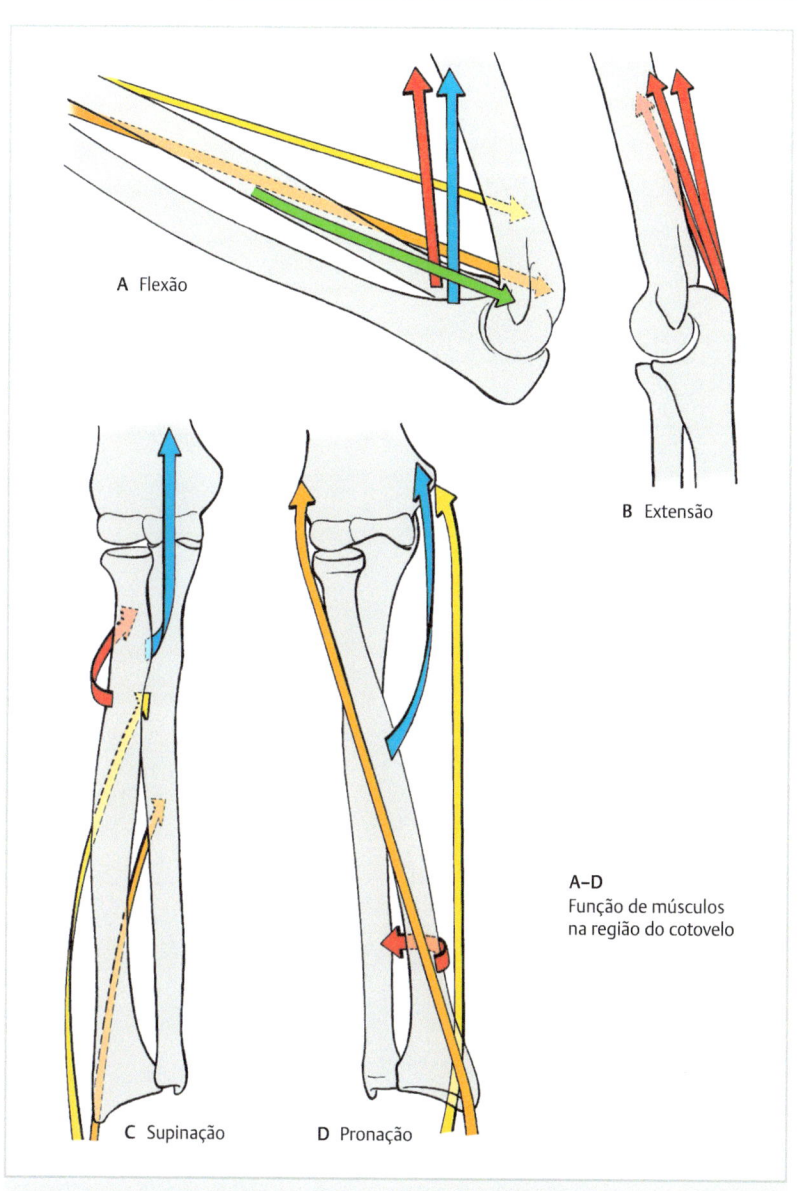

3.2 Músculos, Fáscias e Características Especiais

A Flexão

B Extensão

C Supinação **D** Pronação

A–D Função de músculos na região do cotovelo

Fig. 3.31 Função dos músculos da articulação do cotovelo e do antebraço.

Função dos Músculos do Pulso e da Articulação Mediocarpal (A-D)

Nós distinguimos **dorsiflexão (A)**, que eleva o dorso da mão, de **flexão palmar (B)**, que abaixa o dorso da mão.

Estes movimentos se realizam nas articulações radiocarpal e mediocarpal **através de um eixo transversal imaginário que corre pelo osso capitato**. Também distinguimos **abdução radial (C)** e **abdução ulnar (D) sobre um eixo dorso-palmar através do osso capitato**.

Nesta etapa, deve-se observar que, na posição em repouso da mão, o eixo longo através do terceiro osso do metacarpo, o eixo através do capitato e o eixo principal do antebraço correm paralelos um ao outro. O eixo principal do antebraço corre a partir do meio da cabeça radial para o processo estiloide da ulna. Esse eixo corresponde ao eixo de movimentos durante a pronação e supinação.

A flexão palmar é o mais poderoso dos movimentos descritos acima. Os flexores são consideravelmente mais fortes que os extensores e entre eles os flexores dos dedos são os mais poderosos.

> **Nota clínica:** A predominância dos flexores leva a mão a assumir a posição de flexão palmar após um longo período de imobilização (consolidação de fratura). Desse modo, a mão sempre deve ser imobilizada em leve dorsiflexão durante a cicatrização.

Os músculos especificados a seguir são ativos em **dorsiflexão**:

- Extensor dos dedos (vermelho, nervo radial)
- Extensor radial longo do carpo (azul, nervo radial)
- Extensor radial curto do carpo (amarelo, nervo radial)
- Extensor do indicador (laranja, nervo radial)
- Extensor longo do polegar (verde, nervo radial)
- Extensor do dedo mínimo (não mostrado)

A **flexão palmar** pode ser produzida pelos seguintes músculos:

- Flexor superficial dos dedos (vermelho, nervo mediano)
- Flexor profundo dos dedos (azul, nervo mediano e nervo ulnar)
- Flexor ulnar do carpo (amarelo, nervo ulnar)
- Flexor longo do polegar (laranja, nervo mediano)
- Flexor radial do carpo (verde, nervo mediano)
- Abdutor longo do polegar (marrom, nervo radial)

Os dois músculos flexores dos dedos são os flexores mais fortes na articulação do punho.

A **abdução radial** é produzida pelos músculos:

- Extensor radial longo do carpo (vermelho, nervo radial)
- Abdutor longo do polegar (azul, nervo radial)
- Extensor longo do polegar (amarelo, nervo radial)
- Flexor radial do carpo (laranja, nervo mediano)
- Flexor longo do polegar (verde, nervo mediano)

A **abdução ulnar** é produzida pelos músculos:

- Extensor ulnar do carpo (vermelho, nervo radial)
- Flexor ulnar do carpo (azul, nervo ulnar)
- Extensor dos dedos (amarelo, nervo radial)
- Extensor do dedo mínimo (não mostrado)

A cor das setas mostra a ordem de importância dos músculos em cada movimento:

vermelho
azul
amarelo
laranja
verde
marrom

3.2 Músculos, Fáscias e Características Especiais

A–D Função dos músculos do punho

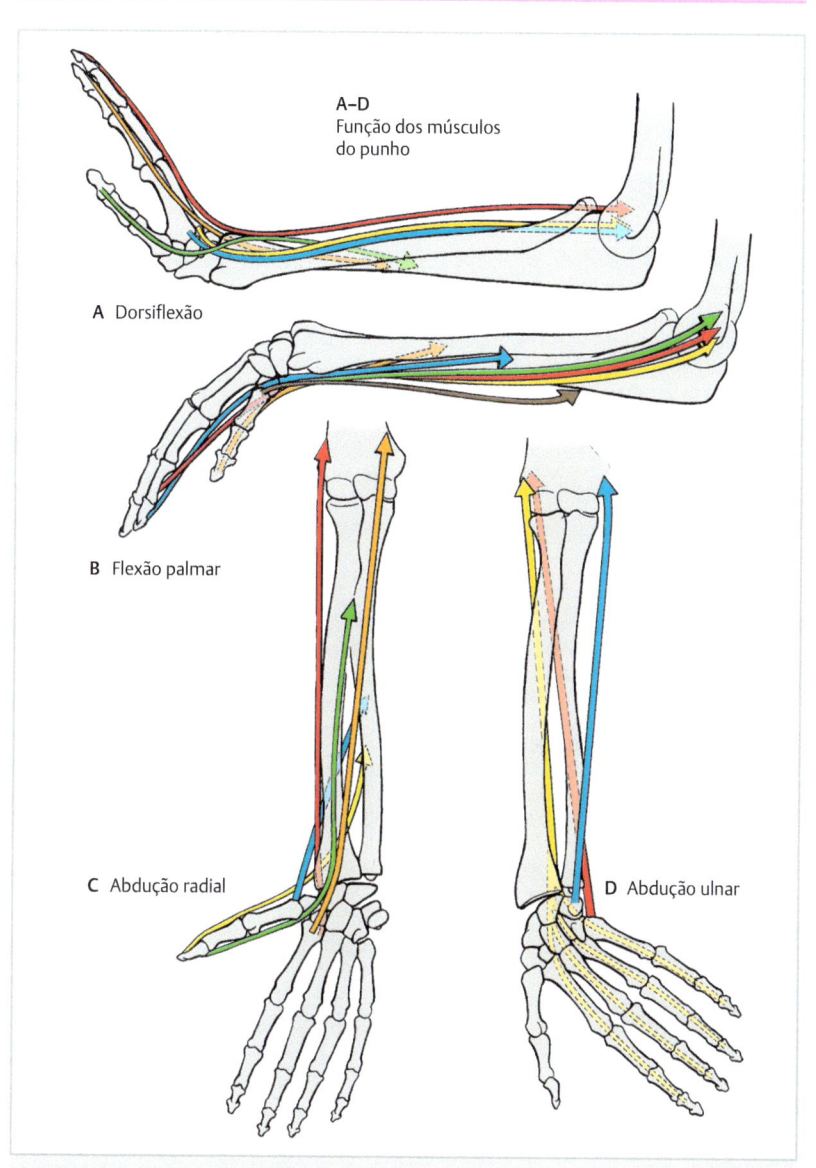

A Dorsiflexão

B Flexão palmar

C Abdução radial

D Abdução ulnar

Fig. 3.32 Função da articulação do punho e mediocarpal.

Músculos Intrínsecos da Mão

Os músculos intrínsecos da mão são divisíveis em três grupos palmares:

- Os **músculos centrais** da **mão**
- Os **músculos tenares** do **polegar**
- Os **músculos hipotenares** do dedo mínimo

A aponeurose extensora posiciona-se no dorso dos dedos.

Músculos Centrais da Mão (A-D)

Os sete músculos **interósseos** podem ser divididos em **três músculos palmares surgindo por uma cabeça** e em **quatro músculos dorsais que surgem por duas cabeças**.

Os interósseos palmares (**1**) *surgem do segundo, quarto e quinto ossos do metacarpo* (**2**). *Eles se inserem por tendões curtos nas falanges proximais correspondentes* (**3**) *e irradiam-se também nos tendões correspondentes da aponeurose dorsal* (**4**).

Seus tendões correm no lado dorsal aos *ligamentos metacarpais transversos profundos* (**5**) e palmar ao eixo das articulações metacarpofalangeanas. Desse modo, flexionam as articulações metacarpofalangeanas e, por suas expansões na aponeurose dorsal, são capazes de estender as articulações interfalangeanas. Por meio de suas relações com os ossos metacarpais e falangeanos, eles também aduzem em relação ao eixo que passa longitudinalmente pelo dedo médio; eles movimentam o segundo, quarto e quinto dedos em direção ao dedo médio.

Os **interósseos dorsais** (**6**) surgem *por duas cabeças a partir dos lados adjacentes dos cinco ossos metacarpais* (**2**, **7**). Como os músculos interósseos palmares, *eles se estendem para as falanges proximais e irradiam dentro da aponeurose dorsal* (**4**). O primeiro interósseo dorsal se estende para a falange proximal do segundo dedo no lado radial, o segundo e terceiro músculos interósseos alcançam a falange proximal do dedo médio em ambos os lados radial e ulnar e o quarto músculo interósseo dorsal se estende para a falange proximal do quarto dedo no lado ulnar.

Como os músculos interósseos palmares, eles flexionam as articulações metacarpofalangeanas e estendem as articulações interfalangeanas e funcionam como abdutores em relação ao eixo do dedo médio (abertura dos dedos).

Inervação: ramo profundo do nervo ulnar (C8-T1).

Os quatro **lumbricais** (**8**) surgem *dos lados radiais dos tendões do flexor profundo dos dedos* (**9**). Como estes tendões são móveis, os locais de origem dos lumbricais não são fixos. Cobertos pela aponeurose palmar e palmar para os ligamentos metacarpais transversos profundos (**5**), *eles correm para a aponeurose extensora* (**4**) *e para as cápsulas das articulações metacarpofalangeanas*, flexionam essas articulações e estendem as articulações interfalangeanas.

Inervação: os dois lumbricais radiais são supridos pelo nervo mediano e os dois ulnares pelo ramo profundo do nervo ulnar (C8-T1).

10 Retináculo dos flexores
11 Abdutor curto do polegar
12 Flexor curto do polegar
13 Cabeça transversal do abdutor do polegar
14 Abdutor do dedo mínimo
15 Flexor ulnar do carpo
16 Flexor radial do carpo

3.2 Músculos, Fáscias e Características Especiais

A Músculos interósseos palmares

B Músculos interósseos dorsais

C Músculos lumbricais

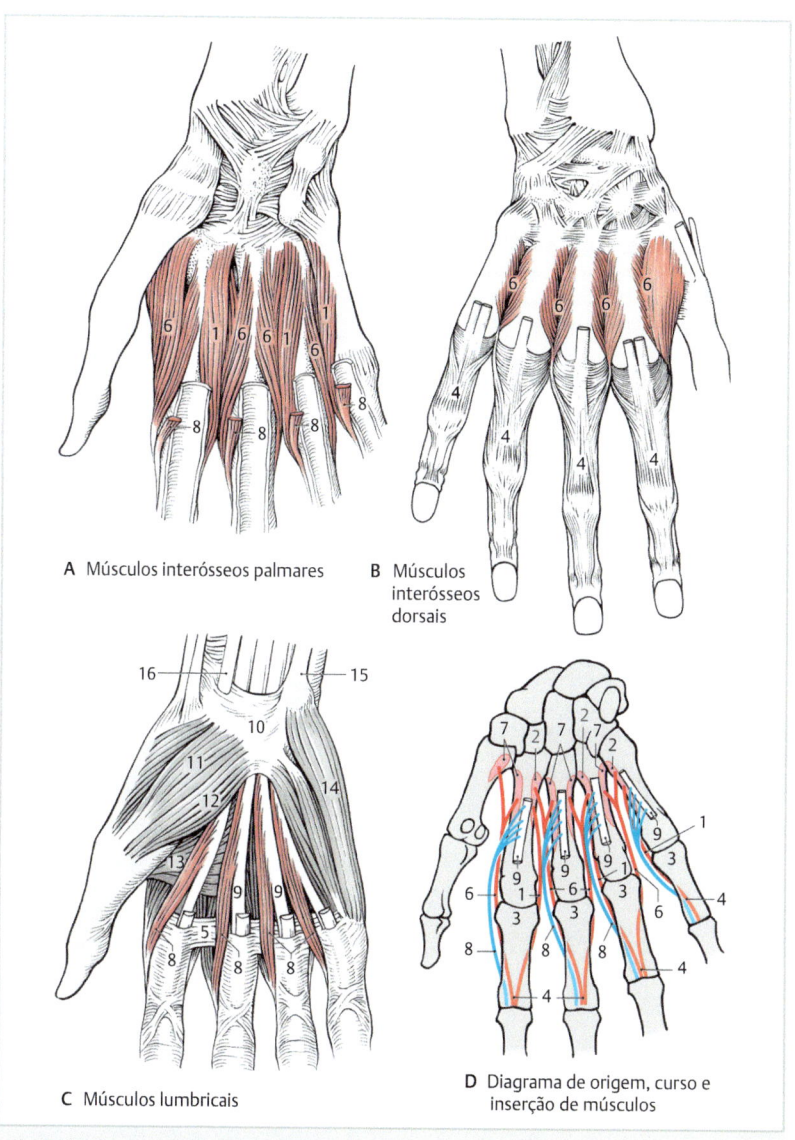

D Diagrama de origem, curso e inserção de músculos

Fig. 3.33 Músculos intrínsecos da mão.

Músculos Intrínsecos da Mão, cont.

Músculos Tenares (A-D)

Esses músculos incluem:

- Abdutor curto do polegar
- Flexor curto do polegar
- Adutor do polegar
- Oponente do polegar

O **abdutor curto do polegar (1)** surge *do tubérculo do escafoide* **(2)** *e do retináculo dos flexores* **(3)** *e está inserido no osso sesamoide radial* **(4)** *e na falange proximal* **(5)** *do polegar.* Ele abduz o polegar.

Inervação: nervo mediano (C8-T1).

O **flexor curto do polegar** tem uma **cabeça superficial (6)** e uma **cabeça profunda (7)**. *A primeira surge do retináculo dos flexores* **(3)** *e a última do trapézio* **(8)**, *trapezoide* **(9)** *e capitato* **(10)**, *e está inserido no osso sesamoide radial* **(4)** *da articulação metacarpofalangeana do polegar.* Ele flexiona, aduz e abduz o polegar e é capaz de colocar o polegar em oposição.

Inervação: a cabeça superficial é suprida pelo nervo mediano e a cabeça profunda pelo nervo ulnar (C8-T1).

O **adutor do polegar** *também tem duas cabeças de origem, a* **cabeça transversal (11)** *originada do comprimento total do terceiro metacarpo* **(12)** *e a* **cabeça oblíqua (13)** *proveniente dos ossos carpais adjacentes. Esse músculo está inserido no osso sesamoide ulnar* **(14)** *da articulação metacarpofalangeana do polegar, e produz adução, auxiliando na oposição e flexão do polegar.*

Inervação: camada profunda do nervo ulnar (C8-T1).

O **oponente do polegar (15)** *surge do tubérculo do trapézio* **(16)** *e do retináculo dos flexores* **(3)** *e insere-se na borda radial do primeiro metacarpo* **(17)**. *Esse músculo produz a oposição do polegar e auxilia na adução.*

Inervação: nervo mediano (C6-C7).

Em resumo, os músculos da eminência tenar também podem ser classificados de acordo com suas funções:

A **adução** do polegar é produzida pelo adutor do polegar com a ajuda do flexor curto do polegar e do oponente do polegar.

A **abdução** é produzida pelo abdutor curto do polegar e parcialmente pelo flexor curto do polegar.

A posição de **oposição** é produzida principalmente pelo oponente do polegar, auxiliado pelo flexor curto do polegar e pelo adutor do polegar.

Reposição (retorno à posição neutra) é produzida pelos músculos longos no lado dorsal: extensor curto do polegar, extensor longo do polegar e abdutor longo do polegar.

> **Nota clínica:** As **"faixas reticulares"** (Landsmeer) correm a partir das conexões do abdutor curto do polegar e do adutor do polegar; alcançam os tendões extensores e inserem-se junto com eles nas falanges distais. São importantes durante a cirurgia da mão.

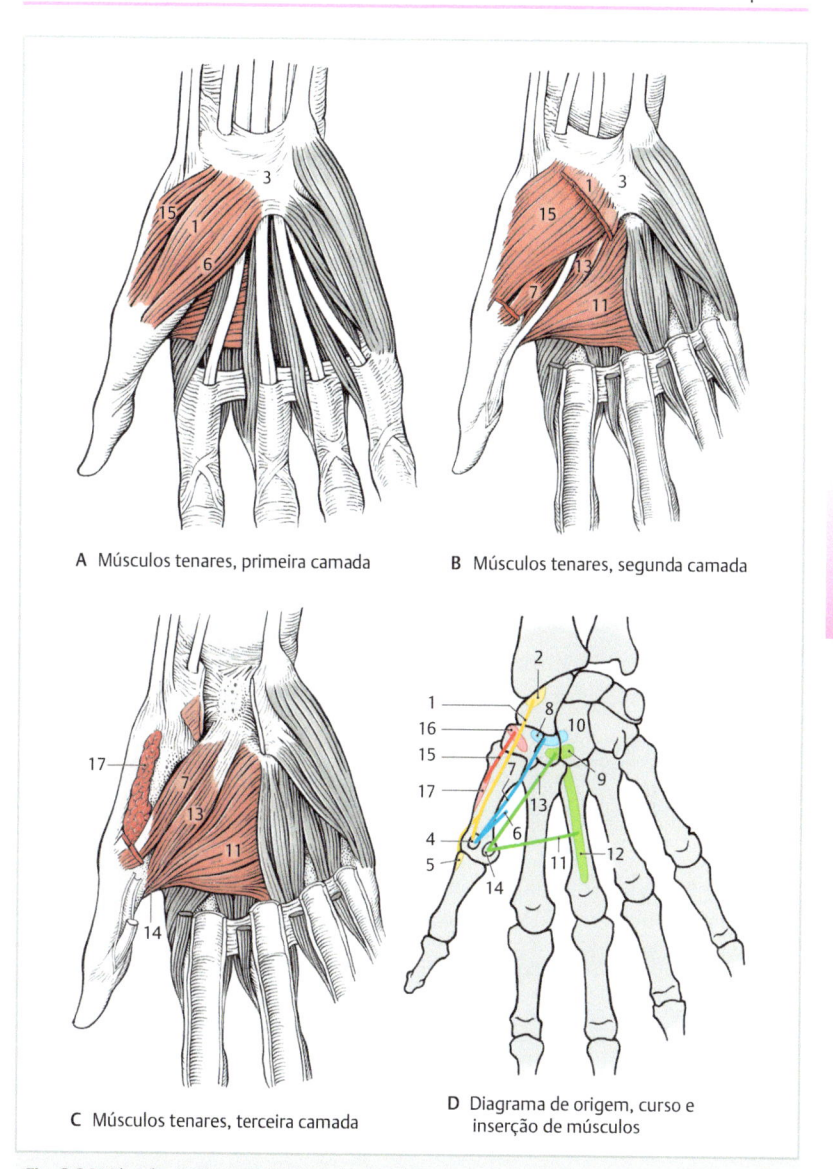

3.2 Músculos, Fáscias e Características Especiais

A Músculos tenares, primeira camada

B Músculos tenares, segunda camada

C Músculos tenares, terceira camada

D Diagrama de origem, curso e inserção de músculos

Fig. 3.34 Músculos intrínsecos da mão, continuação.

Músculos Intrínsecos da Mão, cont.

Aponeurose Palmar (A)

A **aponeurose palmar** (ver p. 388) consiste em fascículos *longitudinais* (**1**) e *transversais* (**2**). As fibras longitudinais correm para as bainhas dos tendões dos tendões flexores (**3**), ligamentos metacarpais transversos profundos (**4**) e ligamentos das articulações metacarpofalangeanas. Também irradiam para o córion da palma da mão (**5**). A aponeurose palmar é conectada à fáscia palmar profunda (ver p. 180) por nove septos (**6**). Oito limitam os septos de ambos os lados dos tendões dos flexores superficiais e profundos dos dedos, enquanto o nono septo se posiciona no lado radial do primeiro músculo lumbrical (ver página 174). Os septos surgem de ambos os fascículos longitudinais e transversos.

A conexão da fáscia palmar profunda com os ossos carpais corresponde ao ancoramento da aponeurose palmar ao esqueleto da mão. Os fascículos longitudinais alcançam o segundo através do quinto dedo e irradiam-se principalmente na mão e na camada fibrosa das bainhas sinoviais (ver página 182). Algumas das fibras unem o ligamento metacarpal transverso superficial. Os fascículos transversais posicionam-se de forma proximal mais profundamente que os fascículos longitudinais. No lado distal, os fascículos transversais (**2**) são visíveis, posicionando-se na mesma camada como as fibras longitudinais.

A aponeurose palmar forma uma unidade funcional com ligamentos, septos e fáscias, e está firmemente fixada na pele da palma da mão sobre os ossos carpais.

Na eminência hipotenar se posiciona o **palmar curto (7)**, que pode estar no processo de regressão e *cujas fibras conectam a aponeurose palmar e o retináculo dos flexores* (**8**) *à pele sobre a borda ulnar da mão*.

Inervação: ramo superficial do nervo ulnar (C8-T1).

Músculos Hipotenares (B-D)

Os músculos da eminência hipotenar consistem em

- Abdutor do dedo mínimo (**9**)
- Flexor curto do dedo mínimo (**10**)
- Oponente do dedo mínimo (**11**)

O **abdutor do dedo mínimo** (**9**) *surge do pisiforme* (**12**), *do ligamento piso-hamato* (**13**) *e do retináculo dos flexores* (**8**), e *está inserido na margem ulnar da base da falange proximal do quinto dedo* (**14**). Em parte, ele também se irradia para a aponeurose extensora do dedo mínimo e funciona como um puro abdutor.

Inervação: ramo profundo do nervo ulnar (C8-T1).

O **flexor curto do dedo mínimo** (**10**) surge *do retináculo dos flexores* (**8**) *e do hâmulo do hamato* (**15**). Nessa inserção ele se mescla com o tendão do abdutor do dedo mínimo e *termina na superfície palmar da base da falange proximal* (**16**) e flexiona a articulação metacarpofalangeana.

Inervação: ramo profundo do nervo ulnar (C8-T1).

Variante: Com muita frequência o músculo está ausente.

O **oponente do dedo mínimo** (**11**), como o flexor curto do dedo mínimo, surge *do hâmulo do hamato* (**15**) *e do retináculo dos flexores* (**8**). *Ele está inserido na margem ulnar do quinto metacarpo* (**17**) e coloca o dedo mínimo na posição para oposição.

Inervação: ramo profundo do nervo ulnar (C8-T1).

3.2 Músculos, Fáscias e Características Especiais

A Aponeurose palmar e palmar curto

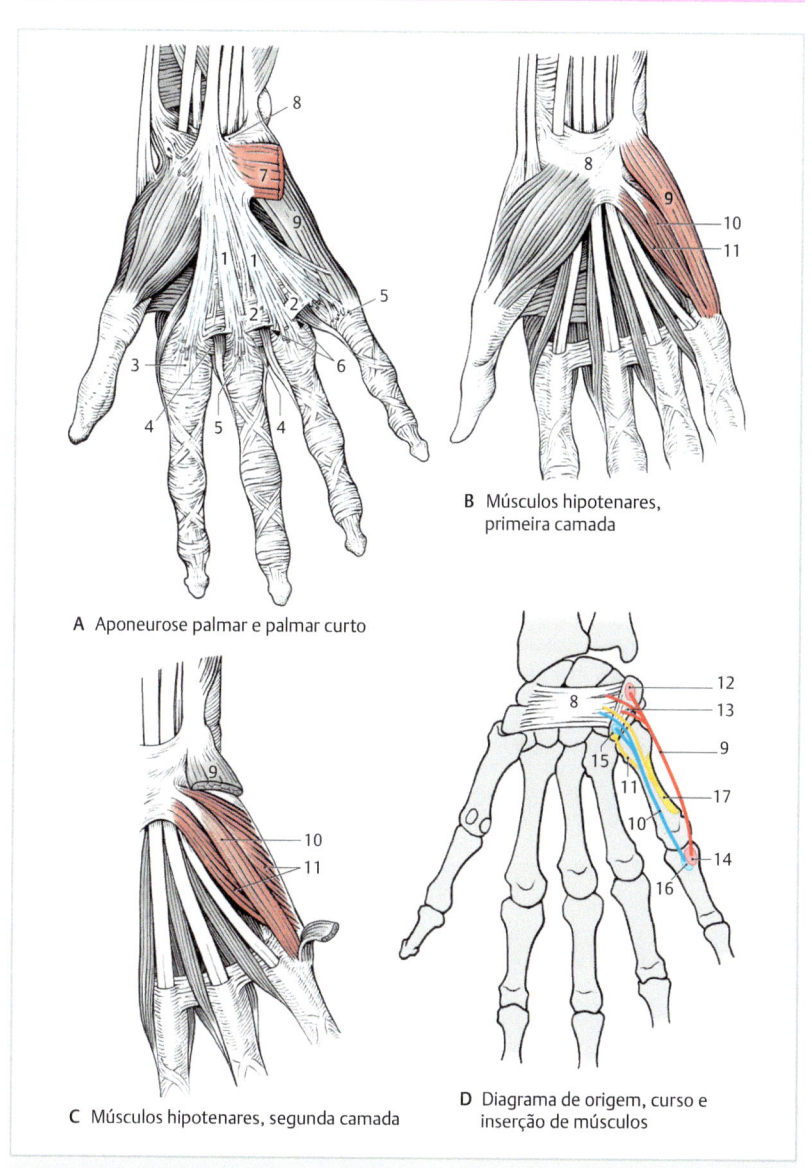

B Músculos hipotenares, primeira camada

C Músculos hipotenares, segunda camada

D Diagrama de origem, curso e inserção de músculos

Fig. 3.35 Músculos curtos da mão, continuação.

Fáscias e Características Especiais do Membro Superior Livre

Fáscias (A-D)

No braço, a **fáscia braquial** (**1**) circunda os flexores e extensores. Entre os grupos de músculos flexores e extensores nos lados mediais e laterais do úmero estão os *septos intermusculares braquiais mediais* (**2**) *e laterais* (**3**). Estes septos conectam a fáscia braquial com o úmero. O septo intermuscular medial se inicia na face proximal no nível da inserção do coracobraquial, enquanto o septo lateral começa apenas distal à tuberosidade deltoide. Ambos os septos são fixados nas bordas do úmero e estendem para os epicôndilos correspondentes. A fáscia do braço é contínua à *fáscia axilar* (**4**) e à *fáscia antebraquial* (**5**). Na superfície anterior do braço apenas acima do cotovelo há uma abertura, o *hiato basílico* (**6**; pág. XXX).

A **fáscia antebraquial** (**5**) está fixada firmemente à superfície posterior da ulna. A *aponeurose bicipital* (**7**) irradia-se para a fáscia do antebraço, e este último envia septos fortes (**8**) profundos entre os grupos de músculos individuais (ver página 158). Na extremidade distal do antebraço, a fáscia é fortalecida pelas faixas transversais para formar o retináculo dos extensores na superfície dorsal, que fornecem canais para os tendões de vários músculos. Profundos ao retináculo dos extensores existem seis compartimentos para a passagem dos tendões extensores. Na superfície palmar, fibras tendinosas descendentes do músculo flexor ulnar do carpo propagam-se nas faces radiais e distais próximo ao punho na fáscia antebraquial. Um espaço separado (**túnel ulnar** conhecido também como **canal de Guyon**; ver página 368) é formado por esses feixes de fibras e a fáscia que cobre os músculos profundos.

A **fáscia dorsal da mão** (**9**) forma superficialmente uma expansão fechada e densa do retináculo dos extensores (ver página 182), composta de fibras transversais fortes. Na face distal, ela se torna a aponeurose dorsal dos dedos. Além disso, **a fáscia dorsal da mão** está mais ou menos conectada firmemente às conexões intertendíneas (ver página 166). Essa fáscia está fixada nos ossos metacarpais nas margens ulnar e radial do dorso da mão. Entre os tendões dos extensores longos dos dedos e os músculos interósseos dorsais (ver pág. 174) há uma folha profunda e delicada (**10**) dessa fáscia.

A **aponeurose palmar** (**11**; ver página 178) no lado palmar forma uma continuação do retináculo dos flexores (ver página 182), os limites superficiais e laterais do compartimento central médio da mão. Por meio de nove septos, a **aponeurose palmar** está conectada à **fáscia palmar profunda** (**12**), que cobre os músculos interósseos palmares. O músculo adutor do polegar (**14**) é coberto por sua própria **fáscia adutora delicada** (**13**).

O ligamento metacarpal transversal superficial é encontrado nas raízes dos dedos. Trata-se de um ligamento transversal fino dentro do qual alguns fascículos longitudinais da aponeurose palmar se irradiam. Há um contato próximo entre este ligamento e o tecido subcutâneo.

15 Músculos interósseos palmares
16 Músculos interósseos dorsais

3.2 Músculos, Fáscias e Características Especiais

B Corte de fáscias do braço

C Corte de fáscias do antebraço

D Corte de fáscias da mão

A Fáscias do membro superior

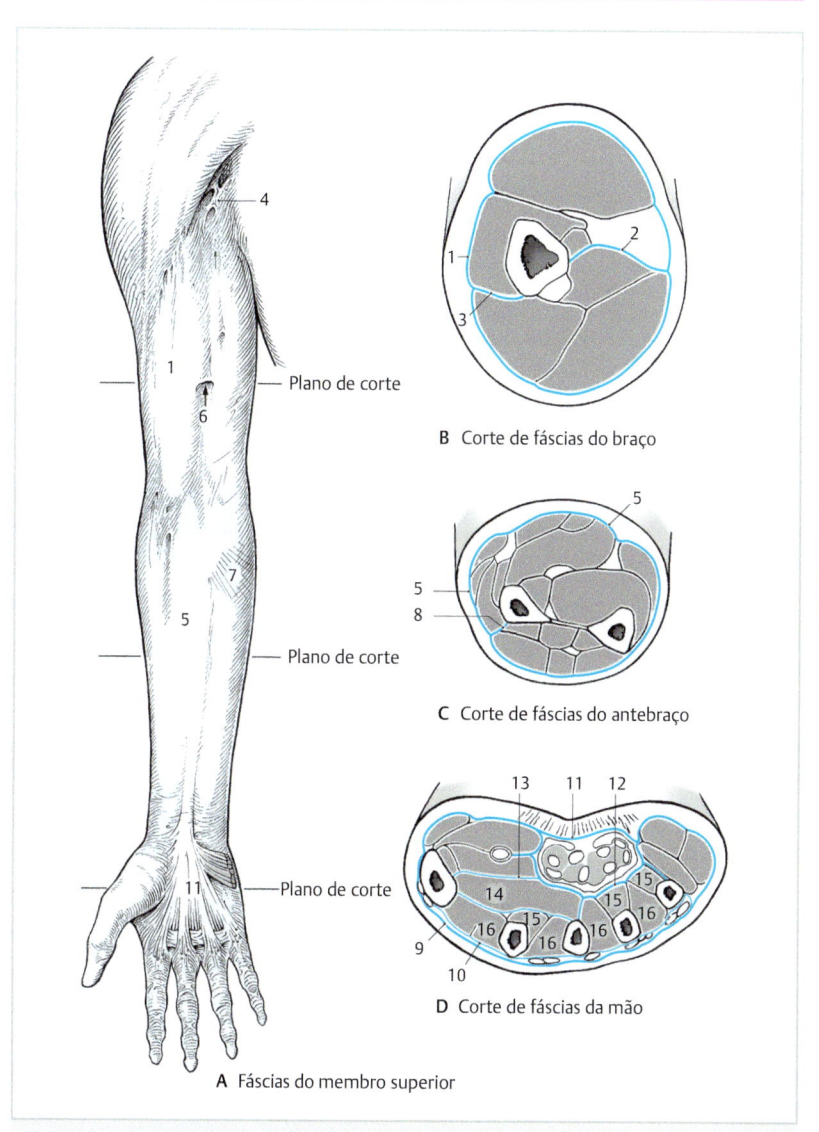

Fig. 3.36 Fáscias do membro superior livre.

Bainhas dos Tendões Carpais (A-E)

Existem bainhas dos tendões dorsais do carpo, bainhas dos tendões palmares do carpo e bainhas dos tendões palmares dos dedos.

Bainhas dos Tendões Dorsais do Carpo (A)

As **bainhas dorsais** sinoviais posicionam-se em seis compartimentos de tendões formados pelo *retináculo dos extensores* (**1**) e *septos* (**2**) que surgem a partir da superfície inferior do retináculo e estão fixados nas cristas ósseas no rádio e ulna. Esses seis compartimentos fibro-ósseos contêm as bainhas sinoviais de extensão variável para nove tendões. Eles são contados a partir do lado radial para o ulnar. No *primeiro compartimento* se posicionam as *bainhas contendo os tendões do abdutor longo do polegar e o extensor curto do polegar* (**3**). No *segundo compartimento* se posicionam as bainhas para os tendões dos extensores radiais longos e curtos do carpo e a *bainha tendínea dos músculos extensores radiais do carpo* (**4**). No *terceiro compartimento*, o *canal* situado ligeiramente de forma oblíqua contém a *bainha com o tendão do extensor longo do polegar* (**5**). O *quarto compartimento*, o último compartimento fixado ao rádio, contém a bainha do tendão para o *extensor dos dedos e o extensor do dedo indicador* (**6**). O *quinto compartimento* transporta a *bainha do tendão para o extensor do dedo mínimo* (**7**) e o *sexto compartimento* contém a *bainha do tendão para o extensor ulnar do carpo* (**8**).

Bainhas do Tendão Palmar do Carpo (B)

O *retináculo dos flexores* (**9**) completa o túnel carpal (ver p. 124), pelo qual corre o nervo mediano, e os tendões de diversos músculos flexores correm em três **bainhas dos tendões sinoviais palmares**. Mais radialmente, o tendão do flexor radial do carpo corre na *bainha do tendão sinovial para o flexor radial do carpo* (**10**) em seu próprio sulco no osso trapézio, desse modo dividindo a fixação radial do retináculo dos flexores em duas partes. Adjacente a ele se posiciona a *bainha sinovial do flexor longo do polegar* (**11**), através do qual corre a bainha do tendão digital do polegar. O flexor superficial dos dedos e os músculos flexores profundos dos dedos correm juntos em uma *bainha sinovial comum dos músculos flexores* (**12**).

Bainhas dos Tendões Digitais (B)

As cinco **bainhas sinoviais para os dedos da mão** são circundadas pelas **bainhas** fibrosas, que consistem nas fibras *anulares* (**13**) e *cruzadas* (**14**). Entre as camadas parietais e viscerais da bainha sinovial (ver p. 32) está um mesotendão com nervos e vasos sanguíneos. Um *mesotendão* na região das bainhas dos tendões digitais é denominado de *vínculo longo* (ver página 160) e *vínculo curto* (ver p. 160).

Variantes (C-E): Em aproximadamente 72% da população, a *bainha do tendão digital do dedo mínimo* (**15**) está conectada diretamente à bainha do tendão do carpo (**12**), enquanto as outras bainhas dos tendões geralmente se estendem a partir da articulação metacarpofalangeana para a base da falange distal. Em cerca de 18% dos casos não há conexão entre a bainha do tendão do dedo mínimo (**15**) e as bainhas dos tendões carpais. Além disso, para uma conexão direta da bainha do tendão do quinto dedo para a bainha do tendão do carpo, a *bainha do tendão do dedo indicador* (**16**) (em 2,5%) ou a *bainha do tendão do dedo anular* (**17**) (em cerca de 3%) pode se comunicar diretamente com as bainhas dos tendões carpais.

> **Nota clínica:** A inflamação do abdutor longo do polegar e das bainhas dos tendões extensores curtos do polegar é comum e causa dor na região do processo estiloide radial.

18 Conexão intertendínea

3.2 Músculos, Fáscias e Características Especiais

A Bainhas dos tendões do dorso da mão

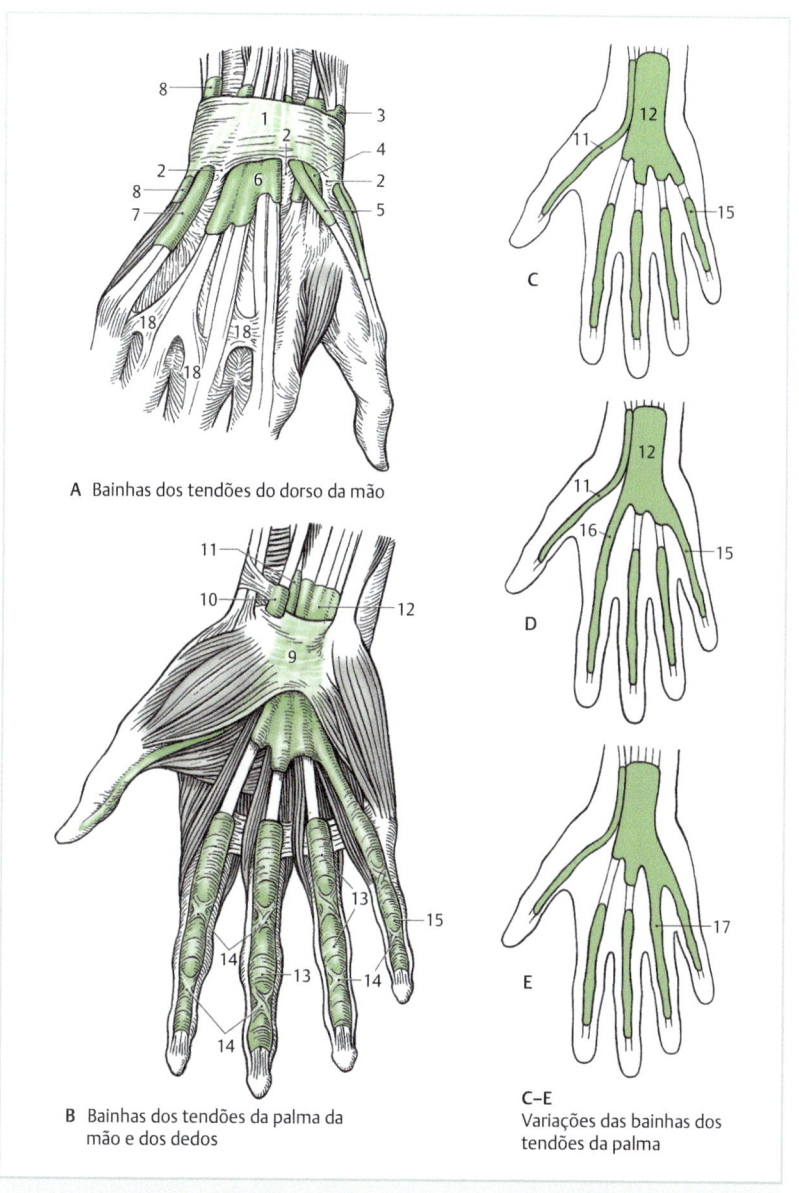

B Bainhas dos tendões da palma da mão e dos dedos

C–E Variações das bainhas dos tendões da palma

Fig. 3.37 Bainhas tendíneas carpais e digitais.

3.3 Termos Anatômicos e Seus Equivalentes em Latim

Membro Superior	Membrum Superius
Antebraço	*Antebrachium*
Articulação do cotovelo	*Articulatio cubiti*
Articulação do ombro	*Articulatio humeri*
Articulação do punho	*Articulatio radiocarpalis*
Articulação mediocarpal	*Articulatio mediocarpalis*
Articulação radioulnar proximal	*Articulatio radioulnaris proximalis*
Articulação umerorradial	*Articulatio humeroradialis*
Articulação umeroulnar	*Articulatio humeroulnaris*
Bainhas dos tendões carpais (dorsais) palmares	*Vaginae tendinum carpales palmares (dorsales)*
Cintura escapular	*Cingulum membri superioris*
Colo do rádio	*Collum radii*
Cordão oblíquo	*Chorda obliqua*
Dedo anular	*Digitus anularis* ou *quartus*
Dedo indicador	*Index* ou *digitus secundus*
Dedo médio	*Digitus medius* ou *tertius*
Dedo mínimo	*Digitus minimus* ou *quintus*
Extremidade esternal	*Extremitas sternalis claviculae*
Haste do rádio	*Corpus radii*
Incisura ulnar	*Incisura ulnaris*
Polegar	*Pollex*
Retináculo dos flexores	*Retinaculum musculorum flexorum*
Túnel do carpo	*Canalis carpi*

4 Membro Inferior

4.1 Ossos, Ligamentos e Articulações *186*
4.2 Músculos, Fáscias e Características *Especiais* *232*

4.1 Ossos, Ligamentos e Articulações

Pelve

A **pelve** óssea consiste em
- Dois ossos do quadril
- Sacro
- Cóccix (ver p. 48)

Osso do Quadril (A-C)

O **osso do quadril** consiste em três partes: o **púbis**, o **ílio** e o **ísquio**. Estes ossos fazem sinostose na *fossa acetabular* (**2**), que é margeada pelo *labro acetabular* (**1**) e é circundada pela *superfície lunar* (**3**). A *incisura acetabular* (**4**) abre o acetábulo na parte inferior e, desse modo, limita o *forame obturador* (**5**).

O **púbis** consiste em um *corpo* (**6**), um *ramo superior* (**7**) e um *ramo inferior* (**8**). Os dois ramos margeiam o forame obturador nas partes anterior e posterior. Próximo à extremidade superior da *superfície sinfisária* orientada de forma medial (**9**) posiciona-se o *tubérculo púbico* (**10**), a partir do qual a *crista púbica* (**11**) se estende medialmente e a *linha pectínea do púbis* (**12**) corre lateralmente na direção da *linha arqueada do ílio* (**13**). Na junção do ramo púbico superior e do ílio está a elevação da *eminência iliopúbica* (**14**). O *sulco obturador* (**15**) está posicionado na região inferior ao tubérculo púbico e é margeado internamente pelo *tubérculo obturador anterior* (**16**) e pelo *tubérculo obturador posterior* (**17**), que nem sempre está presente.

O **ílio** consiste em *corpo* (**18**) e *asa ilíaca*. O corpo forma parte do acetábulo e é delimitado externamente pelo *sulco supra-acetabular* (**19**) e internamente pela linha arqueada (**13**). Externa à asa ilíaca está posicionada a *superfície glútea* (**20**) e na parte interna a essa asa ilíaca está a *fossa ilíaca* (**21**). Atrás da fossa ilíaca está a superfície sacropélvica com a *tuberosidade ilíaca* (**22**) e a *superfície auricular* (**23**). A *crista ilíaca* (**24**) começa anteriormente na *espinha ilíaca anterossuperior* (**25**) e divide-se em *lábios interno* e *externo* (**26**), e uma *zona intermediária,* (**28**) que se estende para cima e para trás. Nesse local, o lábio externo projeta-se lateralmente como o *tubérculo ilíaco* (**29**). A crista ilíaca termina na *espinha ilíaca posterossuperior* (**30**). Abaixo desta encontra-se a *espinha ilíaca posteroinferior* (**31**), enquanto anteriormente abaixo da espinha ilíaca anterossuperior está a *espinha ilíaca anteroinferior* (**32**). As linhas *glúteas inferior* (**33**), *anterior* (**34**) e *posterior* (**35**) estão posicionadas na superfície glútea. Além disso, existem vários canais vasculares entre os quais ao menos um corresponde funcionalmente a um vaso emissário.

O **ísquio** é dividido em *corpo* (**36**) e *ramo do ísquio* (**37**), que juntos com o ramo púbico inferior formam a borda inferior do forame obturador. O ísquio sustenta a *espinha isquiática* (**38**), que separa a *incisura isquiática maior* (**39**) a partir da *incisura isquiática menor* (**40**). A incisura isquiática maior é formada parcialmente pelo ísquio e parcialmente pelo ílio, e estende-se para a superfície inferior das *fácies* auriculares. A *tuberosidade isquiática* (**41**) desenvolve-se no ramo do ísquio.

Ossificação: O osso do quadril ossifica a partir de três centros que aparecem no terceiro mês intrauterino (ílio), no quarto para o quinto mês intrauterino (ísquio) e no quinto para o sexto mês intrauterino (púbis). Eles se fundem no centro do acetábulo em uma junção no formato de Y. Dentro do acetábulo, um ou mais centros de ossificação se desenvolvem entre as idades de 10 e 12 anos. A sinostose dos três ossos ocorre entre as idades de 5 e 7 anos, mas dentro do próprio acetábulo não ocorre até a idade de 15 a 16 anos. Os centros de ossificação epifisária aparecem nas espinhas ilíacas aos 16 anos de idade e, na tuberosidade isquiática e crista ilíaca, entre os 13 e 15 anos.

4.1 Ossos, Ligamentos e Articulações

3° mês intrauterino

10-12 anos

4°-5° mês intra-uterino

5°-6° mês intrauterino

C Ossificação

A Vista lateral do osso do quadril

B Vista medial do osso do quadril

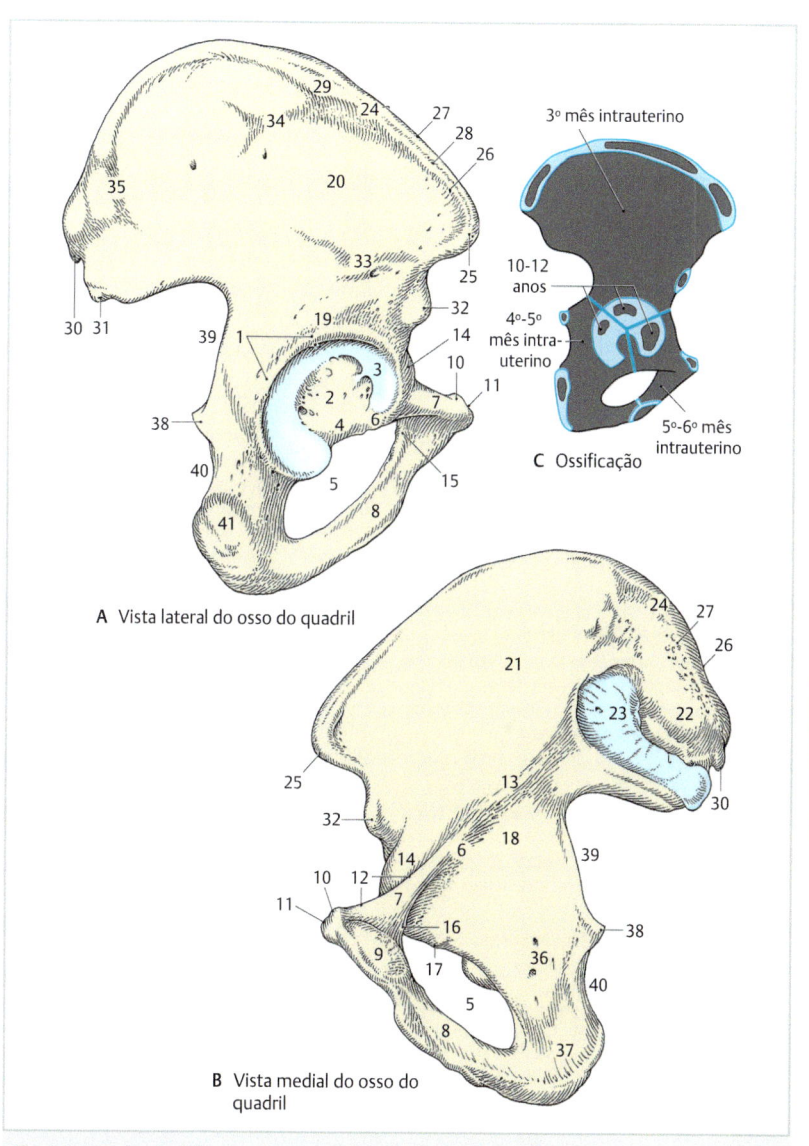

Fig. 4.1 Osso do quadril.

Membro Inferior

Conexões entre os Ossos da Pelve (A, B)

Sínfise

Os dois ossos do quadril estão unificados na *sínfise púbica* (**1**) pela cartilagem fibrosa com a cartilagem hialina cobrindo o *disco interpúbico*. Uma pequena cavidade não sinovial pode estar presente no disco. De forma cranial e caudal, a junção é reforçada pelos *ligamentos púbicos* **superior** (**2**) e **inferior** (**3**) respectivamente.

Articulação Sacroilíaca (4)

Esta articulação (**4**) é formada pela superfície auricular do osso do quadril e a superfície auricular do sacro. Ambas estão cobertas por fibrocartilagem. Uma cápsula rígida inclui a articulação, que é quase imóvel no homem e ligeiramente móvel na mulher (anfiartrose). A cápsula é reforçada pelos *ligamentos sacroilíacos anterior* (**5**), *interósseo* (**6**) e *posterior* (**7**). Essa cápsula é reforçada indiretamente pelo *ligamento iliolombar* (**8**), que conecta o ílio (**9**) à vértebra lombar (**10**), bem como pelos *ligamentos sacrotuberosos* (**11**) e *sacroespinhosos* (**12**).

Ligamentos na Região Pélvica

A **membrana obturadora** (**13**) fecha o forame obturador, exceto para a pequena abertura do **canal obturador** (**14**), que transmite os vasos sanguíneos e nervos homônimos.

Os **ligamentos sacroespinhoso** (**12**) e **sacrotuberoso** (**11**) estendem-se como um leque a partir da margem lateral do osso sacral (**15**) e do cóccix (**16**) para a espinha isquiática (**17**) e para a tuberosidade isquiática (**18**). O ligamento sacrotuberoso é mais forte e mais longo do que o ligamento sacroespinhoso.

Devido a estes dois ligamentos, a incisura isquiática maior é convertida no *forame ciático maior* (**19**) e a incisura isquiática menor é convertida no *forame ciático menor* (**20**). Além do ligamento sacroespinhoso, o ligamento sacrotuberoso participa também da delimitação do forame ciático maior.

> **Nota clínica:** Embora rara (mais comum em mulheres do que em homens), uma hérnia obturadora da coxa pode-se estender através do canal obturador coberto pelo músculo pectíneo. As hérnias isquiáticas, também raras, passam através do forame isquiático e deslocam-se abaixo da borda inferior do glúteo máximo.

O **ligamento iliolombar** (**8**) passa a partir dos processos costais da quarta e da quinta vértebra lombar (**21**) para a crista ilíaca (**22**) e para a região adjacente da tuberosidade ilíaca (**23**). O **ligamento acetabular transverso** liga a incisura acetabular e completa a superfície articular para a cabeça femoral.

O **ligamento inguinal** (lig. de Vesalius) (**24**) é formado pela borda inferior da aponeurose do músculo oblíquo externo. Esse ligamento se estende entre a espinha ilíaca anterior superior (**25**) e o tubérculo púbico (**26**). No último ponto da fixação, o ligamento propaga-se ao longo de uma superfície ampla para formar o **ligamento lacunar** (**27**). Entre o ligamento inguinal e a margem anterior do osso do quadril estão os *espaços muscular* (**28**) e *vascular* (**29**), que estão separados um do outro pelo **arco iliopectíneo** (**30**).

Morfologia da Pelve Óssea

(ver p. 190)

A pelve óssea está dividida em uma pelve menor (verdadeira) e uma pelve maior (falsa). A região inferior para a linha terminal é denominada de pelve menor. A *entrada pélvica* (abertura pélvica superior) direciona para a pelve menor, que é margeada pelo promontório, a linha arqueada, a eminência iliopúbica, a linha pectínea do púbis e a borda superior da sínfise *(linha terminal)*. A *saída pélvica*, a abertura pélvica inferior, é a região entre os ângulos subpúbicos ou arco púbico, as tuberosidades isquiáticas e o cóccix.

4.1 Ossos, Ligamentos e Articulações

A Vista medial dos ligamentos pélvicos

B Vista dorsal dos ligamentos pélvicos

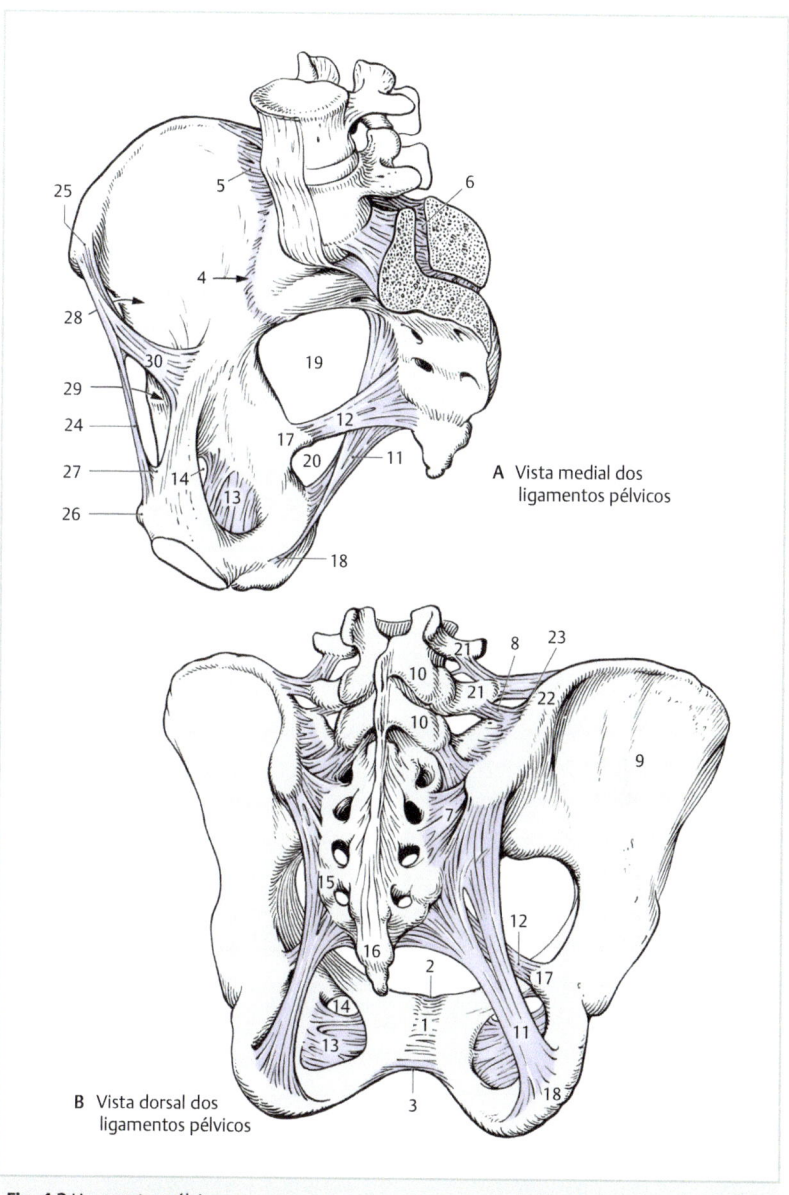

Fig. 4.2 Ligamentos pélvicos.

Morfologia da Pelve Óssea, cont.

Orientação da Pelve e Diferenças Sexuais (A-F)

O plano da entrada pélvica forma um ângulo de aproximadamente 60° com o plano horizontal. Este ângulo é denominado de **inclinação pélvica**. Na postura ereta, as espinhas ilíacas anterossuperiores e os tubérculos púbicos estão no mesmo plano frontal (coronal).

Classificação de Tipos Pélvicos

Em mulheres, distinguimos vários formatos pélvicos, dos quais o mais comum (50%) é o tipo ginecoide. Outros formatos são os tipos androide, antropoide e platipeloide. A classificação em quatro tipos principais é obtida pela mensuração de certos diâmetros pélvicos. Os diâmetros pélvicos ou conjugados são medidos na entrada e saída pélvica e como diâmetros oblíquos.

Diâmetros e Dimensões Pélvicas Externas (A-C)

O **diâmetro transverso** (**1**) (13,5-14 cm) une os pontos extremos laterais da entrada pélvica. O **diâmetro oblíquo I** (**2**) (12-12,5 cm) é a linha desenhada entre a articulação sacroilíaca direita e a eminência iliopúbica esquerda. O **diâmetro oblíquo II** (**3**) (11,5-12 cm) representa a linha entre a articulação sacroilíaca esquerda e a eminência iliopúbica direita.

O **conjugado anatômico** (**4**) (aprox. 12 cm) é a linha entre a sínfise e o promontório. O **conjugado verdadeiro** (**5**) une a superfície posterior da sínfise (eminência retropúbica) ao promontório. É o diâmetro mais curto da entrada pélvica (11,5 cm); considerando a sua particular importância na parturição, o **conjugado verdadeiro** é conhecido também como *conjugado obstétrico*. Como o conjugado verdadeiro não pode ser mensurado diretamente, ele é derivado do **conjugado diagonal** como um diâmetro oblíquo (13 cm).

O conjugado diagonal (**6**) estende-se a partir do ligamento púbico inferior ao promontório e é mensurado de forma transvaginal.

O **conjugado reto** (**7**) na entrada pélvica representa a conexão entre a borda inferior da sínfise e a ponta do cóccix (9,5-10 cm). Como seu comprimento é variável devido à flexibilidade do cóccix, o **conjugado mediano** (**8**) da entrada pélvica, que conecta a borda inferior da sínfise para a borda inferior do sacro (11,5 cm), é um diâmetro longitudinal mais importante. Uma medida adicional é o **diâmetro transverso da saída pélvica** (10-11 cm) entre as duas tuberosidades isquiáticas.

Duas distâncias na pelve podem ser mensuradas usando uma pinça pélvica. A **distância interespinhosa** (**9**) entre as espinhas ilíacas anterossuperiores é aproximadamente 26 cm na mulher e a **distância intercristal** (**10**) entre os pontos mais laterais das duas cristas ilíacas é 29 cm na mulher. O **conjugado externo**, a distância entre o processo espinhoso da quinta vértebra lombar e a borda superior da sínfise (cerca de 20 cm), pode também ser mensurado com uma pinça. Em alguns casos, a distância **intertrocantérica** (31 cm) entre os dois fêmures também é mensurada.

A **pelve feminina** (**D**, vermelho) apresenta asas ilíacas mais amplas, forame obturador com direção transversal e um **arco púbico** definido. A pelve menor é maior do que a do homem.

A **pelve masculina** (**D**, cinza claro) apresenta asas ilíacas mais eretas, forame obturador com orientação longitudinal e um **ângulo subpúbico**.

E *Arco púbico* demonstrado colocando a mão sobre ele; o arco posiciona-se entre os dedos polegar e indicador.

F *Ângulo subpúbico* demonstrado colocando a mão sobre ele; o ângulo posiciona-se entre os dedos indicador e médio.

4.1 Ossos, Ligamentos e Articulações

B Diâmetros pélvicos

C Dimensões pélvicas externas

A Inclinação pélvica

D Comparação entre uma pelve masculina e uma feminina

E Arco púbico

F Ângulo subpúbico

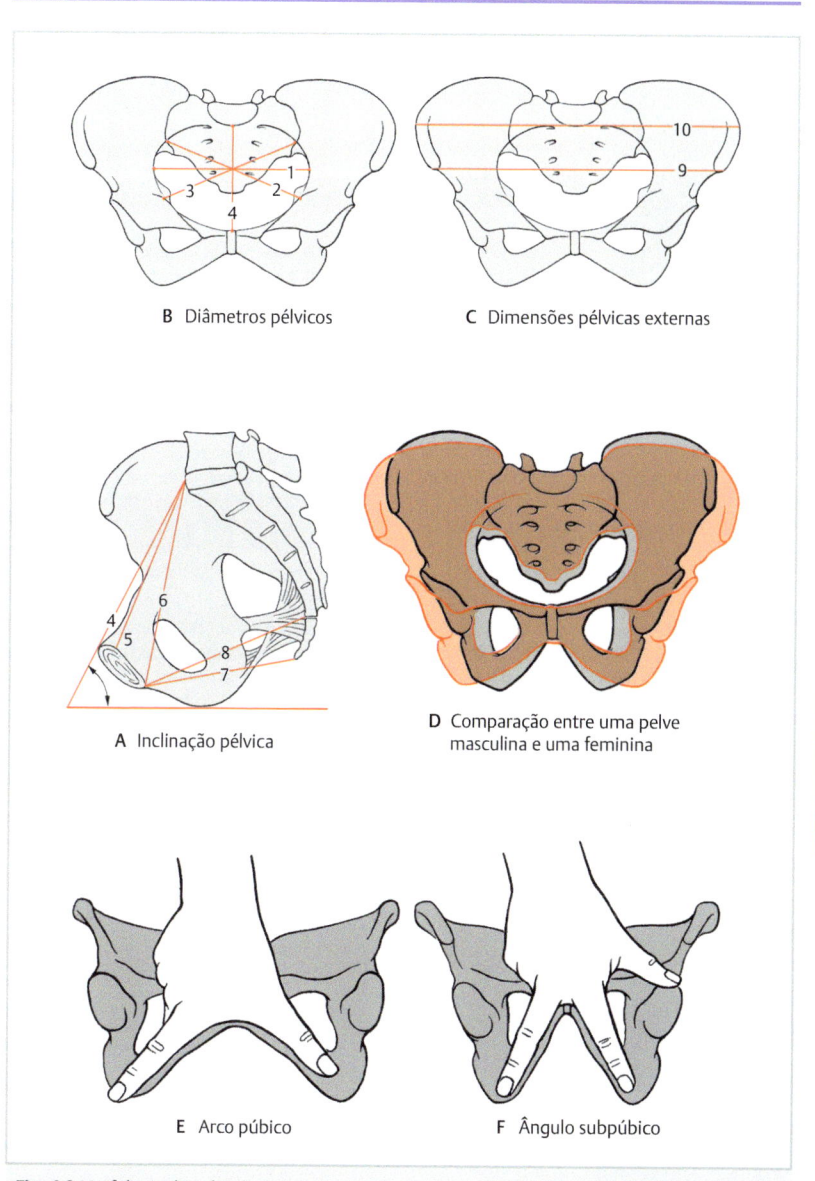

Fig. 4.3 Morfologia da pelve óssea.

A Parte Livre do Membro Inferior

Fêmur (A-C)

O osso da coxa, ou **fêmur**, é o maior osso tubular do corpo e inclui uma **haste** (**1**) com um **colo** (**2**) e **duas extremidades, proximal** e **distal**. O ângulo entre a haste e o colo do fêmur é denominado ângulo cabeça-colo-diafisário (CCD) (ver p. 196).

A haste apresenta três superfícies: *anterior* (**3**), *lateral* (**4**) e *medial* (**5**). As superfícies lateral e medial estão separadas do lado posterior por uma linha rugosa de dois lábios, a *linha áspera* (**6**), que representa um espessamento do osso cortical. Um forame nutrício é encontrado próximo desta linha. Os *lábios mediais* (**7**) e *laterais* (**8**) da linha áspera divergem de forma proximal e distal, o lábio lateral tornando-se contínuo de forma proximal com a *tuberosidade glútea* (**9**). Esta tuberosidade pode muitas vezes se desenvolver muito fortemente e então é denominada de um *terceiro trocanter* (**10**). O lábio medial estende-se até a superfície inferior do colo femoral.

Um pouco lateral a este lábio está uma crista, a *linha pectínea* (**11**), descendo do trocanter menor. Tanto de forma proximal como distal, a haste femoral perde sua forma triangular e torna-se mais quadrangular.

A *cabeça do fêmur* (**12**), com sua cavidade umbilicada ou *fóvea* (**13**), apresenta uma borda irregular com o colo. A junção do colo e haste está marcada na superfície anterior pela *linha intertrocantérica* (**14**) e, na superfície posterior, pela *crista intertrocantérica* (**15**). No limite entre os terços médio e proximal da crista intertrocantérica está uma ligeira elevação, o *tubérculo quadrado* (**16**). Diretamente abaixo do *trocanter maior* (**17**) está uma cavidade semelhante a uma depressão, a *fossa trocantérica* (**18**). O *trocanter menor* (**19**) projeta-se para trás e para o meio.

Os *côndilos medial* (**20**) e *lateral* (**21**) formam a extremidade distal do fêmur. Ambos estão unidos na superfície anterior pela *superfície patelar* (**22**), enquanto eles estão separados na superfície posterior pela *fossa intercondilar* (**23**). Esta fossa é delimitada pela superfície posterior da haste pela *linha intercondilar* (**24**), que forma a base de um triângulo (*superfície poplítea,* **25**). Os lados deste triângulo representam a continuação dos lábios da linha áspera e são conhecidos também como as linhas *medial* e *lateral supracondilares*.

O *epicôndilo medial* (**26**) projeta-se medianamente acima do côndilo medial e sustenta uma elevação, o *tubérculo adutor* (**27**). O *epicôndilo lateral* (**28**), situado no lado lateral, está separado do côndilo lateral pelo *sulco poplíteo* (**29**).

4.1 Ossos, Ligamentos e Articulações

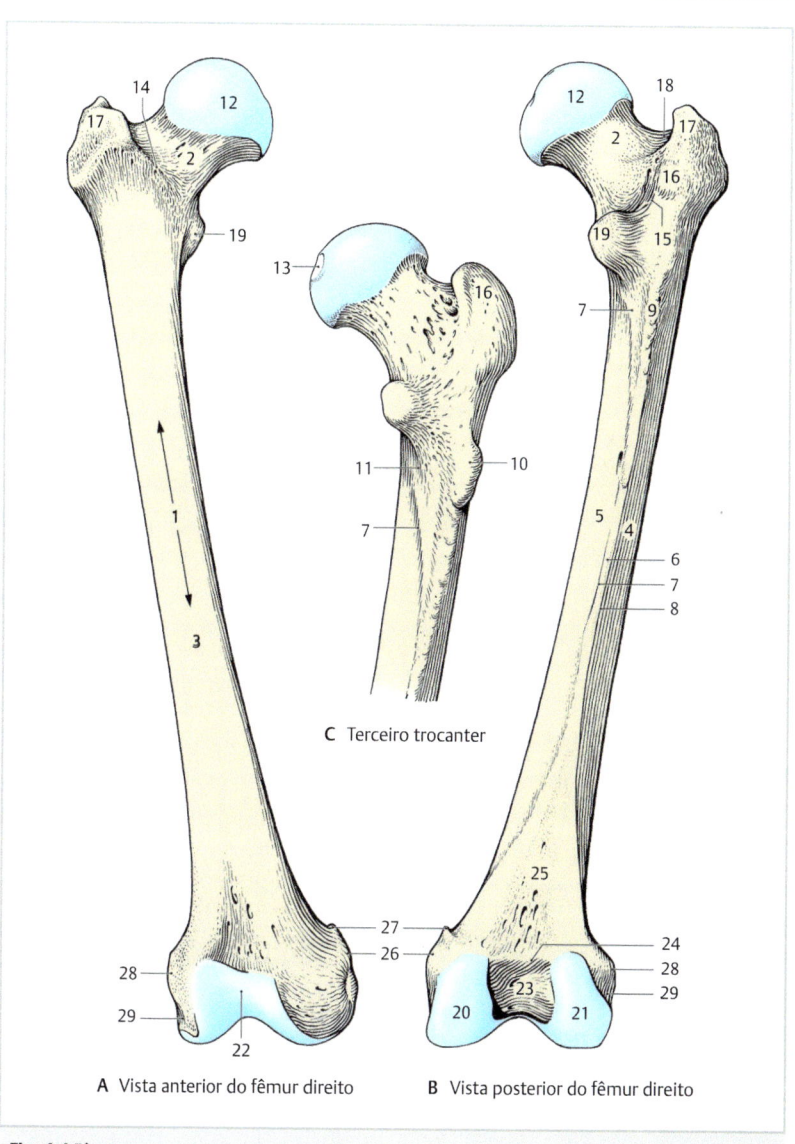

C Terceiro trocanter

A Vista anterior do fêmur direito **B** Vista posterior do fêmur direito

Fig. 4.4 Fêmur.

Fêmur (A-C), cont.

Os *côndilos medial* e *lateral* diferem no tamanho e formato. Eles divergem distal e posteriormente. O côndilo lateral é mais amplo na frente do que atrás, enquanto o côndilo medial é de largura uniforme. A orientação oblíqua do eixo femoral significa que, na posição ereta, ambos os côndilos estão no plano horizontal apesar de seus tamanhos diferentes.

No plano transverso, ambos os côndilos estão apenas ligeiramente e quase igualmente curvos (**3**) sobre o *eixo sagital* e, no plano sagital, há uma curvatura (**4**) que aumenta posteriormente. Isto significa que o raio de curvatura diminui na parte posterior. Desse modo, os pontos médios da curva posicionam-se em uma linha espiral (uma involuta), ou seja, em uma curva cujos pontos médios seguem outra curva. Isto produz não um, mas inúmeros *eixos transversos*, que produzem um deslizamento e rolamento simultâneos dos côndilos durante a flexão da articulação do joelho (ver página 212). Este mecanismo também garante que os ligamentos colaterais se tornem suficientemente relaxados para permitir a rotação do joelho. O côndilo medial apresenta uma curvatura adicional sobre um *eixo vertical*, a "curvatura rotatória" (**5**).

Ossificação: O manguito ósseo pericondral da haste aparece na sétima semana intrauterina. No décimo mês de vida fetal, um centro endocondral torna-se visível na epífise distal (**sinal de maturidade**). Centros de ossificação adicionais desenvolvem-se na cabeça do fêmur no primeiro ano, no trocanter maior no terceiro ano, e no trocanter menor aproximadamente nas idades de 11 a 12 anos. A epífise proximal funde-se em uma idade mais precoce (17-19 anos de idade) do que a epífise distal (19-20 anos de idade).

Patela (D-H)

A patela é o osso sesamoide mais amplo no corpo humano. Ela apresenta forma triangular com sua base voltada para o lado proximal e sua ponta, o *ápice da patela* (**6**), voltado para o lado distal. A patela apresenta duas superfícies, uma voltada para a articulação com o fêmur e a outra direcionada anteriormente. Estas duas superfícies se unem em uma lateral (mais fina) e uma margem medial (mais espessa).

A superfície anterior pode ser dividida em três partes e incorpora o tendão do músculo quadríceps femoral.

No terço superior há uma superfície áspera, achatada, rugosa que muitas vezes apresenta exostoses e serve amplamente para conexão do tendão do quadríceps. O terço médio é caracterizado por numerosos canalículos vasculares, enquanto o terço inferior inclui o ápice, que serve como a origem do ligamento patelar.

A superfície interna pode ser dividida em uma superfície articular cobrindo cerca de três quartos e uma superfície distal com canalículos vasculares. Isto é preenchido por tecido gorduroso, a camada de gordura infrapatelar.

A superfície articular está dividida em uma faceta lateral (**7**) e uma medial (**8**) por uma crista vertical variavelmente desenvolvida. Quatro tipos podem ser distinguidos: o Tipo 1, o mais comum, apresenta uma lateral mais ampla e uma superfície articular medial menor; o Tipo 2 apresenta facetas articulares quase igualmente amplas; o Tipo 3 apresenta uma face articular medial hipoplásica, particularmente pequena, e no Tipo 4 há pouca ou nenhuma crista visível separando as facetas.

A área total de superfície articular da patela no adulto é de aproximadamente 12 cm^2 e, especialmente no centro, é coberta pela cartilagem de cerca de 6 mm de espessura. A espessura máxima da cartilagem é encontrada aproximadamente aos 30 anos de idade, quando então passa a apresentar redução contínua com o envelhecimento.

Ossificação (F): Um centro de ossificação desenvolve-se do terceiro ao quarto ano.

Variantes: A borda lateral proximal da patela muitas vezes revela marginalização (indentação), produzindo a **patela emarginada** (**G**). Uma **patela bipartida** resulta da ossificação de uma camada cartilaginosa adicional na mesma área em que houve uma marginalização. A velha ideia de que vários centros de ossificação ocorrem na patela, os quais falham na fusão, não é aceita atualmente (Olbrich). Além disso, para uma patela bipartida (**H**) existem **patelas multipartidas**. Patelas bipartidas ocorrem quase exclusivamente em homens. Elas podem ser distinguidas de fraturas por sua posição e formato.

4.1 Ossos, Ligamentos e Articulações

Plano de secção na Fig. B

A Vista distal dos côndilos femorais

B Seccionamento através do côndilo lateral

3 anos
1 ano
11-12 anos
7º mês intrauterino
10º mês intrauterino

C Ossificação do fêmur

D Vista posterior da patela direita

E Vista anterior da patela direita

3-4 anos

F Ossificação da patela

G Patela marginalizada

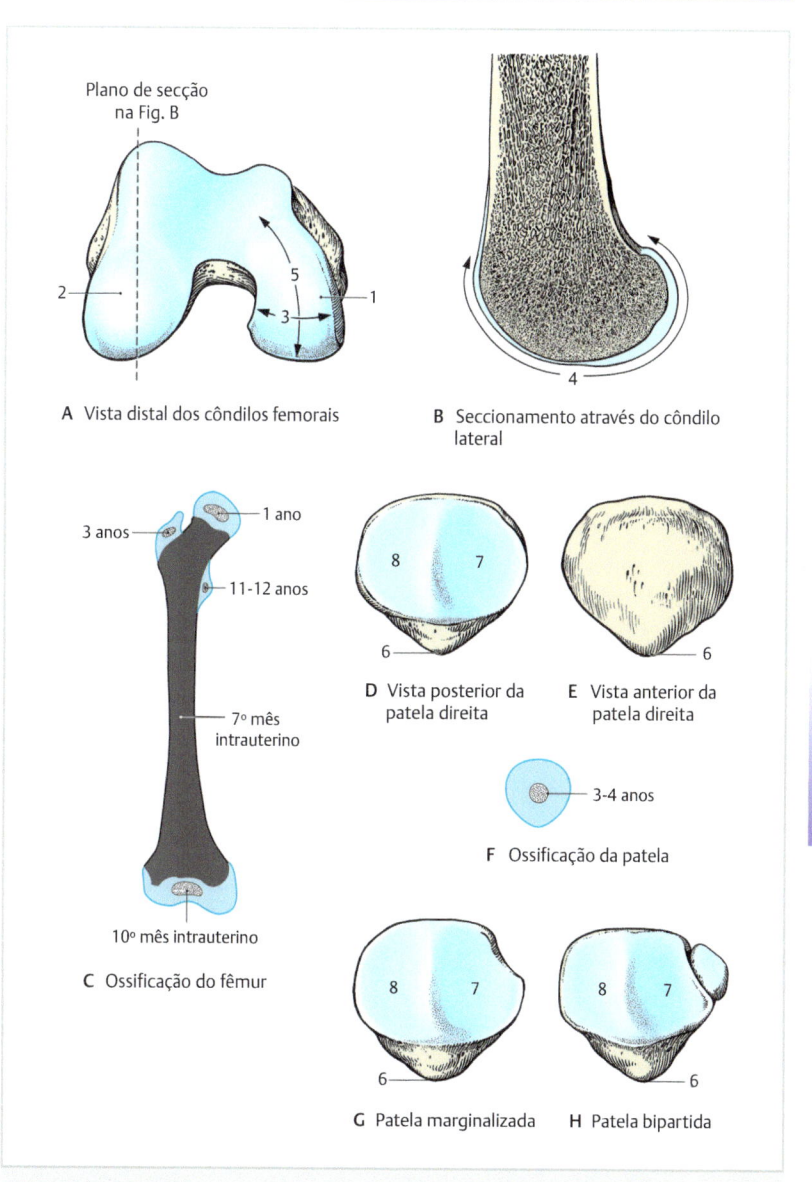

H Patela bipartida

Fig. 4.5 Fêmur e patela.

Membro Inferior

Posições do Fêmur (A-G)

O ângulo formado entre o colo do fêmur e sua haste é denominado ângulo cabeça-colo-diafisário (CCD). Esse ângulo é de aproximadamente 150° em recém-nascidos, diminuindo para 145° aos 3 anos de idade (**A**). O ângulo varia de 126 a 128 em adultos (**B**) e apresenta média de apenas 120° na velhice (**C**).

> **Nota clínica:** Em certas **doenças ósseas** (p. ex., raquitismo), o ângulo CCD pode ser reduzido a 90°. O ângulo CCD afeta criticamente a força e a estabilidade do fêmur: quanto menor o ângulo, maior o risco de uma **fratura do colo femoral**. A incidência de fraturas do colo femoral na velhice relaciona-se com a perda de elasticidade dos tecidos ósseos, bem como com a redução no ângulo CCD.

O ângulo CCD influencia na relação da haste femoral com a haste mecânica da perna. Essa haste (saudável) forma uma linha reta passando a partir do centro da cabeça femoral através do centro da articulação do joelho para o centro do calcâneo. O plano que passa através da superfície inferior dos côndilos femorais está em ângulos retos com esta linha vertical. Isto produz um ângulo entre o eixo da haste femoral e o eixo do membro mecânico. Este ângulo está relacionado em parte com o ângulo CCD e é importante na determinação da posição correta do membro inferior (ver p. 214).

> **Nota clínica:** As alterações patológicas no ângulo CCD levam a anormalidades na posição das pernas. Um ângulo CCD anormalmente pequeno produz **coxa vara** (**D**), e um ângulo anormalmente amplo leva à **coxa valga** (**E**). A última normalmente é combinada com joelho varo ou pernas tortas (ver página 214), e como qualquer alteração na forma do fêmur naturalmente deve afetar a articulação do joelho. A coxa vara leva ao joelho valgo (ver p. 214).

O fêmur apresenta também uma **torção** fisiológica (**F**), significando que ele é torcido em torno de sua haste longa. Se uma linha traçada através do colo femoral se sobrepuser a uma linha traçada transversalmente através dos côndilos, um ângulo será produzido. O ângulo médio nos europeus é 12°, com variação de 4 a 20°. O ângulo de torção, que está associado à inclinação da pelve, torna possível os movimentos de flexão da articulação do quadril para ser transposta em movimentos rotatórios da cabeça femoral.

Valores anormais para o ângulo de torção resultam em posições atípicas das pernas. Se o ângulo de torção for aumentado, o membro é virado para dentro, e, se ele estiver reduzido ou ausente, o membro é virado para fora. Ambas as posições resultam em uma diminuição na amplitude de movimento para um lado.

> **Nota clínica:** No quadril moderadamente flexionado, a ponta do trocanter maior não alcança acima de uma linha que une a espinha ilíaca anterossuperior à tuberosidade isquiática. Esta linha teórica é conhecida como a **linha Roser-Nélaton** (**G**). Com uma fratura ou deslocamento do colo femoral, estes três pontos já não estão mais em uma linha reta. Desse modo, a linha Roser-Nélaton pode auxiliar no diagnóstico de fratura, embora seu valor prático seja contestado.

4.1 Ossos, Ligamentos e Articulações

A Ângulo do colo do fêmur em uma criança de 3 anos de idade — 145°

B Ângulo do colo do fêmur em um adulto — 126°

C Ângulo do colo do fêmur em um idoso — 120°

D Coxa vara (associada com joelho valgo)

E Coxa valga

F Torção do fêmur — 12°

G Linha Roser-Nélaton

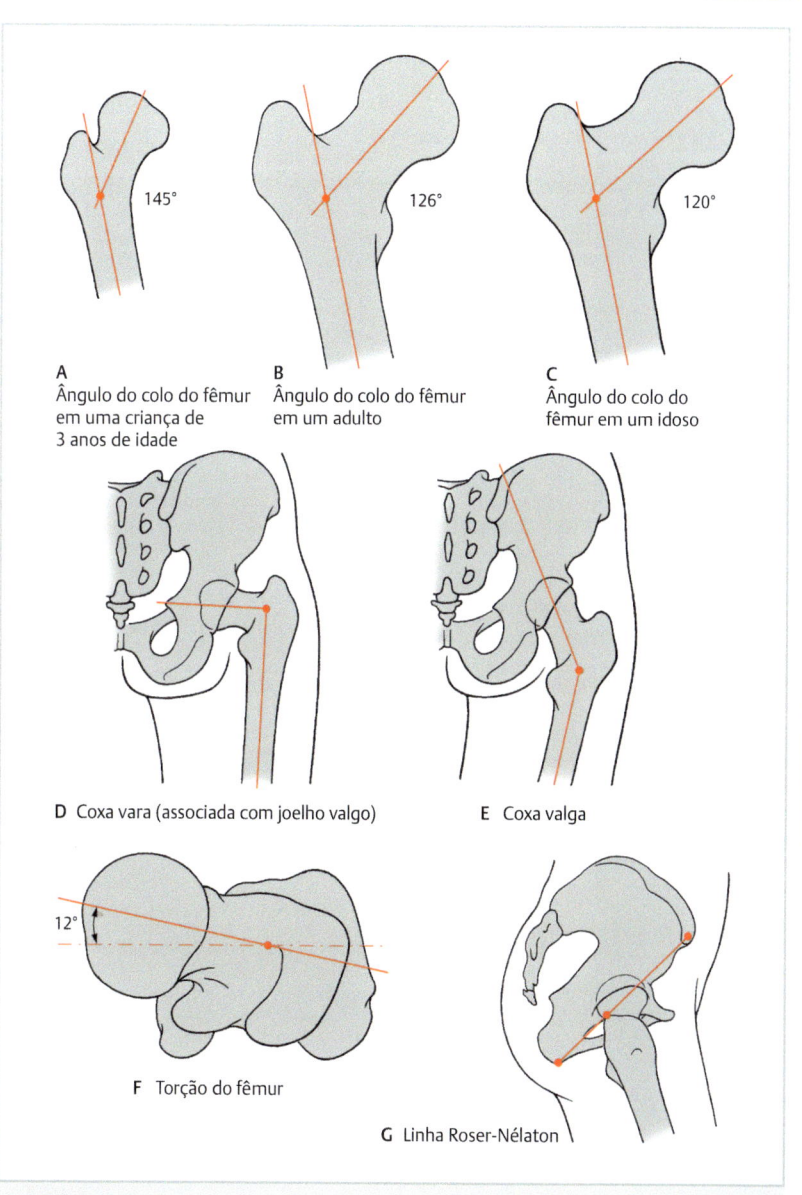

Fig. 4.6 Fêmur.

Articulação do Quadril (A-D)

As superfícies articulares da **articulação do quadril** são formadas pela **superfície lunar do acetábulo** (**1**) e a **cabeça femoral** (**2**). A superfície lunar da cavidade articular apresenta um corte de uma esfera oca e é estendida além do equador pelo **labro acetabular** (**3**). O labro acetabular consiste em material fibrocartilaginoso. A superfície lunar e o labro cobrem dois terços da cabeça femoral. A interligação óssea é incompleta e é fechada na parte inferior pelo **ligamento acetabular transverso** (**4**). O labro acetabular é encontrado na margem livre deste ligamento. O *ligamento da cabeça do fêmur* (**6**), que é coberto pela membrana sinovial, estende-se da fossa acetabular, onde há um coxim de gordura (**5**), para a cabeça do fêmur. Este ligamento contém a artéria para a cabeça do fêmur, que se origina do ramo acetabular da artéria obturadora. A cabeça femoral é também suprida pelos ramos das artérias circunflexas femoral medial e femoral lateral.

A porção central da borda superior do acetábulo aparece espessada nas radiografias e é denominada **cobertura acetabular.**

A **cápsula articular** está conectada ao osso do quadril fora do labro acetabular, de modo que o último se projeta livremente no espaço capsular. A conexão capsular (**8**) para a circunferência da cabeça do fêmur se posiciona aproximadamente na mesma distância a partir da borda cartilaginosa da cabeça femoral. Desse modo, a parte extracapsular do colo é mais curta na frente do que atrás. Anteriormente, a linha de conexão está na região da *linha intertrocantérica* (**7**), enquanto, posteriormente, a linha de conexão (**8**) é a largura de um dedo de distância a partir da *crista intertrocantérica* (**9**).

Ligamentos da articulação do quadril. Entre estes ligamentos está o mais forte no corpo humano, o *ligamento iliofemoral* (**10**), que apresenta uma resistência à tensão de 350 kg. Muitas vezes, este ligamento é denominado incorretamente de **ligamento Bertini**, mas, na verdade, foi descrito pela primeira vez por Bellini.

Existem cinco ligamentos, dos quais quatro são extracapsulares e um é intracapsular.

Os **ligamentos extracapsulares** são a *zona orbicular* (**11**), o *ligamento iliofemoral* (**10**), o *ligamento isquiofemoral* (**12**) e o *ligamento pubofemoral* (**13**). Os três últimos ligamentos fortalecem a cápsula e, ao mesmo tempo, evitam uma amplitude excessiva de movimento. A zona orbicular posiciona-se como um colar ao redor da parte mais estreita do colo femoral. Na superfície interna da cápsula ela deve ser vista como uma elevação circular distinta, e externamente ela é coberta por outros ligamentos, que se misturam parcialmente com a cápsula. A cabeça do fêmur projeta-se na zona orbicular como um botão em uma casa de botão. Junto com o labro acetabular e a pressão atmosférica, a zona orbicular oferece um mecanismo adicional para manter contato entre a cabeça femoral e o acetábulo.

O *ligamento da cabeça do fêmur é totalmente* **intracapsular**.

Áreas da cápsula que não são fortalecidas pelos ligamentos representam áreas de fraqueza. A *bursa iliopectínea* posiciona-se entre a cápsula e o músculo iliopsoas. Em 10 a 15% das pessoas, ela se comunica com a articulação do quadril.

> **Nota clínica:** Nos processos inflamatórios com efusão articular, as áreas mais fracas são empurradas para fora e tornam-se muito sensíveis à pressão. Os deslocamentos rompem a cápsula, e o ligamento da cabeça do fêmur com a artéria da cabeça do fêmur pode ser rompido. Este processo pode produzir deficiências nutricionais na cabeça femoral. As **fraturas no colo femoral** são classificadas como **medial** ou **lateral**. As linhas de fratura medial estão dentro da cápsula articular, enquanto as linhas de fratura lateral são extracapsulares.

4.1 Ossos, Ligamentos e Articulações

A Corte através da articulação do quadril

B Vista anterior da articulação do quadril

C Vista posterior da articulação do quadril

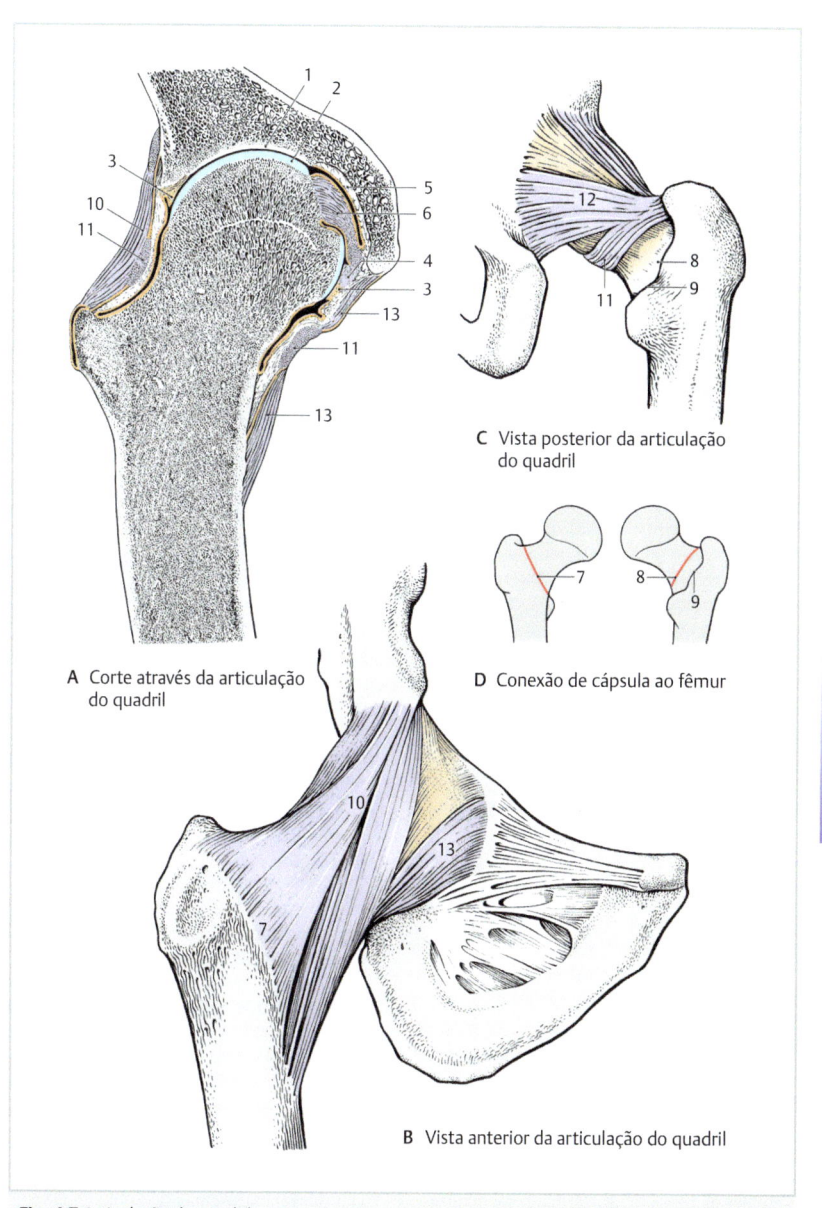

D Conexão de cápsula ao fêmur

Fig. 4.7 Articulação do quadril.

Articulação do quadril (A-D), cont.

Ligamentos da Articulação do Quadril (A, B)

O **ligamento iliofemoral** (**1**) surge a partir da *espinha ilíaca anteroinferior* (**2**) e a *borda do acetábulo* estende-se para a *linha intertrocantérica* (**3**). Esse ligamento tem uma **parte transversal** (**4**) forte, que se posiciona mais em sentido craniano, e corre paralelo ao eixo do colo, e uma **parte descendente** (**5**) posicionada em orientação mais caudal, percorrendo paralela ao eixo da cavidade óssea.

As duas partes, das quais a porção lateral é torcida como um parafuso, atuam de forma diferente e formam grosseiramente o esboço de um Y invertido. Na posição em pé, com a pelve inclinada posteriormente, a torção e a tensão desse ligamento permitem que a posição seja mantida sem atividade muscular e impedem a inclinação do tronco para trás. Além disso, o ligamento iliofemoral mantém a cabeça femoral em contato com o acetábulo. Quando as coxas são flexionadas, há uma redução na tensão em ambos os ligamentos iliofemorais, o que permite a inclinação da pelve um pouco mais para trás, de modo que a postura sentada se torne possível. A parte transversal mais espessa do ligamento restringe a rotação externa do fêmur. A parte descendente restringe a rotação interna. Quando o fêmur é antevertido, o ligamento na sua totalidade se torna flexível, permitindo uma rotação significativamente maior.

O **ligamento isquiofemoral** (**6**) surge a partir do *ísquio* abaixo do acetábulo e corre quase horizontalmente sobre o colo do fêmur para a conexão da parte lateral do ligamento iliofemoral. Além disso, esse ligamento também se mescla com a **zona orbicular** (**7**) e restringe a rotação interna da coxa.

O **ligamento pubofemoral** (**8**), o mais fraco dos três ligamentos, origina-se a partir da *crista obturadora* e a parte adjacente da *membrana obturadora* (**9**). Esse ligamento se irradia para a cápsula, especificamente na **zona orbicular** (**7**), e continua por meio deste no fêmur. Ele restringe os movimentos de abdução. Todos os ligamentos combinam para formar um mecanismo como um parafuso circunferencial que pressiona a cabeça femoral no acetábulo quando o quadril estiver estendido.

O mecanismo é particularmente efetivo em proteger a articulação contra a extensão excessiva, adução e abdução. Ele também auxilia na flexão muscular para manter uma posição ereta do tronco na postura de duas pernas. O **ligamento da cabeça do fêmur** intracapsular estende-se a partir da *incisura acetabular para a fóvea da cabeça femoral*. Esse ligamento não auxilia na manutenção e contato entre essas estruturas. Quando o quadril está deslocado, o referido ligamento pode impedir um deslocamento adicional para um certo grau, considerando que só depois ele se alonga.

Movimentos da Articulação do Quadril

O tônus muscular restringe o movimento articular de forma mais expressiva quando o membro estendido está levantado para a frente.

Os movimentos da articulação do quadril incluem **flexão (anteversão)** e **extensão (retroversão)**, **abdução** e **adução**, **circundução** e **rotação**. **Flexão** e **extensão** ocorrem sobre um **eixo transverso através da cabeça femoral**. Com o joelho flexionado, a coxa pode ser levantada contra o abdome. Essa amplitude de flexão é muito maior do que a de extensão, que pode ser executada apenas ligeiramente além da vertical.

Abdução e **adução** ocorrem sobre um **eixo anteroposterior pela cabeça femoral**.

A **rotação** do fêmur ocorre ao redor de um **eixo (vertical) através da cabeça femoral e o côndilo femoral medial**. A amplitude total de rotação é aproximadamente 60° na perna estendida. Os ligamentos são organizados de forma que o fêmur apresente uma amplitude consideravelmente maior de abdução-adução na posição flexionada do que na posição estendida. Este procedimento se aplica aos movimentos rotacionais também.

Circundução é um movimento composto no qual a perna descreve a superfície de um cone irregular, no ápice do qual se posiciona na cabeça femoral.

10 *labrum* acetabular
11 tuberosidade isquiática
12 trocanter maior

4.1 Ossos, Ligamentos e Articulações

B Vista posterior dos ligamentos da articulação do quadril

A Vista anterior dos ligamentos da articulação do quadril

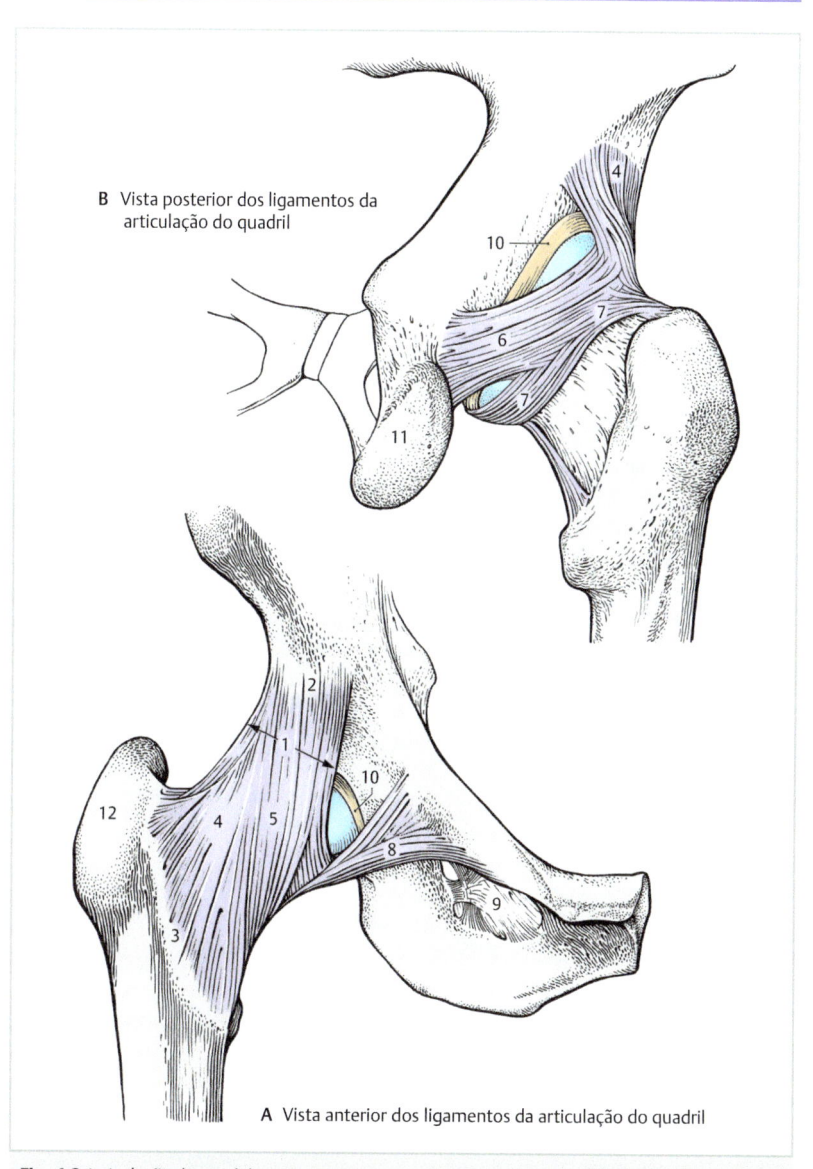

Fig. 4.8 Articulação do quadril, continuação.

Ossos da Parte Inferior da Perna

Os ossos da parte inferior da perna são a tíbia e a fíbula. A tíbia é o osso mais forte, que sozinho fornece a conexão entre o fêmur e os ossos do tornozelo e do pé.

Tíbia (A-D)

A **tíbia** apresenta uma **haste** (**1**) um pouco triangular e **extremidades proximal** e **distal**. Na **extremidade proximal** estão posicionados (**2**) os *côndilos medial* (**3**) e *lateral*. A superfície proximal, a *superfície articular superior*, é interrompida pela *eminência intercondilar* (**4**). Esta elevação é subdividida em *um tubérculo intercondilar medial* (**5**) e um *lateral* (**6**). Em frente e atrás da eminência posicionam-se as *áreas intercondilares anterior* (**7**) e *posterior* (**8**). Na saliência voltada para fora do côndilo lateral está uma pequena *faceta articular*, direcionada de forma lateral e distal para a articulação com a fíbula (**9**).

O **eixo** de três lados **da tíbia** apresenta uma *borda anterior* afiada (**10**) que, em sentido proximal, torna-se a *tuberosidade tibial* (**11**) e, na forma distal, está achatado. Esse eixo separa a *superfície medial* (**12**) da *superfície lateral* (**13**). A superfície lateral une a *superfície posterior* (**15**) na *borda interóssea* (**14**). A superfície posterior é separada da superfície medial pela *borda medial* (**16**). Em sentido proximal, na superfície posterior do eixo da tíbia está uma área ligeiramente rugosa, a *linha solear* (**17**), estendendo-se obliquamente a partir do lado distomedial para o lado proximolateral. Lateral a este processo está um *forame nutrício* (**18**) de tamanho variado.

A **extremidade distal** é prolongada medialmente para formar o *maléolo medial* (**19**) com sua *faceta articular maleolar*. O *sulco maleolar* (**20**) corre ao longo da superfície posterior. A *superfície articular inferior da tíbia*, que se posiciona na superfície mais baixa da extremidade distal da tíbia, articula com o tálus. No lado lateral, na *incisura fibular* (**21**), há uma conexão sindesmótica, que é uma articulação fibrosa com a fíbula.

No adulto, a extremidade proximal da tíbia é dobrada ligeiramente para trás. Falamos de **retroversão** ou uma inclinação real da tíbia para trás. O ângulo entre a faceta articular superior do côndilo tibial e o horizontal apresenta uma média de 4 a 6 graus. Nos últimos meses gestacionais, este ângulo, inicialmente muito pequeno, aumenta para cerca de 30°. Nos primeiros meses após o nascimento e, mais especialmente, quando se aprende a ficar em pé, na posição ereta, o ângulo torna-se menor.

A superfície articular superior posiciona-se atrás do eixo longo da tíbia. Isso significa que a extremidade proximal da tíbia está deslocada posteriormente. Este deslocamento é referenciado como **retroposição**.

A tíbia também mostra **torção**, que é uma torcedura entre suas extremidades distal e proximal. Este processo é evidenciado muitas vezes em adultos e é atribuído ao aumento de crescimento do côndilo tibial medial.

Ossificação: No eixo da tíbia pericondral, a ossificação começa na sétima semana intrauterina, um centro de ossificação endocondral desenvolve-se na extremidade proximal no décimo mês intrauterino ou no primeiro ano, e um centro de ossificação endocondral na epífise distal aparece no início do segundo ano. A epífise distal funde-se primeiro, entre as idades de 17 e 19 anos, e a epífise proximal funde-se mais tarde, entre as idades de 19 e 20 anos.

4.1 Ossos, Ligamentos e Articulações

B Vista superior da tíbia direita

10° mês intrauterino – 1° ano

7ª semana intrauterina

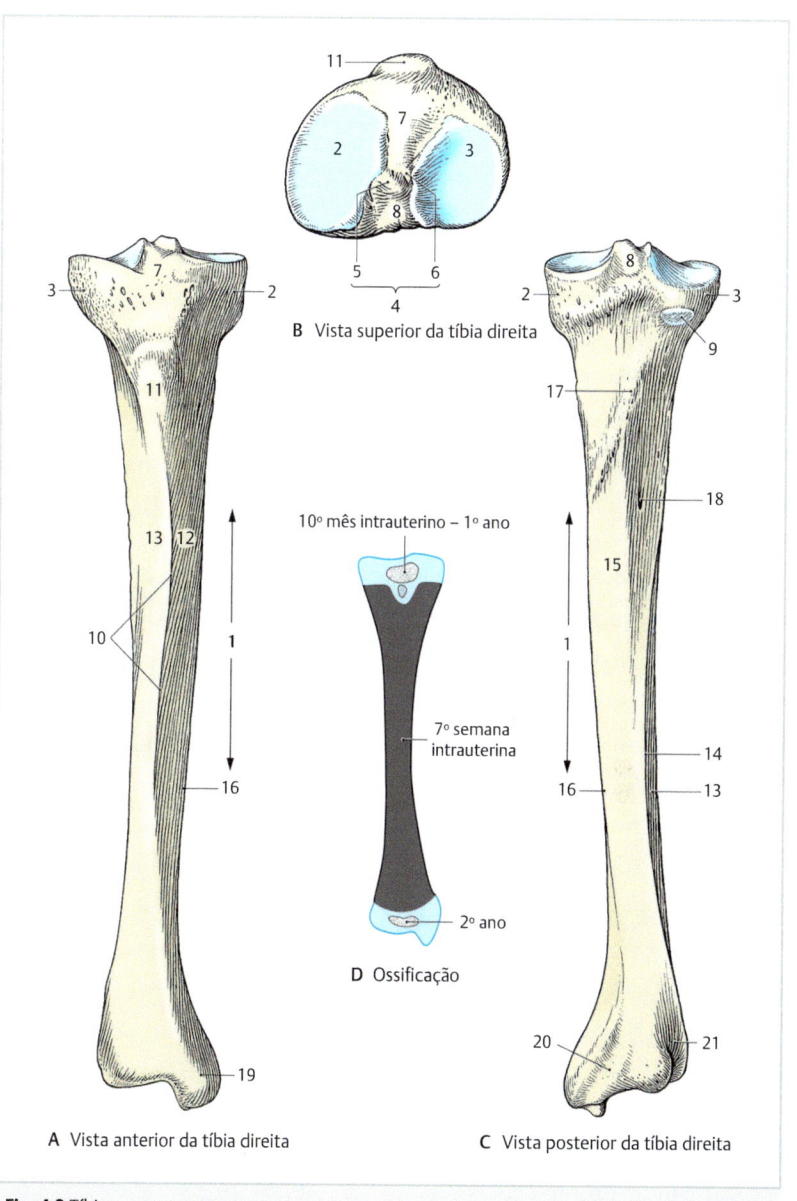

2° ano

D Ossificação

A Vista anterior da tíbia direita

C Vista posterior da tíbia direita

Fig. 4.9 Tíbia.

Ossos da Parte Inferior da Perna, cont.

Fíbula (A-D)

Em termos de comprimento, a **fíbula** corresponde aproximadamente ao da tíbia, mas é um osso mais fino e, desse modo, mais flexível. Ele também consiste em **duas extremidades e um eixo**.

A **extremidade proximal** é a *cabeça da fíbula* (**1**) com sua *faceta articular* (**2**) e uma pequena protuberância, o *ápice da cabeça fibular* (**3**).

O **eixo da fíbula** (**4**) é aproximadamente triangular na sua porção média e apresenta três bordas e três superfícies. No terço distal há uma quarta borda. A borda mais afiada é a *borda anterior* voltada para a frente (**5**), que separa a *lateral* da *superfície medial* (**7**). A *crista medial* (**8**) separa a superfície medial da *superfície posterior* (**9**). Ela é separada da *superfície lateral* (**6**) pela borda posterior (**10**). Na superfície medial, há uma crista óssea baixa muito afiada, a *borda interóssea* (**11**), na qual a *membrana interóssea* (**12**) está conectada. Aproximadamente, no centro da superfície posterior ou na borda posterior, há um forame de nutrição.

Na superfície lateral da **extremidade distal**, que se expande distalmente, há um amplo *maléolo lateral* plano (**13**) com uma *faceta para articulação com o tálus na sua superfície interna* (**14**). Atrás dela há um sulco profundo, *a fossa maleolar lateral* (**15**), ao qual o ligamento talofibular posterior está ligado. Um sulco bem desenvolvido, variável, o *sulco maleolar* (**16**), está presente na superfície lateral atrás do maléolo lateral. Os tendões dos músculos peroneais (p. 260) percorrem neste sulco.

Ossificação: O manguito ósseo pericondral desenvolve-se na região do eixo no segundo mês intrauterino. Um centro de ossificação endocondral desenvolve-se no maléolo no segundo ano e, na cabeça da fíbula, no quarto ano.

A epífise distal funde-se, de forma mais precoce, entre as idades de 16 e 19 anos, e a proximal, um pouco mais tarde, entre as idades de 17 e 20 anos. A linha de junção da epífise proximal corre abaixo da cabeça da fíbula, e aquela da epífise distal acima do maléolo.

> **Nota clínica:** Deve haver cuidado para não confundir estas placas epifisárias, particularmente aquela da epífise distal, com as linhas de fratura.

4.1 Ossos, Ligamentos e Articulações

4° ano

7ª. semana intrauterina

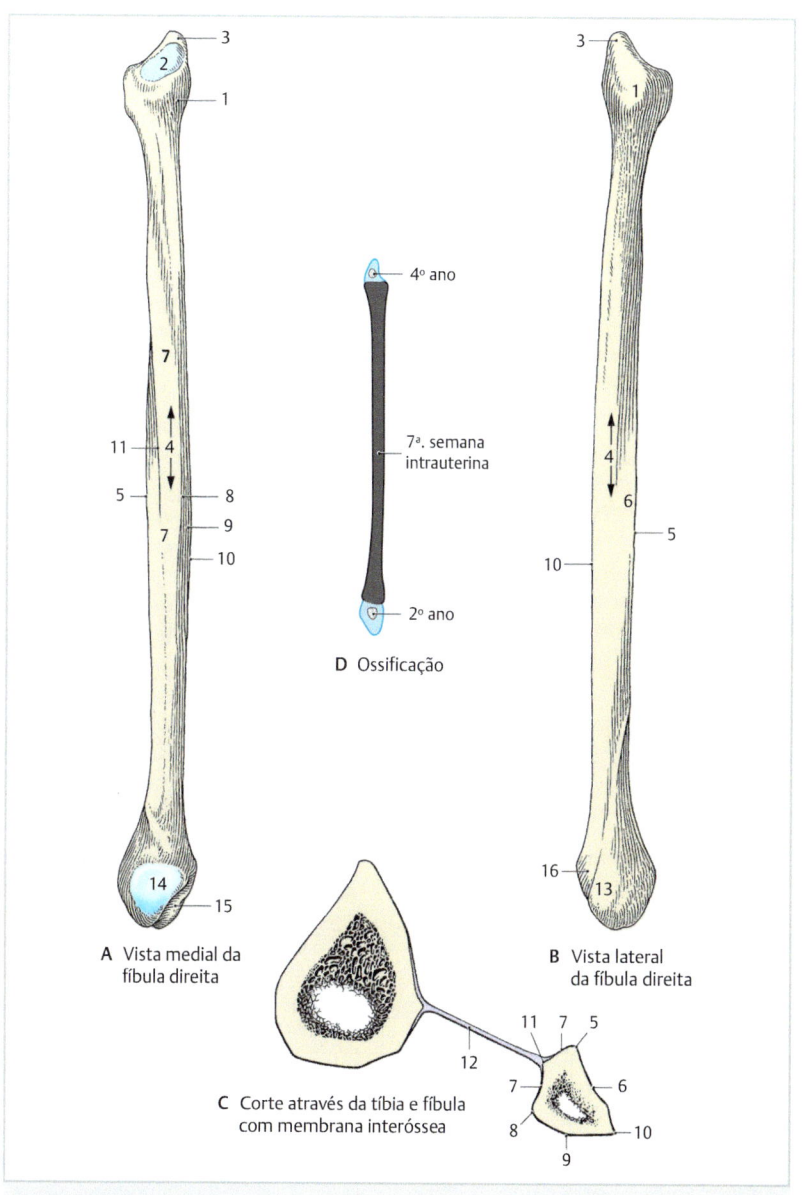

2° ano

D Ossificação

A Vista medial da fíbula direita

B Vista lateral da fíbula direita

C Corte através da tíbia e fíbula com membrana interóssea

Fig. 4.10 Ossos da perna.

Articulação do Joelho (A-C)

A **articulação do joelho** é a maior articulação do corpo humano. Trata-se de uma articulação em formato de dobradiça, um tipo especial de tronco gínglimo móvel. A flexão dessa articulação combina movimentos de rolamento e deslizamento. Na posição flexionada alguma rotação é possível.

Os corpos articulares da articulação do joelho consistem nos **côndilos femorais** e nos **côndilos tibiais**. A incongruência dessas superfícies articulares é compensada por uma cobertura cartilaginosa relativamente espessa e pelos dois **meniscos**. Além da tíbia e do fêmur, a **patela** também forma parte da articulação do joelho. O médico também usa o termo *articulação femoropatelar*, o que significa que a patela está em contato com o fêmur.

Os côndilos femorais divergem até certo ponto em sentido distal e posterior. O *côndilo lateral* é mais amplo na frente do que atrás, enquanto o *côndilo medial* apresenta uma largura mais constante. No plano transversal, os côndilos são apenas ligeiramente curvados sobre um eixo sagital. No plano sagital, a curvatura aumenta para trás; ou seja, o raio de curvatura torna-se menor (ver p. 194). Além disso, o côndilo medial curva-se em torno de um eixo vertical (curvatura de rotação). A *superfície articular tibial superior* é formada pelos côndilos, que estão separados pela eminência intercondilar e ambas as áreas intercondilares.

A **cápsula** (**1**) frouxa e ampla é fina na frente e nas laterais e é reforçada por ligamentos. A patela é inserida na parede anterior da cápsula.

Em vários pontos, a articulação do joelho possui **ligamentos, meniscos** e **bursas comunicantes**.

Ligamentos. O **ligamento patelar** (**2**) é uma continuação do *tendão do quadríceps* (**3**), que se estende a partir da *patela* para a *tuberosidade tibial* (**4**). O **retináculo patelar lateral** (**5**) é formado por fibras do músculo vasto lateral e algumas fibras do reto femoral. Algumas fibras do trato iliotibial também irradiam nessa região. Lateralmente esse trato une a tuberosidade tibial da tíbia. O **retináculo patelar medial** (**6**) é formado para uma ampla extensão por fibras a partir do vasto medial, que corre distalmente, medial ao ligamento patelar, e é conectado à tíbia em frente do ligamento colateral medial. As fibras transversais (**8**), que surgem a partir do *epicôndilo medial* (**7**), irradiam no retináculo patelar medial. Dois ligamentos laterais atuam como ligamentos de orientação para flexão e extensão da articulação. O **ligamento colateral medial** (**9**) é um ligamento triangular, achatado, que está integrado na membrana fibrosa da cápsula e funde-se ao menisco medial (ver p. 208). Esse ligamento contém três grupos de fibras. As *fibras longas anteriores* (**10**) que se estendem a partir do epicôndilo medial (**7**) para a *borda medial da tíbia* (**11**). As *fibras curtas, superiores e posteriores* (**12**) que irradiam no menisco medial, e as *fibras inferiores e posteriores* (**13**) que se estendem a partir do menisco medial para a tíbia. Esse ligamento é coberto parcialmente pela pata anserina superficial e é cruzado inferiormente pela porção do *tendão semimembranoso* (**14**) que é conectado à tíbia. O **ligamento colateral lateral** redondo (**15**) não se funde com a cápsula ou com o menisco lateral. Ele surge a partir do *epicôndilo lateral* (**16**) e é conectado à *cabeça da fíbula* (**17**).

Na superfície posterior, o **ligamento poplíteo oblíquo** (**18**) representa a expansão lateral do tendão semimembranoso (**14**). Esse ligamento se estende de forma lateral e proximal. O **ligamento poplíteo arqueado** (**19**) origina-se a partir do *ápice da cabeça fibular* (**20**) e passa na parte interna da cápsula, cruzada pelo *tendão poplíteo* (**21**).

> **Nota clínica:** As fibras transversais do retináculo patelar medial (**8**) são clinicamente importantes na estabilização da patela. A angulação valga fisiológica do joelho normalmente exerce ligeira força de lateralização na patela, e as fibras transversais atuam como uma rédea-freio para esta força. Os cirurgiões de joelho denominam estas fibras com o nome errôneo de "ligamento patelofemoral medial" (MPFL), porque elas auxiliam na estabilização da patela naquela região. Porém, o ligamento não apresenta uma estrutura anatômica. A patela é estabilizada predominantemente pela porção distal do músculo vasto medial. Ver a "Nota clínica" na seção de músculos anteriores da coxa (ver p. 248).

22 Bursa suprapatelar
23 Bursa subtendinosa do gastrocnêmio medial
24 Cabeça medial do gastrocnêmio
25 Cabeça lateral do gastrocnêmio

4.1 Ossos, Ligamentos e Articulações

A Vista anterior da articulação do joelho direito

B Vista medial da articulação do joelho direito

C Vista posterior da articulação do joelho direito

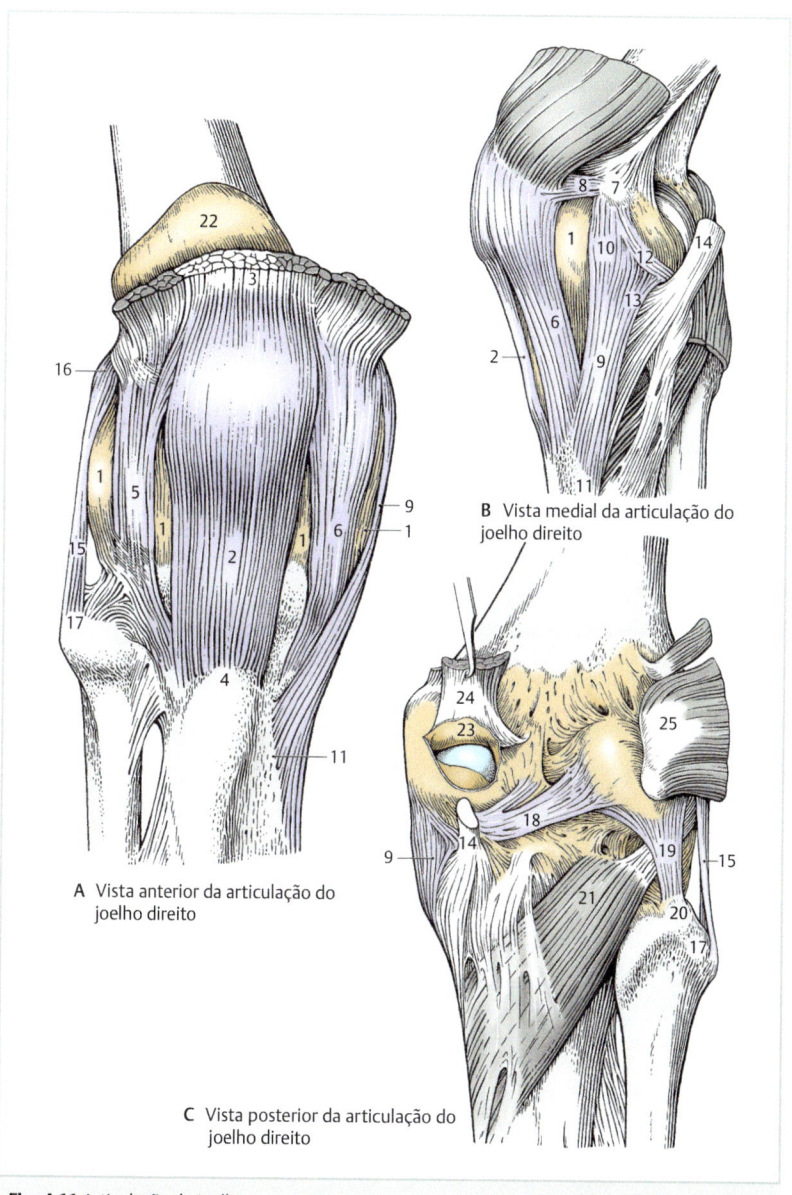

Fig. 4.11 Articulação do joelho.

Articulação do Joelho, cont. (A-C)

Outro grupo de **ligamentos** na articulação do joelho, os *ligamentos cruzados*. Sua função primária é manter o contato articular durante o movimento fisiológico de rolamento-deslizamento do fêmur na tíbia. Os ligamentos cruzados são intracapsulares, mas extra-articulares (ver p. 210).

O **ligamento cruzado anterior** (**1**) corre a partir da área intercondilar anterior da tíbia para a superfície interna do côndilo lateral do fêmur. As fibras surgem do lado lateral e estendem-se de forma mais dorsal do que aquelas do lado medial.

O **ligamento cruzado posterior** (**2**) é mais forte do que o ligamento cruzado anterior. Esse ligamento passa a partir da superfície lateral do côndilo medial do fêmur para a área intercondilar posterior.

O **menisco** consiste em tecido conjuntivo com extenso material de fibra de colágeno e células semelhantes a cartilagens intercaladas. As fibras de colágeno percorrem em duas direções principais. As fibras fortes seguem a forma do menisco entre suas ligações, enquanto as fibras fracas passam radialmente para um ponto médio imaginário e entrelaçam-se entre as fibras longitudinais. Essa disposição significa que as rupturas longitudinais curvadas (ver a seguir) podem ocorrer mais facilmente do que as rupturas transversais. As células semelhantes a cartilagens são mais abundantes próximas da superfície dos meniscos.

No corte transversal, os meniscos são visualizados de forma achatada medialmente. Na superfície externa, esses meniscos se fundem com a membrana sinovial da cápsula articular. Eles podem se mover sobre a tíbia subjacente. Recebem seu suprimento sanguíneo do nervo genicular médio e das artérias geniculares lateral inferior e medial do joelho, que juntos formam as arcadas arteriais marginais perimeniscais.

O **menisco medial** (**3**) tem formato semicircular e funde-se com o *ligamento colateral medial* (**4**). Seus pontos de conexão são relativamente separados de forma ampla. O menisco medial é mais amplo posteriormente do que anteriormente, de modo que o *pilar anterior* (**5**) (região entre a perna e o tornozelo) é muito mais fino do que o *pilar posterior* (**6**). Essa ligação torna o menisco medial muito menos móvel do que o menisco lateral. A rotação externa da perna causa o estresse de maior deslocamento e estiramento sobre ele. A rotação interna causa relaxamento.

O **menisco lateral** (**7**) é quase circular; seus pontos de ligação estão próximos um do outro, e ele apresenta largura uniforme. Esse menisco é mais móvel do que o menisco medial, considerando que ele não se funde com o *ligamento colateral lateral* (**8**), e, desse modo, ele é menos estressado pelos movimentos diferentes. A partir do seu corno posterior surgem um ou dois ligamentos. O **ligamento meniscofemoral anterior** (**9**) e o **ligamento meniscofemoral posterior** (**10**) passam atrás do ligamento cruzado posterior para o côndilo femoral medial. O ligamento meniscofemoral posterior está presente com maior frequência do que o anterior (cerca de 30%). Com menor frequência (ver **C**) ambos os ligamentos estão presentes. O **ligamento transverso do joelho** (**11**) une os dois meniscos da frente. Em 10% dos casos, esse ligamento é dividido em várias faixas.

> **Nota clínica:** Os médicos distinguem um corno anterior e um posterior em cada menisco. Os meniscos podem ser rompidos pela força excessiva contínua ou pelos movimentos descoordenados (p. ex., flexão na rotação externa com o pé na posição plantar). **Dano ao menisco medial é aproximadamente 20 vezes mais frequente do que para o menisco lateral,** considerando que sua mobilidade é mais limitada e seu pilar anterior é fino. As rupturas longitudinais (ruptura de alça de balde) ou avulsões do corno anterior ou posterior podem ocorrer. Após a remoção cirúrgica de um menisco, com preservação da zona marginal da cápsula, o tecido meniscoide pode ser formado, o que assume a função do menisco. Os ligamentos meniscofemorais podem causar dificuldades durante as operações no corno posterior.

4.1 Ossos, Ligamentos e Articulações

B Articulação do joelho direito, vista posterior dos ligamentos cruzados

A Articulação do joelho direito, vista anterior dos ligamentos cruzados

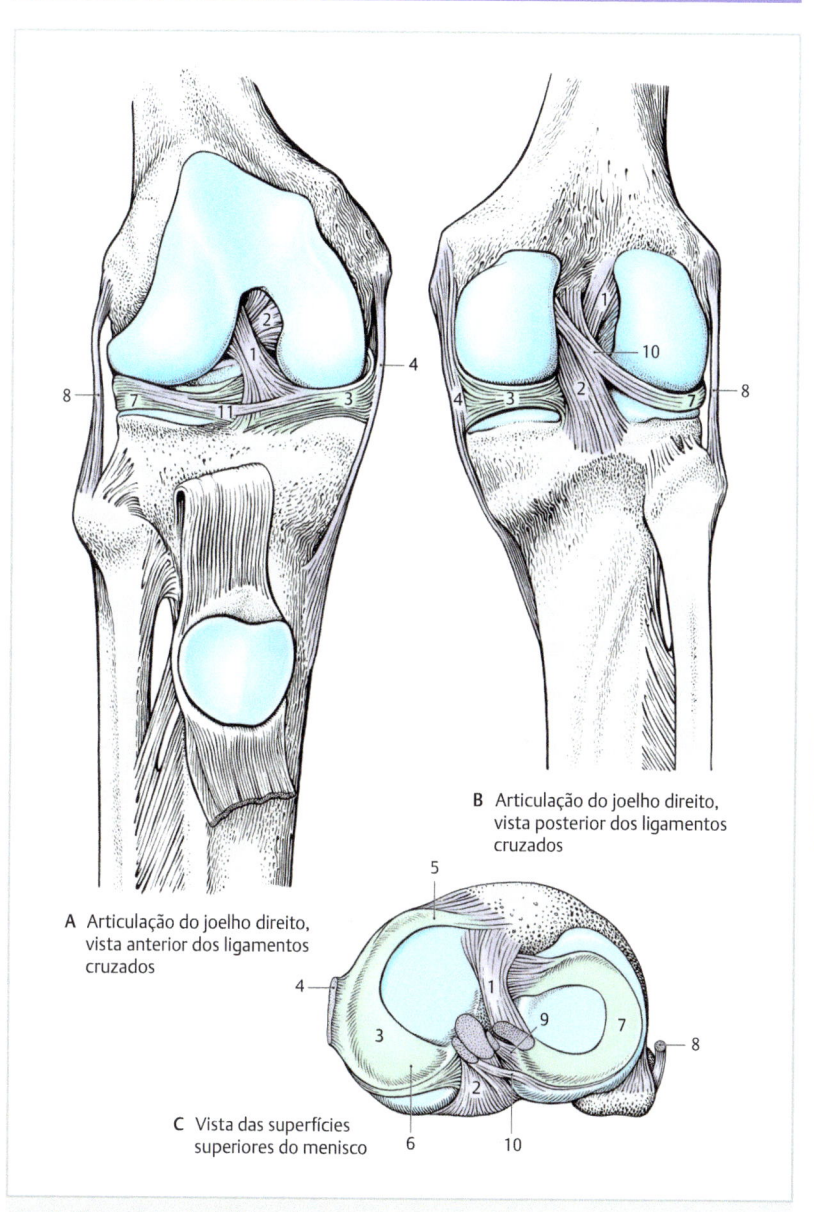

C Vista das superfícies superiores do menisco

Fig. 4.12 Articulação do joelho, continuação.

Articulação do Joelho, cont. (A-D)

As *membranas sinovial* (**1**) e *fibrosal* da **cápsula articular** estão separadas dos depósitos de gordura nas suas superfícies anterior e posterior. A reflexão da **membrana sinovial** anteriormente fica no *fêmur* (**3**), geralmente em alguma distância a partir da margem da cartilagem onde a membrana sinovial surge (**4**). Isto é devido à presença da *bursa suprapatelar* (**5**), que se comunica com o espaço articular. Deve ser notado que neste local de reflexão (**6**), a membrana sinovial aparece ligeiramente levantada a partir do osso pelo tecido conjuntivo periósteo (**7**). Na *tíbia* (**8**), a conexão e a reflexão da membrana sinovial anteriormente se encontram próximas da margem cartilaginosa. Posteriormente a conexão da membrana sinovial para o fêmur está na *margem da cartilagem* (**9**) dos *côndilos femorais*, que produzem duas extensões direcionadas dorsalmente (**10**) no espaço articular. No centro, a membrana sinovial passa em frente dos ligamentos *cruzado anterior* (**11**) e *cruzado posterior* (**12**), de modo que, embora os ligamentos sejam intracapsulares, eles são extra-articulares entre as membranas sinoviais (**1**). A fixação posterior dessas membranas à tíbia está exatamente na margem da cartilagem (**13**). Os *meniscos* (**14**) são incorporados na membrana sinovial.

O **espaço articular** por si só apresenta uma estrutura complicada. Anteriormente, na articulação exposta, há um amplo coxim de gordura, o *coxim de gordura infrapatelar* (**15**), inserido entre as membranas sinovial e fibrosa. Ele se estende a partir da borda inferior da *patela* (**16**), que está incluída na parede anterior da cápsula, para a *dobra sinovial infrapatelar* (**17**), dividindo o remanescente da subdivisão original da articulação em duas câmaras.

A dobra sinovial infrapatelar estende-se através do espaço articular com uma margem superior livre e continua nos ligamentos cruzados, que ela circunda a partir do lado anterior (ver anteriormente). As *dobras alares* (**18**) posicionam-se na lateral para a almofada de gordura infrapatelar e para a dobra sinovial infrapatelar.

Existem numerosas **bursas** sobre a articulação do joelho, algumas das quais se comunicam com a cavidade articular. A maior das **bursas comunicantes** é a *bursa suprapatelar* (**5**), que se posiciona anteriormente e estende-se em sentido proximal no espaço articular. Posteriormente se posicionam o *recesso subpoplíteo* e a *bursa semimembranosa,* que são muito menores. Na origem das duas cabeças do gastrocnêmio estão as *bursas subtendinosas mediais* e *laterais do gastrocnêmio.*

As **bursas sinoviais não comunicantes** incluem a *bursa pré-patelar subcutânea* que está localizada diretamente em frente da patela, bem como a *bursa infrapatelar profunda* (**19**), que está situada entre o *ligamento patelar* (**20**) e a membrana fibrosa da cápsula articular. Em casos particulares, a última bursa também pode estar em comunicação com a cavidade articular. As bursas menores adicionais que não estão consistentemente presentes incluem a *bursa pré-patelar subtendinosa* e a *bursa pré-patelar subcutânea.*

4.1 Ossos, Ligamentos e Articulações

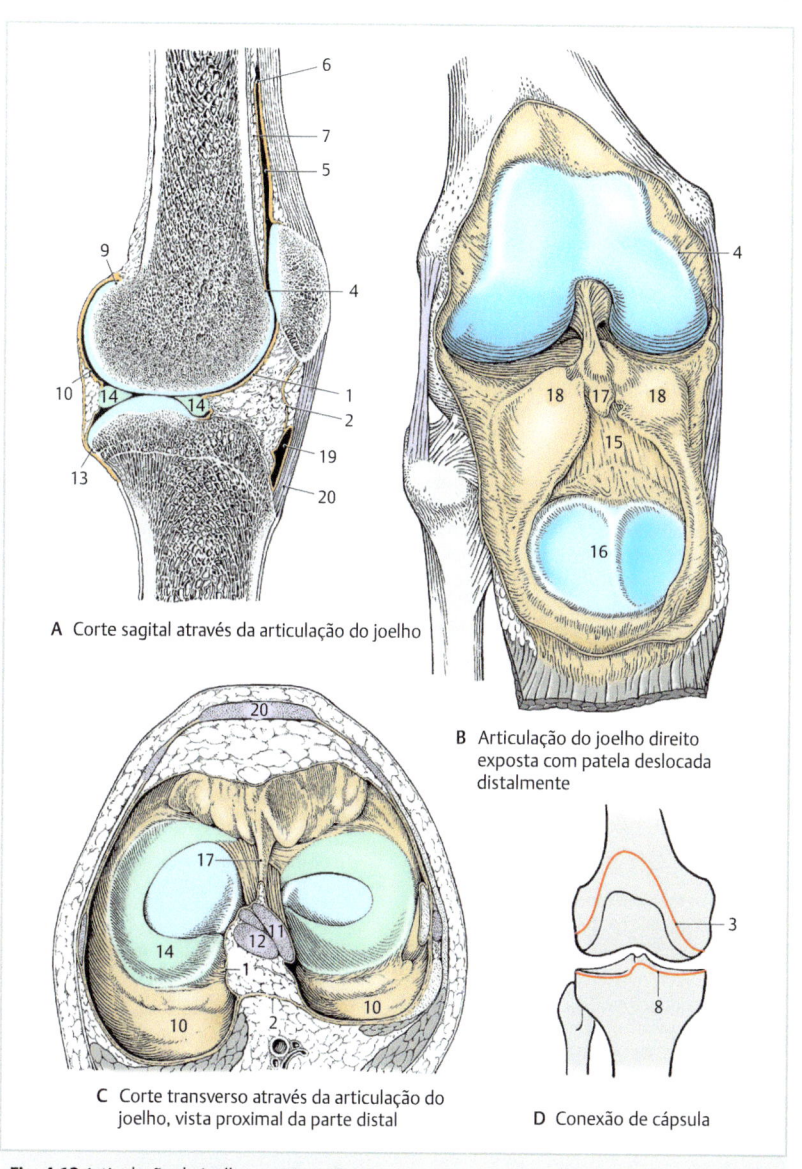

A Corte sagital através da articulação do joelho

B Articulação do joelho direito exposta com patela deslocada distalmente

C Corte transverso através da articulação do joelho, vista proximal da parte distal

D Conexão de cápsula

Fig. 4.13 Articulação do joelho, continuação.

Movimentos da Articulação do Joelho (A-E)

O joelho pode ser **flexionado** e **estendido** sobre um eixo quase transversal, e, na posição flexionada, a **rotação** é possível em torno do eixo da perna.

No **joelho estendido** (**A**), ambos os *ligamentos colaterais* (**1, 2**) e a parte anterior do *ligamento cruzado anterior* (**3**) ficam tensos. Durante a extensão, os côndilos femorais deslizam em uma posição quase extrema na qual o *ligamento colateral medial* (**1**) está completamente desdobrado. Durante os últimos 10 graus de movimento antes de completar a extensão, há uma **rotação terminal automática** de aproximadamente 5 graus (**a articulação é "parafusada"** [*screwed home*]). Isto é causado pelo formato do côndilo femoral lateral (p. 194) e a ação orientada do ligamento cruzado anterior, através do qual o menisco lateral é deslocado anteriormente e os ligamentos colaterais são apertados. A rotação terminal é ainda sustentada pelo trato iliotibial (p. 254). Ambos os ligamentos laterais se tornam tensos e, ao mesmo tempo, há um leve relaxamento dos ligamentos cruzados (**3, 4**). A rotação final da perna ativa sem sustentação de peso é produzida pela rotação externa da tíbia e da perna de sustentação de peso (em pé) pela rotação interna da coxa. Na posição de extensão extrema, os ligamentos cruzados e colaterais (**1, 2**) ficam tensos (**A**).

A articulação normal do joelho pode ser estendida a 180 graus, embora, nas crianças e adolescentes, a perna possa ser hiperestendida por aproximadamente 5 graus. No recém-nascido, a extensão máxima é evitada pela retroversão fisiológica da tíbia (p. 202).

No **joelho flexionado** (**B**), o *ligamento colateral lateral* (**2**) está completamente relaxado, e o *ligamento colateral medial* (**1**) está amplamente relaxado, enquanto *os ligamentos cruzados anterior* (**3**) *e posterior* (**4**) estão tensos. Na flexão, a rotação é possível sob o controle dos ligamentos cruzados. A faixa **de rotação interna** (**C**) da perna é inferior àquela de **rotação externa**. Durante a rotação interna da tíbia no fêmur, os ligamentos cruzados são torcidos um ao redor do outro e, desse modo, evitam qualquer rotação interna considerável. Do mesmo modo as fibras posteriores do *ligamento colateral medial* (**1**) são tensionadas em uma rotação interna extrema. Durante a rotação externa, os ligamentos cruzados se desenrolam. O limite da rotação externa é determinado principalmente pelo *ligamento colateral medial* (**2**); sua variação máxima é de 45° a 60°. A quantidade de rotação pode ser verificada pelo movimento da cabeça da fíbula (**5**) quando a perna é levantada do chão.

Considerando a posição oblíqua dos ligamentos cruzados, em qualquer posição, um ligamento cruzado ou parte de um é sempre tenso. Em qualquer caso, esses ligamentos vêm para controlar a articulação tão logo os ligamentos colaterais se tornem inadequados; ou seja, os cruzados mantêm a estabilidade quando os colaterais relaxam.

Durante a rotação, o fêmur e os *meniscos* (**6**) movimentam-se sobre a tíbia, e, durante a flexão e extensão, o fêmur rola e desliza sobre os meniscos, de modo que podemos considerar o joelho como sendo uma **"articulação móvel"**.

Nota clínica: As superfícies articulares relativamente amplas e incongruentes estão sujeitas a um estresse considerável e, muitas vezes, revelam danos para a cobertura cartilaginosa na velhice, bem como alterações ósseas. Com uma ruptura do ligamento cruzado anterior (**D**), o "**sinal de gaveta anterior**" (**E**) é observado; ou seja, na posição flexionada (com os ligamentos colaterais relaxados), a perna pode ser puxada para a frente 2 a 3 cm (seta).

Esse sinal, associado com as rupturas do ligamento cruzado posterior, geralmente é difícil para identificar clinicamente. Isso porque o ligamento rompido permite à tíbia ceder posteriormente em flexão. Então, quando a tíbia estiver puxada para a frente a partir da sua posição flácida, isso pode ser mal interpretado como uma gaveta anterior positiva! As dúvidas são resolvidas pelos testes clínicos por estabilidade rotatória (p. ex., o teste de mudança de pivô reverso).

As rupturas de ambos os ligamentos cruzados estão associadas com uma abdução não fisiológica ou adução da articulação do joelho ("abertura" lateral).

4.1 Ossos, Ligamentos e Articulações 213

A Extensão

B Flexão

C Rotação interna

D Lesão do ligamento cruzado anterior

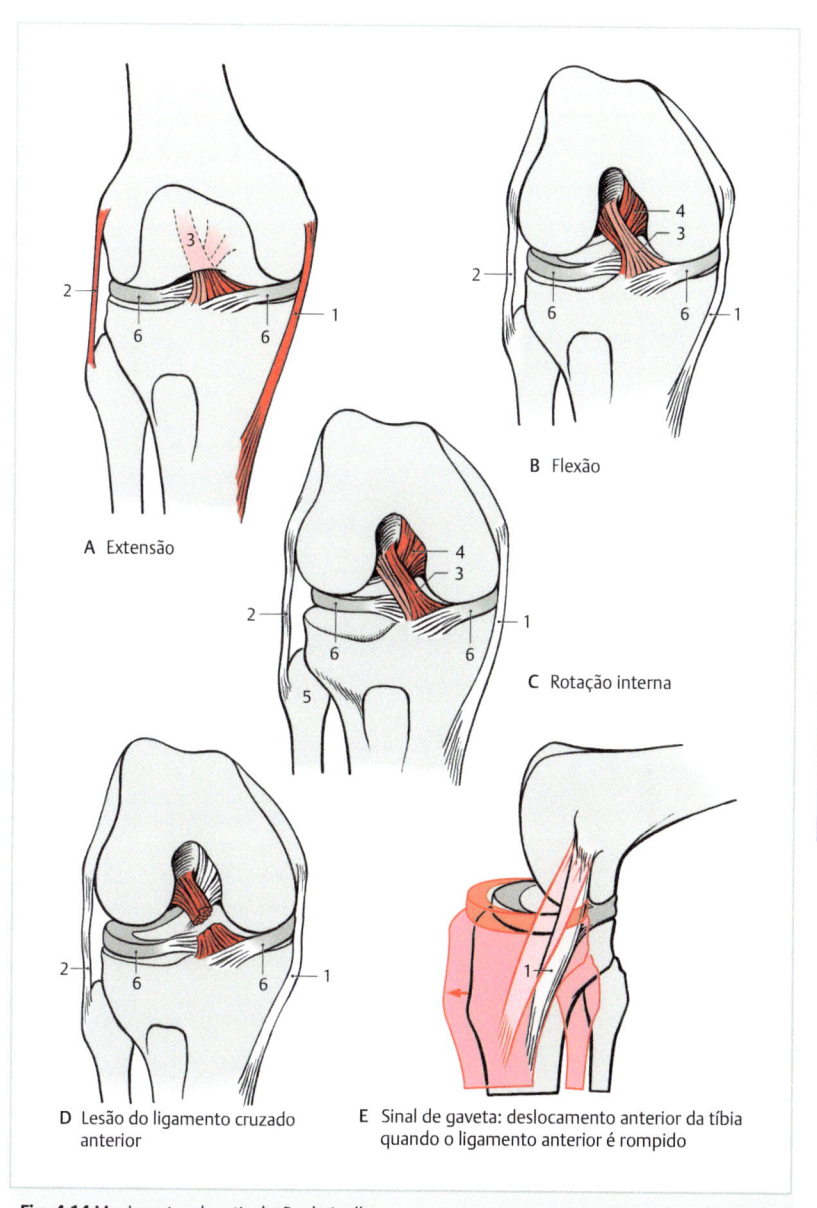

E Sinal de gaveta: deslocamento anterior da tíbia quando o ligamento anterior é rompido

Fig. 4.14 Movimentos da articulação do joelho.

Alinhamento do Membro Inferior (A-C)

Independentemente do ângulo CCD (cervicodiafisário) do fêmur (ver p. 196), o alinhamento ou geometria do membro inferior depende do desenvolvimento correto da articulação do joelho. Um desalinhamento do membro inferior causará carga anormal e sinais precoces de desgaste e ruptura nessa articulação.

Se a articulação do joelho se desenvolveu normalmente, o membro está reto (**genu rectum, A**). Nesse caso, o *eixo mecânico da perna* (**1**) corre *através do centro da cabeça femoral* (**2**), o *centro da articulação do joelho*, e, quando estendido, também através do *centro do calcâneo* (**3**).

Quando o *eixo mecânico* está deslocado lateralmente (**1**), ou seja, ele corre *através do côndilo femoral lateral* (**4**) ou *da cabeça da fíbula* (**5**), a condição é conhecida como **genu valgum** ou "joelho valgo" (**B**). Neste caso, o ligamento colateral medial (**6**) estará sobrecarregado e haverá estresse excessivo no menisco lateral (**7**), na superfície articular coberta por cartilagem do côndilo femoral (**4**) e na lateral do côndilo da tíbia (**8**). O espaço articular é maior no lado medial do que no lado lateral. No joelho valgo, aumentamos a rotação terminal. No caso dos joelhos valgos, as superfícies mediais das pernas perto das articulações do joelho se tocam, enquanto os maléolos mediais em outro lugar não apresentam contato.

Quando o *eixo mecânico* (**1**) corre *através do côndilo femoral medial* (**9**) ou medial a ele, a condição é conhecida como **genu varum** (**C**) ou "pernas arqueadas". O ligamento colateral lateral (**10**) está muito esticado e há um aumento de desgaste e ruptura no menisco medial (**11**) e na cartilagem que recobre as superfícies articulares. Na região da articulação do joelho, as pernas não podem ser feitas para se tocarem. No *genu varum*, as pernas não podem ser completamente estendidas, de modo que a rotação não pode ocorrer.

Conexões entre a Tíbia e a Fíbula (D)

A **articulação tibiofibular** (**12**) é uma articulação sinovial quase imóvel (**anfiartrose**) entre a *cabeça da fíbula* (**13**) e *a faceta articular fibular do côndilo tibial lateral* (**14**). Essa articulação possui uma **cápsula tensa** que é reforçada pelos *ligamentos anterior e posterior da cabeça da fíbula*. Ela é conhecida também como uma **articulação de compensação** considerando que, durante a dorsiflexão máxima para a frente na articulação do tornozelo (talocrural), há uma ampliação no engate do tornozelo que resulta em um movimento compensatório na articulação tibiofibular.

Além da articulação sinovial entre os ossos da perna, a **membrana interóssea da perna** (**15**), como uma **articulação fibrosa**, estabiliza os dois ossos. As fibras na membrana interóssea percorrem na parte inferior a partir da tíbia para a fíbula e são muito tensas.

Na extremidade distal dos dois ossos está a **sindesmose tibiofibular** (**16**), que consiste em um *ligamento tibiofibular anterior,* um ligamento relativamente plano que corre obliquamente sobre as superfícies anteriores das extremidades distais de ambos os ossos, e o *ligamento tibiofibular posterior* nas suas superfícies posteriores. A direção das fibras do ligamento posterior é mais horizontal. Ambos os ligamentos são ligeiramente compatíveis, permitindo um pequeno grau de movimento relativo entre a tíbia e a fíbula durante a dorsiflexão.

17 Semitendinoso, grácil e sartório fortemente carregados
18 Bíceps femoral e trato iliotibial fortemente carregados

4.1 Ossos, Ligamentos e Articulações

B Joelho valgo   **A** Joelho reto   **C** Joelho varo

A–C Posições do membro inferior e articulação do joelho (de acordo com von Lanz, Wachsmuth)

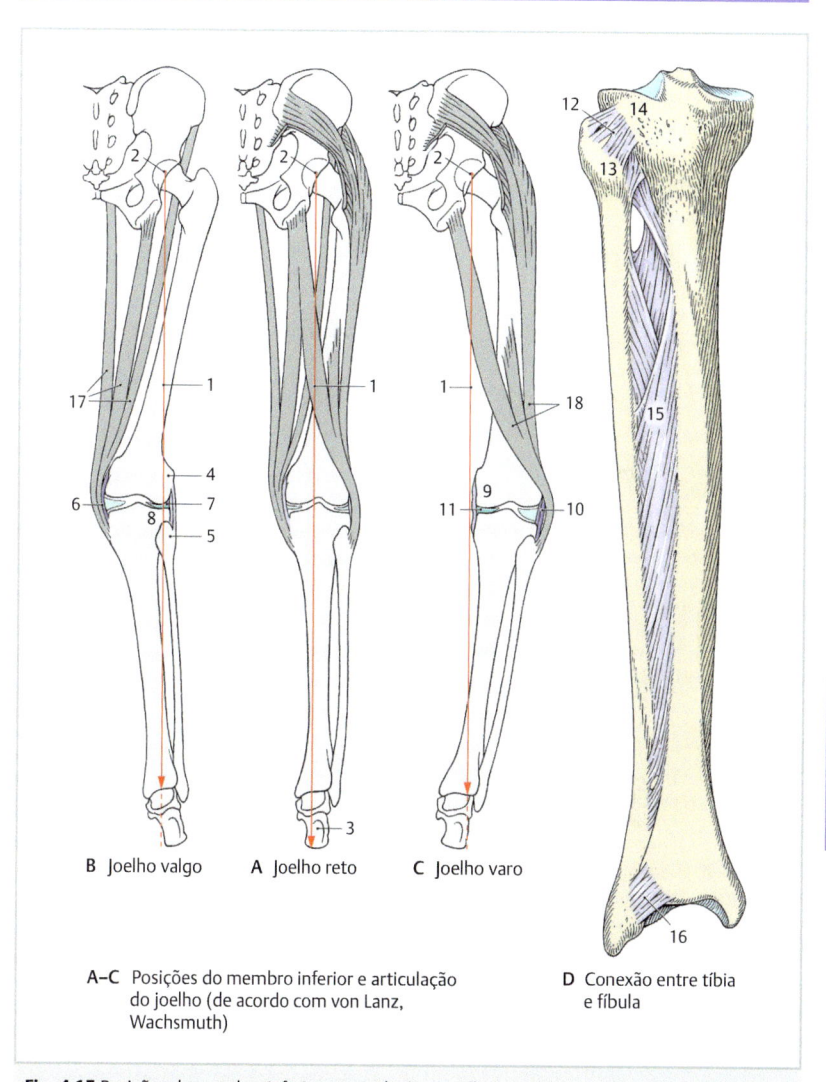

D Conexão entre tíbia e fíbula

Fig. 4.15 Posições do membro inferior e articulação o joelho, conexões entre a tíbia e a fíbula.

Ossos do Pé (A-G)

O esqueleto do pé pode ser dividido em

- **Tarso** (tornozelo)
- **Metatarso** (meio do pé)
- **Dedos** (dedos do pé)

O **tarso** consiste em sete ossos: **tálus, calcâneo, navicular, cuboide** e os três cuneiformes. O **metatarso** consiste em **cinco metatarsos**, e os **dígitos** são formados pelas **falanges**.

Ossos Tarsais

O **tálus** (**A-C**) transmite o peso do corpo inteiro para o pé. Distinguimos neste osso uma **cabeça** (**1**), um **corpo** (**2**), e um **colo** (**3**). A cabeça do tálus transporta a *superfície articular navicular* para a articulação com o osso navicular, e o colo do tálus apresenta pequenos canais vasculares e áreas rugosas. No corpo do tálus, distinguimos a *tróclea* (**4**) e atrás disso um *processo talar posterior com tubérculos laterais* (**5**) e *mediais* (**6**). Imediatamente adjacente ao tubérculo medial está o *sulco para o tendão do flexor longo do hálux longo* (**7**). A tróclea do tálus e sua superfície superior são mais amplas na frente do que atrás. Essa estrutura é mais pronunciada no tálus direito do que no esquerdo. No lado lateral, a superfície superior mescla-se com a *faceta maleolar lateral* (**8**), que se estende no *processo talar lateral* (**9**). Medialmente está posicionada a *faceta maleolar medial* menor (**10**). As três superfícies articulares servem para a articulação com o engate do tornozelo. Como uma continuação inferior da superfície articular navicular, encontramos a *faceta anterior para o calcâneo* (**11**). Em continuidade com a faceta do calcâneo anterior (raramente há uma zona intermediária livre de cartilagem) está posicionada a *faceta do calcâneo médio* (**12**). Posterior à última faceta, são encontrados o *sulco talar* (**13**) e a grande faceta articular do calcâneo posterior (**14**).

O tálus também se articula com os ligamentos que apresentam depósitos de cartilagem (ver página 224). Dessa forma, as superfícies articulares variavelmente desenvolvidas estão presentes na sua superfície inferior.

Estas superfícies articulares são referenciadas como *faceta articular* (maior) *para o ligamento calcaneonavicular plantar* e a *superfície articular* (menor) *para a parte calcaneonavicular do ligamento bifurcado*.

Ossificação: Um centro de ossificação aparece no tálus do sétimo ao oitavo mês intrauterinos.

Variante: Em casos excepcionais, o tubérculo lateral do processo talar posterior forma um osso independente, o *os trigonum* ou **tálus acessório**.

O **calcâneo** (**D-G**) é o osso tarsal maior. Posteriormente ele sustenta a ampla tuberosidade calcânea, ou **tuberosidade do calcâneo** (**15**), que apresenta dois processos voltados para a frente no ponto de transição na sua superfície mais baixa, os *processos medial* e *lateral da tuberosidade do calcâneo*. O tendão de Aquiles é inserido na área rugosa na tuberosidade do calcâneo. Anteriormente existe a *superfície para a articulação com o osso cuboide* (**16**). Na superfície superior do calcâneo, há normalmente três superfícies articulares, as *superfícies articulares talares anterior* (**17**), *média* (**18**) e *posterior* (**19**). Entre as duas últimas se posiciona o *sulco do calcâneo* (**20**), que, junto com o sulco talar (ver anteriormente), forma o *seio do tarso*. As duas superfícies articulares anteriores podem ser unidas. Na superfície medial, a **concha talar, sustentáculo do tálus** (**21**), projeta-se para fora. Essa concha sustenta a faceta articular talar média. Na parte inferior está posicionado o *sulco para o tendão do flexor longo do hálux* (**22**). Na maioria dos casos há um tubérculo ósseo ligeiramente elevado na superfície lateral do tálus, a *tróclea peroneiro* (**23**), sob a qual corre o *sulco para o tendão fibular longo* (**24**).

Ossificação: Um centro ósseo se desenvolve no calcâneo no quarto ao sétimo mês intrauterino.

> **Nota clínica:** Em alguns casos há um processo ósseo direcionado anteriormente, o **esporão de calcâneo**, surgindo do processo tuberal medial, do qual surgem vários músculos da sola do pé. Um esporão do calcâneo pode ser muito doloroso.

4.1 Ossos, Ligamentos e Articulações

A Vista superior do tálus direito

7º-8 mês intrauterino
C Ossificação de tálus

B Vista inferior do tálus direito

D Vista superior do calcâneo direito

E Vista medial do calcâneo direito

4º-7º mês intrauterino

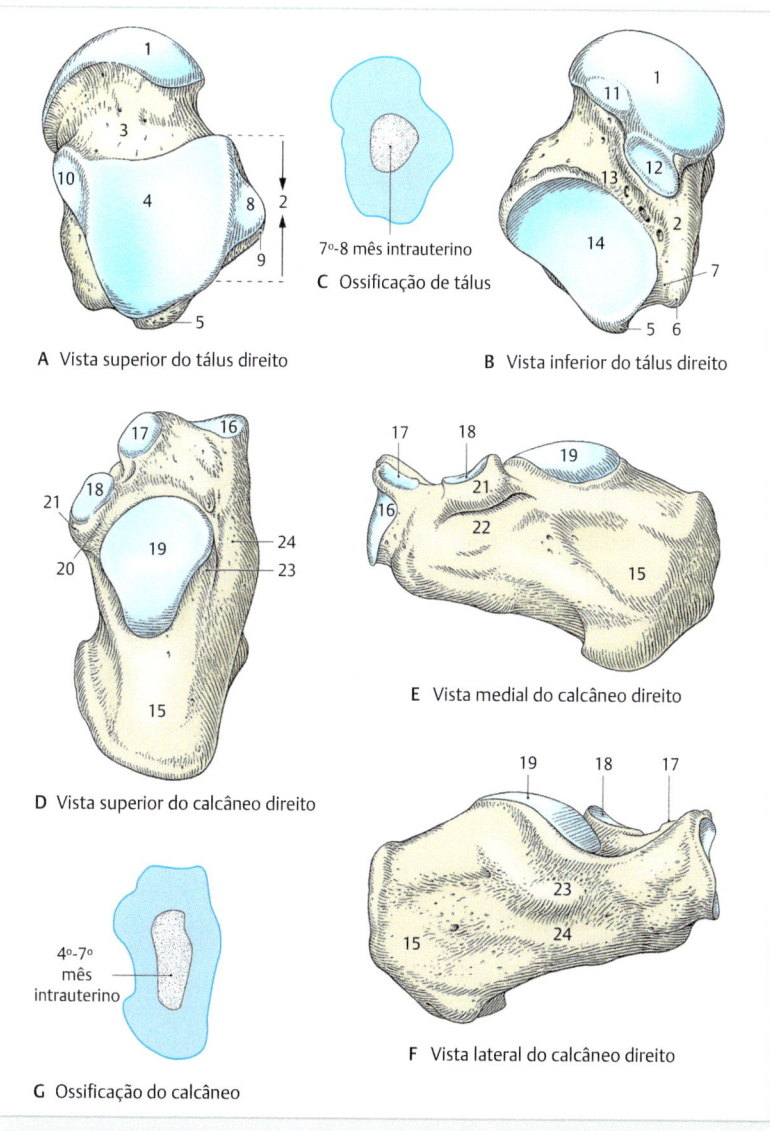

F Vista lateral do calcâneo direito

G Ossificação do calcâneo

Fig. 4.16 Ossos do tarso.

Ossos do Pé, cont.
Ossos do Tarso, cont. (A-O)

O **navicular** (**A-C**) articula-se com os três ossos cuneiformes. Uma superfície articular côncava está voltada para a cabeça do tálus. A *tuberosidade do navicular* (**1**) está direcionada de forma *plantar e medial*. Na região distal existem três superfícies articulares separadas apenas por pequenas cristas para três ossos cuneiformes.

Ossificação: Um centro de ossificação se desenvolve do terceiro ao quarto ano.

O **cuboide** (**D-F**) é menor na região lateral que na medial. Na região distal estão as superfícies articulares referentes aos ossos do metatarso, quarto e quinto, separados por uma crista. Medialmente, está posicionada a superfície articular para articulação com o osso cuneiforme lateral, e algumas vezes, atrás desse osso, encontramos uma pequena área para articulação com o navicular. O *processo do calcâneo* (**2**), com sua superfície para articulação com o calcâneo, é direcionado posteriormente. Na superfície inferior corre o *sulco do tendão fibular longo* (**3**), posterior ao qual está uma crista transversa, a *tuberosidade do cuboide* (**4**).

Ossificação: O centro de ossificação no cuboide desenvolve-se no décimo mês intrauterino (**sinal de maturidade**).

Os três **ossos cuneiformes** (**G-O**) diferem um do outro no tamanho e na sua posição no esqueleto do pé. O **cuneiforme medial** (**G, H**) é o maior e o **cuneiforme intermediário** é o menor. A superfície ampla do cuneiforme medial está voltada para a sola do pé, enquanto os cuneiformes **intermediário** e **lateral** (**K, L**) apresentam suas extremidades afiadas direcionadas para a região plantar.

Todos os três ossos cuneiformes apresentam superfícies articulares proximais para articulação com o navicular (**5**). Distalmente e direcionadas para os dígitos estão as articulações para os ossos metatársicos. O medial cuneiforme articula com o primeiro metatarso e, para uma extensão menor, com o segundo metatarso (**6**), enquanto o cuneiforme lateral apresenta superfícies para articulação com o terceiro metatarso, uma faceta menor para o segundo metatarso (**7**) e, algumas vezes, uma faceta igualmente menor para o quarto metatarso. O cuneiforme intermediário articula distalmente apenas com o segundo metatarso. Os três cuneiformes também se articulam entre si. Além disso, o cuneiforme lateral apresenta uma superfície articular (**8**) para articulação com o cuboide.

Ossificação: Os centros de ossificação aparecem no cuneiforme medial (**M**) no segundo ao terceiro ano, no cuneiforme intermediário (**N**) no terceiro ano, e no cuneiforme lateral (**O**) no primeiro ao segundo ano.

4.1 Ossos, Ligamentos e Articulações

A Vista posterior do navicular direito

B Vista anterior do navicular direito

C Ossificação do navicular — 3º - 4º ano

D Vista dorsal do cuboide direito

E Vista plantar do cuboide direito

F Ossificação do osso cuboide — 10º mês intrauterino

G Vista medial do cuneiforme medial direito

I Vista medial do cuneiforme intermediário direito

K Vista medial do cuneiforme lateral direito

H Vista lateral do cuneiforme medial direito

J Vista lateral do cuneiforme intermediário direito

L Vista lateral do cuneiforme lateral direito

M Ossificação do cuneiforme medial — 2º e 3º anos

N Ossificação do cuneiforme intermediário — 3º ano

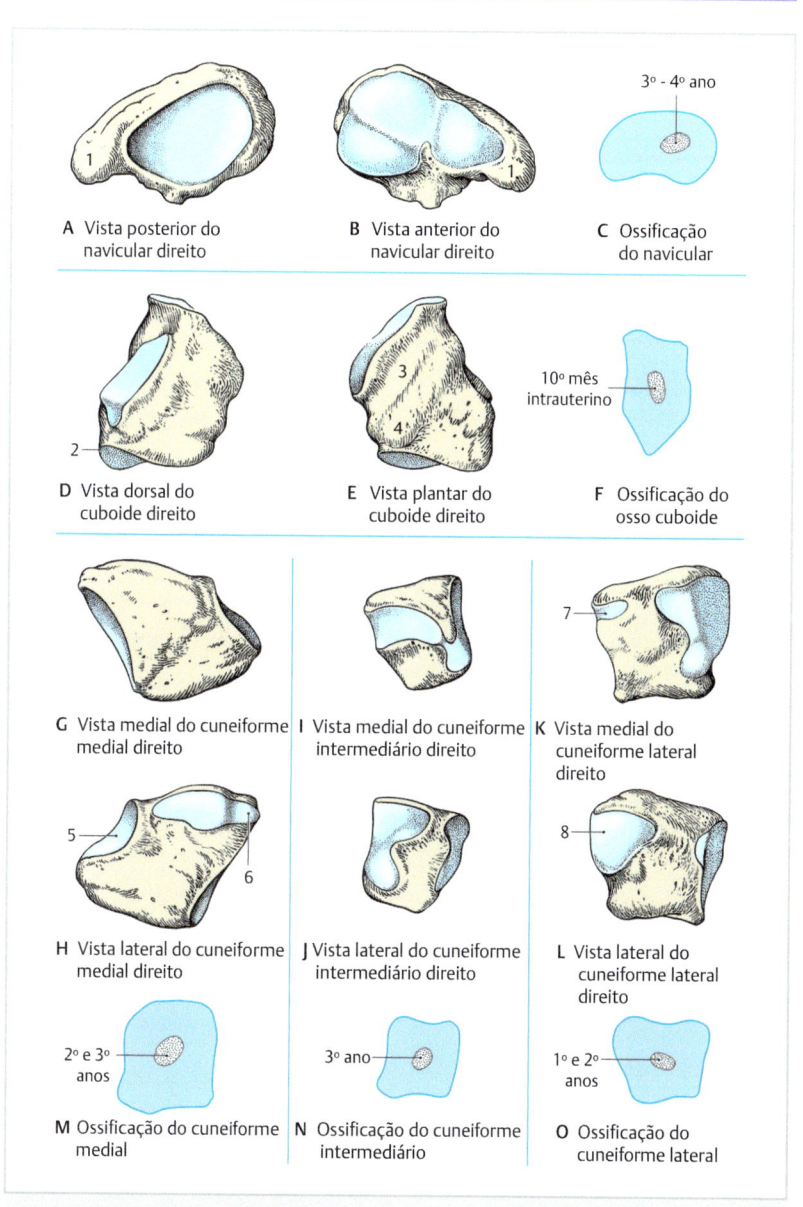

O Ossificação do cuneiforme lateral — 1º e 2º anos

Fig. 4.17 Ossos do tarso, continuação.

Ossos do Pé, cont.

Metatarsos (A, B)

Os cinco **metatarsos** são ossos longos e dorsalmente convexos. Todos eles possuem *base* (**1**), *eixo* (**2**) e *cabeça* (**3**). O **primeiro metatarso** é o mais curto e mais espesso. Há uma *tuberosidade* na base do primeiro metatarso na sua superfície plantar. Na região dessa tuberosidade e lateral a ela, o osso articula, lateralmente, com a base do segundo metatarso e, posteriormente, por uma superfície curva com o cuneiforme medial (**4**). Na sua extremidade anterior, a cabeça transporta, na sua superfície plantar, uma pequena crista, e, em ambos os lados, há dois sulcos pequenos. Nesta região são encontrados regularmente dois **ossos sesamoides** (**5**). O **segundo, terceiro** e **quarto metatarsos** são mais finos e suas bases são mais amplas dorsalmente do que nos seus lados plantares. Nos lados opostos há superfícies articulares para articulação entre elas, e elas apresentam facetas posteriores proximais para os ossos cuneiformes e cuboides. As cabeças destes três metatarsos são comprimidas de lado a lado, de modo que se assemelham a roletes (ou rolos). O **quinto metatarso** difere daquele que apresenta uma *tuberosidade* (**6**) no seu lado lateral.

Ossos dos Dedos dos Pés (A, B)

Do segundo ao quinto dedo, cada um apresenta uma **falange proximal, média** e **distal**, enquanto o primeiro dígito apresenta apenas duas falanges. Cada falange apresenta *base* (**7**), *eixo* (**8**) e *cabeça* (**9**). A falange distal (**10**) apresenta uma *tuberosidade distal*. Existem pequenos sulcos nas falanges proximal e medial.

Variante: Ocasionalmente as falanges medial e distal do quinto dedo podem estar unidas. Isto já pode ser o caso no estágio cartilaginoso antes do nascimento.

Ossos Sesamoides

Numerosos ossos sesamoides são encontrados próximos das articulações metatarsofalangeanas, embora eles estejam consistentemente presentes apenas na região da cabeça do primeiro metatarso.

Ossificação: Os primórdios cartilaginosos do metatarso desenvolvem um manguito ósseo pericondral no eixo no segundo ao terceiro mês intrauterino, e ocasionalmente há também um centro de ossificação epifisária. Como os metacarpos, o centro ósseo epifisário do primeiro metatarso está na sua base; nos outros metatarsos, esse centro ósseo está sempre na cabeça. Os centros de ossificação epifisária endocondral desenvolvem-se do segundo ao quarto ano. Em algumas instâncias, pode ser um segundo sistema epifisário adicional no primeiro e quinto ossos do metatarso.

Os centros epifisários aparecem na base das falanges no primeiro ao quinto ano, enquanto a ossificação pericondral no eixo se desenvolve no segundo ao oitavo mês intrauterino. A fusão desses processos ocorre durante a puberdade. Os primórdios ósseos individuais são relativamente variáveis e seus períodos de aparição podem ser diferentes, de modo que os números citados aqui devem ser considerados como um guia geral.

11 Cuneiforme intermediário
12 Cuneiforme lateral
13 Cuboide
14 Navicular

4.1 Ossos, Ligamentos e Articulações

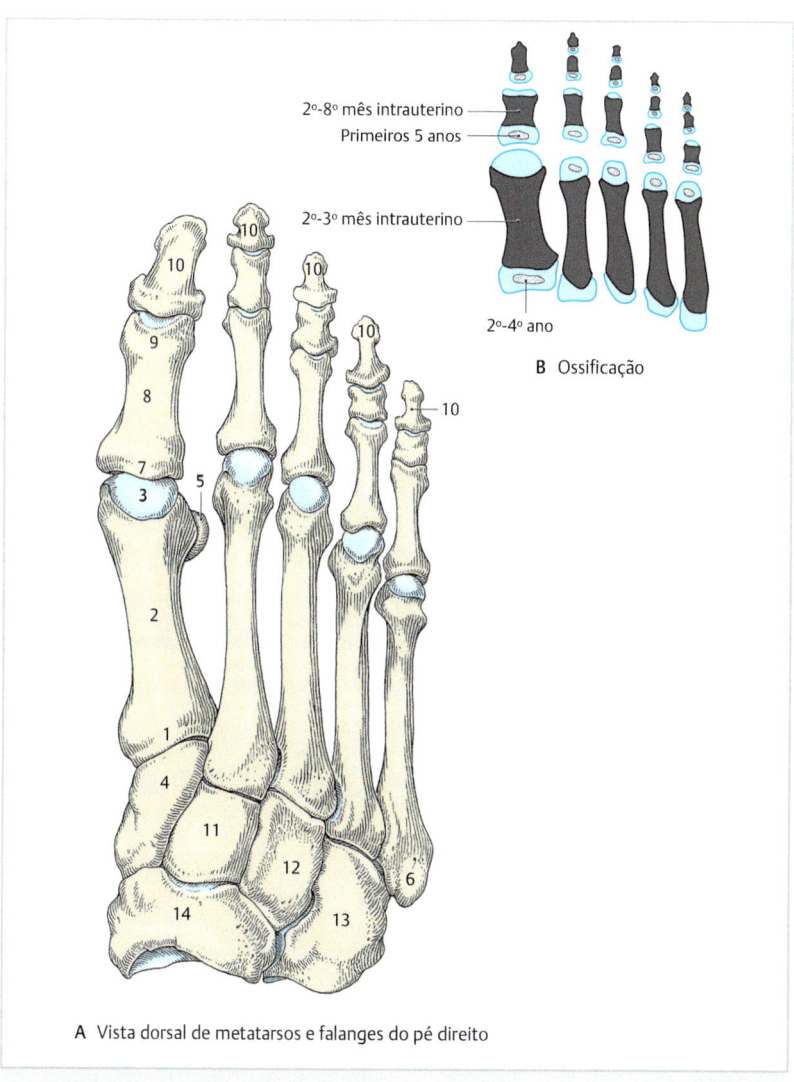

2°-8° mês intrauterino
Primeiros 5 anos

2°-3° mês intrauterino

2°-4° ano

B Ossificação

A Vista dorsal de metatarsos e falanges do pé direito

Fig. 4.18 Metatarsos e ossos dos dedos dos pés.

Articulações do Pé (A-C)

As **articulações do pé** incluem a articulação do tornozelo, ou **articulação talocrural**, e as **articulações subtalar** e **talocalcaneonavicular**.

Além disso, temos as **articulações cuneonavicular, calcaneocuboide, cuneocuboide** e **intercuneiforme**.

As **articulações tarsometatarsianas** são aquelas entre os ossos do tarso e do metatarso.

As conexões articulares entre as bases dos metatarsos são as **articulações intermetatársicas**, e aquelas entre os metatarsos e as falanges do pé são as **articulações metatarsofalangianas**.

Também estão presentes as articulações entre as falanges ou **articulações interfalangianas** do pé.

Articulação do Tornozelo

As **superfícies articulares** da articulação talocrural são formadas pela *interligação do tornozelo* (**1**) e a superfície superior da *tróclea talar* juntamente com suas facetas maleolares medial e lateral. A tíbia e a fíbula formam um encaixe, ou fecho, para a tróclea do tálus (ver p. 216). A superfície articular da fíbula estende-se mais distal que a tíbia.

A **cápsula articular** (**2**) está conectada às margens das superfícies articulares cobertas pela cartilagem. A cavidade articular contém dobras sinoviais anteriores e posteriores.

Ligamentos da Articulação do Tornozelo

O maior ligamento no lado medial é o *ligamento deltoide (ou medial)* (**3**), que consiste nas partes tibionavicular (**4**), tibiocalcânea (**5**) e tibiotalar anterior e posterior (**6**). A parte tibionavicular (**4**) estende-se da tíbia (**7**) para o navicular (**8**) e cobre a parte tibiotalar anterior. A parte tibiocalcânea (**5**) corre para o sustentáculo do tálus (**9**) e cobre parcialmente a parte tibionavicular (**4**). Outros ligamentos incluem o *ligamento talofibular anterior* (**10**), o *ligamento talofibular posterior* e o *ligamento calcaneofibular* (**11**). O ligamento talofibular anterior conecta o maléolo lateral ao colo do tálus. O ligamento talofibular posterior corre quase horizontalmente a partir da fossa maleolar lateral para o processo talar posterior. A cápsula articular projeta-se de forma distal e proximal a esse ligamento. A interligação maleolar é fixada pelos *ligamentos tibiofibulares anteriores* (**12**) e *posteriores*. Estas faixas e o ligamento calcaneofibular são conhecidos coletivamente como ligamentos colaterais laterais.

Movimentos. Ambos os movimentos de **flexão plantar** e **dorsiflexão** são possíveis. Considerando que a cúpula do tálus é mais ampla anteriormente, ela é pressionada em dorsiflexão na interligação do tornozelo para a qual se adapta na forma, e comprime os ligamentos tibiofibulares. Isso transmite maior estabilidade para a articulação na posição em pé em dorsiflexão. A articulação do tornozelo é uma **articulação conjunta** com um **eixo transversal**, *começando logo abaixo da ponta do maléolo medial e percorrendo através da parte mais espessa do maléolo lateral*. A variação de movimento entre a dorsiflexão máxima e a flexão plantar atinge 70°.

> **Nota clínica:** Duas linhas articulares estão disponíveis para amputação da parte anterior do pé ou das regiões anterior e mediana do pé. **Linha da articulação de Chopart** (**C**, vermelha) é denominada incorretamente de "articulação tarsal transversa". Essa articulação corre entre o tálus (**13**) e o calcâneo (**14**) e em seguida entre o navicular (**8**) e o cuboide (**15**). O ligamento bifurcado (ligamento de Chopart) (**16**; ver p. 226) é um marco-chave, considerando que ele deve ser dividido na abertura da linha articular de Chopart. A **linha articular de Lisfranc** (**C**, azul) está posicionada entre os tarsos e os metatarsos. Deve ser observado que o segundo metatarso (**17**) se projeta em sentido proximal, de modo que a linha não é reta.

18 Ligamento calcaneocuboide plantar
19 Ligamento plantar longo
20 Cuneiforme medial
21 Cuneiforme intermediário
22 Cuneiforme lateral
23 Tubérculo medial do processo posterior do tálus
24 Ligamento calcaneonavicular plantar

4.1 Ossos, Ligamentos e Articulações 223

A Articulações do pé da frente e de trás

C Corte através da região tarsal

B Vista medial das articulações do pé

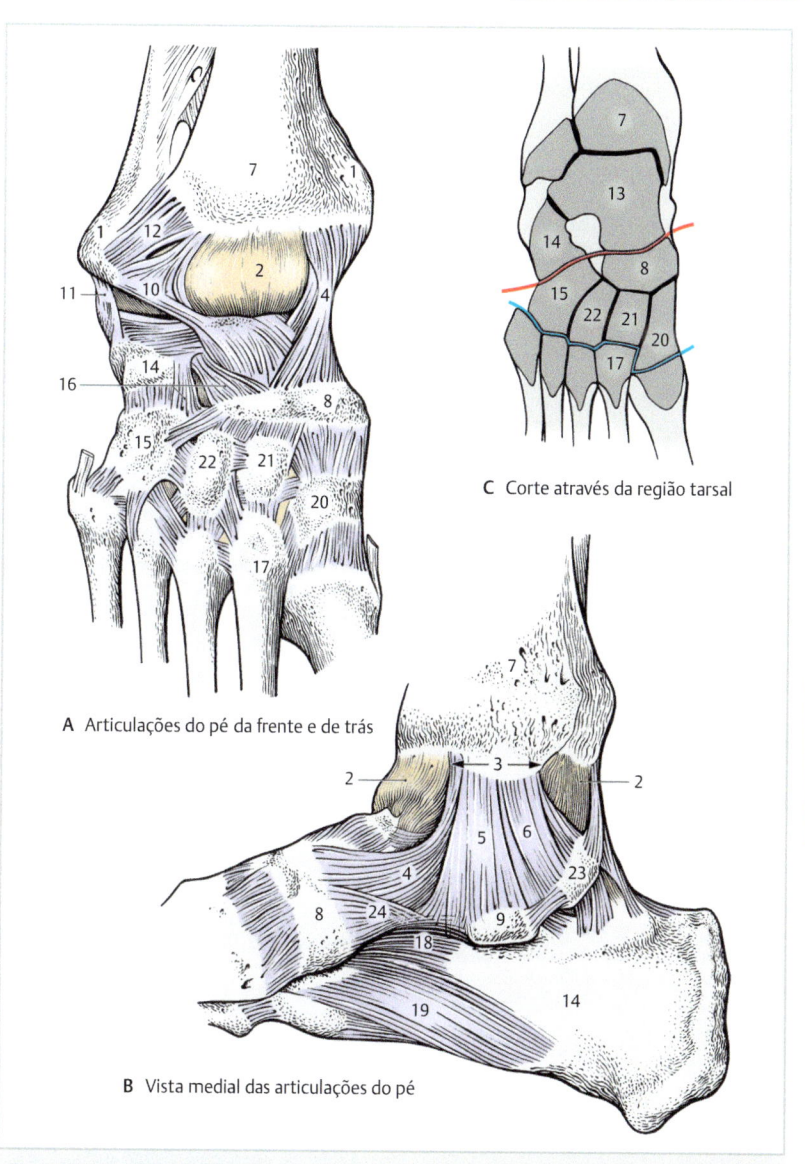

Fig. 4.19 Articulação do tornozelo.

Articulações do Pé, cont.

Articulações Subtalar e Talocalcaneonavicular (A, B)

Embora separadas, estas articulações atuam em uníssono. A **articulação subtalar** (**1**) forma a parte posterior e a **articulação talocalcaneonavicular** (**2**) forma a parte anterior da articulação. As **superfícies articulares da articulação subtalar** são formadas pelo *tálus* (**3**) e o *calcâneo* (**4**). A **cápsula** é solta e fina, e é fortalecida pelos *ligamentos talocalcâneos medial e lateral* (**5**).

A **articulação talocalcaneonavicular** é formada por três ossos. Além das **superfícies articulares** do *tálus, do calcâneo e do navicular* (**6**), há uma superfície articular adicional coberta pela cartilagem no *ligamento calcaneonavicular plantar* (**7**). Este ligamento conecta o calcâneo na região da superfície articular medial com o osso navicular, e juntamente com esse último forma a cavidade articular para a cabeça do tálus (**ligamento de mola**).

A **cápsula** da articulação talocalcaneonavicular (parte anterior) está conectada diretamente à borda da cartilagem ou se estende até o ligamento calcaneonavicular plantar. O *ligamento bifurcado* tenso (**8**; ver página 226), que liga o calcâneo (**4**), o navicular (**6**) e o cuboide juntos, fortalece a cápsula. O *ligamento talocalcâneo interósseo* (**10**), posicionado no seio do tarso, divide o subtalar a partir da articulação talocalcaneonavicular.

A **articulação subtalar** é uma articulação pivô que permite movimentos rotatórios. O eixo desta articulação (o eixo de Henke) corre obliquamente em todas as direções: craniocaudal, lateromedial e posteroanterior. Os movimentos puramente ao redor deste eixo são denominados de **inversão** (movendo o pé para dentro) e **eversão** (movendo o pé para fora). Isto *não* é sinônimo de pronação e supinação!

Articulações entre os Outros Ossos do Tarso e do Metatarso (A, B)

A **articulação calcaneocuboide** (**11**) é uma anfiartrose. A cavidade articular é uma parte da linha articular de Chopart (ver página 222). As articulações **cuneonavicular** e **tarsometatarsal** bem como a **articulação cuneocuboide** são também anfiartroses. Os ligamentos que reforçam as cápsulas articulares serão discutidos na página 226. Estas anfiartroses incluem as **articulações intertarsais** e as **articulações intermetatarsais**, que se posicionam entre os lados adjacentes das bases do segundo ao quinto metatarso.

Embora os ossos tarsais distais pareçam ocupar uma posição fixa relativa um ao outro, algum movimento é possível nas articulações de Chopart (mediotarsal) e de Lisfranc (tarsometatarsal). Esta **torção do antepé**, que ocorre em torno de um eixo aproximadamente sagital, apresenta uma variação de aproximadamente 10 a 20 em ambas as direções, e é denominada de **pronação** e **supinação**. Pode ser testada levantando os lados do pé com o calcâneo fixado. As articulações subtalar, de Chopart e de Lisfranc também podem ser movidas em combinação uma com a outra. Esse movimento é conhecido também (incorretamente) como pronação/supinação, considerando que ocorre uma rotação ao redor do eixo sagital do segundo osso metatarsal. Este **movimento combinado** não deve ser confundido com a torção do antepé, e o movimento concomitante do calcâneo serve como a característica distintiva.

Articulações dos Dedos dos Pés

As **articulações metatarsofalangianas** e **interfalangianas** do pé podem ser divididas em articulações proximal, média e distal. As articulações metatarsofalangianas proximais são articulações esféricas, embora sua mobilidade seja restrita pelos ligamentos colaterais. As articulações média e distal são puras articulações em formato de dobradiça.

12 Ligamento calcaneocuboide dorsal
13 Ligamento cuboideonavicular dorsal
14 Ligamento talonavicular
15 Ligamentos tarsometatarsais dorsais
16 Ligamentos metatarsos dorsais
17 Ligamento plantar longo
18 Ligamentos metatarsos plantares
19 Tendão do músculo fibular (perônio) longo
20 Tendão do músculo tibial anterior
21 Tendão do músculo tibial posterior
22 Tendão do músculo fibular curto
23 Ligamento calcaneocuboide plantar
24 Ligamento cuboideonavicular plantar

Vermelho: Eixo de Henke

4.1 Ossos, Ligamentos e Articulações 225

A Vista dorsal das articulações do pé

B Vista plantar das articulações do pé

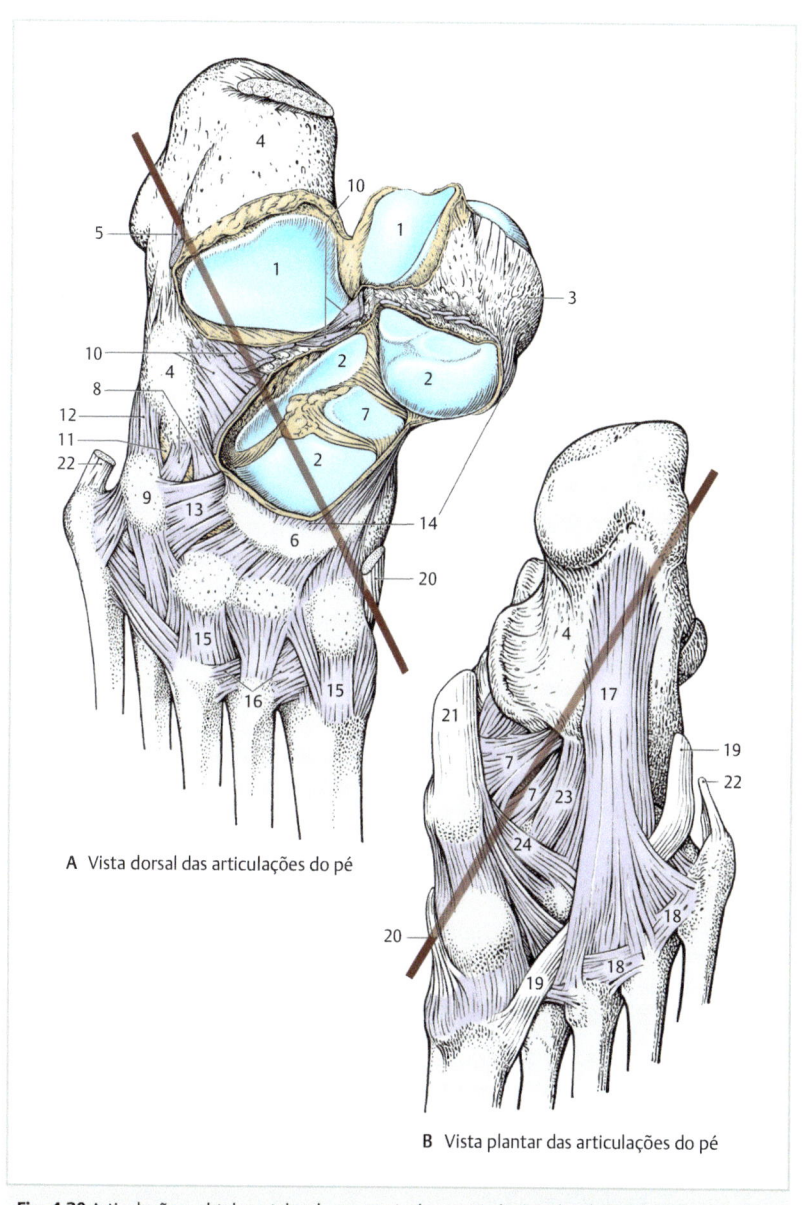

Fig. 4.20 Articulações subtalar e talocalcaneonavicular e articulações dos dedos dos pés.

Ligamentos das Articulações do Pé (A, B)

Os ligamentos do tarso são divididos em vários grupos.

Ligamentos que unem os ossos da perna uns aos outros e aos tarsais (vermelho) incluem o *ligamento deltoide* (**1**), o ligamento lateral consistindo em *ligamento talofibular anterior* (**2**) e o *ligamento talofibular posterior* (**3**), o *ligamento calcaneofibular* (**4**), o *ligamento tibiofibular anterior* (**5**), e o *ligamento tibiofibular posterior* (**6**).

Ligamentos que unem o tálus aos outros tarsais (verde) incluem o *ligamento talonavicular* (**7**), o *ligamento talocalcâneo interósseo* (**8**), os *ligamentos talocalcâneos lateral* (**9**) e *medial* (**10**) e o *ligamento talocalcâneo posterior* (**11**).

Os ligamentos tarsais dorsais remanescentes (amarelo) incluem o *ligamento bifurcado* (**12**) com suas fibras calcaneonaviculares e calcaneocuboides, os *ligamentos intercuneiformes dorsais* (**13**), o *ligamento cuneocuboide dorsal* (**14**), o *ligamento cuboideonavicular dorsal* (**15**), os *ligamentos cuneonaviculares dorsais* (**16**) e os *ligamentos calcaneocuboides dorsais* (**17**).

Os ligamentos tarsais plantares (azul) **conectam os tarsais individuais nas suas superfícies plantares.** Eles incluem o *ligamento plantar longo* (**18**) se estendendo a partir da tuberosidade calcânea ao cuboide e ossos metatarsos. O *calcaneonavicular plantar ou ligamento mola* (**19**; ver página 228) é importante para a estabilidade do pé. A parte medial do ligamento plantar longo, o *ligamento calcaneocuboide plantar* (**20**), é particularmente importante. Além disso, existem os *ligamentos cuneonaviculares plantares,* o *ligamento cuboideonavicular plantar,* os *ligamentos intercuneiformes plantares,* o *ligamento cuneocuboide plantar* e os ligamentos interósseos, denominados *ligamento cuneocuboide interósseo* e *ligamentos intercuneiformes interósseos.*

Ligamentos entre o tarso e o metatarso (violeta). Estes ligamentos podem ser divididos em *ligamentos tarsometatarsos plantares* e *ligamentos cuneometatarsos interósseos.*

Ligamentos entre os metatarsos (rosa). Eles incluem os *ligamentos metatarsos interósseos dorsais e plantares,* os quais, na totalidade, estão perto das bases dos metatarsos.

Morfologia e Função do Esqueleto do Pé (C, D)

O exame do esqueleto do pé revela que, no segmento posterior, os ossos estão posicionados um sobre o outro, enquanto, nas regiões média e anterior, posicionam-se lado a lado. Desse modo, o pé torna-se arqueado com a formação de **arcos sagitais** (longitudinais) e **transversais**.

É incorreto descrever o pé como tendo uma "abóbada" longitudinal ou transversal. Todos os tipos de abóbada (barril, claustro, cruzada) apresentam uma construção do **tipo pedra angular** que os torna *inerentemente* estáveis. Um arco não possui esta propriedade.

Iniciando a partir do tálus, uma fileira medial de ossos (cinza-claro) continua em linha reta, enquanto uma fileira lateral (cinza-escuro) se dispersa a partir do calcâneo em direção à frente. A **fileira medial** consiste no tálus (**21**), o *navicular* (**22**), os *cuneiformes* (**23**) e os três *metatarsos mediais* com suas *falanges associadas*. A **fileira lateral** contém o *calcâneo* (**24**), o *cuboide* (**25**) e os dois *metatarsos laterais* com suas falanges correspondentes.

Isso resulta no pé sendo amplo na frente e mais estreito atrás, e é mais elevado atrás do que na frente. Por fim, o pé também apresenta um arco que se revela medialmente, e é curvo nos lados longitudinal e transversal. A curvatura longitudinal é mais pronunciada no lado medial do pé do que no lado lateral. O arco transverso é bem desenvolvido apenas no mediopé e antepé.

> **Nota clínica:** Clinicamente o tálus e o calcâneo são considerados parte do retropé, enquanto os outros tarsais são considerados como mediopé, e os metatarsos e falanges como o antepé.

4.1 Ossos, Ligamentos e Articulações

A Vista medial dos ligamentos do pé

B Vista lateral dos ligamentos do pé

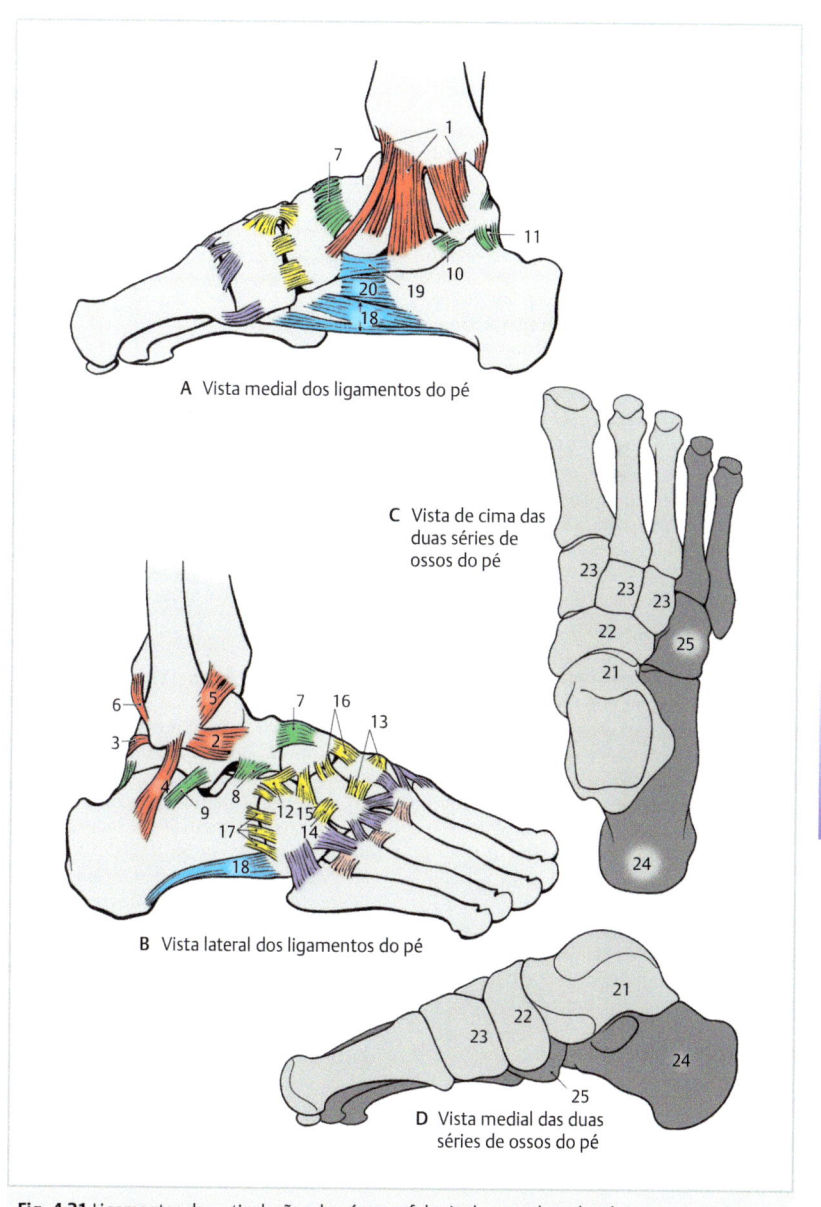

C Vista de cima das duas séries de ossos do pé

D Vista medial das duas séries de ossos do pé

Fig. 4.21 Ligamentos das articulações do pé e morfologia do esqueleto do pé.

O Arco Plantar e Sua Função (A-C)

O arco plantar normalmente está em posição de sustentação do peso do corpo, enquanto distribui uniformemente esse peso através dos ossos do pé. Os **pontos ósseos de suporte do arco** em uma superfície plana do piso são a *tuberosidade calcânea* (**1**), a *cabeça do primeiro metatarso* (**2**) e a *cabeça do quinto metatarso* (**3**). Desse modo, a superfície de sustentação apresenta formato triangular (**A**, pontilhado em vermelho). A inspeção da **pegada** (**B**) revela uma superfície de sustentação de peso maior, que é produzida pelos tecidos moles. A **linha de transmissão** do peso corporal corre a partir da *tíbia* ao *calcâneo* (**5**) e ao *mediopé* e *antepé* (**6**). A transmissão de pressão para o arco em ambas as direções tende a achatar sua curvatura, e isto se contrapõe pelos ligamentos longitudinais e os músculos plantares.

Ligamentos. *Os ligamentos não podem sofrer fadiga e apresentam maior resistência ao estresse do que os músculos.* Sua resistência não varia, mas, se eles forem estendidos excessivamente, não são capazes de retornar ao seu formato anterior.

Os ligamentos longitudinais podem ser divididos em **aponeurose plantar** (**7**), **ligamento plantar longo** (**8, 9**), **ligamento calcaneonavicular plantar** (**10**) e **ligamentos plantares curtos**.

A **aponeurose plantar superficial** (**7**) une a tuberosidade calcânea à superfície plantar dos dígitos. Ela é mais ativa na posição em pé (estática). Na parte metatarsal do pé, a tensão nas fibras transversas da aponeurose sustenta ambos os arcos, longitudinal e transverso.

O **ligamento plantar longo** (**8, 9**) apoia a linha lateral dos tarsais. Este ligamento se origina a partir do lado plantar do calcâneo, torna-se mais amplo distalmente e estende-se como uma *camada fibrosa superficial, longa* (**8**) sobre o tendão fibular longo para as bases dos metatarsos. As fibras curtas alcançam a tuberosidade do cuboide como o *ligamento calcaneocuboide plantar* (**9**).

O **ligamento calcaneonavicular plantar** (**10**) e os **ligamentos calcaneonaviculares curtos** juntos formam a camada mais profunda de ligamentos. *Esta camada aumenta o tamanho do suporte para a cabeça do tálus.* Na superfície interna, esse ligamento é coberto por fibrocartilagem, que, algumas vezes, pode estar calcificada, e ele pode apresentar até 5 mm de espessura.

O arco longitudinal é apoiado pelos **ligamentos metatarsos plantares**.

Músculos plantares. Estas estruturas também resistem ao efeito do peso corporal ao esticar o pé, e circundam os arcos como uma braçadeira. *Os músculos plantares estão sujeitos à fadiga e são mais fracos do que os ligamentos.* No entanto, a tensão muscular pode ser regulada em resposta ao estresse, e as investigações recentes têm demonstrado que a tensão muscular é colocada em jogo sob condições de grande estresse. A ação dos adutores mediais é maior do que aquela dos abdutores laterais.

Os músculos plantares estão divididos em **músculos intrínsecos do pé** (**11**), que se estendem entre os tarsais e os metatarsos e as falanges, e os **tendões dos músculos extrínsecos do pé**, que descem da perna e são inseridos nos vários tarsais, metatarsos e falanges. Os músculos intrínsecos do pé permitem movimentos dos dedos no que se referem aos metatarsos e tarsais. Na posição em pé ou estática, os dedos e os metatarsos são pressionados contra o piso, e os músculos intrínsecos do pé funcionam como músculos tensores do arco plantar, considerando que eles se contrapõem à tendência de flacidez dos metatarsos.

4.1 Ossos, Ligamentos e Articulações

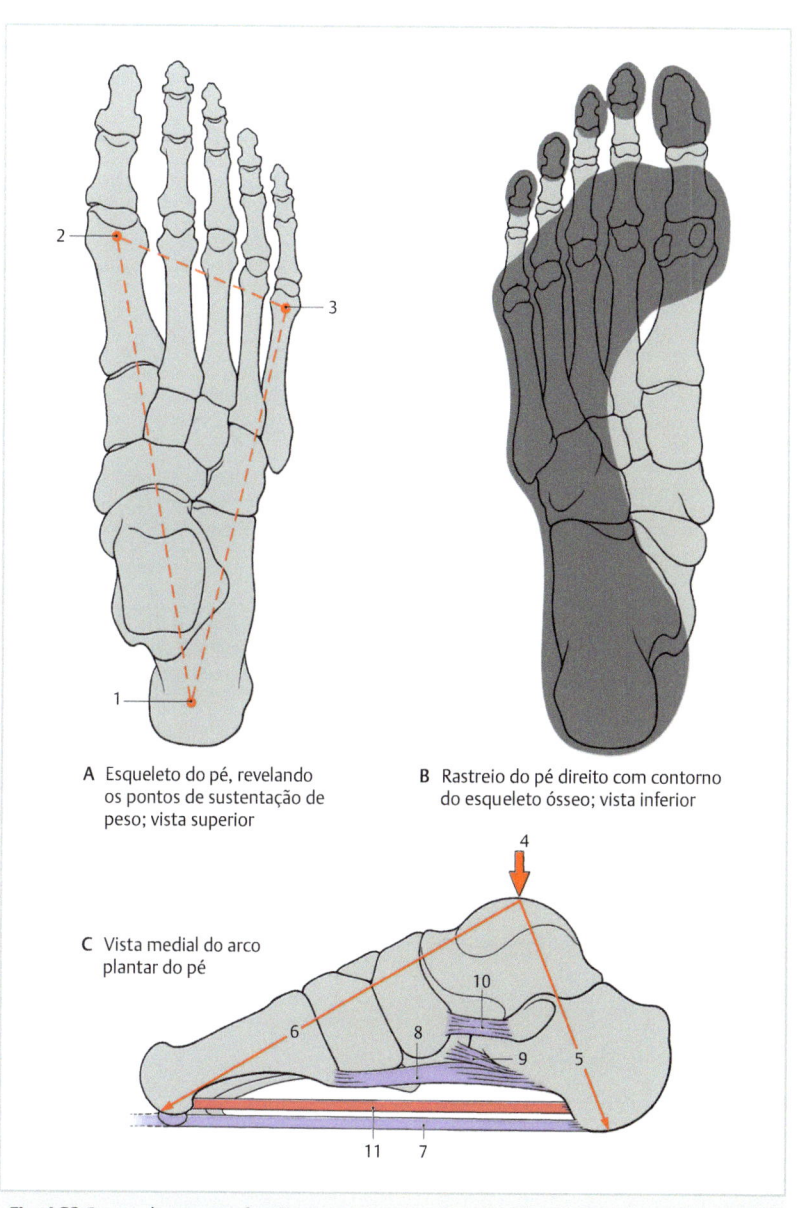

A Esqueleto do pé, revelando os pontos de sustentação de peso; vista superior

B Rastreio do pé direito com contorno do esqueleto ósseo; vista inferior

C Vista medial do arco plantar do pé

Fig. 4.22 O arco plantar e sua função.

Tipos de Pé (A-I)

A postura normal do pé na vida pode ser determinada pela obtenção da pegada. No **pé saudável, pes rectus** (**A**), o rastro deve revelar impressões de cinco dedos, as partes anterior e posterior da sola, e uma tira unindo esses dedos. A principal carga no pé saudável (**E**) está posicionada medialmente no calcâneo (**I**) e a cabeça do primeiro metatarso (**2**).

> **Nota Clínica:** Se a pegada revelar um vestígio *amplo, achatado* (**B**) da sola inteira, então o indivíduo tem um **pé chato, pes planus**. Os pés chatos são causados por uma deficiência dos músculos plantares intrínsecos, que leva ao estiramento excessivo dos ligamentos e, desse modo, ao colapso do arco plantar. Quando isto ocorre, há uma pronação do tálus, que pode então deslizar medialmente sobre o calcâneo (**F**). O resultado é uma remodelação de todos os tarsos envolvidos (calcâneo, tálus, navicular e cuboide).
>
> O desenvolvimento do pé chato está associado à dor intensa no pé e perna devido ao estiramento excessivo dos músculos plantares longos.
>
> *Uma pegada em duas partes* (**C**) indica um **arco longitudinal elevado, pes cavus** (**C**). Neste caso, o calcâneo é supinado enquanto os outros ossos do pé estão pronados.
>
> Um **pes planovalgus** apresenta uma *pegada que se projeta medialmente* (**D**). Esse tipo de pé representa uma combinação de pé chato e **pes valgus** (**H**); o calcâneo está pronado.

No **pé saldável** (**G**), *o eixo mecânico do membro inferior* (ver p. 214) *corre através do centro do calcâneo para a sua superfície inferior.*

> **Nota clínica:** No **pes valgus** (**H**), *o eixo vertical através do tálus e calcâneo está bruscamente inclinado no que se refere ao eixo longitudinal do membro inferior, formando desse modo um ângulo obtuso, aberto lateralmente.* O pé está evertido (pronado). Esta postura do pé pode ser causada por paralisia dos músculos de supinação — tríceps sural, tibial posterior, flexor longo do hálux, flexor longo dos dedos e tibial anterior.
>
> **Pé torto, pes varus** (**I**), revela exatamente o oposto. Aqui o eixo longo através do tálus e calcâneo e o eixo do membro inferior formam um ângulo que está aberto medialmente. Isto pode ser causado, por exemplo, pela paralisia dos pronadores, os músculos fibulares, o extensor longo dos dedos, e o extensor longo do hálux, resultando em supinação.
>
> No **pes rectus** (**G**), o maléolo lateral está mais inferior do que o maléolo medial. No **pes valgus** (**H**), esta diferença na altura é maior, enquanto, no **pé torto** (**I**), a diferença é ausente ou pode até ser revertida.
>
> **Outras posturas anormais do pé** incluem o **pes equinus** e o **pes calcaneus**. O pé equino é o resultado de uma paralisia dos extensores, e o pé calcâneo é causado pela paralisia dos músculos flexores.
>
> **Uma combinação** de **pes varus** e **pes equinus** é representada pelo **pes equinovarus**, que ocorre após paralisia do nervo peroneiro e lesão do tibial anterior.
>
> **Advertência:** A pegada também será alterada no caso de mau posicionamento da coluna vertebral.

4.1 Ossos, Ligamentos e Articulações 231

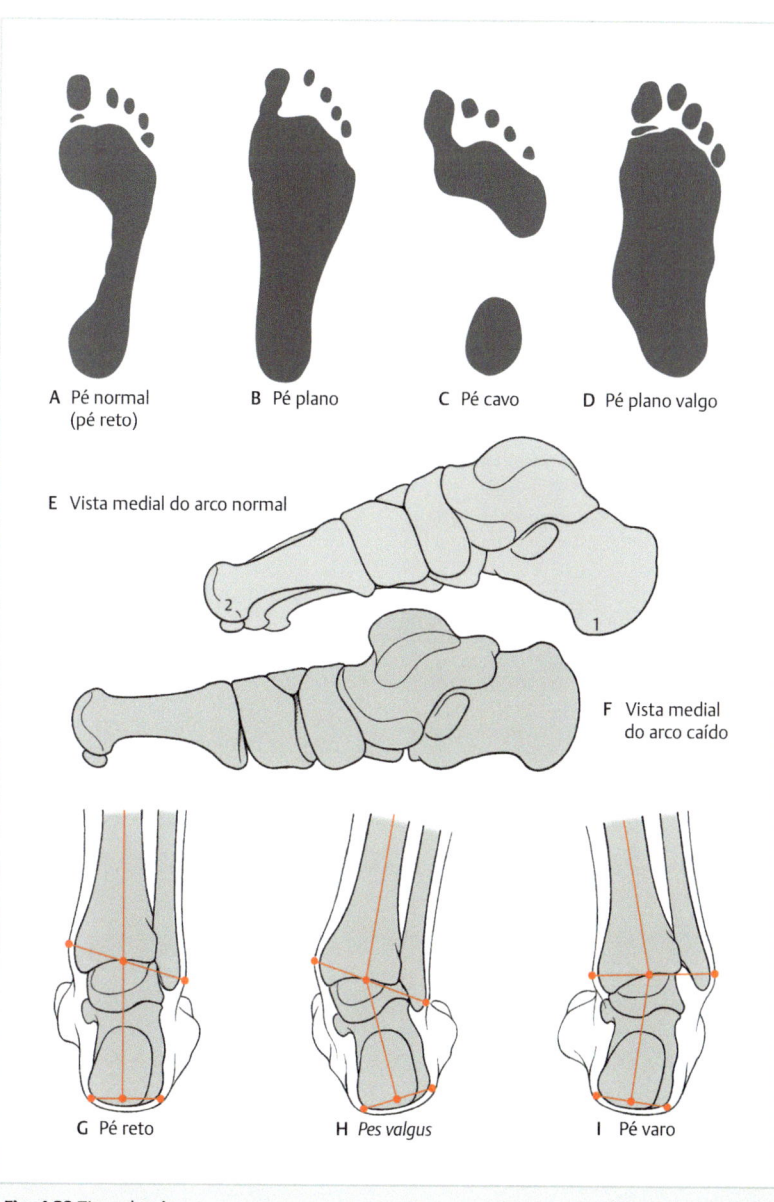

A Pé normal (pé reto)
B Pé plano
C Pé cavo
D Pé plano valgo

E Vista medial do arco normal

F Vista medial do arco caído

G Pé reto
H *Pes valgus*
I Pé varo

Fig. 4.23 Tipos de pés.

4.2 Músculos, Fáscias e Características Especiais

Músculos do Quadril e da Coxa

Classificação dos Músculos (A-C)

Os músculos do quadril podem ser classificados de várias formas. Como os músculos da cintura escapular, eles podem ser subdivididos de acordo com suas localizações ou inervações a partir das divisões ventral e dorsal das camadas do plexo (ver Vol. 3). Além disso, esses músculos podem também ser agrupados de acordo com seu desenvolvimento na base de seus pontos de inserção. Nessa classificação, distinguimos entre músculos dorsais com um grupo anterior e posterior, e músculos ventrais do quadril. Também é possível classificar os músculos da articulação do quadril de acordo com sua função.

Os músculos da coxa também podem ser classificados de acordo com sua localização, função ou inervação. Eles são classificados pela localização como músculos anterior e posterior da coxa e os adutores. Com exceção do grácil, todos os adutores atuam exclusivamente na articulação do quadril e desse modo se inserem no fêmur. Os músculos verdadeiros da coxa atuam principalmente na articulação da coxa e estão inseridos na perna. Neste ponto, os extensores devem ser distinguidos dos flexores. Os extensores da articulação do joelho estão posicionados na superfície anterior do fêmur e os flexores estão na sua superfície posterior. Em termos ontogenéticos, o sartório é um extensor, considerando que ele foi deslocado apenas secundariamente e agora flexiona na articulação do joelho.

A discussão dos músculos do quadril levará em consideração seus locais de inserção bem como suas funções. Os músculos da coxa serão discutidos, em primeiro lugar, em termos de sua localização e, em seguida, de acordo com sua função.

Músculos Dorsais do Quadril (ver p. 234)

O grupo anterior, que é inserido na região do trocanter menor, inclui

- Psoas maior e ilíaco, juntos formando o iliopsoas (**1**)
- Psoas menor

O grupo posterior, que é inserido na região do trocanter maior e sua continuação inclui

- Piriforme (**2**)
- Glúteo mínimo (**3**)
- Glúteo médio (**4**)
- Tensor da fáscia lata (**5**)
- Glúteo máximo (**6**)

Músculos Ventrais do Quadril e Adutores da Coxa (ver p. 238)

- Obturador interno (**7**)
- Gêmeo (**8**)
- Quadrado femoral (**9**)
- Obturador externo (**10**)
- Pectíneo (**11**)
- Grácil (**12**)
- Adutor curto (**13**)
- Adutor longo (**14**)
- Adutor magno (**15**)
- Adutor mínimo (**16**)

Músculos Anteriores da Coxa (ver p. 248)

Quadríceps femoral consistindo em

- Reto femoral (**17**)
- Vasto intermédio (**18**)
- Vasto medial (**19**)
- Vasto lateral (**20**)

Sartório (**21**)

Músculos Posteriores da Coxa (p. 250)

- Bíceps femoral (**22**)
- Semitendinoso (**23**)
- Semimembranoso (**24**)
- Poplíteo (p. 264)

25 Fáscia lata
26 Septo intermuscular anteromedial
27 Septo intermuscular lateral femoral
28 Colo do fêmur
29 Artéria femoral
30 Veia femoral
31 Nervo safeno
32 Veia safena magna
33 Nervo ciático
34 Artéria femoral profunda
35 Nervo femoral

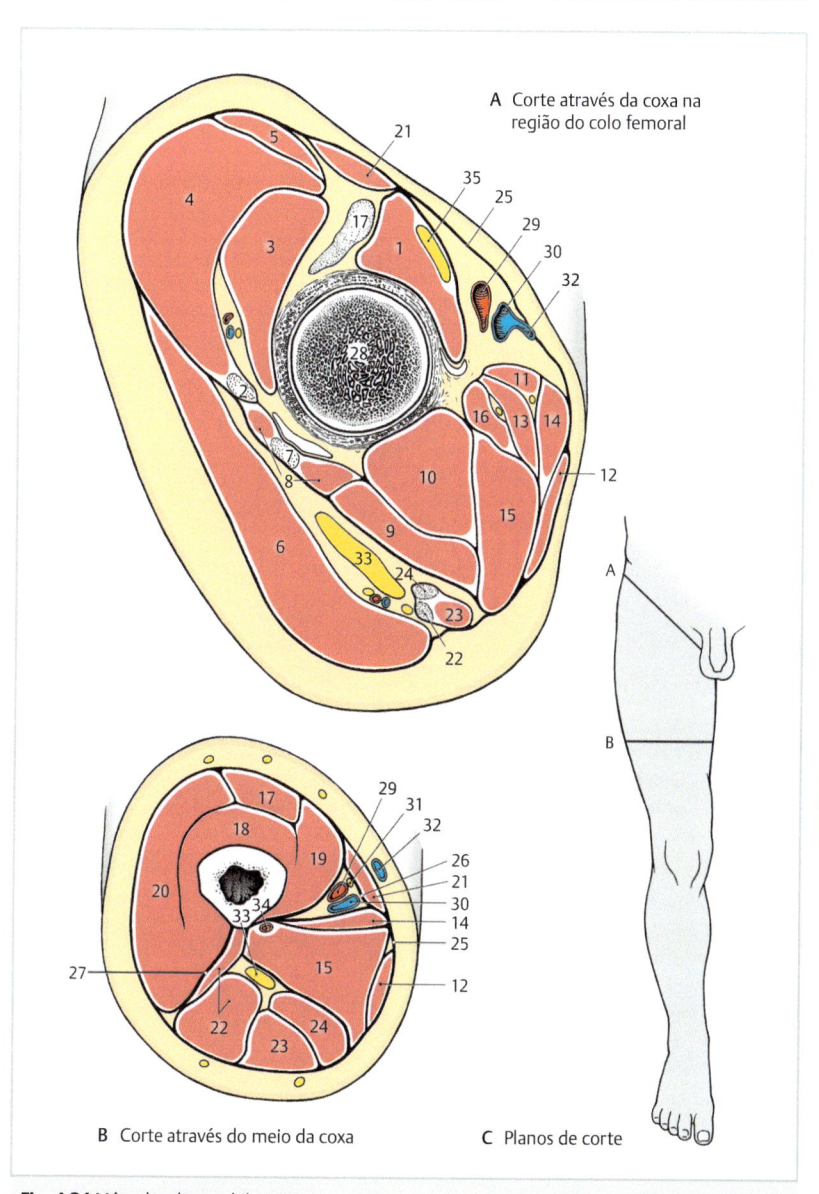

4.2 Músculos, Fáscias e Características Especiais 233

A Corte através da coxa na região do colo femoral

B Corte através do meio da coxa

C Planos de corte

Fig. 4.24 Músculos do quadril e coxa.

Músculos Dorsais do Quadril
Grupo Anterior Inserido na Região do Trocanter Menor (A, B)

O **psoas maior** (**1**) é dividido em parte superficial e parte profunda. A **parte superficial** *surge a partir das superfícies laterais da 12ª vértebra torácica e da primeira à quarta vértebras lombares* (**2**) *bem como seus discos intervertebrais.* A **parte profunda** *surge dos processos costais da primeira à quinta vértebra lombar* (**3**).

O psoas maior une o ilíaco (**4**) e, circundado pela fáscia ilíaca, procede como o **iliopsoas** (**5**) através da eminência iliopúbica por intermédio da lacuna muscular para ser inserido no *trocanter menor* (**6**). Na região da eminência iliopúbica, a bursa iliopectínea está posicionada entre o músculo e o osso, e estende-se até a superfície anterior da cápsula da articulação do quadril com a qual se comunica. Entre o trocanter menor e a fixação do iliopsoas posiciona-se a bursa ilíaca subtendínea. O plexo lombar está posicionado entre as duas camadas do psoas maior (ver p. 404).

O **ilíaco** (**4**) surge *na fossa ilíaca* (**7**) *e da região da espinha ilíaca anteroinferior*. Esse músculo une o psoas maior (**1**) para formar o **iliopsoas** (**5**). *As fibras do ilíaco são inseridas regularmente na frente das fibras do psoas maior e estendidas distalmente sobre o trocanter menor.*

O iliopsoas é o músculo mais importante para levantar (flexionar) a perna para a frente e possibilita a caminhada. Ele serve também para dobrar o tronco para a frente e para levantar o tronco ao deitar-se. O iliopsoas é também um rotador lateral da articulação do quadril. Ao contrário do ilíaco, o psoas maior atua em diversas articulações, considerando que ele cruza as articulações vertebrais e sacroilíacas. Desse modo, esse músculo também está envolvido na flexão lateral.

Inervação: plexo lombar e nervo femoral. Psoas maior (L1-L3); músculo ilíaco (L2-L4).

Variantes: O psoas menor está presente em menos de 50% da população. *Esse músculo surge a partir da 12ª vértebra torácica e a primeira vértebra lombar e projeta-se na fáscia ilíaca.* É inserido na eminência iliopúbica ou irradia no arco iliopectíneo.

Inervação: plexo lombar (L1-L3).

O psoas maior pode surgir também a partir da cabeça da 12ª costela, e o ilíaco pode surgir a partir da cápsula da articulação do quadril e do sacro.

> **Nota clínica:** Abscessos migratórios (hipostáticos), ver p. 94.

O compartimento da fáscia sobre o músculo ilíaco, localizado cranial e lateral ao arco iliopectíneo, pode ser usado para técnicas de bloqueio de nervos (orientadas por ultrassonografia). O nervo femoral, o ramo femoral do nervo genitofemoral, e o nervo cutâneo femoral lateral são todos acessíveis a esse nível. As fáscias impedem a difusão do agente anestésico.

8 Pectíneo
9 Adutor mínimo
10 Adutor longo
11 Arco iliopectíneo
12 Ligamento inguinal

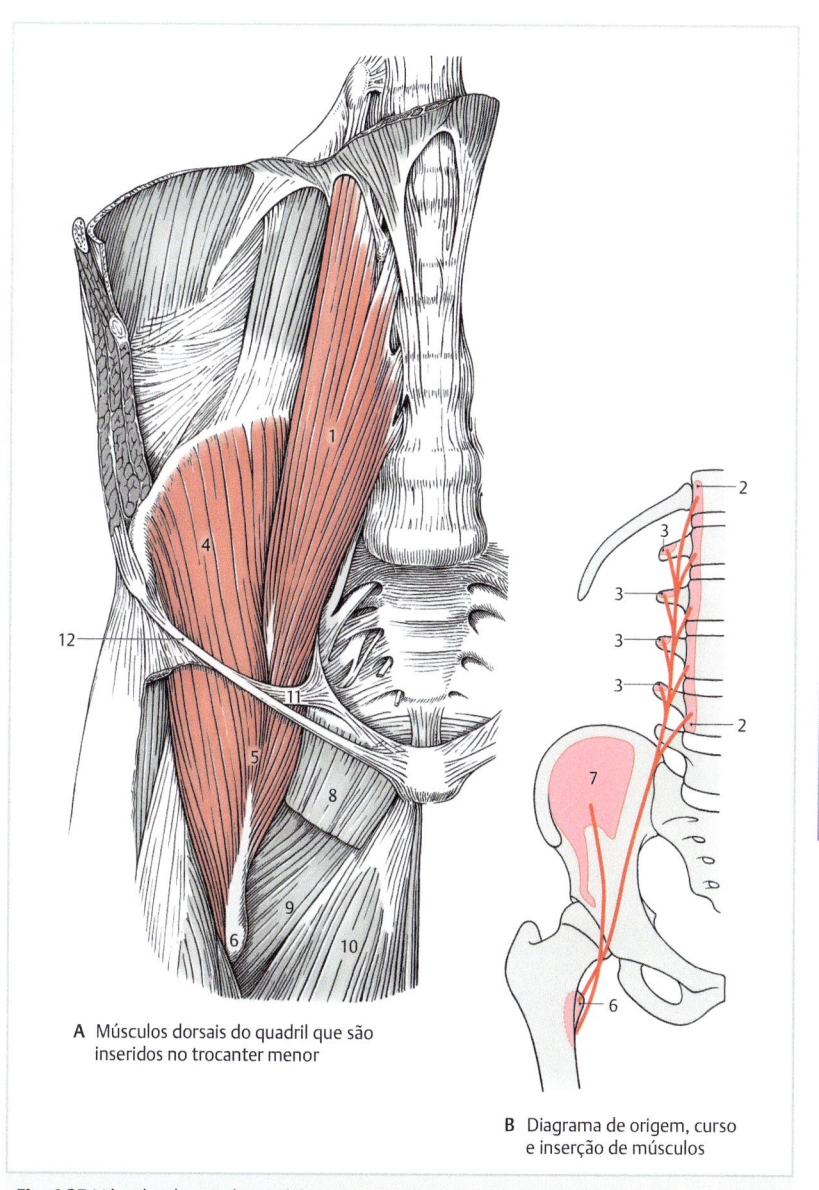

4.2 Músculos, Fáscias e Características Especiais

A Músculos dorsais do quadril que são inseridos no trocanter menor

B Diagrama de origem, curso e inserção de músculos

Fig. 4.25 Músculos dorsais do quadril: grupo anterior.

Músculos Dorsais do Quadril, cont.

Grupo Posterior inserido na Região do Trocanter Maior (A-D)

O **tensor da fáscia lata** (**1**) *surge na região da espinha ilíaca anterossuperior* (**2**) *e estende-se de forma distal ao trocanter maior no trato iliotibial* (**3**), formando um tendão de inserção que está conectado *ao côndilo tibial lateral*.

Esse músculo é um flexor, rotador interno e abdutor que apoia os feixes anteriores do glúteo médio e mínimo. Adicionalmente, ele apoia ativamente o efeito da faixa de tensão do trato iliotibial para reduzir as cargas de flexão no eixo femoral.

Inervação: nervo glúteo superior (L4-L5); às vezes com suprimento conjunto pelo nervo femoral.

O poderoso **glúteo máximo** (**4**) apresenta uma **origem superficial** e **profunda**. **As fibras superficiais** *surgem da crista ilíaca* (**5**), *espinha ilíaca posterossuperior* (**6**), *fáscia toracolombar, sacro* (**7**) *e cóccix* (**8**). As **fibras profundas** *surgem da ala do ilium* (**9**) *atrás da linha glútea posterior, a partir do ligamento sacrotuberal* (**10**) *e a fáscia do glúteo médio (aponeurose glútea)*. A **parte proximal** *irradia para o trato iliotibial* (**3**) e a **parte distal** *insere-se na tuberosidade glútea* (**11**). Entre o último e o trocanter maior está posicionada a bursa trocantérica ampla do glúteo máximo (**12**). Sua relação com a tuberosidade isquiática é dependente da postura do corpo. Na postura ereta, o músculo cobre a tuberosidade isquiática, mas deixa livre essa região na posição sentada.

Esse músculo é principalmente um extensor e rotador lateral na articulação do quadril e representa uma defesa muscular contra a inclinação frontal excessiva da pelve. Ele entra em ação ao subir escadas e ao mudar da posição sentada para a postura em pé. Com seus diferentes locais de inserção, ele é capaz de atuar como um adutor, bem como um abdutor. Desse modo, a parte que tenciona a fáscia lata abduz, enquanto a parte inserida na tuberosidade glútea aduz. Ambos os glúteos máximos podem auxiliar na contração do esfíncter anal externo.

Inervação: nervo glúteo inferior (L5-S2)

O **glúteo médio** (**13**) *surge a partir da superfície glútea da ala do ilium* (**14**), *entre as linhas glúteas anterior e posterior, e a partir da crista ilíaca* (**15**) *e sua fáscia (aponeurose glútea)*. Esse músculo é inserido no trocanter maior (**16**) como uma tampa. Entre o tendão de conexão e o trocanter maior está posicionada a bursa trocantérica do glúteo médio. As fibras anteriores do glúteo médio atuam como um rotador medial e flexor, e a parte posterior como um rotador lateral e extensor do quadril, enquanto o músculo inteiro pode funcionar como um adutor (por exemplo na dança). Sua função em determinado momento depende intensamente da posição do quadril em flexão/extensão. O glúteo médio é importante para estabilizar a pelve durante a caminhada e evitar a queda do lado da amplitude de oscilação. Isso é impedido pela abdução compensatória da perna de apoio.

Inervação: nervo glúteo superior (L4-L5).

O **glúteo mínimo** (**17**) *surge a partir da área glútea na asa ilíaca* (**18**) *entre as linhas glúteas anterior e inferior e é inserido no trocanter maior* (**19**). Ele apresenta uma bursa trocantérica em sua inserção e corresponde, em função, ao glúteo médio, embora seja um abdutor mais fraco.

Inervação: nervo glúteo superior (L4-S1).

O **piriforme** (**20**) *surge como vários deslizamentos a partir da superfície pélvica do sacro*, lateral aos forames sacrais pélvicos (**21**) *e a partir da margem da incisura ciática maior*. Esse músculo passa através do forame ciático maior e *é inserido no aspecto anteromedial da ponta do trocanter maior* (**22**). Na postura ereta, ele funciona como um rotador lateral e abdutor, e auxilia na extensão da coxa.

Inervação: Plexo sacral (L5-S2).

Variantes: O músculo pode ser dividido em várias partes pelo nervo ciático ou outros ramos do plexo sacral. Algumas vezes, ele pode estar parcial ou completamente ausente.

23 Obturador interno
24 Quadrado femoral

4.2 Músculos, Fáscias e Características Especiais

A Grupo posterior de músculos do quadril: tensor da fáscia lata e do glúteo máximo

B Grupo posterior de músculos do quadril: piriforme e glúteo médio

C Grupo posterior de músculos do quadril: piriforme e glúteo mínimo

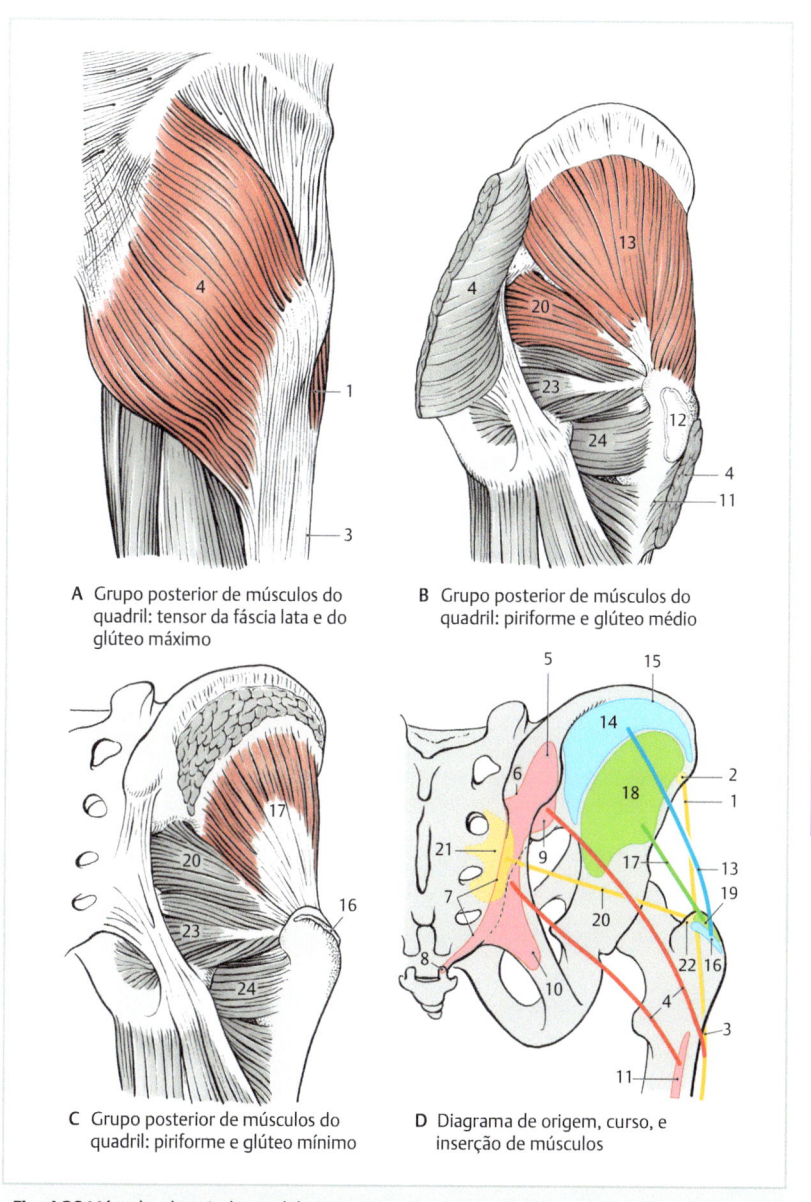

D Diagrama de origem, curso, e inserção de músculos

Fig. 4.26 Músculos dorsais do quadril: grupo posterior.

Músculos Ventrais do Quadril (A-D)

Os músculos ventrais, que são inervados pelos ramos ventrais da camada de plexo nervoso, funcionam como rotadores laterais e são importantes no controle do equilíbrio corporal. Basicamente, os rotadores laterais são mais fortes que os rotadores mediais e, desse modo, na posição normal do membro, o ápice do pé aponta ligeiramente para fora para alcançar um apoio melhor para o corpo.

O **obturador interno** (**1**) *surge a partir da superfície interna do osso do quadril ao redor do forame obturador e a partir da membrana obturadora*. Esse músculo passa através do forame ciático menor, quase preenchendo o forame, e *é inserido na fossa trocantérica* (**2**). A bursa ciática do obturador interno é encontrada próxima da incisura ciática menor. O osso atua como um apoio para esse músculo. Com o glúteo máximo e o quadrado femoral, esse osso forma o rotador lateral mais forte da articulação do quadril. Na posição sentada, com o membro flexionado na frente, ele atua como um abdutor.

Os dois músculos **gêmeos** representam, de certo modo, cabeças marginais do obturador interno. De acordo com *von Lanz*, todos os três músculos unidos podem ser denominados de **tríceps do quadril**. O músculo **gêmeo** superior (**3**) *surge a partir da espinha isquiática* (**4**), e o músculo **gêmeo inferior** (**5**), *a partir da tuberosidade isquiática* (**6**). *Ambos alcançam a fossa trocantérica* (**2**). A função desses músculos é auxiliar o obturador interno.

Inervação: nervo glúteo inferior, plexo sacral (L5-S2).

Variantes: Estar ausente é muito comum para um ou outro dos músculos gêmeos e, algumas vezes, para ambos. Ocasionalmente, o músculo interno obturador recebe feixes extras de fibras musculares surgindo dos ligamentos próximos.

O **quadrado femoral** (**7**) *surge a partir da tuberosidade isquiática* (**6**) e corre como um músculo achatado de quatro lados *para a crista intertrocantérica* (**8**). Ele atua como um rotador lateral forte e adutor da coxa.

Inervação: nervo glúteo inferior, plexo sacral (L5-S2).

Variantes: Pode estar ausente ou pode se fundir com o músculo adutor magno.

O **obturador externo** (**9**) *surge a partir da superfície externa da margem óssea medial do forame obturador e a membrana obturadora. Esse músculo se estende para a fossa trocantérica* (**2**) *e (raramente) para a cápsula da articulação do quadril*. Ele se posiciona de forma profunda e torna-se visível somente quando os músculos adjacentes foram removidos. Na sua origem, ele é coberto pelos adutores e, na coxa, pelo quadrado femoral. Trata-se de um músculo rotador externo e um adutor fraco.

Inervação: nervo obturador (L1-L4).

10 Piriforme
11 Sacro

4.2 Músculos, Fáscias e Características Especiais

A Vista dorsal de músculos ventrais do quadril com a coxa flexionada

B Vista dorsal de músculos ventrais do quadril com a coxa estendida

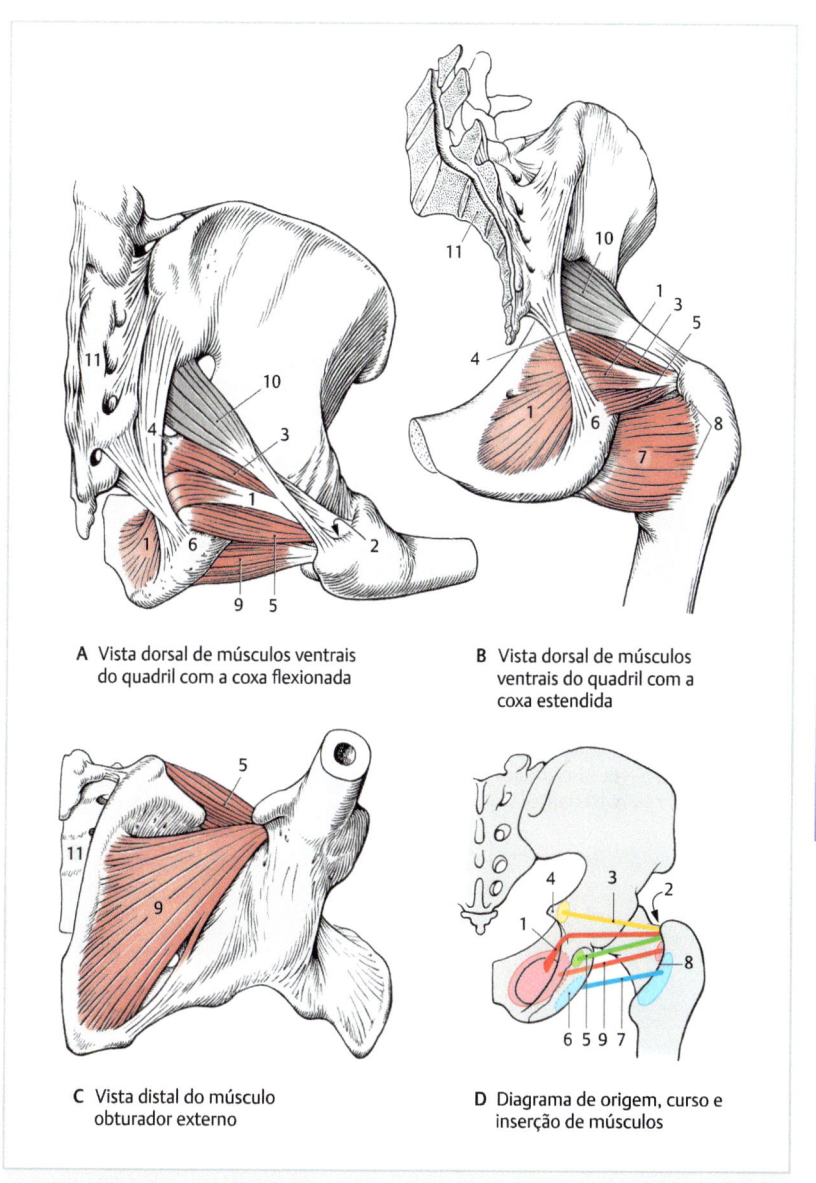

C Vista distal do músculo obturador externo

D Diagrama de origem, curso e inserção de músculos

Fig. 4.27 Músculos ventrais do quadril.

Adutores da Coxa (A-D)

Os adutores **funcionais** da coxa incluem:

- Obturador externo (ver p. 238)
- Grácil
- Pectíneo
- Adutor curto
- Adutor longo (ver p. 242)
- Adutor magno (ver p. 242)
- Adutor mínimo (ver p. 242)

Todos os adutores são inervados pelo nervo obturador, mas alguns recebem fibras adicionais do nervo femoral (pectíneo) e do nervo tibial (adutor magno).

O **grácil** (**1**) surge *próximo à sínfise a partir do ramo inferior do púbis* (**2**), e, como o único músculo do grupo de adutores para atuar nas duas articulações, *ele se estende até a superfície medial da tíbia* (**3**), na qual ele é inserido juntamente com o semitendinoso e sartório *como o pes anserinus superficialis (pé de ganso superficial)* (**4**). Esse é o músculo mais medial diretamente abaixo da superfície, e, quando a coxa é abduzida, sua origem pode ser vista claramente arqueando abaixo da pele.

Quando o joelho é estendido, esse músculo atua como um adutor da coxa e um flexor da articulação do quadril. Ele também flexiona na articulação do joelho. Na região do *pes anserinus*, entre os três tendões de inserção dos músculos mencionados e a tíbia, há sempre uma bursa, a bursa anserina.

Inervação: ramo anterior do nervo obturador (L2-L4).

O **músculo pectíneo** (**5**) *tem origem a partir da eminência iliopúbica, ao longo da linha pectínea do púbis* (**6**), até o tubérculo púbico (**7**). Ele se estende obliquamente na ala distal e apresenta-se como formato retangular alongado. As fibras proximais correm imediatamente atrás do trocanter menor, *esse músculo é inserido na linha pectínea* (**8**) *e na parte proximal da linha áspera* (**9**). O músculo pectíneo e o iliopsoas (ver p. 234) juntos formam o piso da fossa iliopectínea. O pectíneo flexiona na articulação do quadril (anteversão) e aduz a coxa. O efeito na rotação depende da posição da articulação: Na posição neutra o músculo atua como um rotador externo, e passados 40 de rotação interna ele pode atuar como um rotador interno fraco.

Inervação: nervo femoral (L2-L3) e ramo anterior do nervo obturador L2-L4).

O **adutor curto** (**10**) *surge a partir do ramo inferior do púbis* (**11**) próximo à sínfise e *alcança o terço superior do lábio medial da linha áspera* (**9**), estando posicionado muito próximo do adutor longo. Além disso, para sua função como adutor, ele também atua como rotador externo e flexor fraco na articulação do quadril.

Inervação: ramo anterior do nervo obturador (L2-L4).

12 Adutor longo
13 Adutor magno
14 Adutor mínimo
15 Obturador externo
16 Quadrado femoral
17 Semitendinoso
18 Sartório
19 Iliopsoas

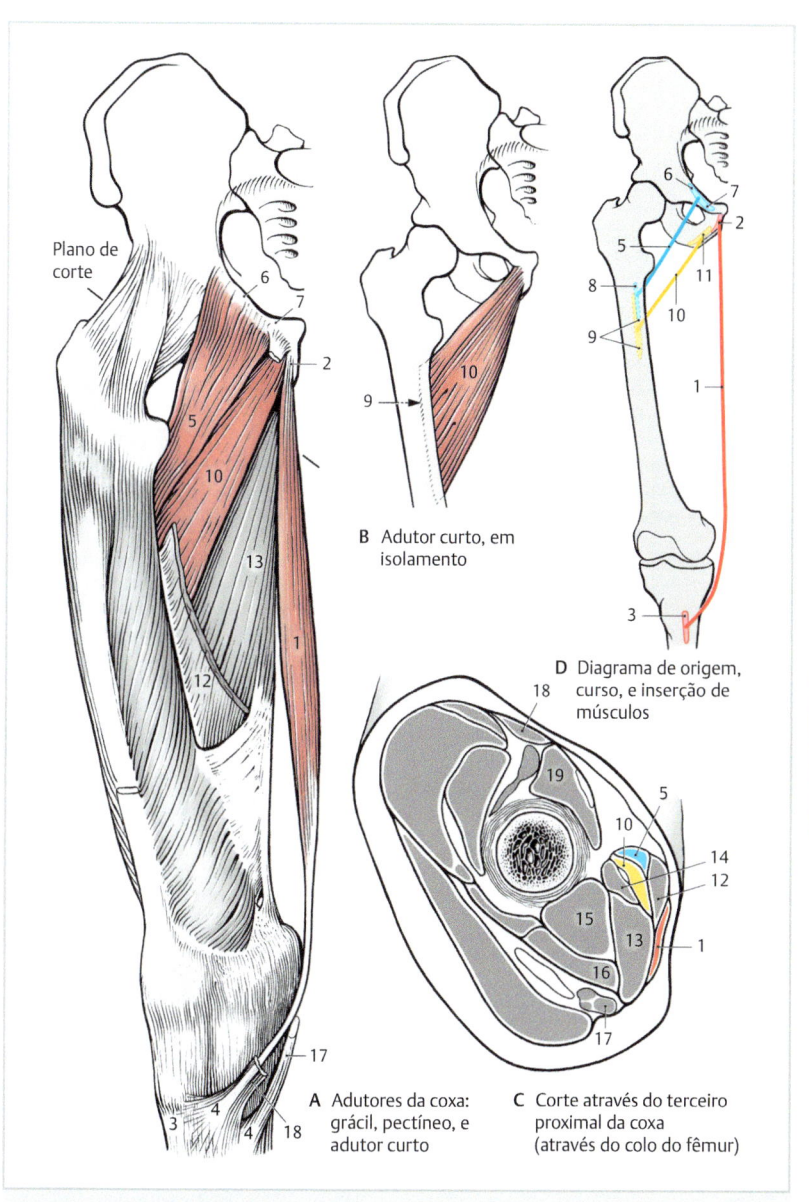

4.2 Músculos, Fáscias e Características Especiais 241

B Adutor curto, em isolamento

D Diagrama de origem, curso, e inserção de músculos

A Adutores da coxa: grácil, pectíneo, e adutor curto

C Corte através do terceiro proximal da coxa (através do colo do fêmur)

Plano de corte

Fig. 4.28 Adutores da coxa.

Adutores da Coxa (A-D), cont.

O **adutor longo** (**1**) *surge a partir do ramo superior do púbis* (**2**) *e é inserido no terço médio do lábio medial da linha áspera* (**3**), estando posicionado ventralmente no adutor magno (**4**). Em sentido proximal e perto do fêmur, o adutor curto (**5**) interpõe-se entre eles. As fibras do adutor longo estendem-se distalmente no canal do adutor (ver a seguir). Esse músculo é principalmente um adutor e um rotador lateral, mas pode produzir também algum grau de flexão (anteversão).

Inervação: ramo anterior do nervo obturador (L2-L4).

O **adutor magno** (**4**) *surge a partir da superfície anterior do ramo inferior do púbis* (**6**) *e do ramo inferior do ísquio* (**7**) *até a tuberosidade isquiática* (**8**). O músculo ventral amplo passa na parte inferior do lado medial da coxa e divide-se em **duas partes**. **Uma parte** (**9**) *é conectada diretamente pelas suas fibras musculares ao lábio medial da linha áspera* (**10**) *e* **a outra parte** (**11**) *é conectada por um tendão ao tubérculo adutor* (**12**) *do epicôndilo medial*. A parte tendinosa forma um septo intermuscular e, no lado medial, ela separa os flexores dos extensores.

Entre essas inserções do adutor magno, há uma abertura em forma de fenda, o **hiato dos adutores** (**13**). A porção tendinosa pode ser palpada através da pele atrás do vasto medial e em frente da marcação medial do joelho.

O adutor magno é um adutor poderoso, que é particularmente ativo ao cruzar as pernas. A parte conectada na linha áspera atua como um rotador lateral. Somente a parte que alcança o epicôndilo medial atua como um rotador medial da perna em rotação externa e flexionada, bem como um extensor da articulação do quadril.

O **adutor mínimo** (**14**) é uma divisão separada de forma incompleta do adutor magno. *Suas fibras surgem a partir do ramo inferior do púbis* (**6**) *como a parte mais anterior do adutor magno e percorrem o lábio medial da linha áspera* (**10**), cruzando sobre a parte superior das fibras do verdadeiro adutor magno. Esse músculo aduz e rotaciona externamente o fêmur.

Inervação: é comum para ambos os músculos.

O nervo obturador supre a parte que está conectada na linha áspera, e o nervo tibial supre a parte inserida no tubérculo adutor (L3-L5).

As fibras do tendão aponeurótico separam-se a partir da parte muscular (**9**) do adutor magno (**4**) e passam sobre a superfície tendinosa do vasto medial (**15**; ver p. 248). Esse processo é conhecido como o **septo intermuscular anteromedial = fáscia subsartorial = membrana vastoadutora** (**16**). Algumas fibras do adutor longo (**1**) podem irradiar nessa membrana. *Entre a membrana vastoadutora e adutor magno, adutor longo e vasto medial, há um túnel*, o **canal adutor**, que se abre através do **hiato dos adutores** (ver anteriormente) na fossa poplítea.

17 Grácil
18 Sartório
19 Fêmur

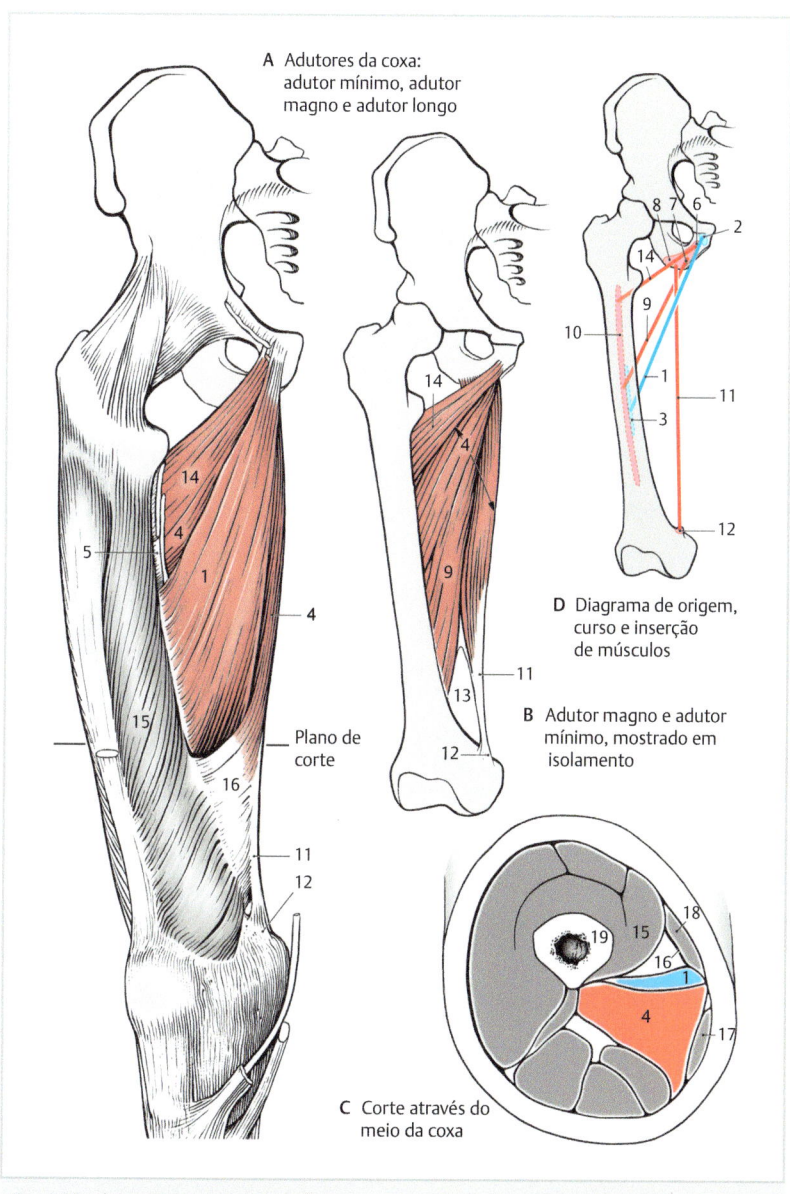

4.2 Músculos, Fáscias e Características Especiais

A Adutores da coxa: adutor mínimo, adutor magno e adutor longo

B Adutor magno e adutor mínimo, mostrado em isolamento

C Corte através do meio da coxa

D Diagrama de origem, curso e inserção de músculos

Plano de corte

Fig. 4.29 Adutores da coxa, continuação

Função dos Músculos do Quadril e Adutores da Coxa (A, B)

Como alguns músculos do quadril apresentam áreas extensas de origem e inserção, as várias partes do músculo podem produzir movimentos muito diferentes. É necessário observar que alguns dos músculos abrangem não apenas a articulação do quadril, mas também as articulações vertebrais e a articulação do joelho.

Influência adicional nas articulações vertebrais pelo

- Psoas maior

Influência adicional nas articulações do joelho por

- Grácil
- Tensor da fáscia lata
- Sartório
- Reto femoral
- Semimembranoso
- Semitendinoso
- Cabeça longa do bíceps femoral

Os músculos da coxa também atuam sobre a articulação do quadril, além dos músculos do quadril. Distinguimos os movimentos de **rotação interna** e **externa** sobre o **eixo longitudinal do membro**. Com o quadril estendido, a rotação interna é mais extensa do que a rotação externa. Com o quadril flexionado, os ligamentos restritivos estão tensos, de modo que a variação da rotação externa é então maior do que aquela da rotação interna.

Os movimentos sobre o **eixo transverso** são **extensão** (dorsiflexão, retroversão) e **flexão** (anteflexão, anteversão).

Abdução e **adução** ocorrem sobre um **eixo sagital**.

Rotação externa (A) é produzida por

- Glúteo máximo (vermelho, nervo glúteo inferior)
- Quadrado femoral (azul, nervo glúteo inferior, plexo sacral)
- Obturador interno (amarelo, nervo glúteo inferior, plexo sacral)
- Glúteo médio e glúteo mínimo com suas fibras dorsais (laranja, nervo glúteo superior)
- Iliopsoas (verde, plexo lombar, nervo femoral)
- Todos os adutores funcionais exceto o músculo pectíneo e o grácil (violeta, nervo obturador, nervo tibial, p. 242)
- Piriforme (cinza, plexo sacral)
- Sartório (p. 248; não mostrado)

Rotação interna (B) é produzida por

- Fibras anteriores do glúteo médio e o glúteo mínimo (vermelho, nervo glúteo superior)
- Tensor da fáscia lata (azul, nervo glúteo superior)
- A parte do adutor magno inserida no tubérculo adutor (amarelo, nervo tibial)

Do mesmo modo, o músculo pectíneo (não mostrado) atua como um rotador interno com a perna abduzida.

A cor das setas representa a ordem de importância dos músculos em cada movimento:

vermelho
azul
amarelo
laranja
verde
marrom
violeta
cinza

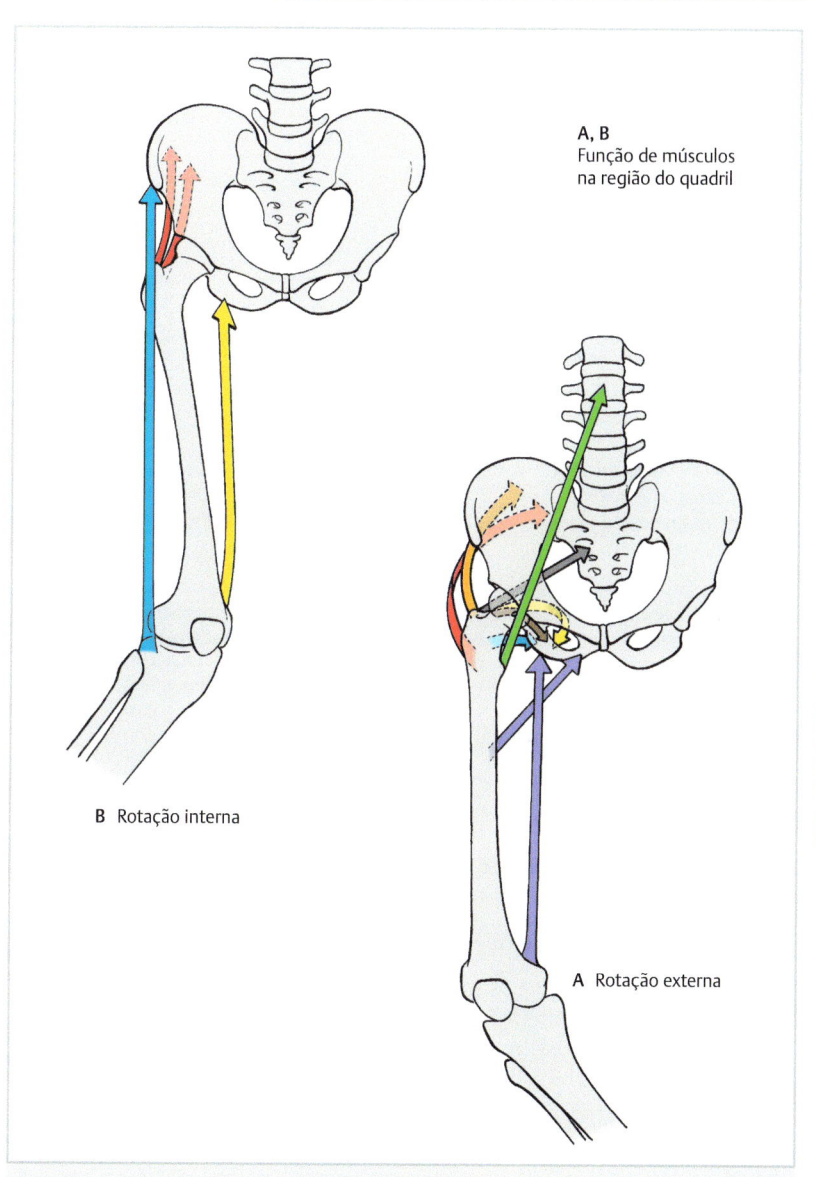

4.2 Músculos, Fáscias e Características Especiais 245

A, B Função de músculos na região do quadril

B Rotação interna

A Rotação externa

Fig. 4.30 Função dos músculos do quadril e adutores da coxa.

Função dos Músculos do Quadril e Adutores da Coxa, cont. (A-D)

Os **extensores (A)** da articulação do quadril são

- Glúteo máximo (vermelho, nervo glúteo inferior)
- Fibras dorsais do glúteo médio e glúteo mínimo (azul, nervo glúteo superior)
- Adutor magno (verde, nervo obturador e nervo tibial; ver p. 242)
- Piriforme (marrom, plexo sacral)

Os músculos da coxa mencionados a seguir (músculos ísquiotibiais) também funcionam como extensores do quadril:

- Semimembranoso (amarelo, nervo tibial; ver p. 250)
- Semitendinoso (laranja, nervo peroneiro tibial e comum; ver p. 250)
- Cabeça longa do bíceps femoral (violeta, nervo tibial; ver p. 250)

Nota clínica: Se o extensor mais importante, o glúteo máximo, estiver paralisado, a postura em pé ativa, a partir da posição sentada, não é mais possível, embora a postura em pé e a caminhada em um nível plano possam ser realizadas.

Os **flexores (B)** da articulação do quadril são

- Iliopsoas (vermelho, plexo lombar, nervo femoral)
- Tensor da fáscia lata (laranja, nervo glúteo superior)
- Pectíneo (verde, nervo femoral e obturador)
- Adutor longo (marrom, nervo obturador)
- Adutor curto (marrom, nervo obturador)
- Grácil (marrom, nervo obturador)

Os músculos da coxa especificados a seguir são flexores na articulação do quadril:

- Reto femoral (azul, nervo femoral: ver p. 248)
- Sartório (amarelo, nervo femoral: ver p. 248)

Nota Clínica: Se o iliopsoas estiver paralisado, a flexão não será mais possível através do plano horizontal quando na posição sentada.

Abdução (C) é realizada por

- Glúteo médio (vermelho, nervo glúteo superior)
- Tensor da fáscia lata (azul, nervo glúteo superior)
- Glúteo máximo com sua conexão na fáscia lata (amarelo, nervo glúteo inferior)
- Glúteo mínimo (laranja, nervo glúteo superior)
- Piriforme (verde, plexo sacral)
- Obturador interno (marrom, nervo glúteo inferior)

Nota clínica: Se os abdutores estiverem paralisados, a pelve não poderá ser fixada no lado não afetado, quando estiver na posição em pé na perna afetada. A pelve cai para o lado saudável (positivo unilateral para o **teste de Trendelenburg**). Quando a função do abdutor é prejudicada em ambos os lados (como no deslocamento congênito do quadril), o paciente desenvolve um andar gingado (positivo bilateral para o **teste de Trendelenburg**).

Adução (D) é produzida por

- Adutor magno com o adutor mínimo (vermelho, nervo obturador e tibial)
- Adutor longo (azul, nervo obturador)
- Adutor curto (azul, nervo obturador)
- Glúteo máximo com sua conexão na tuberosidade glútea (amarelo, nervo glúteo inferior)
- Grácil (laranja, nervo obturador)
- Pectíneo (marrom, nervo obturador)
- Quadrado femoral (violeta, nervo glúteo inferior e plexo sacral)
- Obturador externo (não ilustrado)

O mais ativo dos músculos da coxa é o:

- Semitendinoso (verde, nervo tibial)

A cor das setas nas seguintes séries indica a importância dos músculos nos movimentos individuais:

vermelho
azul
amarelo
laranja
verde
marrom
violeta

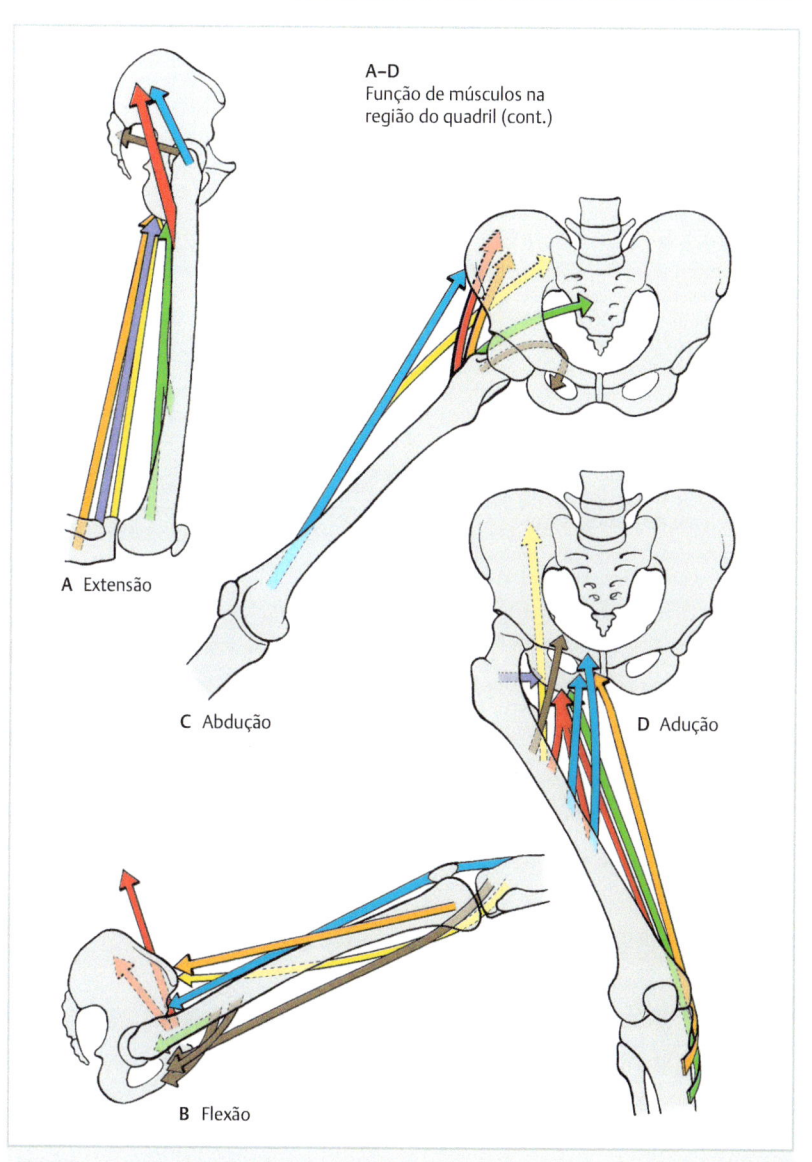

4.2 Músculos, Fáscias e Características Especiais

A–D Função de músculos na região do quadril (cont.)

A Extensão

C Abdução

D Adução

B Flexão

Fig. 4.31 Função dos músculos do quadril e adutores da coxa, cont.

Músculos Anteriores da Coxa (A-D)

O **quadrado femoral** consiste em **quatro partes**, das quais a parte reta, o reto femoral, atuando em duas articulações, corre em um canal formado por outros três músculos articulares isolados. A cabeça reta do **reto femoral** (**1**) surge a partir da *espinha ilíaca anteroinferior* (**2**) e a cabeça refletida da *borda superior do acetábulo no sulco supra-acetabular.*

O **vasto intermédio** (**3**) *surge a partir da superfície anterior e lateral do fêmur* (**4**). É facilmente distinguido do vasto lateral, mas é mais difícil para separar do **vasto medial.** Esse músculo cobre o *músculo articular do joelho,* que se origina distal a ele e irradia na cápsula da articulação do joelho.

O **vasto medial** (**5**) *surge a partir do lábio medial da linha áspera* (**6**). Ele se estende mais distalmente do que o vasto lateral; sua porção distal é denominada de parte oblíqua.

O **vasto lateral** (**7**) *surge* (**8**) *a partir da superfície lateral do trocanter maior, linha intertrocantérica, tuberosidade glútea e lábio lateral da linha áspera.*

Os quatro músculos se unem para formar um *tendão comum que é inserido na patela* (**9**). Distal à patela, o tendão prossegue como o *ligamento patelar* (**10**) *e é inserido na tuberosidade tibial* (**11**). As fibras superficiais percorrem através da patela, enquanto as fibras profundas do tendão se inserem nas suas margens superior e lateral.

Principalmente as fibras do vasto medial e algumas fibras do reto femoral formam o *retináculo patelar medial,* e as fibras do vasto lateral e reto femoral formam o *retináculo patelar lateral.* As fibras do trato iliotibial também irradiam no retináculo patelar lateral. O retináculo estende-se distalmente ao redor da patela até os côndilos tibiais.

O quadríceps femoral é o extensor da articulação do joelho. O reto femoral também flexiona a articulação do quadril. O músculo articular do joelho protege a cápsula da articulação do joelho de ficar bloqueada durante a extensão.

Inervação: nervo femoral (L2-L4).

Variantes: A parte do reto femoral que normalmente tem sua origem a partir da borda superior do acetábulo pode ser omitida, e o músculo articular do joelho também pode estar ausente.

O **sartório** (**12**) *surge a partir da espinha ilíaca anterossuperior* (**13**) e corre obliquamente sobre a coxa na sua estrutura fascial *ao pes anserinus superficial* (**14**), pelo qual *é conectado à fáscia crural* (**15**) *e está na posição medial à tuberosidade tibial.* O sartório atua nas duas articulações, como um flexor na articulação do joelho e, se o joelho estiver flexionado, junto com os outros músculos do pes anserinus, ele funciona como um rotador interno da perna. Além disso, provoca flexão na articulação do quadril. Devido ao seu curso, esse músculo também funciona como um rotador externo do quadril.

Inervação: nervo femoral (L2-L3).

> **Nota clínica:** O tendão do quadríceps está inserido na patela em um ângulo de 5-10° para os alinhamentos relativos ao fêmur e tíbia (valgo fisiológico). Considerando que esse ângulo é denominado de ângulo Q (quadríceps), uma força de lateralização é exercida na patela quando a articulação do joelho é estendida. Esta força é oposta pela parte oblíqua do vasto medial, o retináculo patelar medial, e pelo côndilo femoral lateral situado mais proximalmente. Se este equilíbrio for rompido, pode ocorrer **deslocamento patelar.**

16 Grácil
17 Adutor longo
18 Adutor curto
19 Pectíneo
20 Iliopsoas
21 Tensor da fáscia lata
22 Borda curta da fáscia lata
23 Membrana vastoadutora = septo intermuscular anteromedial = fáscia subsartorial

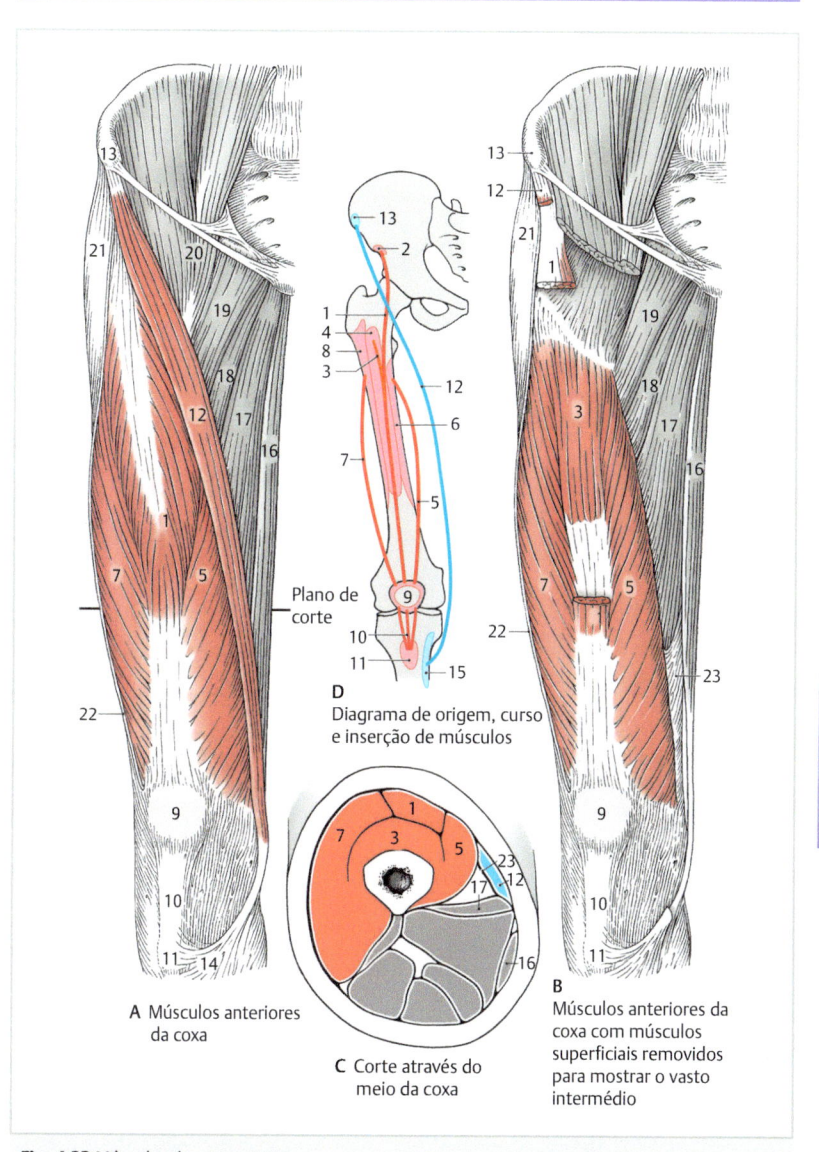

4.2 Músculos, Fáscias e Características Especiais

A Músculos anteriores da coxa

B Músculos anteriores da coxa com músculos superficiais removidos para mostrar o vasto intermédio

C Corte através do meio da coxa

D Diagrama de origem, curso e inserção de músculos

Plano de corte

Fig. 4.32 Músculos da coxa anterior.

Músculos Posteriores da Coxa (A-D)

O **bíceps femoral** (**1**) apresenta uma **cabeça longa** e uma **cabeça curta**. A **cabeça longa** (**2**), que atua sobre duas articulações, origina-se *a partir da tuberosidade isquiática* (**3**) em comum com o semitendinoso (**4**). A **cabeça curta** (**5**) atua somente sobre uma articulação, *tem origem a partir do terço médio do lábio lateral da linha áspera* (**6**) *e o septo intermuscular lateral*. As cabeças unem-se para formar o bíceps femoral (**1**), que é *inserido na cabeça da fíbula* (**7**). Entre o músculo e o ligamento colateral do joelho está a bursa subtendinosa inferior do bíceps femoral. A cabeça longa produz extensão (retroversão) da articulação do quadril. O bíceps femoral flexiona na articulação do joelho e externamente rotaciona a perna flexionada. Esse músculo é o único rotador externo da articulação do joelho e desse modo se opõe a todos os rotadores internos.

Inervação: cabeça longa, nervo tibial (L5-S2); cabeça curta, nervo fibular comum (S1-S2).

Variantes: A cabeça curta pode estar ausente; também pode haver feixes adicionais de fibras musculares.

O **semitendinoso** (**4**) surge por uma cabeça comum (ver acima) *a partir da tuberosidade isquiática* (**3**) *e corre em direção à superfície medial da tíbia* junto com o grácil (**9**) e o sartório (**10**) *para unir o pé anserino superficial* (**8**). Há uma bursa intertendinosa tibial ampla (bursa anserina) entre a superfície da tíbia e a conexão ao pé anserino. O músculo atua nas duas articulações, sendo envolvido na extensão da articulação do quadril, flexão da articulação do joelho e rotação interna da perna.

Inervação: nervo tibial (L5-S2).

Variante: No seu músculo ventral pode haver uma inserção tendinosa oblíqua.

O **semimembranoso** (**11**) *surge a partir da tuberosidade isquiática* (**3**) e está intimamente relacionado com o músculo semitendinoso. Abaixo do ligamento colateral medial, *seu tendão se divide em* **três partes**: a primeira corre anteriormente ao *côndilo tibial medial*, a **segunda** *se direciona para a fáscia do poplíteo*, e a **terceira** parte *continua na parede posterior da cápsula como o ligamento poplíteo oblíquo*. Essa divisão tripartite pode ser denominada também de **pé anserino** "profundo" ("pé de ganso"). O músculo semimembranoso atua nas duas articulações e apresenta uma função semelhante ao semitendinoso. Ele produz extensão da articulação do quadril e flexão com rotação interna simultânea da articulação do joelho. Entre seu tendão (antes da divisão) e a cabeça medial do gastrocnêmio está posicionada a bursa semimembranosa, que, algumas vezes, é contínua à bursa subtendinosa medial do gastrocnêmio (ver p. 210).

Inervação: nervo tibial (L5-S2).

Variantes: O músculo algumas vezes pode estar ausente ou completamente fundido com o semitendinoso. O ligamento poplíteo oblíquo nem sempre precisa estar presente.

> **Nota clínica:** A bursa semimembranosa (e a bursa subtendinosa do gastrocnêmio medial) geralmente se comunica com a articulação do joelho. Ela produz uma via de menor resistência para as efusões do joelho, o que pode ser o motivo pelo qual as rupturas meniscais crônicas ou as doenças reumatoides, por exemplo, podem estar associadas a um cisto amplo na fossa poplítea – que os clínicos denominam de um **cisto de Baker**.

12 Adutor magno
13 Adutor longo
14 Vasto medial
15 Membrana vastoadutora = septo intermuscular anteromedial = fáscia subsartorial

4.2 Músculos, Fáscias e Características Especiais

A Músculos posteriores da coxa

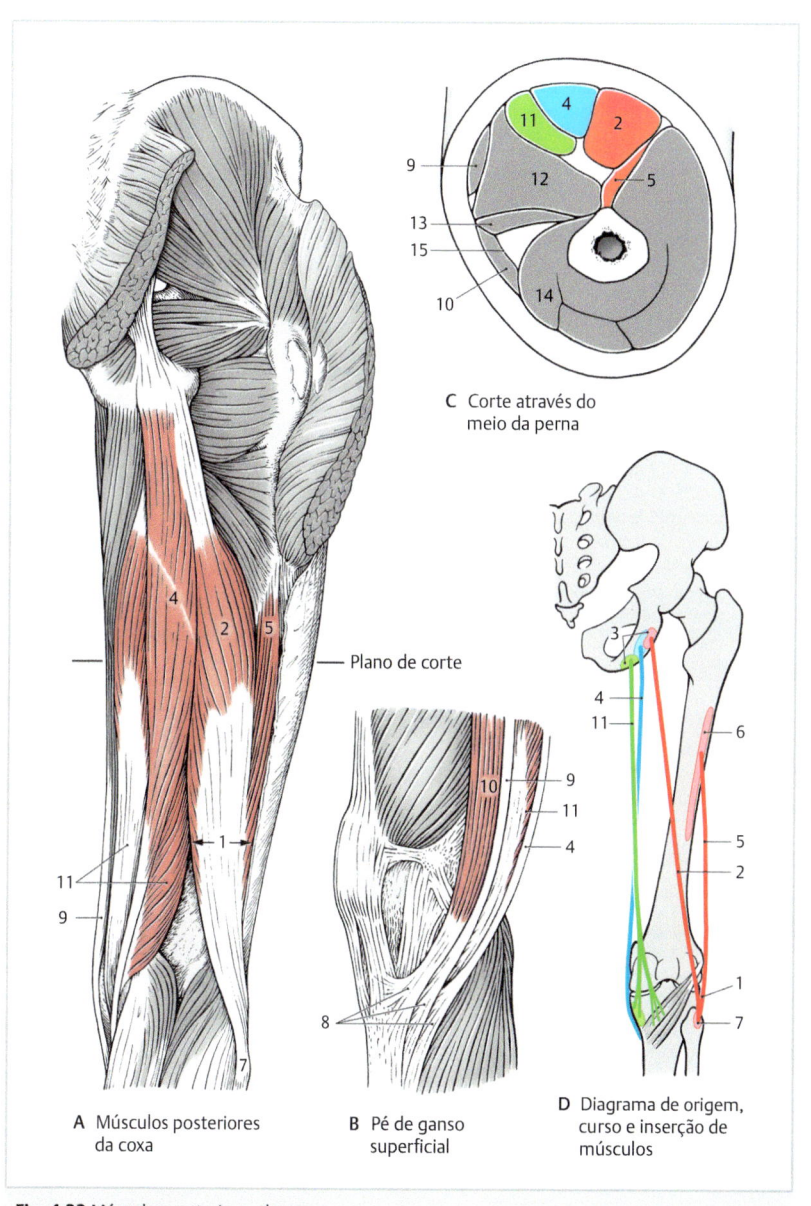

B Pé de ganso superficial

C Corte através do meio da perna

D Diagrama de origem, curso e inserção de músculos

Fig. 4.33 Músculos posteriores da coxa.

Função dos Músculos da Articulação do Joelho (A-D)

Somente alguns músculos atuam exclusivamente na articulação do joelho; a maioria atua também no tornozelo e na articulação subtalar.

Extensão e **flexão ocorrem** ao redor dos eixos **transversais** que correm através dos côndilos femorais (ver p. 194). Os movimentos rotatórios de **rotação interna** e **externa são realizados ao redor do eixo longo da perna**. A rotação é possível apenas quando os ligamentos colaterais não estão tensos (ver p. 212); ou seja, na posição estendida a rotação ativa é impossível. Passivamente, na extensão máxima, há alguma rotação externa da perna no lado de não sustentação de peso e rotação da coxa no lado de sustentação de peso desse membro de cerca de 5°, conhecida como rotação terminal ou o mecanismo de "*screw-home*" (ver p. 212). Esse mecanismo resulta principalmente da incongruência dos côndilos femorais e o ligamento cruzado anterior. Ele serve para "travar" a posição da articulação do joelho em extensão máxima, considerando que o menisco lateral desliza anteriormente e os ligamentos colaterais tornam-se tensos, de modo que a posição pode ser mantida sem esforço.

Extensão (A) é realizada quase exclusivamente pelo quadríceps femoral. A ação do quadríceps é melhor quando a articulação do quadril é estendida, e desde que o reto femoral (vermelho) e os músculos vastos (azul) se tornem completamente ativos.

> **Nota clínica:** A força do quadríceps femoral excede amplamente aquela de todos os outros flexores. Quando esse músculo está paralisado, levantar-se da posição sentada não é possível. A posição em pé é possível somente quando a linha de gravidade do corpo está em frente do eixo transverso de movimento.

Flexão (B) é produzida por:
- Semimembranoso (vermelho, nervo tibial)
- Semitendinoso (azul, nervo tibial)
- Bíceps femoral (amarelo, nervo tibial e fibular comum)
- Grácil (laranja, nervo obturador)
- Sartório (verde, nervo femoral)
- Poplíteo (marrom, nervo tibial)
- Gastrocnêmio (violeta, nervo tibial)

> **Nota clínica:** O gastrocnêmio é apenas ligeiramente ativo durante a flexão. Todavia, quando há uma fratura supracondilar do eixo femoral, ele puxa o fragmento distal posterior e distalmente.

Os **rotadores internos (C)** são:
- Semimembranoso (vermelho, nervo tibial)
- Semitendinoso (azul, nervo tibial)
- Grácil (amarelo, nervo obturador)
- Sartório (laranja, nervo femoral)
- Poplíteo (verde, nervo tibial)

Rotação externa (D) é realizada por:
- Bíceps femoral (vermelho, nervo tibial e peroneiro comum)

O bíceps femoral é quase o único rotador externo da coxa e contrabalança todos os músculos atuando como rotadores internos. Quando a perna não estiver sustentando peso, esse músculo pode receber um apoio mínimo do tensor da fáscia lata (não ilustrado).

A cor das setas na sequência especificada a seguir indica a importância dos músculos nos movimentos do corpo:

vermelho
azul
amarelo
laranja
verde
marrom
violeta

4.2 Músculos, Fáscias e Características Especiais

A–D Função dos músculos da articulação do joelho

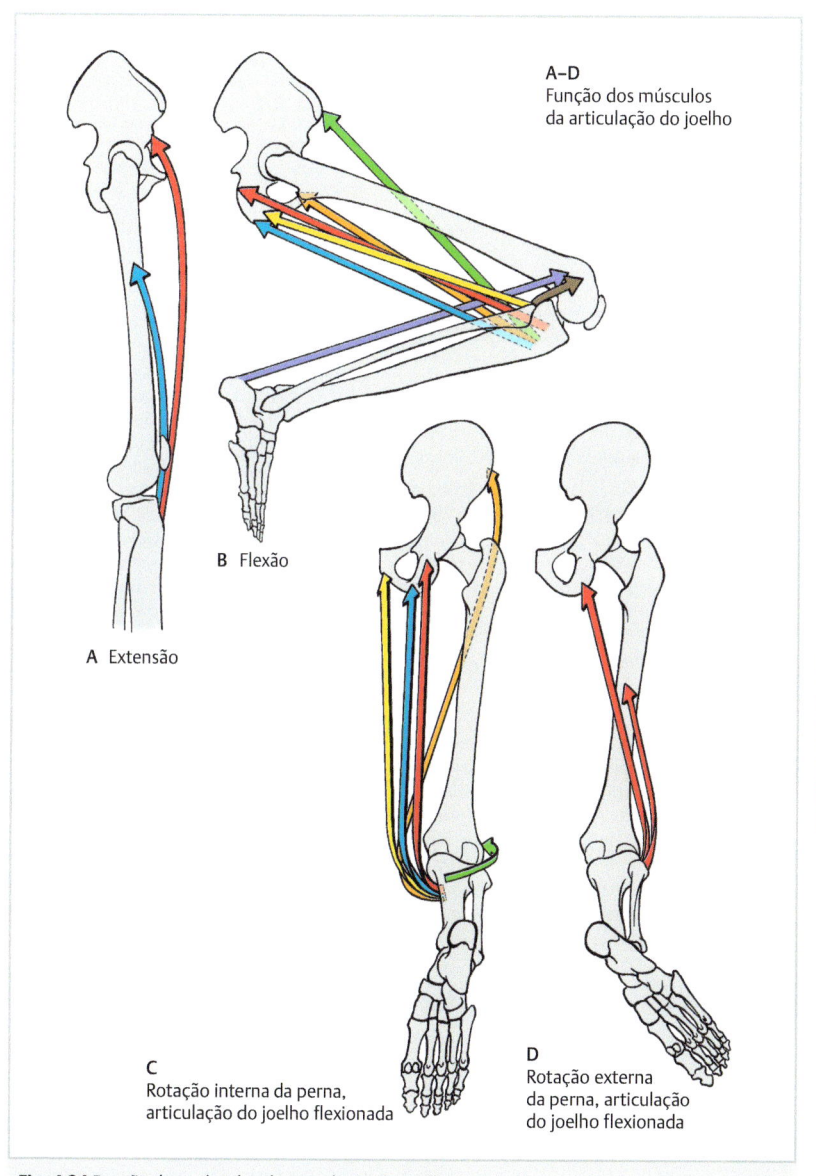

A Extensão

B Flexão

C Rotação interna da perna, articulação do joelho flexionada

D Rotação externa da perna, articulação do joelho flexionada

Fig. 4.34 Função dos músculos da articulação do joelho.

Fáscia do Quadril e da Coxa (A-C)

Os músculos da região do quadril são envolvidos por várias fáscias. Por exemplo, o músculo iliopsoas é coberto pela **fáscia iliopsoas**, que começa com a *fáscia psoas* no ligamento arqueado medial como um tubo fascial resistente cobrindo o psoas maior e continua junto com a *fáscia ilíaca* até o ligamento inguinal. Esse músculo forma o *arco iliopectíneo*, que separa a lacuna muscular (ver p. 100) da lacuna vascular.

Na superfície anterior, abaixo do ligamento inguinal, o músculo pectíneo está incluído em uma forte **fáscia pectínea**, que é a porção púbica da fáscia lata (denominada também de ligamento Cowper). A fáscia pectínea combina com a fáscia ilíaca para formar o tecido conjuntivo revestindo a fossa iliopectínea. A última é limitada em sentido proximal pelo ligamento inguinal.

A região glútea contém a **fáscia glútea** delicada (**1**) que cobre o glúteo máximo e que dá origem aos septos que penetram profundamente entre os feixes musculares individuais. Entre o glúteo máximo e o glúteo médio subjacente está posicionada a **aponeurose glútea** firme e forte (ver p. 236), a partir de onde o glúteo máximo tem sua origem. Na região do sulco glúteo, a fáscia glútea superficial funde-se com a fáscia lata (**2**), a fáscia da coxa.

No lado lateral da coxa, a **fáscia lata** forma uma camada de tecido conjuntivo denso de fibras paralelas que se tornam mais fracas em sentido medial. Uma faixa de fibras, o **trato iliotibial** (**3**; ver p. 236 e a região femoral anterior, ver p. 422), é uma característica evidente no lado lateral. O glúteo máximo e o tensor da fáscia lata irradiam no trato iliotibial. O trato iliotibial tem vários centímetros de largura e estende-se distal e lateralmente ao côndilo tibial lateral. Nessa região, o retináculo patelar lateral está intimamente ligado ao glúteo máximo.

Nota clínica: O trato iliotibial tem um papel biomecânico especial relativo ao fêmur, que apresenta uma "curva externa" inerente devido ao ângulo CCD. Por causa deste ângulo, a carga de pressão do peso corporal (gravidade) tende a exercer uma força de flexão lateral no fêmur. Atuando como uma **faixa de tensão** entre a crista ilíaca e o epicôndilo tibial lateral, o trato iliotibial transforma esta *força de flexão* em uma *força de tração*, desse modo estabilizando o fêmur contra os estresses de flexão.

Na superfície anterior da coxa, o sartório (**4**) possui sua própria cobertura fascial. Ele se sobrepõe à *membrana vastoadutora* (**5**). De forma semelhante, o grácil (**6**) está incluso em sua própria bainha fascial, que pode estar separada da outra fáscia. Todos os músculos da coxa têm suas próprias coberturas soltas e delicadas que são capazes de movimentar-se de uma para outra. A partir da fáscia lata, os septos intermusculares profundos projetam-se lateralmente e medialmente na direção da linha áspera. O *septo intermuscular lateral* (**7**) é relativamente amplo e fornece uma origem para vários músculos. Ele divide o vasto lateral (**8**) a partir da cabeça curta do bíceps femoral (**9**). O *septo intermuscular medial* (**10**) separa o vasto medial (**11**) do canal adutor (**12**).

Na superfície anterior da coxa abaixo do ligamento inguinal, na região da fossa iliopectínea que está coberta superficialmente pela fáscia lata, há, nesta última, uma área porosa ocupada pela **fáscia cribriforme**. Esta é perfurada por vasos e nervos. A remoção dessa fáscia solta revela o **hiato safeno** (**13**), cuja borda lateral, *a margem falciforme*, denominada também de *ligamento de Hey* ou *Burn* (**14**), forma uma borda claramente definida. A margem falciforme estende-se medialmente com um corno superior (**15**, denominado também de *ligamento de Scarpa*) e um *corno inferior* (**16**).

O canal femoral e as hérnias femorais são descritos na p. 100.

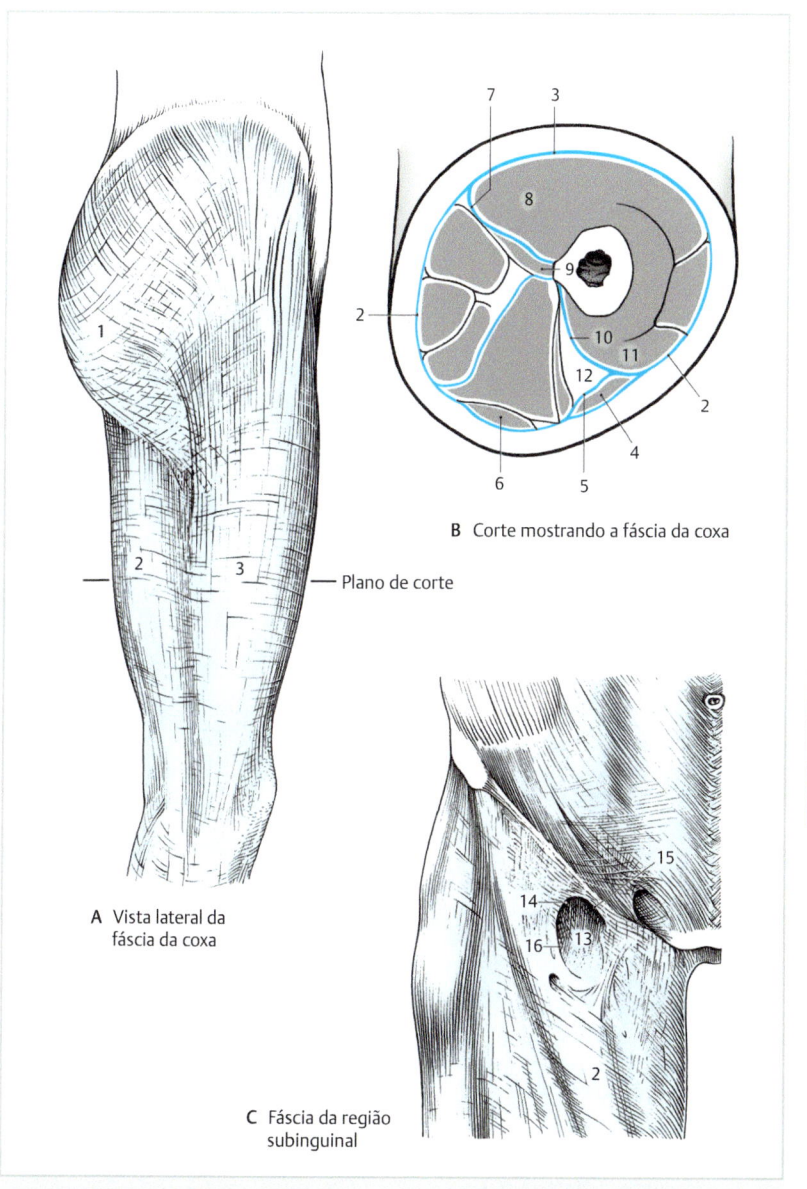

4.2 Músculos, Fáscias e Características Especiais

A Vista lateral da fáscia da coxa

Plano de corte

B Corte mostrando a fáscia da coxa

C Fáscia da região subinguinal

Fig. 4.35 Fáscias do quadril e da coxa.

Músculos Longos da Parte Inferior da Perna e do Pé

Classificação dos Músculos (A-D)

Todos, exceto um dos músculos que surgem na parte inferior da perna estão conectados aos ossos do pé. A única exceção é o poplíteo, que se insere na tíbia e deve ser classificado com os músculos da coxa. Os músculos da parte inferior da perna podem ser classificados de acordo com suas localizações, principalmente nos grupos anterior e posterior. Estão separados pela tíbia e fíbula e a membrana interóssea.

Os dois grupos principais estão divididos, por sua vez, em subgrupos ou camadas. O grupo do músculo anterior consiste nos extensores anteriores e na subdivisão lateral do grupo fibular. Os flexores na parte de trás da perna estão subdivididos em músculos superficiais ou da panturrilha e músculos profundos.

Funcionalmente os músculos da parte inferior da perna podem ser subdivididos em extensores, posicionados na superfície anterior e responsáveis pela dorsiflexão do pé, e flexores, que se posicionam posteriormente e produzem flexão plantar do pé.

Entretanto, com base em suas inervações, os músculos podem ser divididos naqueles que recebem nervos da divisão dorsal do plexo, e aqueles que são supridos pela divisão ventral.

Para os objetivos práticos, os músculos da parte inferior da perna, como aqueles do antebraço, são mais bem descritos de acordo com suas localizações.

Músculos Anteriores da Parte Inferior da Perna

Grupo Extensor (ver p. 258)

- Tibial anterior (**1**)
- Extensor longo dos dedos (**2**)
- Extensor longo do hálux (**3**)

Grupo peroneiro ou fibular (ver p. 260)

- Fibular longo (**4**)
- Fibular curto (**5**)

Músculos Posteriores da Parte Inferior da Perna

Camada superficial (ver p. 262)

- Tríceps sural (**6**; com o tendão de Aquiles) consistindo em:
- Sóleo (**7**)
- Gastrocnêmio (**8**)
- Plantar (**9**)

Camada profunda (ver p. 264)

- Tibial posterior (**10**)
- Flexor longo do hálux (**11**)
- Flexor longo dos dedos (**12**)

13 Poplíteo
14 Semimembranoso
15 Sartório
16 Grácil
17 Semitendinoso
18 Artéria e veia poplítea
19 Nervo tibial
20 Nervo peroneiro (fibular) comum
21 Veia safena longa
22 Veia safena curta
23 Nervo safeno
24 Nervo peroneiro (fibular) superficial
25 Nervo peroneiro (fibular) profundo
26 Nervo cutâneo sural lateral
27 Nervo sural
28 Artéria e veia peroneiro (fibular)
29 Artéria e veia tibial anterior
30 Artéria e veia tibial posterior
31 Tíbia
32 Fíbula

4.2 Músculos, Fáscias e Características Especiais 257

A Corte através do terço proximal da parte inferior da perna

D Planos dos cortes

B Corte através do terço médio da parte inferior da perna

C Corte através do terço distal da parte inferior da perna

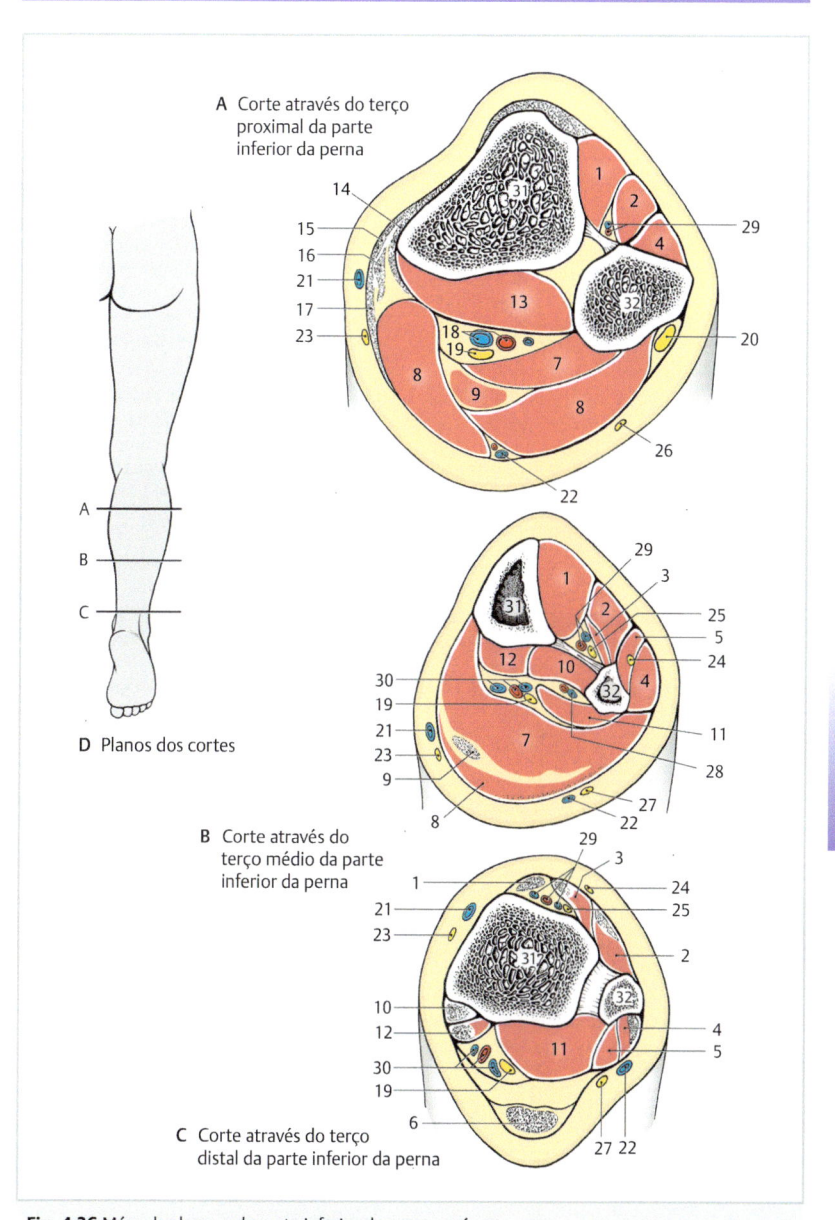

Fig. 4.36 Músculos longos da parte inferior da perna e pé.

Músculos Anteriores da Parte Inferior da Perna

Grupo extensor (A-C)

O **tibial anterior** (**1**) *surge a partir de uma área ampla* (**2**) *na superfície lateral da tíbia, membrana interóssea e fáscia crural*. Seus três lados ventrais terminam em um tendão que se estende abaixo do retináculo extensor superior (**3**) e o retináculo extensor inferior (**4**) circundado por uma bainha sinovial. O músculo tibial anterior *é inserido na superfície plantar do osso cuneiforme medial* (**5**) *e o primeiro metatarso* (**6**). A bursa subtendinosa do tibial anterior está posicionada entre seu tendão e o osso cuneiforme medial.

Quando a perna não está sustentando peso, o tibial anterior dorsiflexiona o pé enquanto eleva também a borda medial do pé (supinação). Quando a perna está sustentando peso, o tibial anterior movimenta a parte mais inferior da perna mais próxima ao dorso do pé como, por exemplo, na caminhada rápida ou ao esquiar. Uma ligeira participação na pronação também tem sido descrita.

Inervação: nervo peroneiro (fibular) profundo (L4-L5).

> **Nota clínica:** Sob grande estresse, o tibial anterior pode-se tornar fatigado, resultando em dor ao longo do músculo.

O **extensor longo dos dedos** (**7**) surge a partir de uma área ampla (**8**), denominada de o côndilo lateral da tíbia, a cabeça e a crista anterior da fíbula, a fáscia profunda da perna e a membrana interóssea. No nível do tornozelo, o tendão em que o músculo termina está dividido em quatro partes e estende-se do segundo ao quinto dígito.

Esses tendões estão inclusos em uma bainha sinovial comum e correm sob o retináculo extensor superior (**3**) e o retináculo extensor inferior (**4**), lateral ao tendão do tibial anterior. Eles se estendem sobre o dorso do pé nas aponeuroses dorsais do segundo ao quinto dedo.

Na perna sem sustentação de peso, o músculo produz dorsiflexão dos dedos e do pé. Na perna com sustentação de peso, o músculo funciona da mesma forma que o tibial anterior.

Inervação: nervo peroneiro (fibular) profundo (L5-1).

Variantes: O extensor longo dos dedos pode ter um tendão adicional que se estende para a base do quinto metatarso e às vezes também para a base do quarto metatarso. Esse tendão adicional é denominado de perônio (fibular) terceiro (**9**), e, como parte do extensor longo dos dedos, ele pode ter origem separada do terceiro distal da borda anterior. O perônio terceiro atua como um pronador e abdutor das articulações subtalar e talocalcaneonavicular.

O **extensor longo do hálux** (**10**) surge a partir da superfície medial da fíbula e membrana interóssea (**11**). Ele continua como um tendão que corre em sua própria bainha sinovial entre a bainha para o tendão do tibial anterior e aquela para o extensor longo dos dedos, abaixo do retináculo extensor superior (**3**) e o retináculo extensor inferior (**4**). O tendão em pauta (extensor longo do hálux) estende-se através do primeiro metatarso até a aponeurose dorsal do grande dígito e é inserido na falange distal (**12**). O extensor longo do hálux dorsiflexiona o dedo grande do pé e, na perna sem sustentação de peso, ele auxilia a dorsiflexão do pé. Na perna com sustentação de peso, sua função se assemelha àquela do tibial anterior, considerando que ele movimenta a perna mais próxima do dorso do pé. Em menor escala, ele também auxilia na pronação e supinação do pé.

Inervação: nervo peroneiro (fibular) profundo (L4-S1).

Variantes: Um músculo independente ou feixe de tendão pode frequentemente ser dividido e conectado ao primeiro metatarso ou na região da articulação metatarsofalangeana como o **acessório extensor do hálux** (**13**). Esse músculo é encontrado principalmente no lado medial do tendão principal.

14 Tíbia
15 Fíbula

4.2 Músculos, Fáscias e Características Especiais

B Corte através do meio da parte inferior da perna

Plano de corte

A Músculos anteriores da parte inferior da perna: grupo extensor

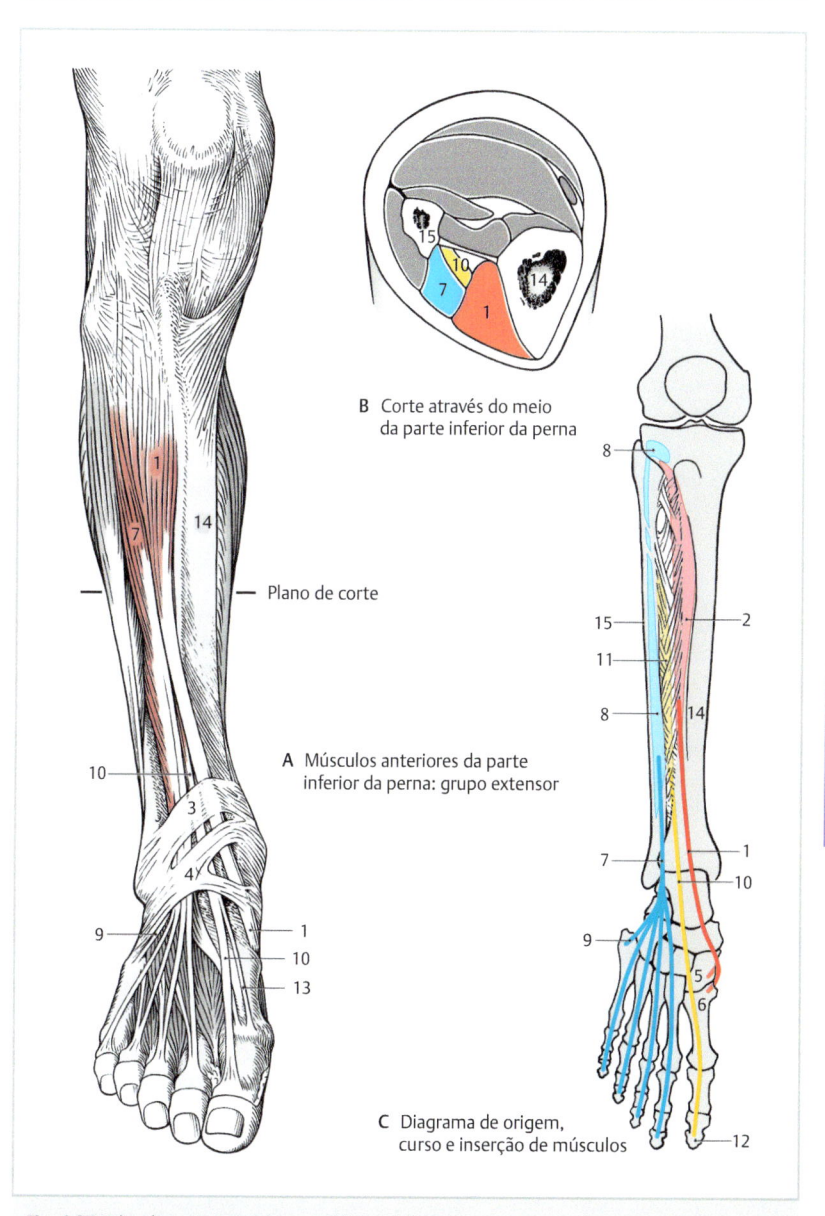

C Diagrama de origem, curso e inserção de músculos

Fig. 4.37 Músculos anteriores da parte inferior da perna.

Músculos Anteriores da Parte Inferior da Perna, cont.

Grupo Peroneiro (Fibular) (A-C)

Os músculos peroneiros (fibulares) atuam como flexores plantares, uma função que eles atingiram apenas secundariamente pela migração para uma posição atrás do maléolo lateral. Originalmente eles se posicionavam em frente ao maléolo, como ainda observamos nos predadores.

O perônio **longo** (**1**) surge (**2**) *a partir da cápsula da articulação tibiofibular, cabeça da fíbula e fíbula proximal*.

Ele termina em um tendão longo que corre no sulco maleolar atrás do maléolo lateral em uma bainha sinovial comum com o *tendão fibular curto* (**3**) sob o *retináculo fibular superior* (**4**). O tendão fibular longo *estende-se distalmente* a partir da tróclea fibular do calcâneo em uma evaginação da bainha sinovial comum (mantida no lugar pelo *retináculo fibular inferior* [**5**]), *através da superfície plantar para a tuberosidade do primeiro metatarso* (**6**) *e o cuneiforme medial* (**7**). Seu tendão alcança seu local de inserção correndo através do sulco do tendão do *cuboide* (**8**) em um canal fibroso especial, que corre a partir do lado lateral atrás da tuberosidade do quinto metatarso obliquamente para a borda medial do pé. Dentro desse canal, na sola do pé, outra bainha sinovial inclui o tendão.

Devido a esse curso, sua função é semelhante àquela de uma corda de arco (*Kummer*) e ele apoia o arco transversal do pé. Esse tendão deprime a borda medial do pé e, junto com o fibular curto, ele é o pronador mais forte. Ele também auxilia na flexão plantar.

Inervação: nervo peroneiro (fibular) superficial (L5-S1).

O fibular curto (**3**) *origina-se a partir da superfície lateral da fíbula* (**9**). Seu tendão, junto com aquele do fibular longo, corre em uma bainha sinovial no sulco para o tendão fibular longo, abaixo do retináculo fibular superior (**4**). Na superfície lateral do calcâneo, o tendão torna-se fixo em sentido proximal, ou seja, acima da tróclea fibular do calcâneo, pelo retináculo fibular inferior (**5**) onde uma evaginação da bainha sinovial comum circunda o tendão. *Esse tendão é conectado à tuberosidade do quinto metatarso* (**10**). O músculo levanta a borda lateral do pé (pronação) e é ativo na flexão plantar.

Inervação: nervo peroneiro (fibular) superficial (L5-S1).

Variantes: O **peroneus quartus** (quarta fíbula) raramente está presente. Ele surge a partir da fíbula e é conectado à superfície lateral do calcâneo ou ao cuboide. Ele está rigorosamente associado aos tendões do extensor longo dos dedos. Ele também pode enviar um pequeno tendão para o quinto dedo.

11 Tíbia
12 Fíbula
13 Sóleo
14 Gastrocnêmio
15 Membrana interóssea

4.2 Músculos, Fáscias e Características Especiais 261

B Diagrama de origem, curso e inserção de músculos

Plano de corte

A Músculos laterais da parte inferior da perna

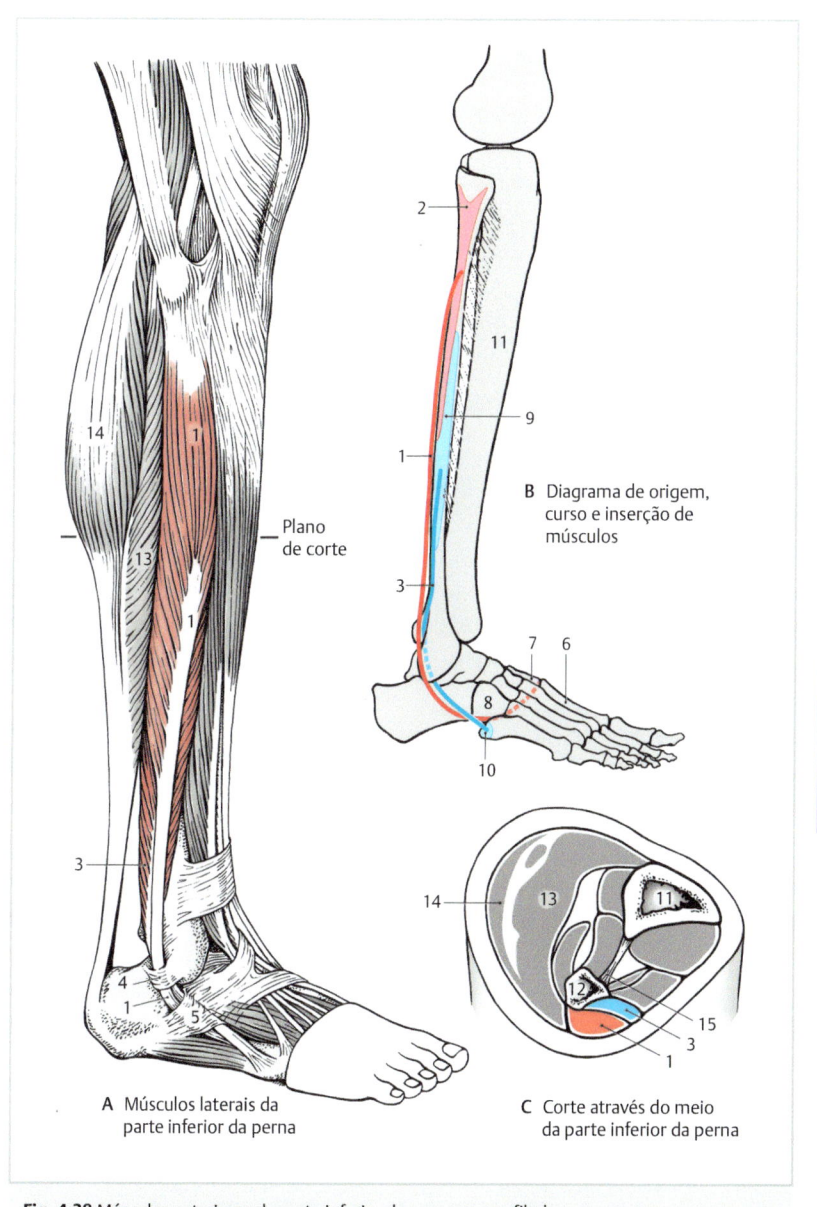

C Corte através do meio da parte inferior da perna

Fig. 4.38 Músculos anteriores da parte inferior da perna, grupo fibular.

Músculos Posteriores da Parte Inferior da Perna

Camada Superficial (A-D)

A camada superficial de músculos é formada pelo **tríceps sural**, consistindo no sóleo (**1**) e no gastrocnêmio (**2**) com suas cabeças medial e lateral. O *plantar* (**3**) é também parte da camada superficial dos músculos.

O **sóleo** *surge a partir da cabeça e do terço superior da superfície posterior da fíbula* (**4**), *a partir da linha do músculo sóleo na tíbia* (**5**), e a partir do arco tendinoso entre a cabeça da fíbula e a tíbia, ou seja, o *arco tendinoso do sóleo* que se posiciona distal ao poplíteo (**6**). O tendão terminal amplo do músculo une o tendão terminal do gastrocnêmio e *é inserido na tuberosidade do calcâneo* (**8**) *como o tendão de Aquiles (calcâneo)* (**7**). Entre a superfície proximal da tuberosidade do calcâneo e esse tendão está posicionada a bursa do tendão de Aquiles.

O **gastrocnêmio** (**2**) *origina-se em sentido proximal ao côndilo femoral medial* (**10**) com uma cabeça medial (**9**) e com uma **cabeça lateral** (**11**) *proximal ao côndilo femoral lateral* (**12**). Algumas fibras de ambas as cabeças também surgem a partir da cápsula da articulação do joelho. As duas cabeças percorrem distalmente, formando as bordas inferiores da fossa poplítea, e unem o tendão do sóleo; eles *são inseridos na tuberosidade do calcâneo* (**8**).

O **plantar** (**3**) é um músculo leve, delicado, com um tendão terminal muito longo. *Ele surge* na região da cabeça lateral do gastrocnêmio *em sentido proximal ao côndilo femoral lateral e a partir da cápsula da articulação do joelho.* Seu tendão corre distalmente entre o gastrocnêmio e o sóleo e *une-se à borda medial do tendão de Aquiles.*

Inervação: o nervo tibial (S1-S2) supre todos os músculos.

Variante: O plantar pode estar ausente em **5 a 10%** dos casos.

O **tríceps sural** é o músculo fundamental de flexão plantar. Ele pode levantar o peso do corpo na posição em pé e andando. Sua força é mais evidente na dança de *ballet*, que exige flexão plantar máxima. A atividade completa do tríceps sural somente é possível com o joelho estendido, considerando que, no joelho flexionado, o gastrocnêmio já está encurtado. Desse modo, o gastrocnêmio é particularmente importante na caminhada, salientando que ele está envolvido não apenas em levantar o calcanhar, mas também em flexionar o joelho. Nessa ação ele recebe algum apoio do plantar.

O tríceps sural também é considerado o inversor mais forte da articulação subtalar.

> **Nota clínica:** As rupturas do **tendão de Aquiles** são causadas com frequência por um aumento agudo de estresse no tendão. As pessoas mais vulneráveis são aquelas que não são atleticamente condicionadas e que de repente colocam estresse no tendão sem qualquer treinamento preliminar. Entretanto, a maioria dos pacientes apresenta um histórico anterior de lesão no tendão.

Em aproximadamente 10% da população (principalmente mulheres), um pequeno osso sesamoide em formato de feijão, chamado **fabela**, está inserido na cabeça lateral do gastrocnêmio. Esse osso pode articular com o côndilo femoral lateral. Está projetado atrás e proximal ao espaço articular do joelho nas radiografias laterais.

Uma fabela dolorosa causando dor localizada ou sensibilidade deve ser removida cirurgicamente.

13 Flexor longo dos dedos
14 Flexor longo do hálux
15 Tibial posterior
16 Membrana interóssea
17 Tíbia
18 Fíbula

4.2 Músculos, Fáscias e Características Especiais 263

Plano de corte

C Diagrama de origem, curso e inserção do tríceps sural

A Camada superficial dos músculos posteriores da parte inferior da perna: músculo tríceps sural

B Sóleo (com o gastrocnêmio removido)

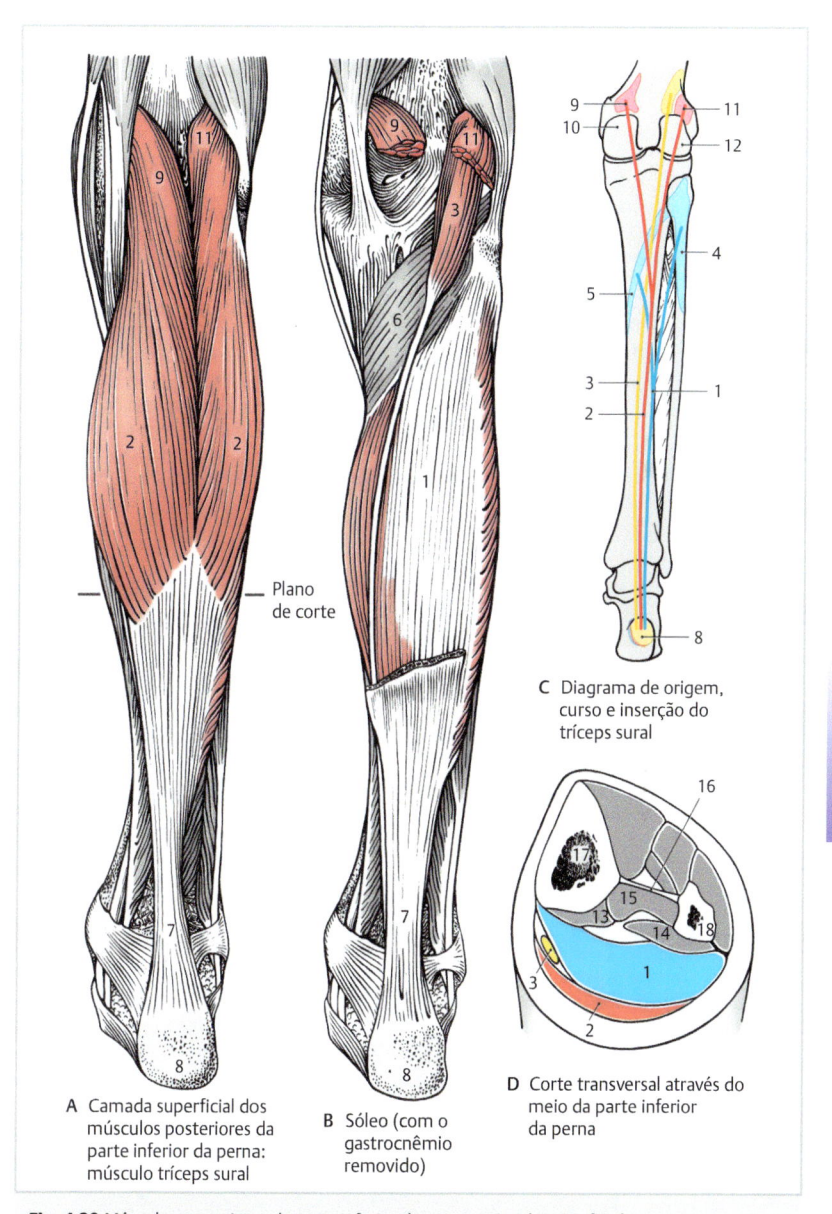

D Corte transversal através do meio da parte inferior da perna

Fig. 4.39 Músculos posteriores da parte inferior da perna, camada superficial.

Músculos Posteriores da Parte Inferior da Perna, cont.

Camada profunda (A-E)

O **tibial posterior** (**1**) *surge a partir da membrana interóssea* (**2**) *e das superfícies adjacentes da tíbia* (**3**) *e fíbula* (**4**). O tendão (**5**) corre para baixo no sulco maleolar atrás do maléolo medial (**6**) em uma bainha sinovial entre a cauda de sustentáculo e a tuberosidade navicular e alcança a sola do pé, *dividindo-se em* **duas partes**. A **parte medial, mais espessa** (**7**) *é conectada à tuberosidade navicular, enquanto a* **lateral, parte** um pouco **mais fraca** (**8**), *está inserida nos três ossos cuneiformes*. Na perna sem sustentação de peso, o tibial posterior produz flexão plantar e supinação simultânea. Na perna com sustentação de peso, esse músculo aproxima o calcanhar da panturrilha da perna.

Inervação: nervo tibial (L4-L5).

Variantes: A inserção do músculo muitas vezes se estende também para a base do segundo, terceiro, e quarto metatarsos e o osso cuboide. Ocasionalmente o músculo está ausente.

O **flexor longo do hálux** (**9**) *surge a partir de dois terços distais da superfície posterior da fíbula* (**10**), *membrana interóssea* (**11**) *e septo intermuscular crural posterior* (**12**). Seu músculo ventral relativamente espesso estende-se mais distalmente e termina em um tendão que está posicionado no sulco para o tendão do flexor longo do hálux no tálus e calcâneo, onde é revestido por uma bainha sinovial. Estende-se abaixo do retináculo dos flexores (**13**) para a sola do pé onde *é inserido na base da falange distal do primeiro dígito* (**14**). Utiliza o sustentáculo do tálus com um apoio e corre abaixo do tendão flexor longo dos dedos na sola do pé. O flexor longo dos dedos resiste ao desenvolvimento de pé plano valgo pelo apoio do arco do pé. Ele produz flexão plantar do primeiro dedo e, em alguns casos, dos outros dedos também. Ele auxilia na inversão.

Inervação: nervo tibial (S1-S3).

Variantes: Também pode liberar tendões terminais para o segundo e terceiro dedo.

O **flexor longo dos dedos** (**15**) *surge a partir da superfície posterior da tíbia* (**16**), e seu tendão (**17**) corre em uma bainha sinovial abaixo do retináculo do flexor (**13**) para a sola do pé. Ele cruza o tibial posterior na parte de trás da perna (*quiasma crural*), e, na sola do pé, ele cruza superficialmente o tendão do flexor longo do hálux (*quiasma plantar* [quiasma = cruzamento]). Na sola do pé, o tendão divide-se em *quatro tendões terminais que se estendem para as falanges distais* (**18**) dos quatro dedos laterais. Distalmente a esta divisão, o *quadratus plantae* irradia nesta região (ver p. 274). Na região das falanges médias, seus tendões terminais penetram os tendões do flexor curto dos dedos. Na perna sem sustentação de peso, o plantar flexiona os dedos e, depois, o pé. O músculo atua também como um supinador. No membro com sustentação de peso, ele auxilia no apoio do arco plantar.

Inervação: nervo tibial (S1-S3).

O **poplíteo** (**19**; ver p. 232) *surge a partir do epicôndilo femoral lateral* (**20**). *Ele se insere na superfície tibial posterior* (**21**). Entre o músculo e a articulação do joelho está o recesso subpoplíteo, que sempre se comunica com a articulação. O poplíteo flexiona a articulação do joelho e rotaciona a perna internamente, desbloqueando o mecanismo de parafuso-casa da articulação.

Inervação: nervo tibial (L4-S1).

22 Gastrocnêmio
23 Sóleo
24 Plantar

Figura **A**: A seta está no canal formado pelo arco tendinoso do músculo sóleo, que é atravessado pelo nervo tibial e os vasos tibiais posteriores.

Na Figura **B**, o músculo flexor dos dedos e partes da origem do sóleo foram removidos.

4.2 Músculos, Fáscias e Características Especiais

D, E Diagrama de origem, curso e inserção de músculos

A,B Camada profunda dos músculos posteriores da parte inferior da perna

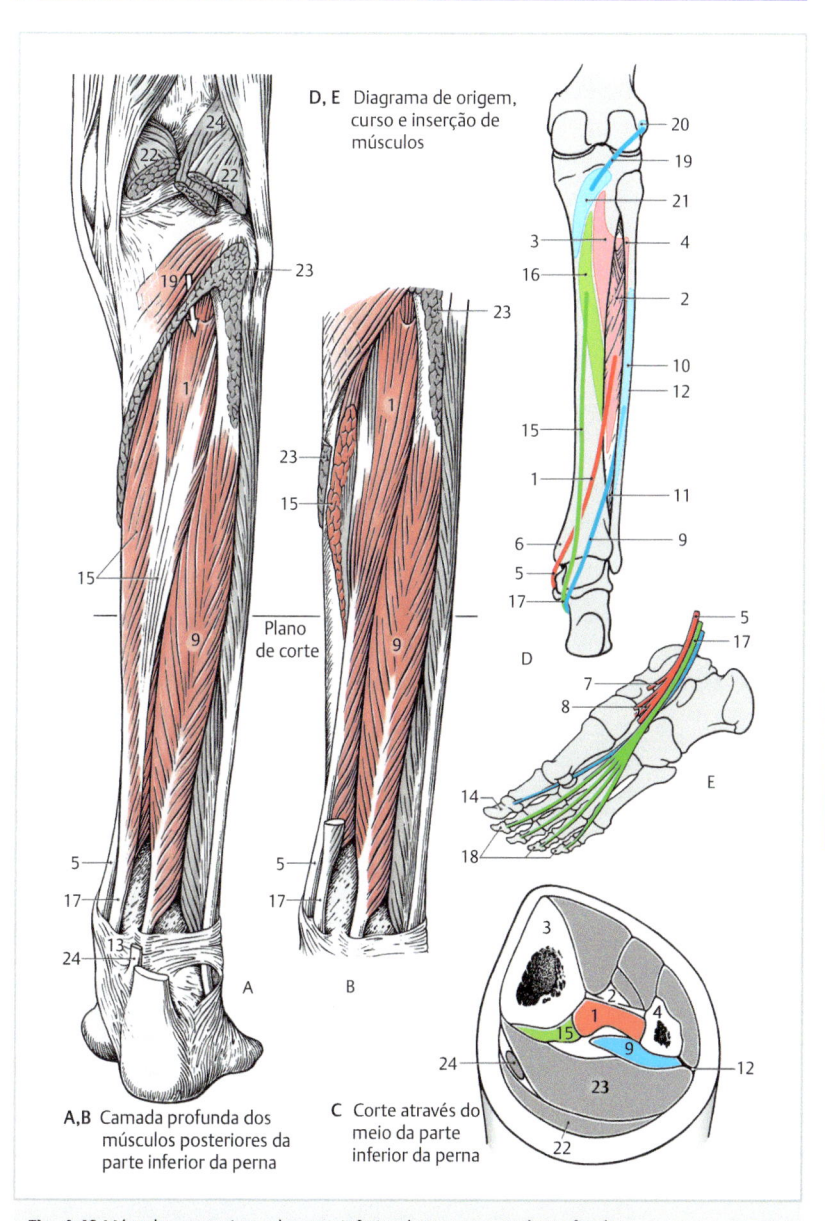

C Corte através do meio da parte inferior da perna

Fig. 4.40 Músculos posteriores da parte inferior da perna, camada profunda.

Função dos Músculos do Tornozelo e Músculos das Articulações Subtalar e Talocalcaneonavicular (A-D)

Todos esses músculos atuam nas articulações múltiplas, mas apenas suas atuações nas articulações talocrural, subtalar e talocalcaneonavicular serão descritas.

Dorsiflexão (extensão) e **flexão plantar** (flexão) ocorrem ao redor do **eixo transverso** da articulação talocrural (tornozelo) (ver p. 222), que corre através da ponta do maléolo medial e o maléolo lateral.

Eversão e **inversão** são realizadas ao redor de um eixo oblíquo através das articulações subtalar e talocalcaneonavicular. Esse eixo corre para cima, estendendo-se para fora, para trás, para baixo, para a parte interna e para a frente.

A **dorsiflexão (A)** é produzida por:

- Tibial anterior (vermelho, nervo fibular profundo)
- Extensor longo dos dedos (azul, nervo fibular profundo)
- Extensor longo do hálux (amarelo, nervo fibular profundo)

A **flexão plantar (B)** é produzida por:

- Tríceps sural (vermelho, nervo tibial)
- Fibular longo (azul, nervo fibular superficial)
- Fibular curto (amarelo, nervo fibular superficial)
- Flexor longo dos dedos (verde, nervo tibial)
- Tibial posterior (marrom, nervo tibial)

O tríceps sural é o músculo mais importante na flexão plantar, enquanto os músculos remanescentes contribuem apenas com uma ação muito leve.

A **eversão (C)** é produzida por:

- Fibular longo (vermelho, nervo fibular superficial)
- Fibular curto (azul, nervo fibular superficial)
- Extensor longo dos dedos (amarelo, nervo fibular profundo)
- Fibular terceiro (laranja, nervo fibular profundo)

A **inversão (D)** é causada por:

- Tríceps sural (vermelho, nervo tibial)
- Tibial posterior (azul, nervo tibial)
- Flexor longo do hálux (amarelo, nervo tibial)
- Flexor longo dos dedos (laranja, nervo tibial)
- Tibial anterior (verde, nervo fibular profundo)

O extensor longo do hálux corre quase exatamente ao longo do eixo oblíquo da articulação subtalar. Desse modo, algumas vezes é denominado como o músculo de "posição neutra" porque, embora ele não possa movimentar a articulação em qualquer direção, ele sempre retorna para a articulação a partir de qualquer direção para a posição neutra.

As cores das setas mostram a ordem de importância dos músculos em cada movimento:

vermelho
azul
amarelo
laranja
verde
marrom

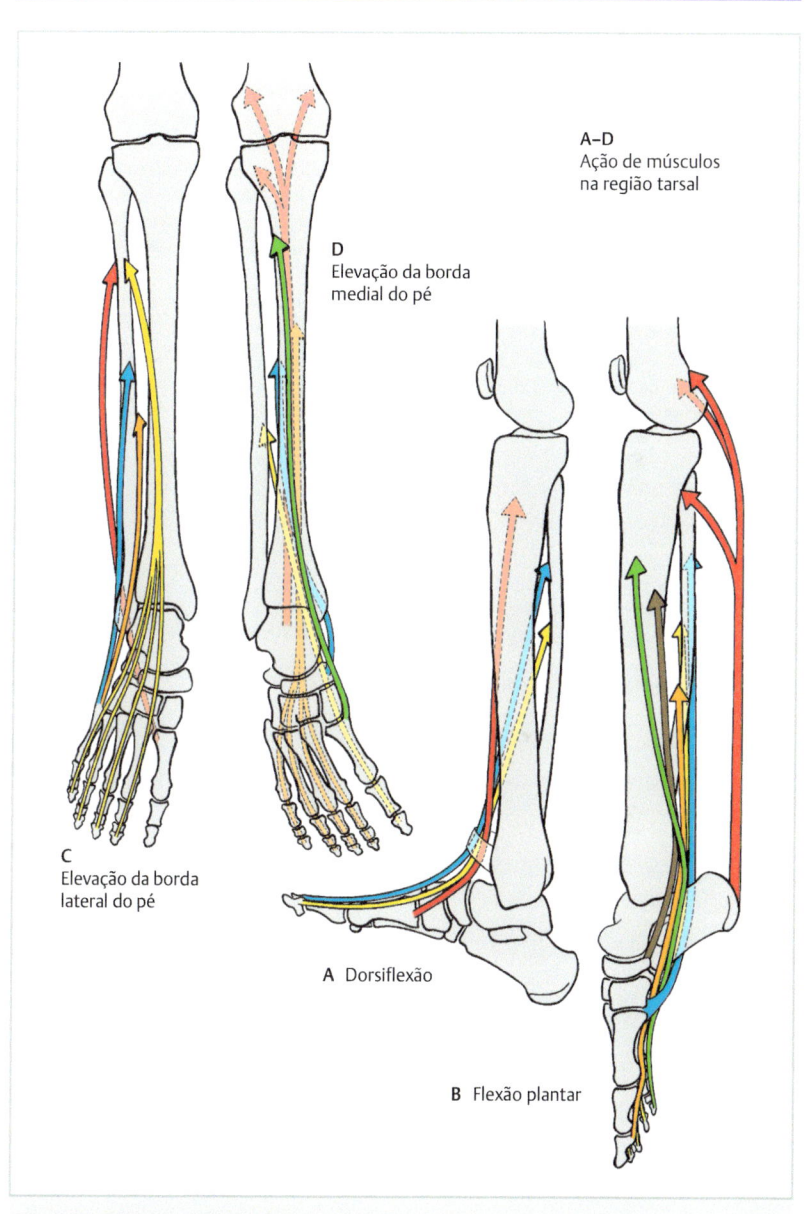

4.2 Músculos, Fáscias e Características Especiais

A–D Ação de músculos na região tarsal

D Elevação da borda medial do pé

C Elevação da borda lateral do pé

A Dorsiflexão

B Flexão plantar

Fig. 4.41 Função dos músculos do tornozelo.

Músculos Intrínsecos do Pé

Como na mão, apenas os tendões dos músculos extrínsecos do pé estendem-se nessa região; os ventres musculares daqueles tendões estão na parte inferior da perna. Além desses tendões existem os músculos intrínsecos do pé, que se posicionam no dorso ou na sola do pé. Separados dessa classificação topográfica, os músculos intrínsecos podem ser classificados de acordo com sua inervação, os músculos do dorso do pé sendo inervados pela divisão dorsal do plexo e aqueles da sola do pé pela divisão ventral. Como os músculos da mão, os músculos da sola do pé podem ser divididos em três grupos: aqueles da **eminência plantar média** e aqueles que formam a **eminência plantar medial**.

Músculos do Dorso do Pé (A-C)

Os tendões do **extensor longo dos dedos** (**1**; ver p. 258) e **extensor longo do hálux** (**2**; ver p. 258) estão posicionados de forma superficial aos músculos intrínsecos do dorso do pé. São mantidos no lugar pelo *retináculo extensor superior* (**3**; ver p. 276) e o *retináculo extensor inferior* (**4**; ver p. 276).

Os tendões dos extensores longos formam a aponeurose dos dedos dos pés, dentro dos quais os extensores curtos dos dedos e os *interósseos dorsais e plantares* também irradiam (**5;** ver p. 274).

Inervação: nervo fibular profundo (L5-S1).

O **extensor curto dos dedos** (**6**) *origina-se a partir do calcâneo* (**7**), próximo da entrada para o seio do tarso, e *a partir de um lado do retináculo extensor inferior* (**4**)**.** *Ele se estende com três tendões para a aponeurose dorsal* (**8**) *do segundo ao quarto dígito e é responsável pela dorsiflexão desses dedos*.

Inervação: nervo peroneiro (fibular) profundo (S1-S2).

Variantes: Tendões individuais podem estar ausentes. O tendão para o quinto dedo do pé está presente apenas ocasionalmente.

O **extensor curto do hálux** (**9**), *que se estende na aponeurose dorsal do primeiro dígito, divide-se a partir do extensor curto dos dedos, com o qual ele tem uma origem comum a partir do calcâneo. Como o último músculo, ele serve para a dorsiflexão do primeiro dígito.*

Inervação: nervo peroneiro (fibular) profundo (S1-S2).

10 Tibial anterior
11 Fibular terceiro

4.2 Músculos, Fáscias e Características Especiais

A Músculos do dorso do pé

B Músculos intrínsecos do dorso do pé

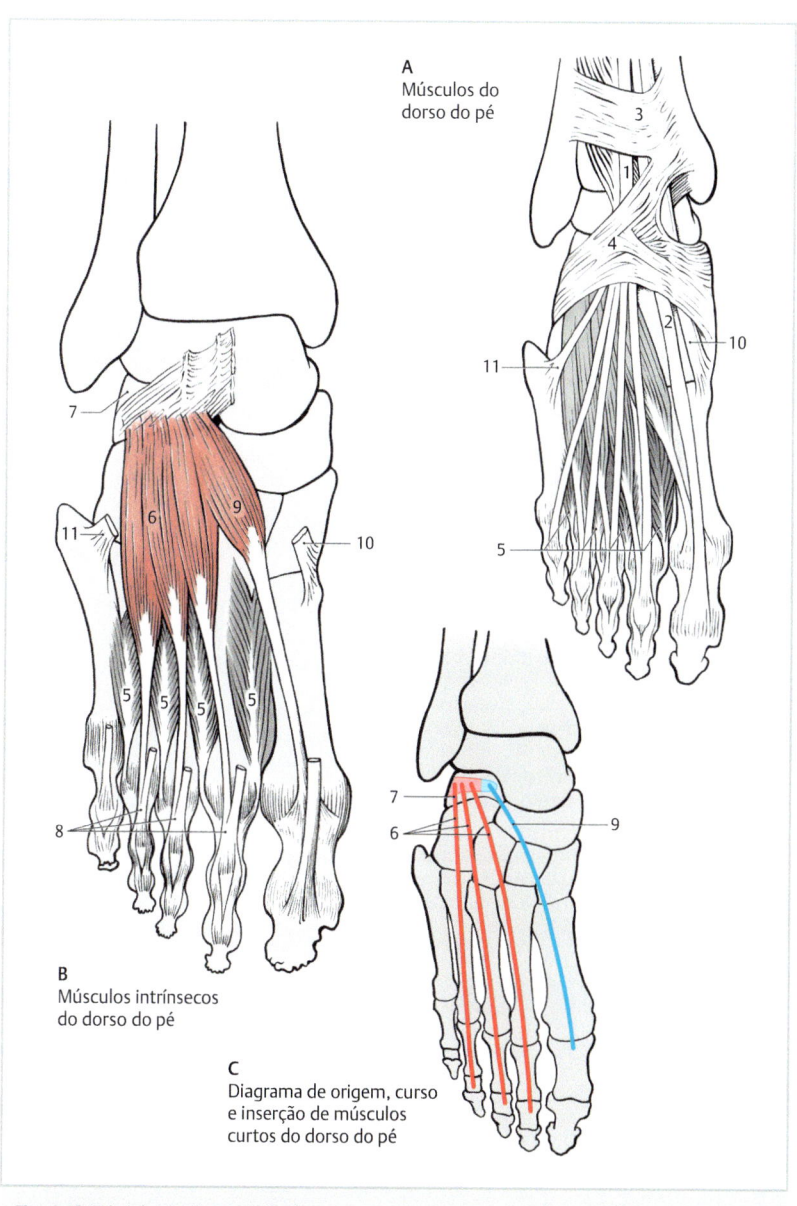

C Diagrama de origem, curso e inserção de músculos curtos do dorso do pé

Fig. 4.42 Músculos intrínsecos do pé.

Músculos da Sola do Pé (A-C)

Três grupos de músculos podem ser distinguidos na sola do pé — os músculos nas regiões do:
- Dedo grande
- Dedo pequeno
- Região média

O abdutor do hálux e o flexor curto do hálux pertencem à região do dedo grande. Em um sentido mais amplo, ele inclui também o adutor do hálux, que originalmente formou um sistema separado.

O abdutor do dedo mínimo, flexor do dedo mínimo curto e o oponente ao dedo mínimo pertencem à região do dedo pequeno.

O grupo do músculo médio consiste em lumbricais, quadrado plantar, interósseos e flexor curto dos dedos.

Todos os músculos plantares do pé são cobertos pela **aponeurose plantar** densa e forte (**1**), que é derivada da fáscia superficial. A aponeurose plantar consiste em **feixes de fibras longitudinais** (**2**), que surgem a partir da tuberosidade do calcâneo e irradiam nos dedos. **Fascículos transversais** (**3**) interconectam esses feixes de fibras longitudinais. Nas bordas mediais e laterais do pé, a aponeurose plantar funde-se na fáscia dorsal fina do pé. Dois septos resistentes se estendem profundamente a partir das superfícies como o *septo plantar lateral* (**4**). O primeiro está conectado ao primeiro metatarso, ao cuneiforme medial e o navicular, e o último, ao quinto metatarso e ao ligamento plantar longo.

Os três espaços de tecido conjuntivo formados por esses septos e a aponeurose plantar contêm, cada um, os três grupos de músculos mencionados acima e o tecido adiposo. Esses coxins, formados por músculos e gordura, transmitem o peso do corpo para o substrato subjacente.
A aponeurose plantar, septos, músculos, tecidos adiposos e o esqueleto do pé formam uma unidade funcional. Desse modo, a aponeurose plantar faz uma importante contribuição para a manutenção do arco longitudinal (ver p. 226). Além disso, a aponeurose plantar atua para proteger os vasos e nervos da pressão das lesões.

Músculos do Dedo Grande

O **abdutor do hálux** (**5**) *surge a partir do processo medial da tuberosidade do calcâneo* (**6**), *a partir do retináculo dos flexores e a partir da aponeurose plantar* (**7**). Sua origem forma um arco tendinoso abaixo do qual os tendões dos flexores longos dos dedos percorrem no canal do tarso. *O músculo é inserido no osso sesamoide medial* (**8**) *e na base da falange proximal* (**9**). Há geralmente uma bursa sinovial entre esse tendão de inserção e a articulação metatarsofalangiana. Ele atua como um abdutor e um flexor fraco, e auxilia na manutenção do arco do pé.

Inervação: nervo plantar medial (L5-S1).

O **flexor curto do hálux** (**10**) *surge a partir do cuneiforme medial* (**11**), *o ligamento plantar longo e o tendão tibial posterior.* Esse músculo tem **duas cabeças**; a **cabeça medial** (**12**) é combinada com o abdutor do hálux e *estende-se para o osso sesamoide medial* (**13**) *e a falange proximal* (**14**), enquanto a **cabeça lateral** (**15**) une o adutor do hálux e *é inserida no osso sesamoide lateral* (**16**) *e a falange proximal* (**17**). Ele é um importante flexor plantar e é necessário principalmente na dança de *ballet*.

Inervação: nervo plantar medial (L5-S1).

4.2 Músculos, Fáscias e Características Especiais

A Aponeurose plantar

B Músculos na região do dedo grande: abdutor do hálux e flexor curto do hálux

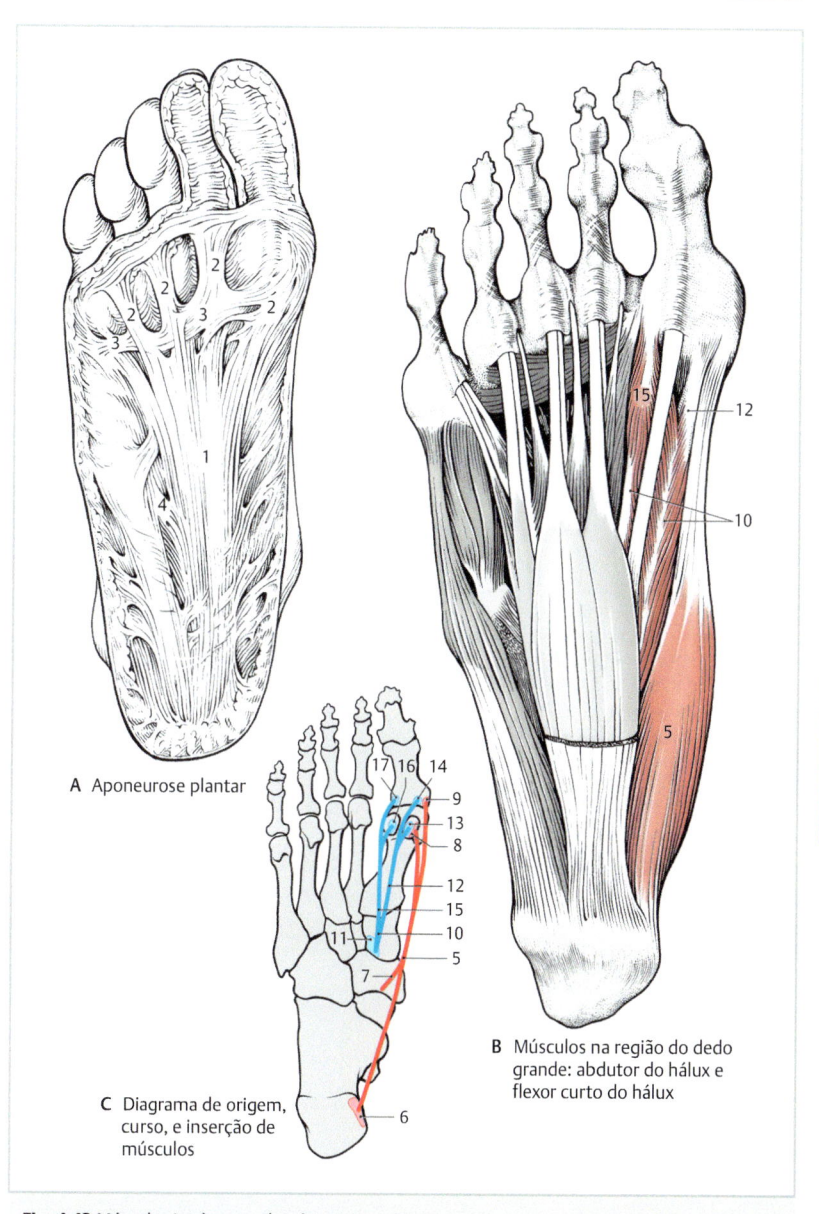

C Diagrama de origem, curso, e inserção de músculos

Fig. 4.43 Músculos intrínsecos do pé, continuação.

Músculos da Sola do Pé (A-C), cont.

Músculos do Dedo Grande, cont.

O **adutor do hálux** (**1**) apresenta **duas cabeças**. É visível apenas após o flexor longo dos dedos e o flexor curto dos dedos (**2**) terem sido removidos (**A**). A **cabeça oblíqua** forte (**3**) *surge a partir dos ossos cuboide* (**4**) *e o cuneiforme lateral* (**5**), *e a partir das bases do segundo e terceiro metatarsos* (**6**). Outras superfícies de origem podem incluir os quatro metatarsos, o ligamento calcâneo cuboide plantar, o ligamento plantar longo (**7**) e a bainha do tendão plantar (**8**) do fibular longo. A **cabeça transversal** (**9**) *surge a partir dos ligamentos capsulares das articulações metatarsofalangianas do terceiro ao quinto dedo* (**10**) *e a partir do ligamento metatarsal transverso profundo*. **Ambas as cabeças** *são inseridas no osso sesamoide lateral* (**11**) *do dedo grande*. A cabeça transversal é particularmente ativa ao tensionar o arco plantar transverso. Além disso, ela aduz o dedo grande e pode então flexionar a falange proximal em sentido plantar.

Inervação: ramo profundo do nervo plantar lateral (S1-S2).

Músculos Intrínsecos do Dedo Mínimo (A-C)

O **dedo mínimo oponente** (**12**) surge a partir do ligamento plantar longo (**7**) e a partir da bainha do tendão plantar do fibular longo (**13**). Ele é inserido no quinto metatarso (**14**). Suas funções são flexionar o quinto metatarso em sentido plantar e apoiar o arco plantar e está ausente com muita frequência.

Inervação: nervo plantar lateral (S1-S2).

O **flexor do dedo mínimo** (**15**) surge a partir da base do quinto metatarso (**16**), a partir do ligamento plantar longo (**7**) e a partir da bainha do tendão plantar do fibular longo. Ele se estende para a base da falange proximal (**17**) do quinto dedo e geralmente se funde com o abdutor do dedo mínimo. Ele atua como um flexor plantar do dedo mínimo.

Inervação: nervo plantar lateral (S1-S2).

O **abdutor do dedo mínimo** (**18**) é o maior e mais longo dos músculos do dedo mínimo. Em princípio esse músculo atualmente forma a borda lateral do pé. Ele surge a partir do processo lateral da tuberosidade do calcâneo (**19**), a superfície inferior do calcâneo (**20**), a tuberosidade do quinto metatarso (**21**) e a aponeurose plantar, e estende-se para a falange proximal (**22**) do quinto dedo. Como os outros músculos, ele apoia o arco do pé. Além disso, o plantar flexiona o quinto dedo e, para uma pequena extensão, ele atua também como abdutor.

Inervação: nervo plantar lateral (S1-S2).

23 Quadrado plantar

4.2 Músculos, Fáscias e Características Especiais

A Músculo adutor do hálux e músculos na região do quinto dedo, após a remoção de flexores

B Músculos da sola do pé: vista global

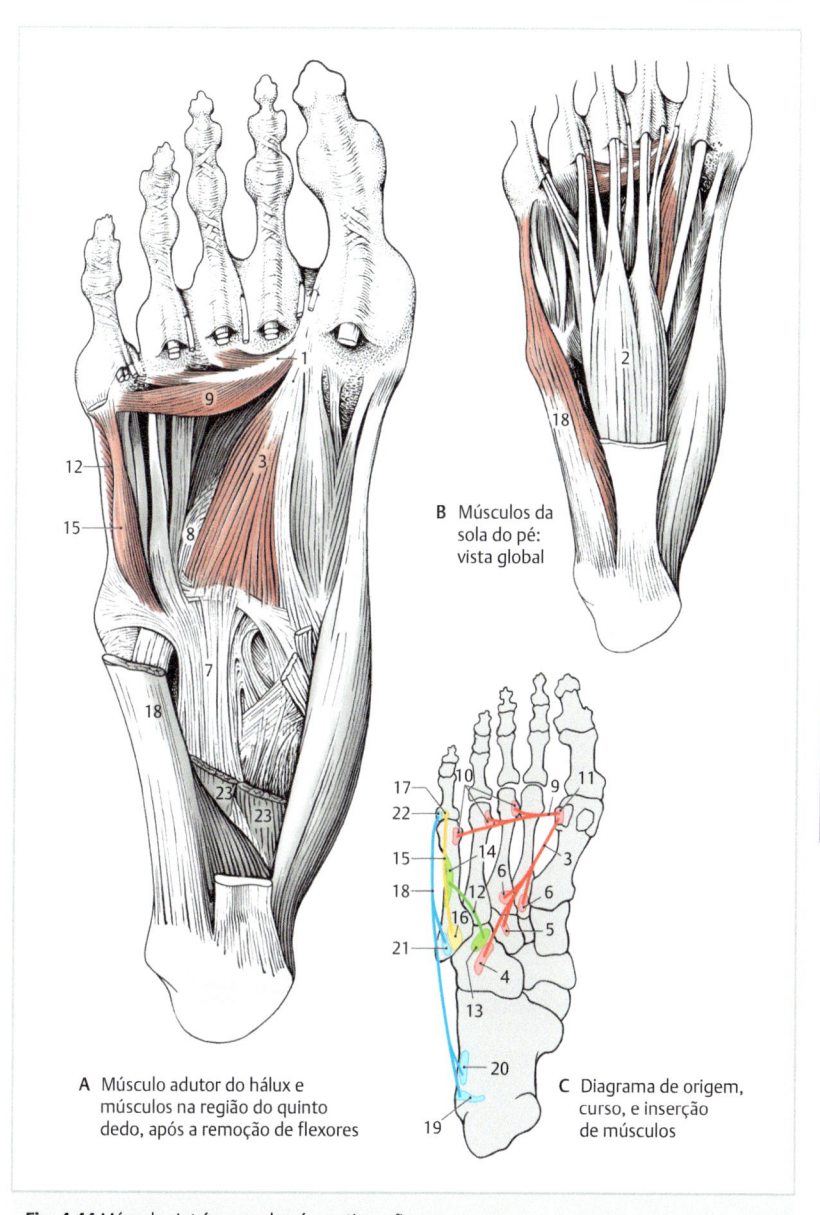

C Diagrama de origem, curso, e inserção de músculos

Fig. 4.44 Músculos intrínsecos do pé, continuação

Músculos da Sola do Pé, cont.

Músculos Intrínsecos no Centro da Sola do Pé (A-C)

Os **quatro lumbricais** (**1**) *surgem a partir das superfícies mediais dos tendões individuais* (**2**) *do flexor longo dos dedos. Eles se estendem para a margem medial das falanges proximais do segundo ao quinto dedo e fundem-se com a aponeurose extensora (dorsal)*. Os músculos estão envolvidos na flexão plantar e movimentam os quatro dedos laterais na direção do dedo grande, além de auxiliarem no reforço do arco plantar.

Inervação: nervo plantar medial para o primeiro, segundo e terceiro lumbricais, e nervo plantar lateral para o quarto lumbrical (L5-S2).

Variantes: Ao contrário dos lumbricais da mão, aqueles do pé são bastante variáveis. Eles podem estar ausentes ou ser em mais do que quatro e podem ser inseridos nas cápsulas das articulações metatarsofalangianas e nas falanges proximais.

O **quadrado plantar** (**3**) também é conhecido como a cabeça plantar do flexor longo dos dedos (flexor acessório). *Ele surge por dois deslizamentos a partir das margens medial e lateral da superfície plantar do calcâneo e projeta-se na margem lateral do flexor longo dos dedos* (**4**).

Inervação: nervo plantar lateral (S1-S2).

Variantes: Pode-se estender no tendão comum do flexor longo dos dedos ou nas quatro divisões daquele tendão e, nesse caso, só se estende apenas para os dois tendões laterais.

Os **interósseos** podem ser divididos nas partes **plantar** (**5**; azul) e **dorsal** (**6**; vermelho). Estão organizados no que diz respeito ao segundo dígito como eixo longitudinal do pé.

Os **três interósseos plantares** cada originam-se de uma **cabeça isolada** *a partir do lado medial do terceiro ao quinto metatarso* (**7**) *e podem receber fibras adicionais a partir do ligamento plantar longo. Podem-se estender para o lado medial da base da falange proximal do terceiro ao quinto dedo* (**8**).

Os **quatro interósseos dorsais** originam-se por **duas cabeças** *a partir das superfícies opostas de todos os metatarsos* (**9**) *e a partir do ligamento plantar longo. Eles estão conectados às bases das falanges proximais do segundo ao quarto dígito* (**10**).

Os interósseos plantares atuam como adutores e impulsionam o terceiro, quarto e quinto dedos em direção ao segundo dedo. Os interósseos dorsais são abdutores. O primeiro e o segundo são inseridos na falange proximal do segundo dedo, e o terceiro e quarto são inseridos na falange proximal do terceiro e do quarto dedo.

Ao contrário dos interósseos da mão, eles geralmente não alcançam a aponeurose extensora. Além disso, para suas funções como abdutores e adutores, eles trabalham juntos como flexores plantares das articulações metatarsofalangianas.

Inervação: ramo profundo do nervo plantar lateral (S1-S2).

O **flexor curto dos dedos** (**11**) *surge a partir da superfície inferior da tuberosidade do calcâneo e a partir da parte proximal da aponeurose plantar. Seus tendões, que são inseridos na falange média do segundo ao quarto dedo, estão divididos próximo aos seus terminais* (**12**). Os tendões do flexor longo dos dedos (**2**) percorrem entre esses tendões divididos. Desse modo, o flexor curto dos dedos é denominado também de perfurado. Nessa região, os tendões juntamente com os tendões do flexor longo dos dedos são circundados por uma bainha de tendão. Esse músculo plantar flexiona as falanges médias.

Inervação: nervo plantar medial (L5-S1).

Variantes: O tendão para o quinto dedo (dedo mínimo) está ausente com frequência. Em alguns casos, o músculo inteiro pode estar ausente.

4.2 Músculos, Fáscias e Características Especiais

A Músculos intrínsecos na região plantar média do pé

B Flexor curto dos dedos

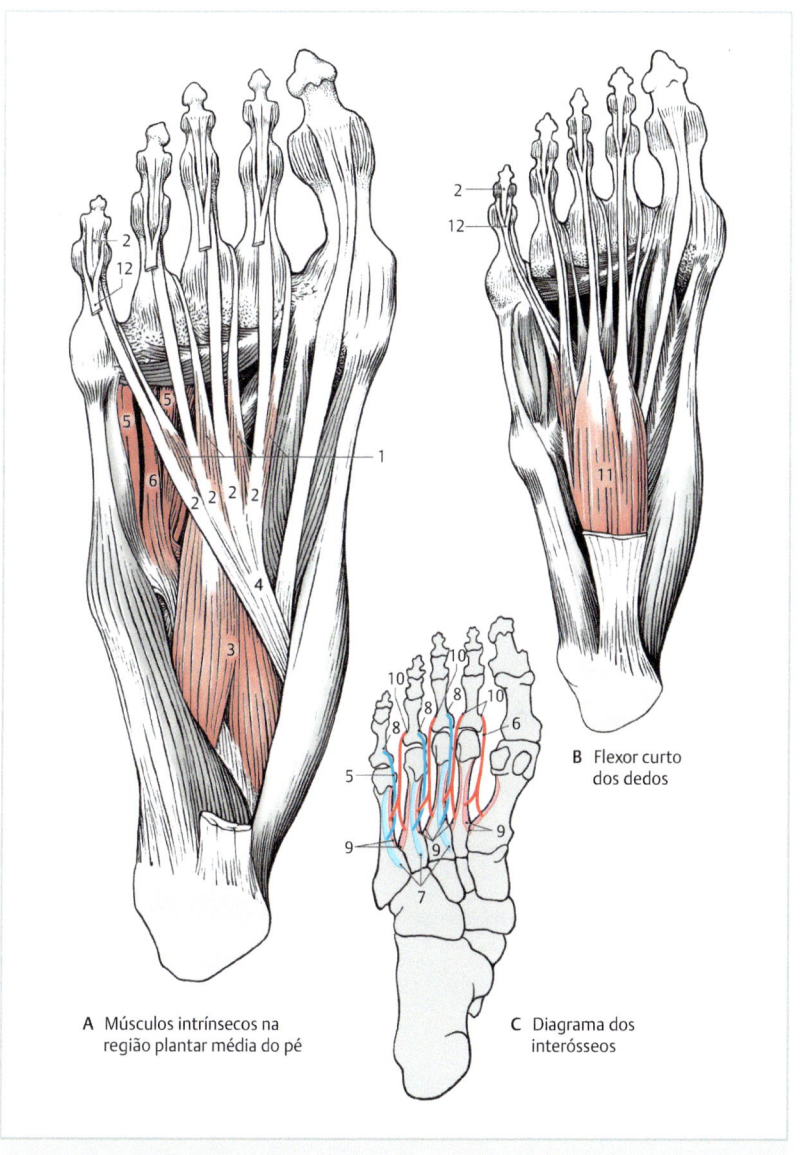

C Diagrama dos interósseos

Fig. 4.45 Músculos intrínsecos do pé, continuação.

Fáscias da Parte Inferior da Perna e do Pé (A-D)

A fáscia superficial da parte inferior da perna, a **fáscia crural** (**1**), é a continuação da fáscia lata e sua fáscia poplítea especial. Ela inclui as camadas musculares superficiais da perna. Fibras fortalecedoras são entrelaçadas na fáscia crural e delineadas certas características particulares. Desse modo, sobre os extensores na parte distal anterior da perna existem as fibras fortalecedoras transversais formando o *retináculo extensor superior* (**2**) e, na região tarsal no dorso do pé, o *retináculo extensor inferior* (**3**), que são visíveis devido às fibras de reforço dentro da fáscia. Os retináculos podem ser demonstrados com cuidado na fáscia.

Na lateral há um septo intermuscular, tanto em frente como atrás dos músculos fibulares, que se estende a partir da fáscia crural profundamente à fíbula. Esses são os *septos intermusculares anterior* (**4**) *e posterior* (**5**) *da perna*. Na extremidade distal, na região do maléolo lateral, os tratos de fibras fortes estão entrelaçados na fáscia e formam o *retináculo fibular superior e inferior* (**6**). Ambos só podem ser demonstrados pela dissecação.

A fáscia sobre os músculos crurais dorsais é fina. Ela é apenas fortalecida distalmente, de modo que, entre o maléolo medial e o calcâneo, há uma estrutura fibrosa densa, o *retináculo dos flexores* (**7**), a camada superficial que serve como o limite dos tendões dos músculos profundos da tíbia.

A musculatura da panturrilha pode ser dividida em uma camada superficial e uma profunda de músculos. Entre os dois grupos está posicionada a **fáscia profunda da perna** (**8**), que surge proximal ao *arco tendíneo do músculo sóleo*. Parte do sóleo também surge dessa região.

Na extremidade distal, este músculo apresenta fibras mais espessas, e essas formam a *camada profunda do retináculo dos flexores* no lado medial, e, no lado lateral, elas contribuem para o *retináculo fibular superior*. Os quatro grupos diferentes de músculos na perna estão separados, desse modo, por essas camadas de tecido conjuntivo e a membrana interóssea.

> **Nota clínica:** A fáscia crural combina com os septos intermusculares e com a tíbia e a fíbula, formando os quatro tubos fibro-ósseos, ou **compartimentos**, que contêm os grupos de músculos da parte inferior da perna. Esta firme contenção fascial é importante para o retorno de sangue venoso contra a força da gravidade, auxiliado pelas contrações musculares e válvulas venosas. A lesão a um vaso arterial dentro de um compartimento causará danos progressivos aos nervos e músculos (**síndrome de compartimento**).

No dorso do pé, a **fáscia dorsal** superficial **do pé** (**9**) posiciona-se distal ao *retináculo extensor inferior* (**3**). Ela é muito delicada e fina. Forma a continuação imediata da fáscia crural e estende-se distalmente na aponeurose extensora dos dedos. Lateralmente é conectada aos lados do pé. Em sentido proximal, nas conexões do retináculo extensor superior, essa fáscia forma o *retináculo extensor inferior* de forma cruzada, que, entretanto, pode ser demonstrado apenas por dissecação cuidadosa, e na qual lateralmente a cruz proximal com frequência está ausente. Nesse caso, esses feixes de fibras de reforço dentro da fáscia aparecem no formato de Y.

Posicionada de forma profunda aos tendões do extensor longo dos dedos está uma camada de tecido conjuntivo, a **fáscia dorsal profunda do pé,** que é densa e firme e está conectada às bordas do pé.

4.2 Músculos, Fáscias e Características Especiais **277**

D Corte na parte inferior da perna mostrando fáscias e septos

B Fáscia do dorso do pé

C Fáscia na região retromaleolar medial

A Fáscia da parte inferior da perna

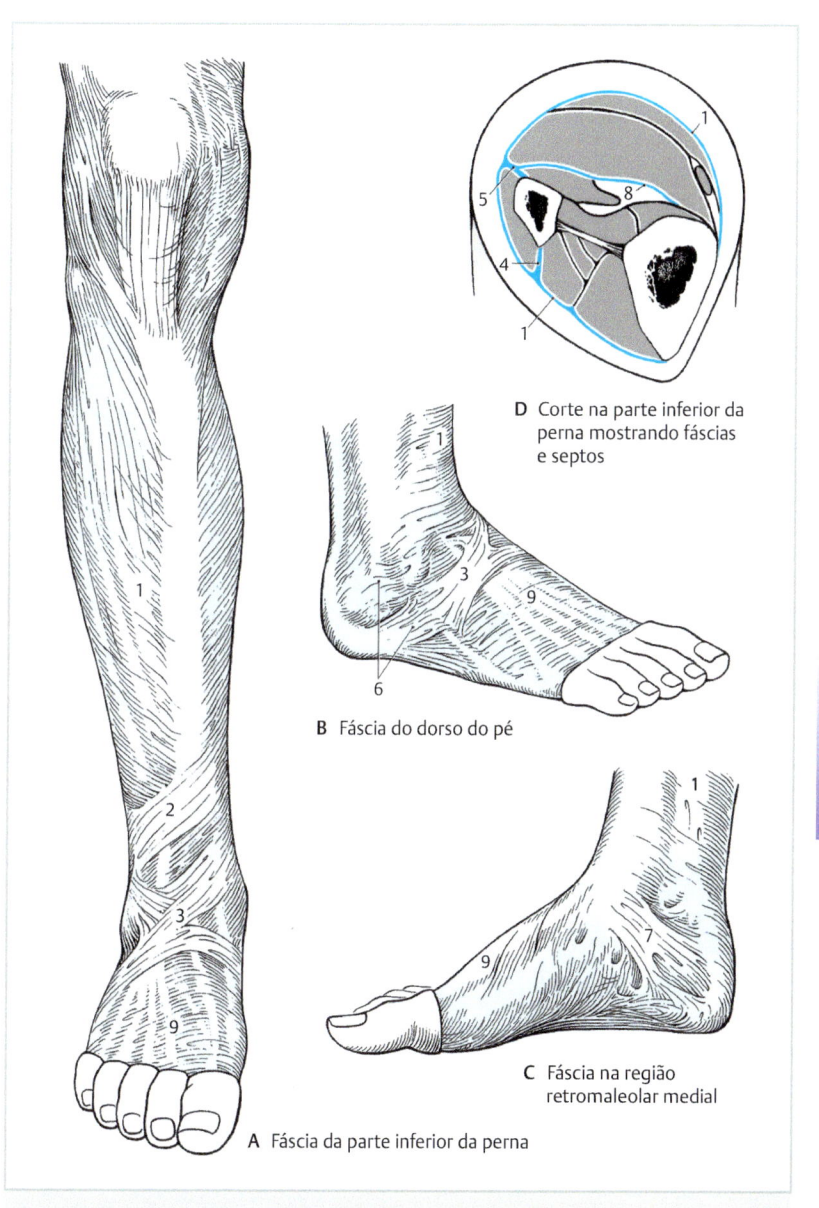

Fig. 4.46 Fáscia da parte inferior da perna e pé.

Bainhas de Tendões no Pé (A-C)

Como na mão, várias **bainhas de tendões** são distinguidas no pé.

No **dorso do pé, as bainhas de tendões** são encontradas para os tendões do:

- Tibial anterior (**1**)
- Extensor longo do hálux (**2**)
- Extensor longo dos dedos (**3**)
- Fibular terceiro (quando presente)

Os tendões ou as bainhas dos tendões nessa área são mantidos no lugar pelos *retináculos extensores superior* (**4**) e *inferior* (**5**). No lado lateral dos tarsais na região da tróclea fibular do calcâneo é encontrada *a bainha do tendão comum dos músculos fibulares* (**6**). O tendão fibular longo (**7**) deixa essa bainha sinovial comum e continua através da região plantar dentro da sua própria bainha, a *bainha do tendão plantar do fibular longo*. A bainha do tendão comum para os músculos fibulares é mantida no lugar lateralmente pelos *retináculos fibulares superior* (**8**) e *inferior* (**9**).

Os tendões flexores estão posicionados no lado medial do pé atrás do maléolo medial. Suas bainhas de tendões percorrem abaixo do *retináculo flexor do pé, que comprime a camada superficial* (**10**) da fáscia crural reforçada e uma *camada profunda* (**11**). A camada profunda sobrepõe-se ao tendão do tibial posterior (**12**), que corre na *bainha do tendão tibial posterior* e do flexor longo dos dedos (**13**), que corre na *bainha do tendão flexor longo dos dedos*. A bainha que inclui o tendão do flexor longo do hálux (**14**) *(bainha do tendão do flexor longo do hálux)* também corre abaixo da camada profunda; ela não passa ao redor do maléolo medial, mas ao redor do sustentáculo do tálus.

No **aspecto plantar do pé** são encontradas **cinco bainhas** de tendões correspondentes aos dedos individuais do pé (**15**). Como uma regra, essas **bainhas sinoviais** não se comunicam uma com a outra e são fortalecidas pelas **bainhas fibrosas** robustas (**16**), cada uma das quais consiste em uma parte anular e outra cruciforme. A *parte anular* (**17**) consiste em feixes circulares de fibras e está localizada na região de uma articulação. A *parte cruciforme* (**18**) é encontrada entre as articulações e é composta de fibras de tecido conjuntivo entrecruzadas. Ao contrário da mão, nenhuma bainha de tendão é encontrada no compartimento médio da superfície plantar do pé. Apenas as duas bainhas de tendões mencionadas anteriormente, que, do flexor longo do hálux (**14**) e o flexor longo dos dedos (**13**), estendem-se na região do metatarso.

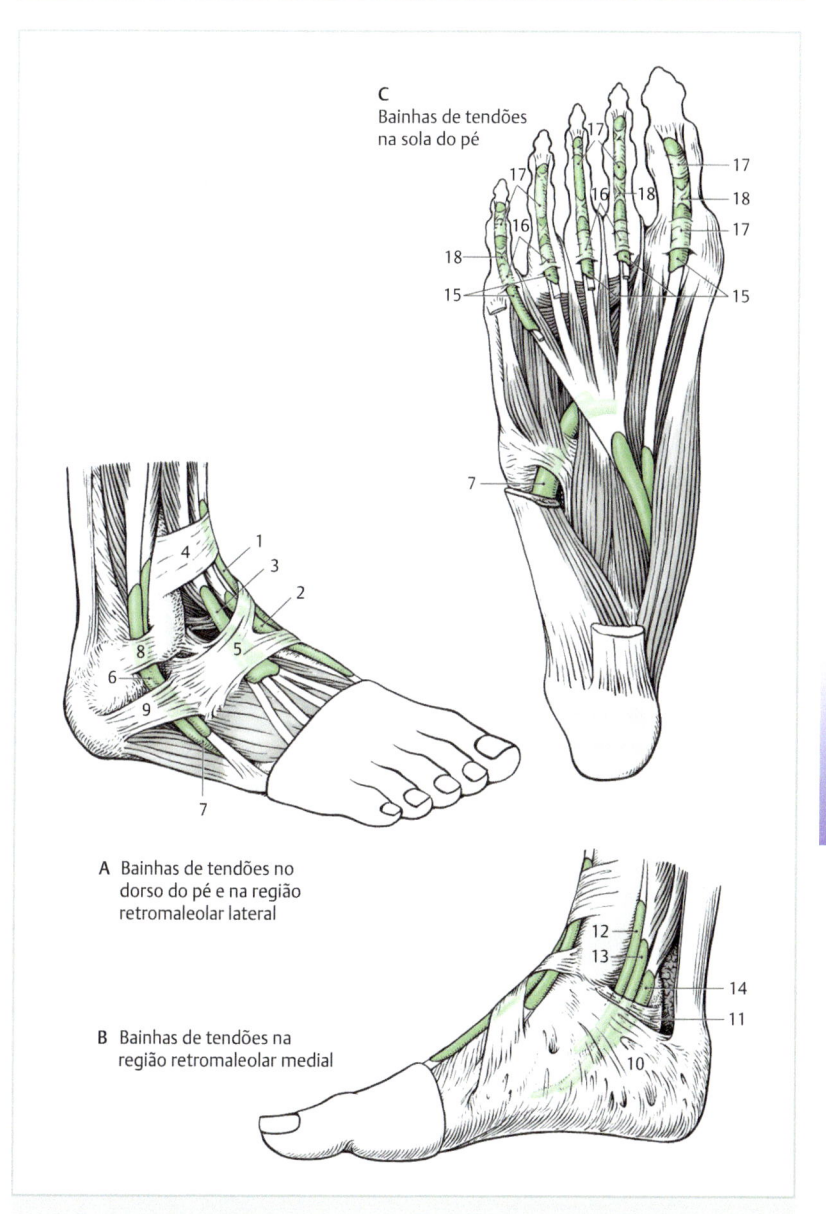

4.2 Músculos, Fáscias e Características Especiais

C Bainhas de tendões na sola do pé

A Bainhas de tendões no dorso do pé e na região retromaleolar lateral

B Bainhas de tendões na região retromaleolar medial

Fig. 4.47 Bainhas dos tendões no pé.

4.3 Termos Anatômicos e seus Equivalentes em Latim

Membro Inferior	Membrum Inferius
Almofada de gordura infrapatelar	Corpus adiposum infrapatellare
Articulação do joelho	Articulatio genus
Articulação do tornozelo	Articulatio talocruralis
Asa do ílio	Ala ossis ilii
Bainha do tendão	Vagina tendinum
Crista púbica	Crista pubica
Incisura acetabular	Incisura acetabuli
Lábrum acetabular	Limbus acetabuli
Linha pectínia do púbis	Pecten ossis pubis
Nervo ciático	Ischiadicus
Obturador externo (interno)	Obturatorius externus (internus)
Osso do quadril	Os coxae
Ossos dos dedos dos pés	Ossa digitorium pedis
Parte livre do membro inferior	Pars libera membri inferioris
Septo intermuscular anteromedial	Septum intermusculare vastoadductorium
Sulco obturador	Sulcus obturatorius
Superfície lunar	Facies lunata
Superfície sinfisiária	Facies symphysialis
Zona intermediária	Linea intermedia

5 Cabeça e Pescoço

5.1 Crânio *282*
5.2 Músculos e Fáscias *318*

5.1 Crânio

A parte óssea da cabeça, o **crânio** ou caixa craniana, forma a extremidade superior do tronco. Ele atua como a cápsula para o cérebro e órgãos sensoriais, forma a subestrutura da face e contém também as porções iniciais dos tratos gastrointestinal e respiratório. A estrutura do crânio é diferenciada de acordo com a variedade de suas tarefas.

Subdivisões do Crânio

O crânio consiste em duas partes:
- O **neurocrânio**, ou abóbada craniana
- O **viscerocrânio**, ou esqueleto facial

O limite entre os dois está no nível da raiz nasal e se estende ao longo da borda superior das órbitas para os canais auditivos externos.

A forma do crânio é parcialmente determinada pelos músculos, que podem produzir certas mudanças devido às suas funções, e em parte pelo conteúdo do crânio. Desse modo, existe uma correlação entre o neurocrânio e o cérebro contido no mesmo. A influência aqui é recíproca, considerando que a expansão do cérebro pode produzir alargamento do neurocrânio, como na hidrocefalia (ver p. 310). Por outro lado, a cessação prematura do crescimento neurocraniano pode resultar em malformação do cérebro. Não existe somente o efeito recíproco no neurocrânio, mas também uma relação próxima ao esqueleto facial. Assim, o desenvolvimento dos músculos e do sistema de sustentação da dura-máter dentro da calota craniana também está inter-relacionado.

Ossificação do crânio

Fundamentalmente, existem dois processos de desenvolvimento no crânio, distinguíveis pelo tipo de formação óssea. Um é o **condrocrânio** e o outro o **desmocrânio**. No condrocrânio existe formação óssea de substituição, enquanto no desmocrânio os ossos individuais se desenvolvem como ossos membranosos diretamente das condensações no tecido conjuntivo. Ambos os tipos de desenvolvimento ocorrem nas duas partes funcionais (neurocrânio e viscerocrânio). No entanto, as porções de origem desmal ou condral podem fundir-se de forma conjunta para formar um único osso, conforme ilustrado pelo osso temporal.

O **neurocrânio** (**A**; laranja) consiste no osso occipital (**1**), osso esfenoide (**2**), escamoso (**3**) e porção mastoide do osso petroso (**4**) partes do osso temporal, os ossos parietais (**5**), e o osso frontal (**6**).

O **viscerocrânio** (**A**; violeta) é composto do osso etmoide (**7**), os cornetos nasais inferiores, os ossos lacrimais (**8**), os ossos nasais (**9**), o vômer, as maxilas (**10**) com o osso incisivo, os ossos palatinos, os zigomas (**11**), as partes timpânicas (**12**) e os processos estiloides (**13**) dos ossos temporais, a mandíbula (**14**), e o osso hioide.

Ossos pré-formados em cartilagem (**B**; azul) incluem o osso occipital (**1**, excluindo a parte superior de sua escala, **15**), o osso esfenoide (**2**, excluindo a lamela medial do processo pterigóideo), o osso temporal com sua parte petrosa (**4**) e ossículos auditivos, o osso etmoide (**7**), o corneto nasal inferior e o osso hioide. Essas especificações correspondem amplamente ao material constituído pelos somitos da cabeça.

Os ossos a seguir são formados pela **ossificação no tecido conjuntivo** (**B**; verde); a parte superior da escala occipital (**15**), a concha esfenoidal, a lamela medial do processo pterigóideo, a parte timpânica do osso temporal (**12**), a parte escamosa (**3**), o osso parietal (**5**), o osso frontal (**6**), o osso lacrimal (**8**), o osso nasal (**9**), o vômer, a maxila (**10**), o osso palatino, o zigoma (**11**), e a mandíbula (**14**).

5.1 Crânio

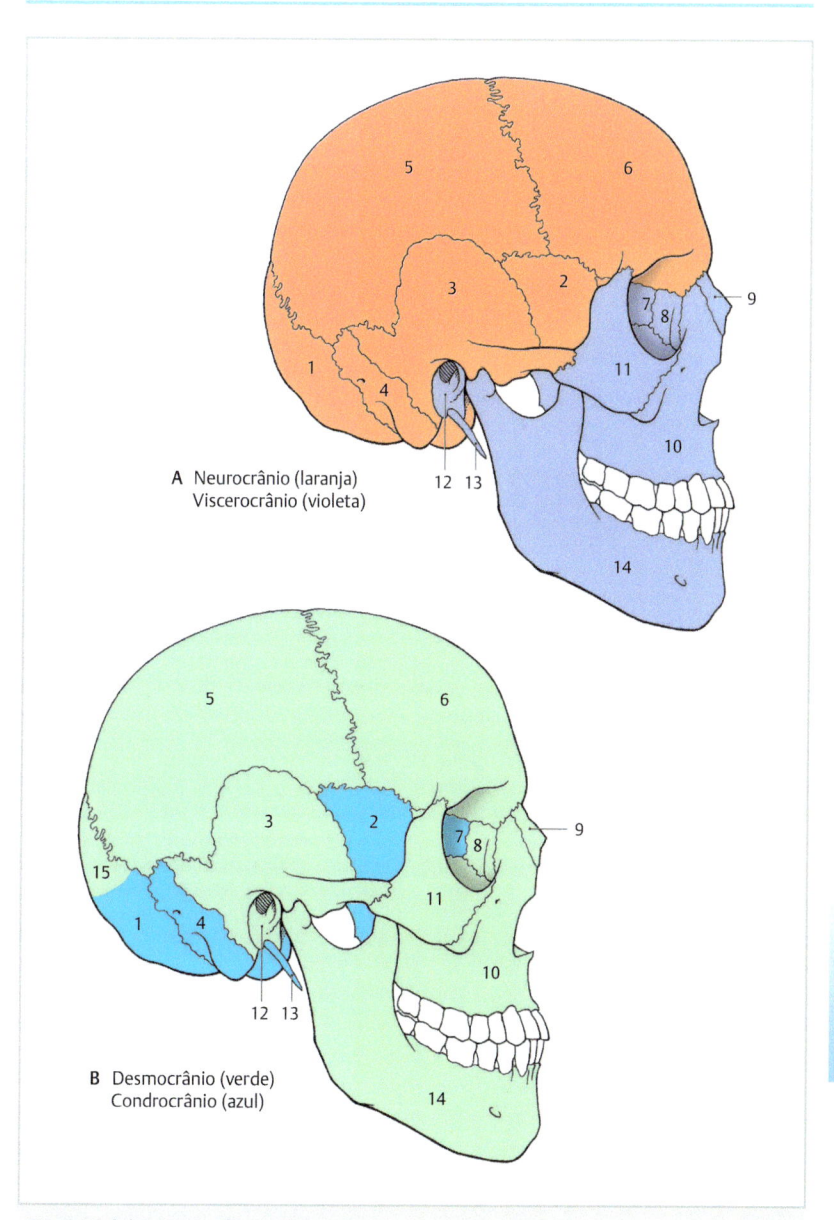

A Neurocrânio (laranja)
Viscerocrânio (violeta)

B Desmocrânio (verde)
Condrocrânio (azul)

Fig. 5.1 Subdivisão e ossificação do crânio.

Características Especiais da Ossificação Intramembranosa (A-D)

A calvária se desenvolve no tecido conjuntivo e apresenta vários centros de ossificação, a partir dos quais a formação óssea se difunde em todas as direções. Desse modo, protuberâncias pareadas se desenvolvem – duas *eminências frontais* (**1**) e duas *eminências parietais* (**2**). Os ossos se desenvolvem a partir dessas eminências. Ao nascimento, amplas áreas de tecido conjuntivo, as fontanelas ou fontículos, ainda estão à esquerda entre os ossos individuais.

A *fontanela anterior* (**3**) é uma abertura não emparelhada selada pelo tecido conjuntivo, que é quase quadrada e ao nascimento apresenta um comprimento diagonal de 2,5 a 3 cm. A menor, a fontanela posterior não emparelhada (**4**), é também selada pelo tecido conjuntivo e é triangular na forma. A fontanela anterior se posiciona entre as duas estruturas de osso frontal e ambas as estruturas parietais. A fontanela posterior se posiciona entre as duas estruturas do osso parietal e a estrutura da escala superior do osso occipital. As fontanelas emparelhadas se posicionam lateralmente, das quais a *fontanela esfenoidal* (**5**), fechada pelo tecido conjuntivo, é a maior e deve ser distinguida da *fontanela mastóidea* menor (**6**), que é ocluída pela cartilagem (correspondendo a uma sincondrose). A fontanela esfenoidal se posiciona entre os ossos frontal, parietal e esfenoide, e a fontanela mastóidea se posiciona entre os ossos esfenoide, temporal e occipital.

As fontanelas fecham somente após o nascimento, a primeira sendo a posterior no terceiro mês; a fontanela esfenoidal segue no 6º mês, a mastóidea no 18º mês e a fontanela anterior no 36º mês.

> **Nota Clínica:** As fontanelas proporcionam à cabeça fetal certa flexibilidade que facilita sua passagem pelo canal de nascimento durante o parto. No recém-nascido e nas crianças, a fontanela anterior pode ser usada para a coleta de amostras sanguíneas dos seios durais. A fontanela anterior ampla oferece um local de acesso adicional para a venopunção.

Suturas e sincondroses

Os remanescentes de tecido conjuntivo entre os ossos cranianos formam as articulações fibrosas cranianas, as **suturas** (ver p. 22), que permitem o crescimento contínuo dos ossos. Somente quando os ossos estiverem completamente fundidos como sinostoses, então, o crescimento cessa.

Entre alguns dos ossos pré-formados na cartilagem (condrocrânio) existem articulações cartilaginosas cranianas, as **sincondroses cranianas**. A sincondrose esfeno-occipital que ossifica ao redor da idade de 18 anos, é de interesse prático. Na região do corpo esfenoide, a *sincondrose interesfenoidal*, que ossifica precocemente, é encontrada, enquanto entre os ossos esfenoide e etmoide está a *sincondrose esfenoetmoidal,* que não ossifica até a maturidade. Além disso, as cartilagens remanescentes são retidas ao longo da vida entre a parte petrosa do osso temporal e os ossos adjacentes, a sincondrose *esfenopetrosa* e a *sincondrose petro-occipital*.

O crescimento do crânio, como já foi declarado, é dependente da função e do conteúdo do crânio. O neurocrânio e o viscerocrânio não crescem em taxas iguais. O crescimento do viscerocrânio, inicialmente, fica defasado, mas se torna mais rápido durante os primeiros anos de vida.

5.1 Crânio

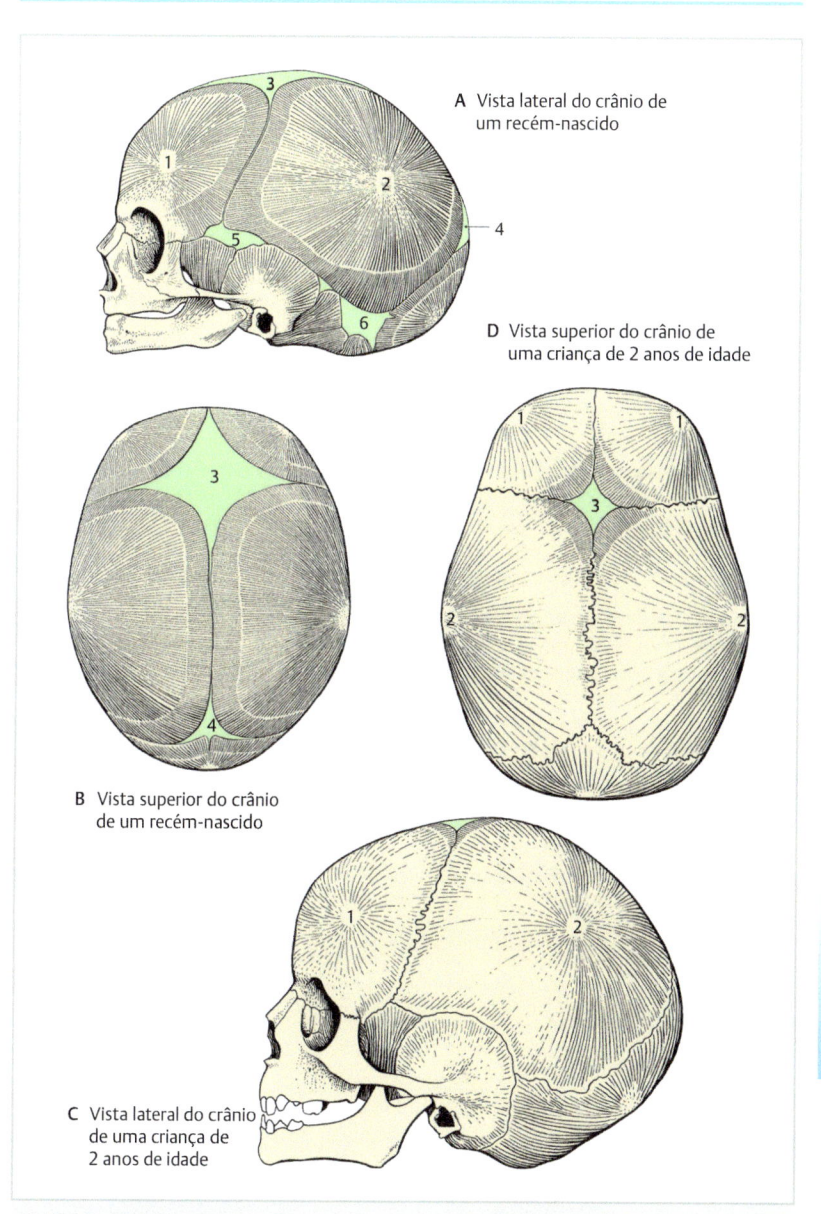

A Vista lateral do crânio de um recém-nascido

D Vista superior do crânio de uma criança de 2 anos de idade

B Vista superior do crânio de um recém-nascido

C Vista lateral do crânio de uma criança de 2 anos de idade

Fig. 5.2 Ossificação do crânio.

Estrutura dos Ossos Cranianos

Cada um dos ossos planos do crânio consiste em:
- Um compacto da **tabela externa** (lâmina externa)
- Um compacto da **tabela interna** (lâmina interna)

e entre as duas se posiciona
- O **díploe** (camada esponjosa), em que existem numerosas veias dentro dos canais diploicos

Dentro de outros ossos do crânio estão certos espaços preenchidos de ar associados às cavidades nasais. Os ossos temporais contêm espaços para audição e equilíbrio.

A parte externa do crânio é coberta pelo **pericrânio**, e a superfície interna do crânio é coberta pelo **endocrânio** ou **dura-máter**. O endocrânio inclui a camada interna de periósteo, que é fundido à dura nesse nível.

Em primeiro lugar, é útil obter uma visão unificada do crânio a partir de seus vários aspectos, de modo que possamos reconhecer as associações funcionais do crânio e compreender as características especiais dos ossos cranianos individuais. As várias cavidades dentro do crânio são também discutidas a seguir.

Calvária (A-C)

A abóbada craniana, ou calvária, consiste em um **osso frontal** (amarelo), os **ossos parietais** (marrom claro), partes dos **ossos temporais** (salmão), e a parte mais superior do **osso occipital** (laranja). O exame externo do crânio mostrará, em primeiro lugar, as suturas, como a *sutura coronal* (**1**), que separa a *parte escamosa* do *osso frontal* (**2**) com as *eminências frontais* (**3**) dos ossos parietais. Cada osso parietal apresenta também uma *eminência parietal* (**4**). Entre os ossos parietais está posicionada a *sutura sagital* (**5**), que corre da *sutura coronal* à *sutura lambdoide* (**6**), que é a sutura entre o osso parietal e a *parte escamosa* do osso occipital (**7**). Lateralmente, na região parietal, estão as *linhas inferior* (**8**) e *temporal superior* (**9**). Em estreita relação com a sutura sagital, imediatamente em frente à sutura lambdoide, estão os *forames parietais* (**10**). As características especiais do crânio (visualizadas a partir do aspecto posterior) são descritas na p. 290.

As suturas também estão visíveis na *superfície interna* da calvária *adulta*. Na superfície de corte, a *lâmina externa* (**11**), o díploe (**12**) e a *lâmina interna* (**13**) estão expostos. Na parte mais anterior da região escamosa do osso frontal se posiciona a *crista frontal* (**14**) que se estende em direção aos ossos parietais. Na região da sutura sagital está o *sulco raso para o seio sagital superior* (**15**). Os *sulcos arteriais* (**16**), que transmitem os ramos da artéria meníngea média e sua veia acompanhante, ascendem da lateral em direção à linha média e áreas posteriores. Lateral ao sulco para o seio sagital superior e lateral para a crista frontal existe um número variável de indentações de diferentes tamanhos (*fovéolas granulares;* **17**) dentro das quais as granulações aracnoides se projetam.

Nas superfícies internas e externas do osso parietal na calvária estão os *ângulos frontal* (**18**) e *occipital* (**19**), enquanto os ângulos esfenoide e mastoide são encontrados apenas na base do crânio.

5.1 Crânio

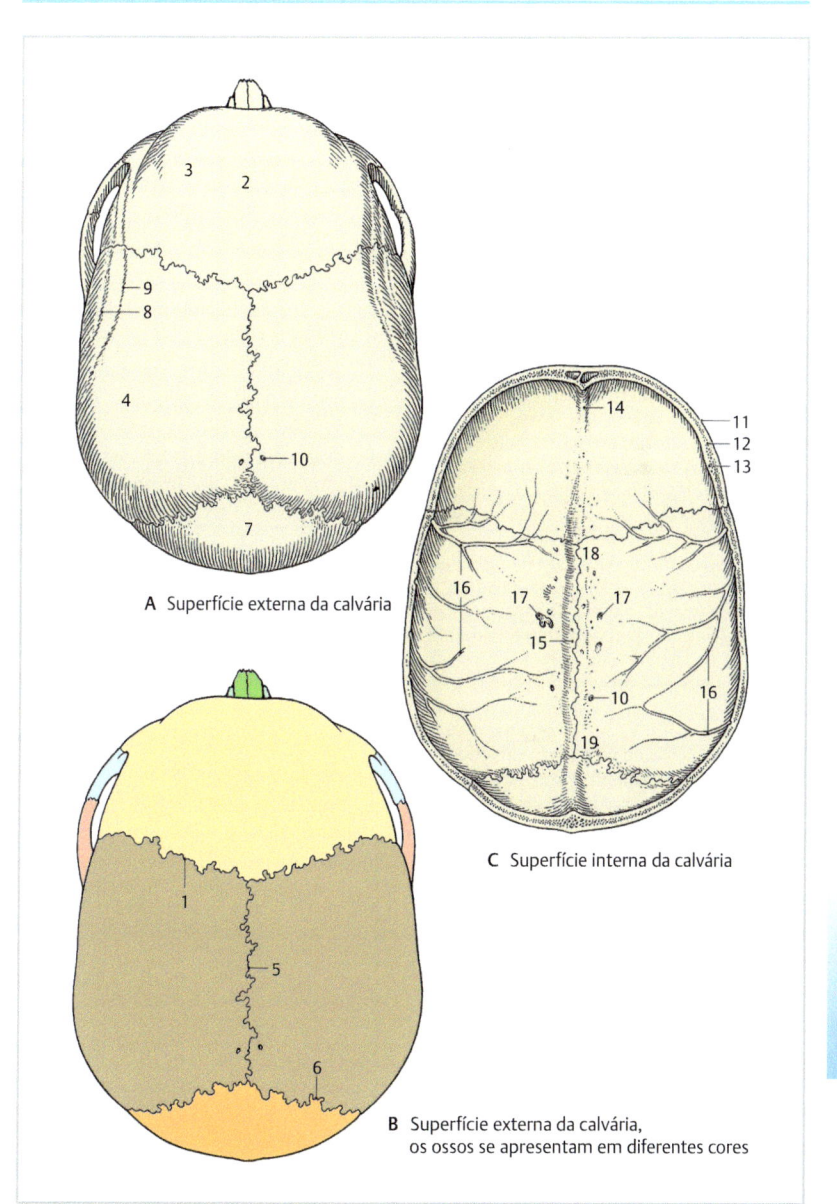

A Superfície externa da calvária

C Superfície interna da calvária

B Superfície externa da calvária, os ossos se apresentam em diferentes cores

Fig. 5.3 Calvária.

Aspecto Lateral do Crânio (A-C)

No plano orbitomeatal, que corre através da margem inferior da órbita e a margem superior do meato acústico externo, o **neurocrânio** revela a *fossa temporal* (**1**), que inclui parte do **osso temporal** (salmão), o **osso parietal** (marrom), porções do **osso frontal** (amarelo), e o **osso esfenoide** (vermelho tijolo).

A fossa temporal é delimitada acima, pela *linha temporal inferior*, um pouco mais proeminente (**2**) e a *linha temporal superior* menos evidente (**3**). A partir da *parte escamosa do osso temporal* (**4**), o *processo zigomático* (**5**) se estende anteriormente, e com o *processo temporal* (**6**) do zigoma (azul) é formado o *arco zigomático* (**7**). Inferior à raiz do processo zigomático se posiciona o *meato acústico externo* (**8**), que é limitado, principalmente, pela **parte timpânica** (**9; C**, azul-claro), e para uma extensão menor pela **parte escamosa** (**4; C**, salmão) do **osso temporal** (**B**, salmão). Imediatamente acima desse processo existe, muitas vezes, uma espinha suprameática pequena (**10**) e uma pequena cavidade, a fovéola suprameática = triângulo suprameático. Posterior ao meato externo está o *processo mastoide* (**11**), que teve origem como uma apófise muscular. Entre esse processo e a parte timpânica existe a *fissura timpanomastóidea* variavelmente desenvolvida (**12**). O *forame mastoide* (**13**) se posiciona na raiz do processo mastoide. Embaixo da parte timpânica (**9**) existe o processo estiloide de tamanho variável (**C**, verde-claro).

Ao examinar o **viscerocrânio** observamos o *arco supraciliar* (**14**), como uma crista proeminente acima da órbita. Embaixo está a *margem supraorbitária* (**15**) com a *incisura supraorbitária*. A margem supraorbitária se apresenta de forma contínua sobre a margem anterolateral da abertura orbitária dentro do *margem infraorbitária* (**16**). A última é formada pelo **zigoma** e o *processo frontal da maxila* (**17**). Medialmente está uma depressão, a fossa para o saco lacrimal (**18**); (órbita; ver p. 306).

Existe um (ou dois) forame pequeno no zigoma, o *forame zigomático facial* (**19**). Embaixo da margem infraorbitária se posiciona o *forame infraorbitário* (**20**). No ponto mais baixo da abertura nasal, a *espinha nasal anterior* (**21**) é observada. A **maxila** (verde-claro) apresenta um *processo alveolar* (**22**) direcionado para baixo, o qual transporta os dentes maxilares. A *tuberosidade maxilar* (**23**) projeta-se posteriormente a essa região (para detalhes da mandíbula, ver p. 302).

Suturas

A *sutura coronal* (**24**) separa os ossos frontais e parietais. Encontra a *sutura esfenofrontal* (**25**), que se posiciona entre a *asa maior do osso esfenoide* (**26**) e o osso frontal. O osso frontal e os zigomas estão unidos pela *sutura frontozigomática* (**27**). A *sutura zigomaticomaxilar* (**28**) se posiciona entre o zigoma e a maxila, e a *sutura temporozigomática* (**29**) é encontrada entre o zigoma e o osso temporal. A *sutura frontomaxilar* (**30**) se posiciona entre o osso frontal e a maxila, e a *sutura nasomaxilar* (**31**) está entre a maxila e o osso nasal (verde-escuro). A *sutura esfenoescamosa* (**32**) forma o limite entre a asa maior do osso esfenoide e a escala temporal. O osso temporal (vermelho claro) une o osso parietal na *sutura escamosa* (**33**). Pode-se estender no processo mastoide como a *sutura petroescamosa* (**34**) entre suas partes escamosa (**C**, vermelho claro) e petrosa (**C**, marrom).

A *sutura lambdoide* (**35**) separa o osso parietal do occipital (laranja).

Uma parte pequena da asa maior do esfenoide se estende até o osso parietal, de modo que a *sutura esfenoparietal* (**36**) pode ser descrita. Entre o processo mastoide e o osso parietal por um lado, e o osso occipital, por outro lado, se posicionam as suturas *parietomastoide* (**37**) e *occipitomastoide* (**38**).

> **Nota clínica:** A rota pterional é uma abordagem neurocirúrgica amplamente usada para a fossa craniana anterior. A craniotomia pterional é colocada na junção das suturas esfenofrontal e esfenoparietal. É nomeada após o ptério (Grego para "asa"), porque o acesso é obtido por meio da asa maior do osso esfenoide.

5.1 Crânio

A Aspecto lateral do crânio

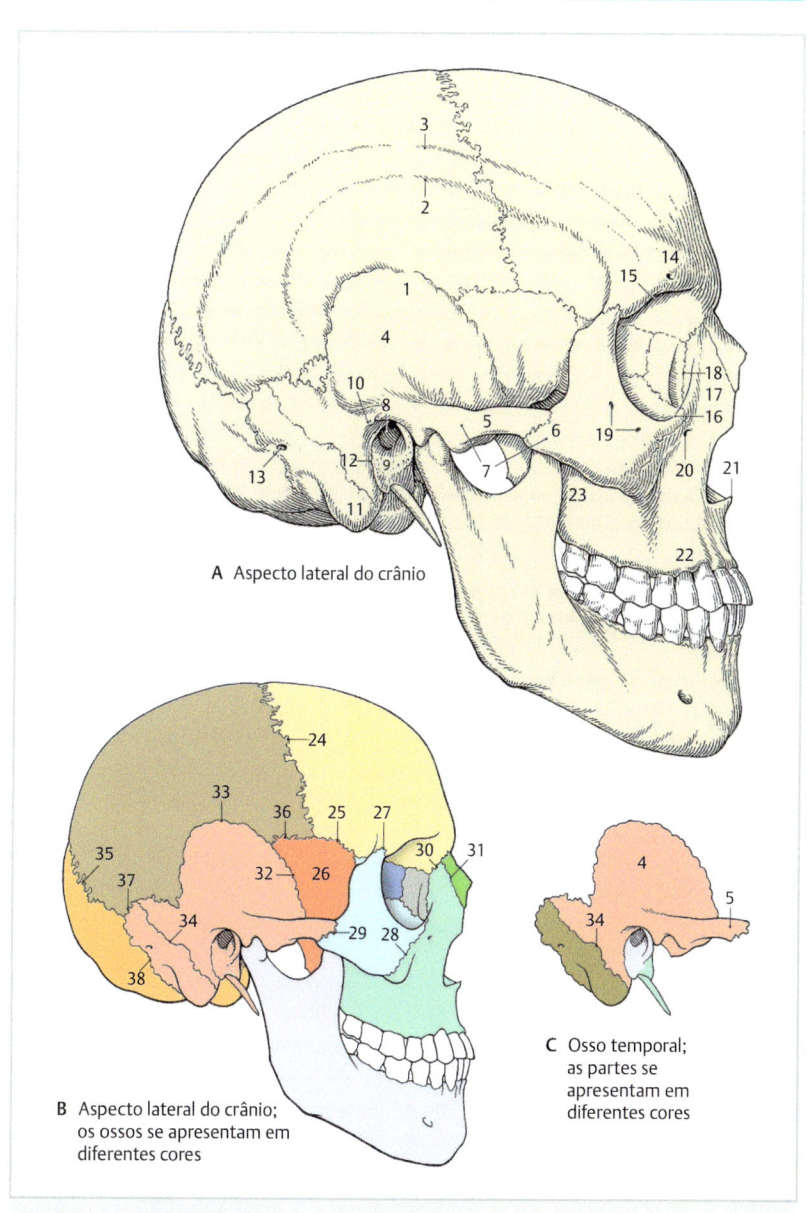

B Aspecto lateral do crânio; os ossos se apresentam em diferentes cores

C Osso temporal; as partes se apresentam em diferentes cores

Fig. 5.4 Aspecto lateral do crânio.

Aspecto Posterior do Crânio (A,B)

Na vista posterior é possível ver ambos os ossos parietais (marrom, **1**), que são unidos pela *sutura sagital* (**2**). A *sutura lambdoide* (**3**) separa os dois ossos parietais do osso occipital (laranja, **4**).

A *protuberância occipital externa* (**5**) é proeminente no osso occipital na linha média e é palpável através da pele. A *linha da nuca* mais elevada (**6**) se estende para cima e lateralmente a partir da protuberância occipital. A linha abaixo é a *linha da nuca superior* (**7**), que representa uma crista transversal lateral à protuberância, e embaixo de sua *linha da nuca inferior* (**8**), que se estende aproximadamente no centro entre a protuberância occipital externa e o forame magno. A *linha inferior da nuca* pode começar na *crista occipital externa* (**9**), que revela um desenvolvimento variável.

Lateral ao osso occipital fica o *processo mastoide* (**11**), que é parte do osso temporal, mas está unido ao osso occipital pela *sutura occiptomastóidea* (**10**). A sutura petroescamosa (**12**) pode estar presente completamente ou em parte no processo mastoide. Essa sutura revela que o processo mastoide é formado de ambas as partes escamosa e petrosa do osso temporal. Na região da *sutura occiptomastoide* (**10**) está o *forame mastoide* (**13**), através do qual passa a veia emissária mastoide. No lado medial do processo mastoide se posiciona a *incisura mastoide* (**14**), medial ao qual está o *sulco occipital* (**15**). *Os forames parietais* (**16**) estão situados na região dos ossos parietais.

Variantes: Algumas vezes a protuberância occipital externa está particularmente bem desenvolvida. A escama superior pode estar presente como um osso separado, o osso incarial (ver p. 314). O forame parietal pode ser particularmente amplo (forames parietais aumentados) e pode ser uma fonte de mal-entendidos nas radiografias (perfurações).

> **Nota clínica:** A junção em forma de estrela das suturas lambdoide, occiptomastoide e pariemastoide é delicadamente denominada de "*asterion*" (Grego para "estrela") pelos neurocirurgiões. É um importante marco cirúrgico, considerando que os seios transversais e sigmoides se unem na superfície interna do crânio naquele local. Desse modo, as craniotomias da fossa posterior (abordagem retrosgmoide) são colocadas em um local medial e caudal ao *asterion* para impedir lesão ao seio sigmoide.

5.1 Crânio

A Aspecto posterior do crânio

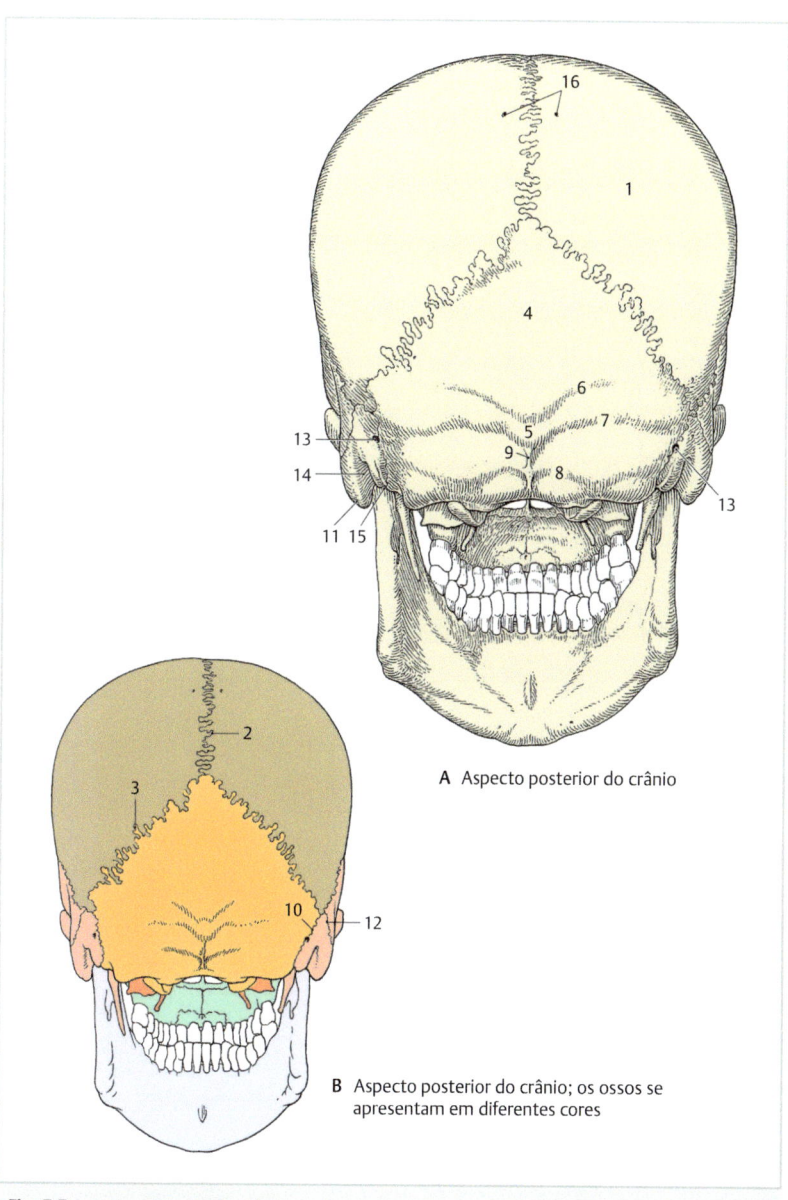

B Aspecto posterior do crânio; os ossos se apresentam em diferentes cores

Fig. 5.5 Aspecto posterior do crânio.

Aspecto Anterior do Crânio (A, B)

A partir da fronte, o **viscerocrânio** completo ou esqueleto facial é visível. A região da testa é formada pelo **osso frontal** (amarelo). Na região da *parte escamosa* (**1**), o osso frontal é separado dos **ossos parietais** (marrom) pela *sutura coronal* (**2**).

Na testa, entre os *arcos supraciliares* (**3**), se posiciona a *glabela* (**4**). O osso frontal sinaliza a entrada para as órbitas formando a *margem supraorbitária* (**5**), próxima à margem medial da qual é o tamanho variável, *incisura supraorbitária* bem definida. Em algumas instâncias, essa incisura é convertida para um *forame supraorbitário* (**6**). Na condição medial pode-se posicionar uma *incisura frontal pequena* (**7**) ou um forame frontal.

Entre as órbitas, o osso frontal é separado dos **ossos nasais** (verde escuro) pelas *suturas frontonasais* (**8**), e das **maxilas** (verde-claro) pelas *suturas frontomaxilares* (**9**). Os dois ossos nasais são unidos pela *sutura internasal* (**10**). Na lateral, para a abertura orbitária, a *sutura frontozigomática* (**11**) separa o osso frontal do zigoma. O zigoma (azul), junto com a maxila, formam uma parte adicional do limite da abertura orbitária (p. 306).

O *forame infraorbitário* (**14**) está localizado na **maxila**, logo abaixo da *margem infraorbitária* (**12**) e adjacente à *sutura zigomaticomaxilar* (**13**). Essa sutura transmite um ramo do nervo maxilar, o nervo infraorbitário, uma artéria e uma veia. Inferior à órbita, na região do *corpo maxilar*, há uma depressão profunda, a *fossa canina* (**15**).

O *processo zigomático* (**16**) corre lateralmente a partir do corpo maxilar. A maxila está ligada ao osso frontal pelo *processo frontal* (**17**), que se eleva a partir do corpo maxilar e se conecta com o osso nasal pela *sutura nasomaxilar* (**18**). O *processo palatino* (ver p. 294) é direcionado medialmente e forma uma das fundações do palato duro. Finalmente, no maxilar superior com dentes existe o *processo alveolar* voltado para baixo (**19**).

A continuação da margem infraorbitária no processo frontal é a *crista lacrimal anterior* (**20**). O centro da maxila é formado pelo *corpo da maxila* mencionado anteriormente. O último demarca, com sua *incisura nasal* (**21**), a *abertura piriforme*, a entrada nas cavidades nasais. Na margem inferior da abertura na região da *sutura intermaxilar* (**22**), um esporão, *a espinha nasal anterior* (**23**), se projeta anteriormente. No zigoma existe um ou dois *forames zigomaticofaciais* (**24**).

No maxilar inferior, a **mandíbula** (violeta-claro), o *corpo* (**25**), a *parte alveolar* (**26**), e o *ramo* (**27**) são visíveis a partir da fronte. Na região do corpo da mandíbula, o *forame mentual* (**28**) se posiciona verticalmente, abaixo do segundo dente pré-molar. A *protuberância mentual* (**29**) é encontrada na linha média do corpo da mandíbula (ver p. 302).

5.1 Crânio   293

A Aspecto anterior do crânio

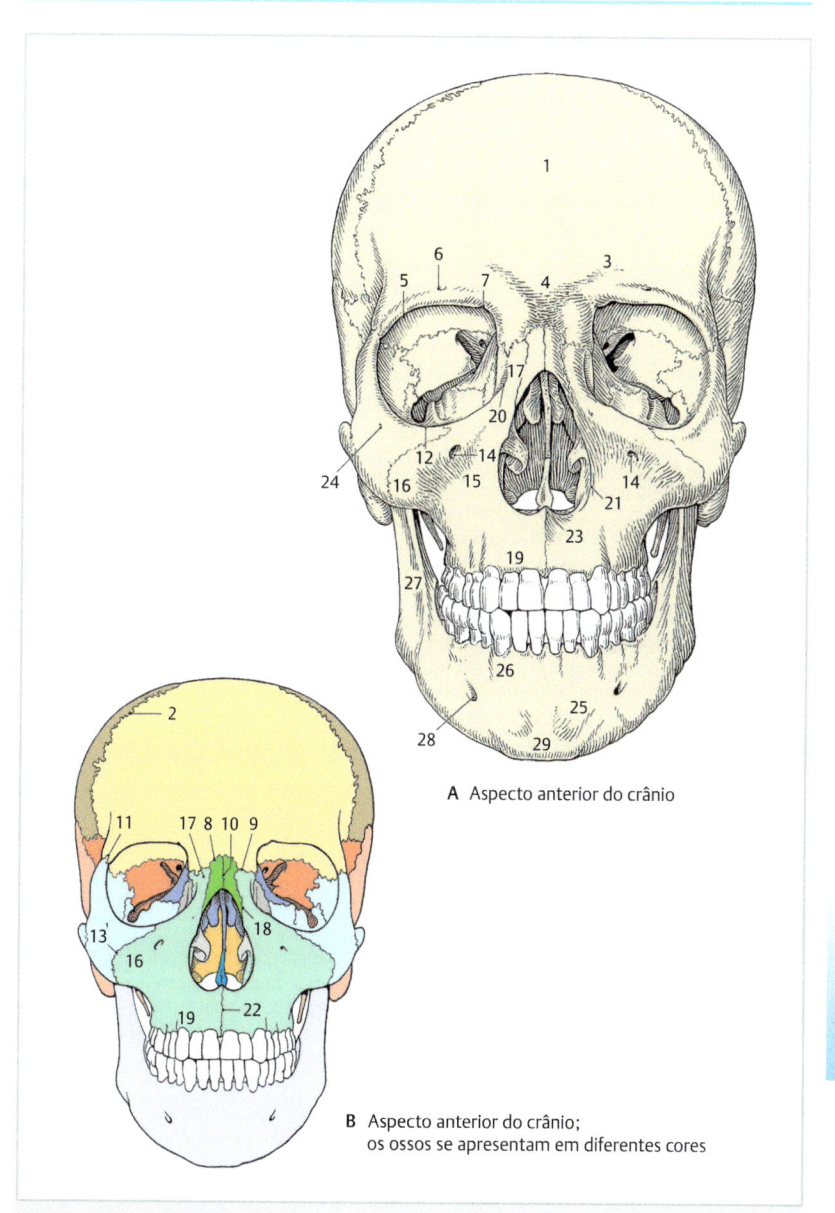

B Aspecto anterior do crânio; os ossos se apresentam em diferentes cores

Fig. 5.6 Aspecto anterior do crânio.

Aspecto Inferior do Crânio (A, B)

A superfície externa da base do crânio consiste em uma parte visceral anterior e uma parte neural posterior.

A **parte anterior** é formada em cada lado pelo *processo palatino da maxila* (**1**, verde-claro), a *placa horizontal do osso palatino* (**2**, verde), o *processo alveolar* e o *túber da maxila* (**3**) e o zigoma (**4**, azul-claro). O **vômer** (azul-escuro) margeia as coanas (**5**) medialmente. Os dois processos palatinos estão fundidos na *sutura palatina mediana* (**6**), a extremidade anterior da qual é indicada pela *fossa incisiva* (**7**), abrigando os canais incisivos. Uma *sutura incisiva* (**8**), que muitas vezes é preservada, passa a partir da fossa até o segundo incisivo. A placa horizontal do osso palatino contém os *forames palatinos maior* (**9**) e *menor* (**10**). Os *sulcos palatinos* passam anteriormente, a partir do forame palatino maior, e são delimitados por cristas, as *espinhas palatinas*. A *sutura palatina transversal* (**11**) é encontrada entre a **maxila** (verde-claro) e o **osso palatino** (verde-médio).

A **parte posterior** da base do crânio consiste no **osso esfenoide** (vermelho tijolo), os **ossos temporais** (salmão) e o **osso occipital** (laranja). Os processos pterigoides formam as bordas laterais das coanas. Distinguimos uma *placa medial* (**12**) com seu *hâmulo* e uma *placa lateral* (**13**). Entre essas placas está posicionada a *fossa pterigoide*. Na raiz da placa medial está a *fossa escafoide* (**14**) e próxima a essa fossa o *forame lacerado* (**15**).

No centro se posiciona o *corpo do osso esfenoide* (**16**) e, lateralmente, está a *asa maior* (**17**) com a *crista infratemporal* (**18**). A asa maior sustenta a *espinha esfenoide* (**19**), cuja base é perfurada pelo *forame espinhoso* (**20**). Entre o forame espinhoso e o forame lacerado está o *forame oval* (**21**), e entre o osso esfenoide e a parte petrosa do osso temporal encontramos a *fissura esfenopetrosa* (**22**). A partir do último sulco do *tubo auditivo* (**23**) se estende de forma posterolateral. A *abertura externa do canalículo coclear* é encontrada no lado da *fossa jugular* (**25**) e adjacente à *abertura externa do canal carotídeo* (**24**). Esse processo é delimitado, lateralmente, pelos *processos jugular e occipital*. Entre a fossa jugular e a abertura do canal carotídeo está uma pequena depressão, a *fóssula petrosa*, em que o canalículo para o nervo timpânico se abre. Próximo a esse processo estão a *parte timpânica* (**26**) do osso temporal e o *processo estiloide* (**27**) dentro da sua bainha. Imediatamente posterior ao processo está o *forame estilomastóideo* (**28**). No *processo mastoide* (**29**) está a *incisura mastoide* (**30**), e medial a essa incisura está a *sutura occipitomastoide* (**31**) com o **sulco occipital** para a artéria occipital (**32**). Anterior ao processo mastoide está posicionada a abertura do *meato acústico externo* (**34**), que é limitada pela *parte timpânica* (**26**) e a *parte escamosa* (**33**).

As partes timpânica e escamosa, bem como uma pequena crista da parte petrosa, a *crista tegumentar* limitada pelas *fissuras petrotimpânica* e *petroescamosa*, formam a *fossa mandibular* (**35**). Esse processo é limitado anteriormente pelo *tubérculo articular* (**36**). O *processo zigomático do osso temporal* (**37**) se estende de forma anterolateral.

A *parte basilar* (**38**) do osso occipital, que sustenta o *tubérculo faríngeo* (**39**), se funde com o *corpo do osso esfenoide* (**16**). A *fissura petro-occipital* corre entre a parte petrosa do osso temporal e o osso occipital. A fossa jugular (**25**) é ampliada pelo sulco no osso occipital adjacente para formar o *forame jugular*. O *forame magno* (**40**) é limitado lateralmente em cada lado por um *côndilo occipital* (**41**), atrás do qual se posiciona a fossa condilar perfurada por um *canal condilar* (**42**). Iniciando diretamente atrás o forame magno, a *crista occipital externa* (**43**) passa acima para a *protuberância occipital externa* (**44**).

5.1 Crânio

A Aspecto inferior do crânio

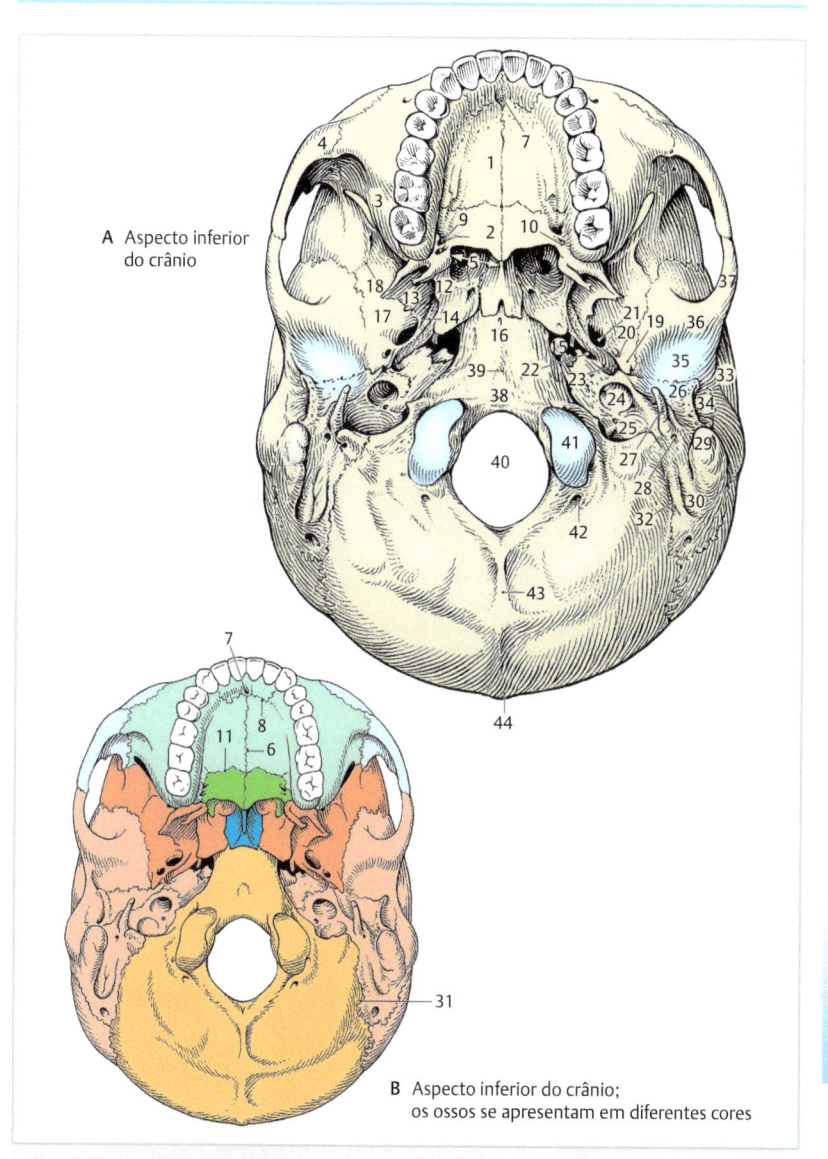

B Aspecto inferior do crânio; os ossos se apresentam em diferentes cores

Fig. 5.7 Aspecto inferior do crânio.

Superfície Interna da Base Craniana (A, B)

A base do crânio está dividida em três fossas:
- A **fossa craniana anterior**
- A **fossa craniana média**
- A **fossa craniana posterior**

Os ossos a seguir formam a superfície interna da base craniana: o **osso etmoide** (violeta azulado), o **osso frontal** (amarelo), o **osso esfenoide** (vermelho tijolo), os **ossos temporais** (salmão), o **osso occipital** (laranja), e os **ossos parietais** (marrom).

A fossa craniana anterior está separada da fossa média pelas *asas menores do esfenoide* (**1**) e do jugo esfenoidal (**2**). As fossas cranianas média e posterior estão separadas uma da outra pelas *bordas superiores* (**3**) das porções petrosas dos ossos temporais e o *dorso da sela* (**4**).

A fossa craniana anterior. A *placa cribriforme* (**5**), formada pelo osso etmoide, contém muitos orifícios pequenos e sustenta, na linha média, a *crista galli* vertical (**6**) com sua *ala de crista galli*. Anterior à *crista galli* está o *forame cego* (**7**) e lateralmente se posicionam as *placas orbitais* (**8**) do osso frontal com suas *marcações convolucionais*. A placa cribriforme está unida ao osso esfenoide pela *sutura esfenoetmoidal* (**9**). No meio, o *sulco pré-quiasmático* (**11**) se posiciona entre os *canais ópticos* (**10**). Os *processos clinoides anteriores* (**12**) margeiam os canais ópticos.

Embaixo da asa menor do esfenoide, a fissura orbitária superior (**13**) se abre na órbita a partir da **fossa craniana média**. No centro do crânio está a sela turca com a *fossa pituitária* (**14**); lateral à sela está o *sulco carotídeo* (**15**), que é o prolongamento do canal carotídeo. O canal carotídeo se posiciona na parede anterior da parte petrosa do osso temporal. Esse canal corre horizontalmente através do *forame lacerado* (**16**), que se abre na continuidade com a fissura esfenopetrosa. A extremidade medial do canal é limitada pela *língula esfenoidal* (**17**). Lateral ao sulco carotídeo está o *forame oval* (**18**), na frente do *forame redondo* (**19**) e lateral ao *forame* espinhoso (**20**). O *sulco para a artéria meníngea média* (**21**) corre lateralmente a partir do forame espinhoso.

Próximo do ápice da parte petrosa, a *impressão trigeminal* (**22**) pode ser observada, e na lateral e um pouco posterior a ela está o *hiato para o nervo petroso maior* (**23**), que continua na direção da fissura esfenopetrosa como o sulco para o nervo petroso maior (**24**). O *hiato para o nervo petroso menor* (**25**) está posicionado apenas anterolateral àquele do nervo petroso maior. A borda superior da parte petrosa (**3**) transporta o *sulco mais ou menos desenvolvido do seio petroso superior* (**26**). Um inchaço proeminente, a *eminência arqueada* (**27**), é produzido pelo canal semicircular anterior. A parte escamosa do osso temporal é unida ao osso esfenoide pela *sutura esfenoescamosa* (**28**).

O forame magno (**29**) se posiciona no meio da **fossa craniana posterior**. O *clivo* (**30**) ascende anteriormente e termina no *dorso da sela* (**4**) e seus *processos clinoides posteriores* (**31**). Entre o osso occipital e a parte petrosa do osso temporal se posiciona o *sulco para o seio petroso inferior* (**32**) e também a sincondrose petro-occipital, que pode ser observada no crânio macerado, como a *fissura petro-occipital* (**33**). O sulco para o seio petroso inferior termina no *forame jugular* (**34**). O *meato acústico interno* (**35**) se abre sobre a superfície posterior do osso petroso. Lateral a esse osso, oculto sob uma pequena crista óssea, se posiciona a *abertura externa do aqueduto vestibular*.

O forame jugular (**34**) é formado pela aposição das incisuras jugulares nos ossos temporais e occipitais. A *incisura jugular no osso occipital* é limitada, anteriormente, pela projeção do *tubérculo jugular*, e o forame jugular é parcialmente dividido pelo *processo intrajugular do osso temporal* (**36**). No seu lado lateral, o forame jugular é alcançado pelo *sulco do seio sigmoide* (**37**), que continua posteriormente no *sulco para o seio transversal* (**38**). Este se estende para a *protuberância occipital interna* (**39**), a partir da qual a *crista occipital interna* (**40**) corre em direção ao forame magno (**29**). Em ambos os lados da borda anterior do forame magno está a abertura do *canal hipoglosso* (**41**).

O clivo é formado pelo corpo do osso esfenoide e a parte basilar do osso occipital. Durante a puberdade eles se fundem (**os tribasilare – boca tribasilar**), mas, antes disso, eles são conectados pela sincondrose esfeno-occipital.

O *osso esfenoide* ("osso esfenoidal") ocupa uma posição chave na base do crânio. Seu nome é enganoso, no entanto, e aparentemente decorre de um erro de transcrição: originalmente foi denominado "os esfecoidal" ou "osso de vespa" devido à forma de suas asas maior e menor. O "c" foi transcrito erroneamente como um "n".

5.1 Crânio

A Superfície interna da base do crânio

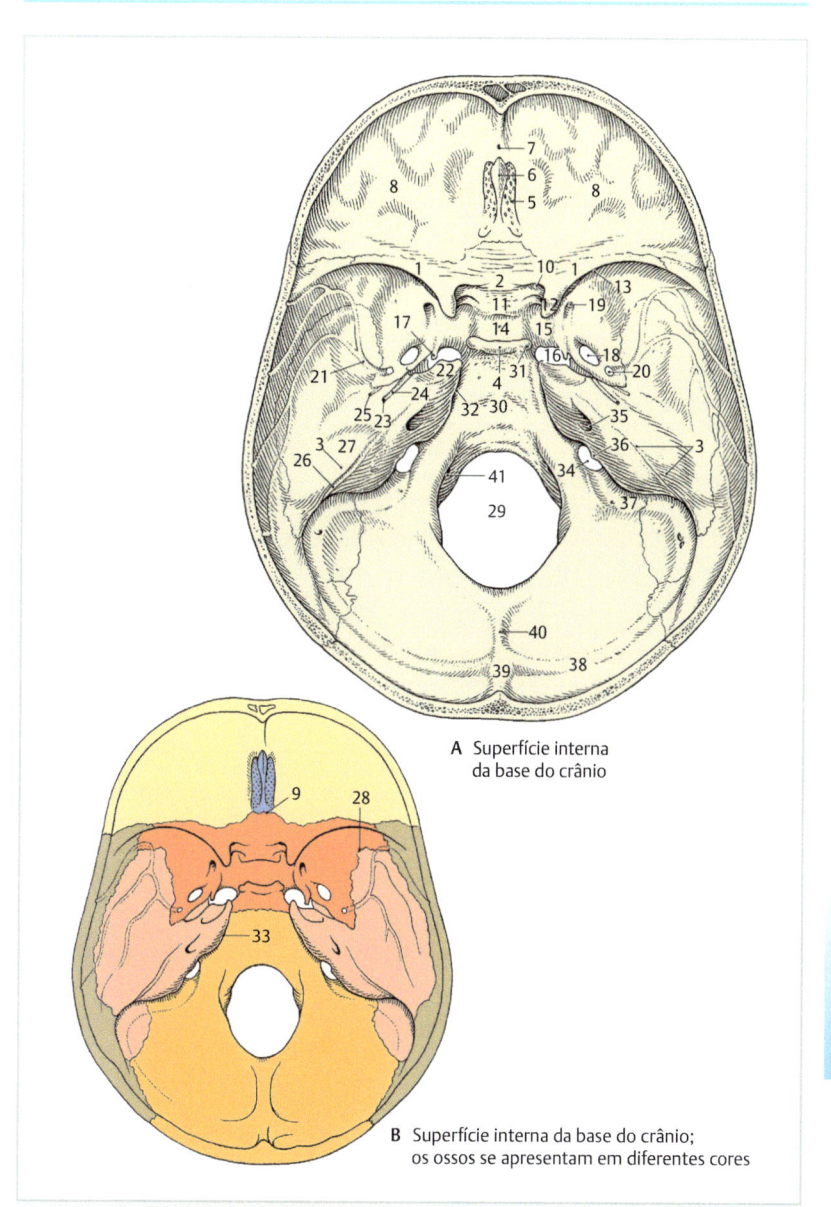

B Superfície interna da base do crânio; os ossos se apresentam em diferentes cores

Fig. 5.8 Superfície interna da base do crânio.

Variantes da Superfície Interna da Base do Crânio (A-E)

Estudos de imagens da fossa craniana média podem demonstrar diversas variantes na região da sela turca.

Em alguns casos, a *língula esfenoidal* (**1**), que está direcionada ao osso temporal, pode ser fundida com aquele osso. Isso marca distintamente a abertura interna do canal da carótida.

Entre os processos clinoides anterior e posterior pode haver um processo adicional, o *processo clinoide médio* (**2**). O último pode, então, se fundir com o processo clinoide anterior, quando ele forma uma abertura especial, o *forame caroticoclinoide* (**3**). Como resultado desse processo, a incisura carótica, que se posiciona medial ao processo clinoide anterior, se torna uma abertura circundada por osso de todos os lados.

Outra variante é a presença de uma *ponte interclinoidal* (**4**) entre os processos clinoide anterior e posterior. Essa fusão óssea dos dois processos, quando observamos as radiografias, é denominada de *sella bridge (ponte de sela)* (**4**). Pode estar presente em um ou ambos os lados e pode se fundir (**5**) com o processo clinoide médio se estiver presente.

Uma variante muito rara é a presença de um *canal craniofaríngeo* (**6**) na fossa pituitária.

Entre o forame oval e o corpo do osso esfenoide, algumas vezes há uma abertura que serve como ponto de saída para a veia. Essa abertura, o *forame venoso* (**7**), é também denominada de emissário esfenoidal ou o forame de Vesalius. Esse forame não é muito raro e estabelece uma comunicação entre o seio cavernoso e as veias extracranianas. O forame de Vesalius pode estar presente em um ou em ambos os lados.

Em ambos os casos, o dorso da sela pode estar tão erodido lateralmente pelo fluxo contínuo da artéria carótida interna que ela não apresenta mais qualquer conexão óssea com o clivo. Nesse caso, o dorso da sela estará ausente a partir do crânio macerado (**D**).

Algumas vezes a crista occipital interna é dividida em duas e entre as partes está o *sulco do seio occipital* bem desenvolvido. Esse processo pode-se estender dentro de um *sulco marginal* (**8**), correndo na parte lateral ao *forame magno* (**9**), para o *forame jugular* (**10**). O canal condilar (**11**) pode esvaziar com uma abertura particularmente ampla no seio sigmoide.

O forame jugular pode ser desigual no tamanho, com maior frequência o lado esquerdo sendo menor do que o direito. Raramente é muito profundo (**12**) o *sulco para o seio petroso inferior*. O canal do hipoglosso pode ser dividido em dois (**13**).

O ápice da parte petrosa do osso temporal pode ter uma conexão óssea com o dorso da sela. Essa ponte óssea é conhecida, também, como a *ponte abducente* (**14**), considerando que o nervo abducente corre por baixo dessa ponte.

5.1 Crânio

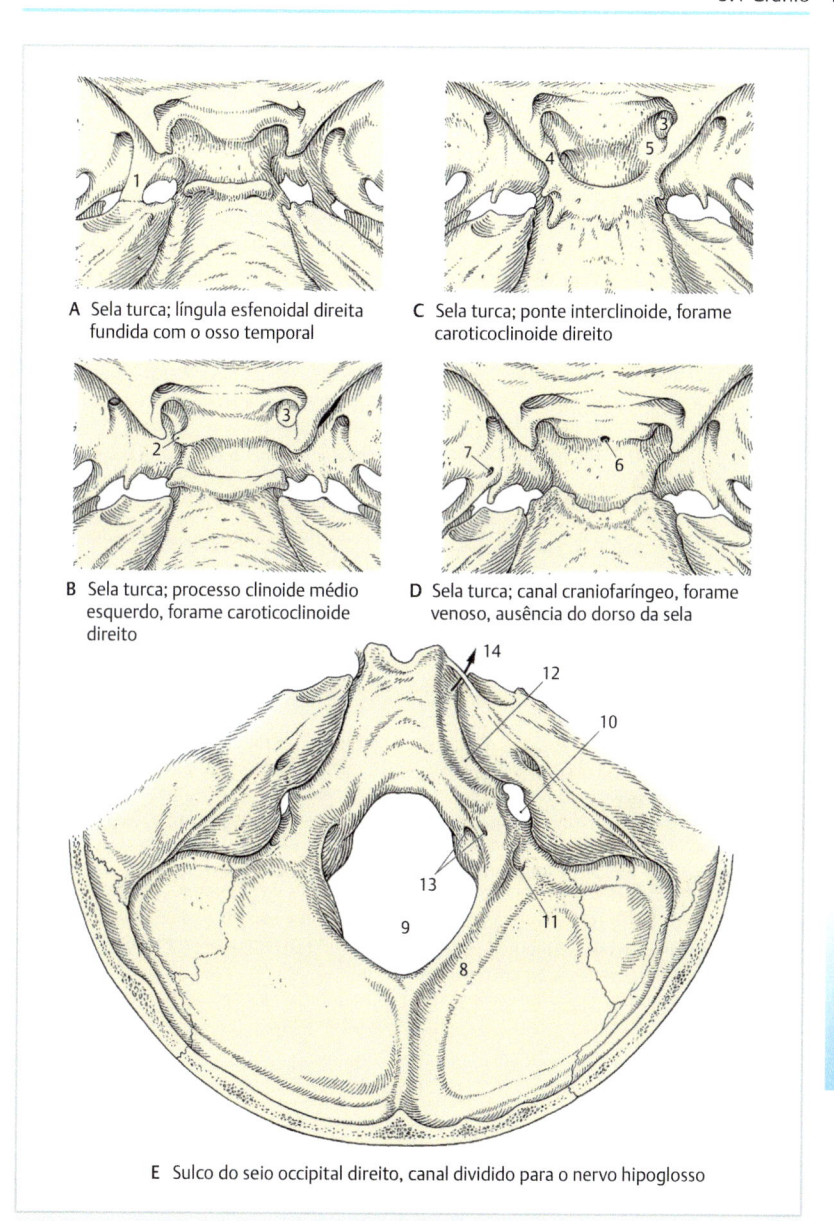

A Sela turca; língula esfenoidal direita fundida com o osso temporal

C Sela turca; ponte interclinoide, forame caroticoclinoide direito

B Sela turca; processo clinoide médio esquerdo, forame caroticoclinoide direito

D Sela turca; canal craniofaríngeo, forame venoso, ausência do dorso da sela

E Sulco do seio occipital direito, canal dividido para o nervo hipoglosso

Fig. 5.9 Variantes da superfície interna da base craniana.

Sítios para Passagem de Vasos e Nervos (A, B)

As aberturas na base do crânio transmitem vasos e nervos.

Na região da fossa craniana anterior os *nervos olfatórios* (**1**) e a *artéria etmoidal anterior* (**2**) passam através da **placa cribriforme** para a cavidade nasal.

O *nervo óptico* (**3**) e a *artéria oftálmica* (**4**) correm através do **canal óptico**. Além do canal óptico, a **fissura orbitária superior** também forma uma comunicação entre o crânio e a órbita. A *veia oftálmica superior* (**5**), o *nervo lacrimal* (**6**), o *nervo frontal* (**7**) e o *nervo troclear* (**8**) correm sua parte lateral. O *nervo abducente* (**9**), o *nervo oculomotor* (**10**) e o *nervo nasociliar* (**11**) passam mais em posição medial.

O *nervo maxilar* (**12**) passa através do **forame redondo**, enquanto o *nervo mandibular* (**13**), junto com o *plexo venoso do forame oval*, que junta o seio cavernoso ao plexo pterigoide, correm pelo **forame oval**. Um ramo recorrente do nervo mandibular, *o ramo meníngeo* (**14**), junto com a *artéria meníngea média* (**15**), alcançam a cavidade craniana através do **forame espinhoso**. A estrutura mais ampla na fossa craniana média, a *artéria carótida interna* (**16**), passa através do **canal carotídeo** na cavidade craniana. A artéria carótida interna é circundada pelo *plexo simpático carotídeo* (**17**) e o *plexo venoso carotídeo interno*. Nesta vista a artéria carótida é visível no forame lacerado, embora, durante a vida, esse forame seja coberto nas partes superior e inferior pela cartilagem.

O *nervo petroso maior* (**18**) se torna visível no **hiato para o nervo petroso maior**, o *nervo petroso menor* (**19**) corre pelo **hiato para o nervo petroso menor** junto com a *artéria timpânica superior* (**20**).

Na fossa craniana posterior, a *medula oblonga* (**21**) passa através do **forame magno**, acompanhada de cada lado pela *parte espinal do nervo acessório* (**22**). Duas grandes *artérias vertebrais* (**23**), a pequena *artéria espinal anterior* (**24**), as pequenas *artérias espinais* posteriores pareadas (**25**) e a *veia espinal* (**26**) também passam pelo forame magno.

O *nervo hipoglosso* (**27**) e o *plexo venoso do canal hipoglosso* (**28**) passam através do **canal hipoglosso**.

O *nervo glossofaríngeo* (**29**), o *vago* (**30**) e o *nervo acessório* (**31**), bem como o *seio petroso inferior* (**32**), a *veia jugular interna* (**33**) e a *artéria meníngea posterior* (**34**), todos passam através do **forame jugular**.

O **meato acústico interno** transmite a *artéria e a veia labiríntica* (**35**), o *nervo vestibulococlear* (**36**) e o *nervo facial* (**37**).

Na *superfície externa da base do crânio*, o *nervo facial* (**37**) se torna visível considerando que ele emerge do **forame estilomastóideo**, através do qual a *artéria estilomastóidea* (**38**) entra no crânio.

A *artéria timpânica anterior* (**39**) e a *corda do tímpano* (**40**) atravessam a **fissura petrotimpânica**.

Na **fóssula petrosa**, o *nervo timpânico* (**41**) e a *artéria timpânica inferior* entram no canalículo timpânico.

A *artéria palatina maior* (**42**) e o *nervo palatino maior* (**43**) passam através do **forame palatino maior** no palato duro, e as *artérias palatinas menores e os nervos* (**44**) correm através do **forame palatino menor**. O *nervo nasopalatino* e uma artéria (**45**) correm através do **canal incisivo** em direção ao palato.

A *veia emissária condilar* (**46**) corre através do **canal condilar**.

5.1 Crânio **301**

A Vista interna da base do crânio, metade esquerda

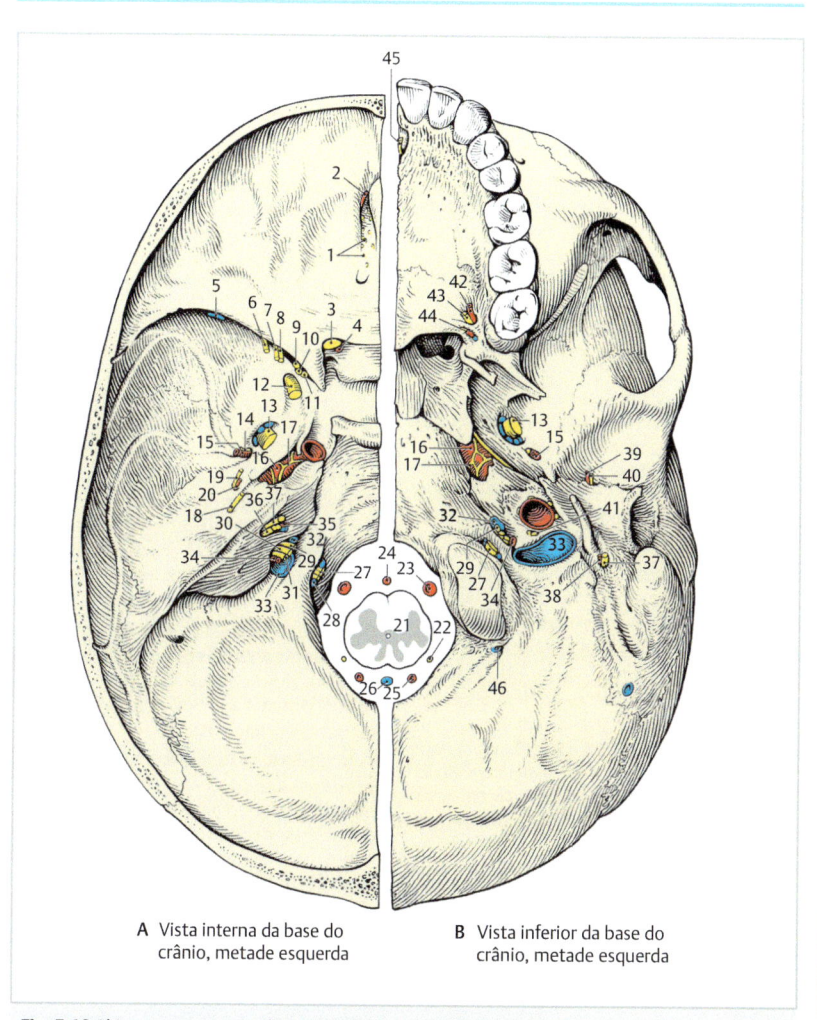

B Vista inferior da base do crânio, metade esquerda

Fig. 5.10 Sítios para passagem de vasos e nervos na base do crânio.

Mandíbula (A-C)

A mandíbula, ou o maxilar inferior, se articula com o osso temporal. Ela é pré-formada em tecido conjuntivo e consiste em um **corpo** (**1**) e um **ramo** ascendente (**2**) em cada lado.

No adulto, o **corpo da mandíbula** sustenta a *parte alveolar* (**3**), que é assinalada na sua superfície externa pelas *eminências alveolares* (**4**). Como os dentes mandibulares são perdidos com o envelhecimento, a parte alveolar sofre regressão (ver p. 304). Na frente do corpo da mandíbula está a *protuberância mentual* (**5**), que é elevada em cada lado para formar o *tubérculo mentual*. Na superfície externa, em uma linha vertical através do segundo pré-molar, há uma abertura, o *forame mentual* (**6**). A superfície inferior da mandíbula é denominada de base da mandíbula. A *linha oblíqua* (**7**) se eleva a partir do corpo para o ramo da mandíbula. Posteriormente, o corpo da mandíbula se integra ao *ângulo mandibular* (**8**) com o ramo.

O **ramo da mandíbula** apresenta dois processos, o *processo coronoide* anterior (**9**) para inserção de um músculo, e o *processo condilar posterior* (**10**) para a superfície articular.

Entre os processos fica a *incisura mandibular* (**11**). O processo condilar apresenta um *pescoço* (**12**) e sustenta a *cabeça da mandíbula* com sua *superfície articular* (**13**). A cabeça mandibular é conhecida também como o *côndilo mandibular* devido à sua forma cilíndrica. No aspecto interno da cabeça da mandíbula, abaixo da superfície articular, está um pequeno fosso, a *fóvea pterigóidea* (**14**), para a inserção de parte do músculo pterigóideo lateral. Próxima ao ângulo da mandíbula, algumas vezes, existe uma área rugosa, a *tuberosidade massetérica* (**15**), que dá fixação ao músculo masseter. Na superfície interna da mandíbula na região do ramo está posicionado o *forame mandibular* (**16**), que é a entrada para o *canal mandibular*. A abertura está parcialmente oculta por um delicado esporão ósseo, a *língula da mandíbula* (**17**). O *sulco milo-hióideo* (**18**) começa diretamente no forame mandibular e corre obliquamente para baixo. Embaixo do sulco milo-hióideo, no ângulo da mandíbula, está a *tuberosidade pterigóidea* (**19**), que serve para a inserção do músculo pterigóideo medial.

> **Nota clínica:** A *língula* da mandíbula é um importante ponto de referência para dentistas pois marca a entrada para o canal mandibular. Dessa forma, proporciona um guia palpável para a colocação precisa de um bloqueio do nervo alveolar inferior.

A superfície interna do corpo da mandíbula está dividida por uma crista oblíqua, a *linha milo-hióidea* (**20**). Embaixo dessa linha, a partir da qual o músculo milo-hióideo surge, encontramos a *fossa submandibular* (**21**), enquanto acima dela e, um pouco mais anterior, está a *fossa sublingual* (**22**).

Os alvéolos dentários são separados pelos *septos interalveolares* (**23**). Dentro dos alvéolos dos molares podem ser observados os *septos inter-radiculares*. Posterior ao último molar está o *triângulo retromolar,* que apresenta tamanho variável.

Anteriormente, na superfície interna do corpo, fica a *espinha mentoniana* (**24**), a partir da qual os músculos se originam (também denominadas de espinhas genianas) e, lateralmente, um pouco mais inferior, está a *fossa digástrica* (**25**), os pontos de inserção dos músculos digástricos.

Variante: Duas espinhas mentuais algumas vezes estão presentes, uma situada acima da outra.

5.1 Crânio

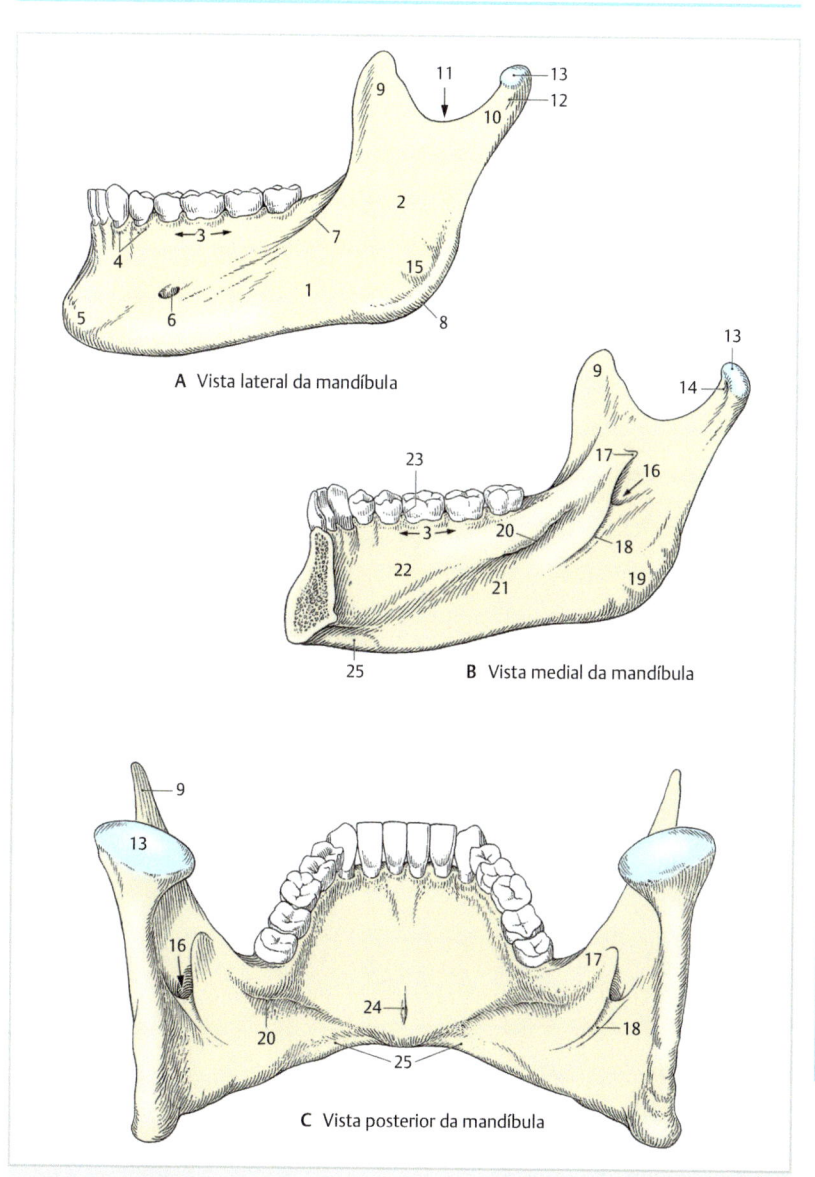

A Vista lateral da mandíbula

B Vista medial da mandíbula

C Vista posterior da mandíbula

Fig. 5.11 Mandíbula.

Formato da Mandíbula (A-B)

O *ângulo da mandíbula* difere em vários estágios de vida. No recém-nascido (**A**), esse ângulo é ainda relativamente amplo, aproximadamente 150°, enquanto, durante a infância (**B**), ele se torna menor. No adulto (**C**) ele é reduzido para aproximadamente 120 a 130°. Na velhice (**D**) o ângulo da mandíbula aumenta novamente de forma aproximada para 140°.

A alteração no ângulo da mandíbula é dependente da presença da parte alveolar com seu arco alveolar e os dentes. Com a erupção dos dentes há uma alteração no ângulo mandibular da criança e ocorre nova alteração na velhice quando os dentes são perdidos.

Além da mudança no ângulo da mandíbula em vários estágios da vida, o corpo da mandíbula também revela variações. O corpo sustenta o processo alveolar, que sofre reabsorção na velhice quando os dentes são perdidos. Durante essa regressão, o tamanho do corpo da mandíbula se torna reduzido e algumas vezes achatado, o que pode empurrar o queixo para frente.

> **Nota clínica:** A odontologia moderna pode reduzir as alterações relativas à idade no formato da mandíbula com os implantes dentários. Pilares de metal são implantados cirurgicamente na mandíbula ou maxilar como suportes para as coroas dentárias. Esse procedimento elimina a necessidade de uma dentadura, que sempre representa um corpo estranho. No entanto, o implante dentário exige um cirurgião altamente capacitado.

A parte alveolar da mandíbula pode variar na sua orientação. Em algumas instâncias, particularmente entre os primatas, pode haver uma parte alveolar projetando-se para fora e a posição dos dentes difere daquela nos humanos modernos.

Ossificação: A mandíbula é pré-formada em tecido conjuntivo. Aparece em ambos os lados, no primeiro arco branquial, como osso intermembranoso, formado na cartilagem de *Meckel* (Meckel jun. 1781-1833). Na região da sínfise que está, anteriormente, nas partes da cartilagem de *Meckel* formam a base daquelas partes dos ossículos mentuais que se desenvolvem na cartilagem. Essas partes se fundem com a mandíbula. As primeiras células ósseas aparecem na sexta semana intrauterina. Junto com a clavícula está o primeiro osso no corpo a se desenvolver. A sinostose das duas partes da mandíbula começa no segundo mês.

Osso Hioide (F)

O osso hioide, que é considerado parte do esqueleto craniano, não está diretamente conectado, mas está unido a esse osso por músculos e ligamentos. Consiste em um *corpo* (**1**), a parte anterior, e dois *cornos maiores* (**2**) localizados lateralmente. Podemos observar um *corno menor* direcionado para cima (**3**) e um *corno maior* mais amplo, direcionado posteriormente (**2**).

Ossificação: No corpo e no corno maior do osso hioide, os centros de ossificação se desenvolvem na cartilagem apenas antes do nascimento, enquanto no corno menor o centro se desenvolve muito tarde, por volta dos 20 anos de idade. O corno menor se desenvolve a partir da cartilagem do segundo arco branquial (cartilagem de Reichert). Ela precisa não ossificar e pode permanecer cartilaginosa. O corpo e o corno maior do osso hioide se desenvolvem a partir do mesênquima do terceiro arco branquial.

A Mandíbula de um recém-nascido

E Vista medial da hemimandíbula, ossificação

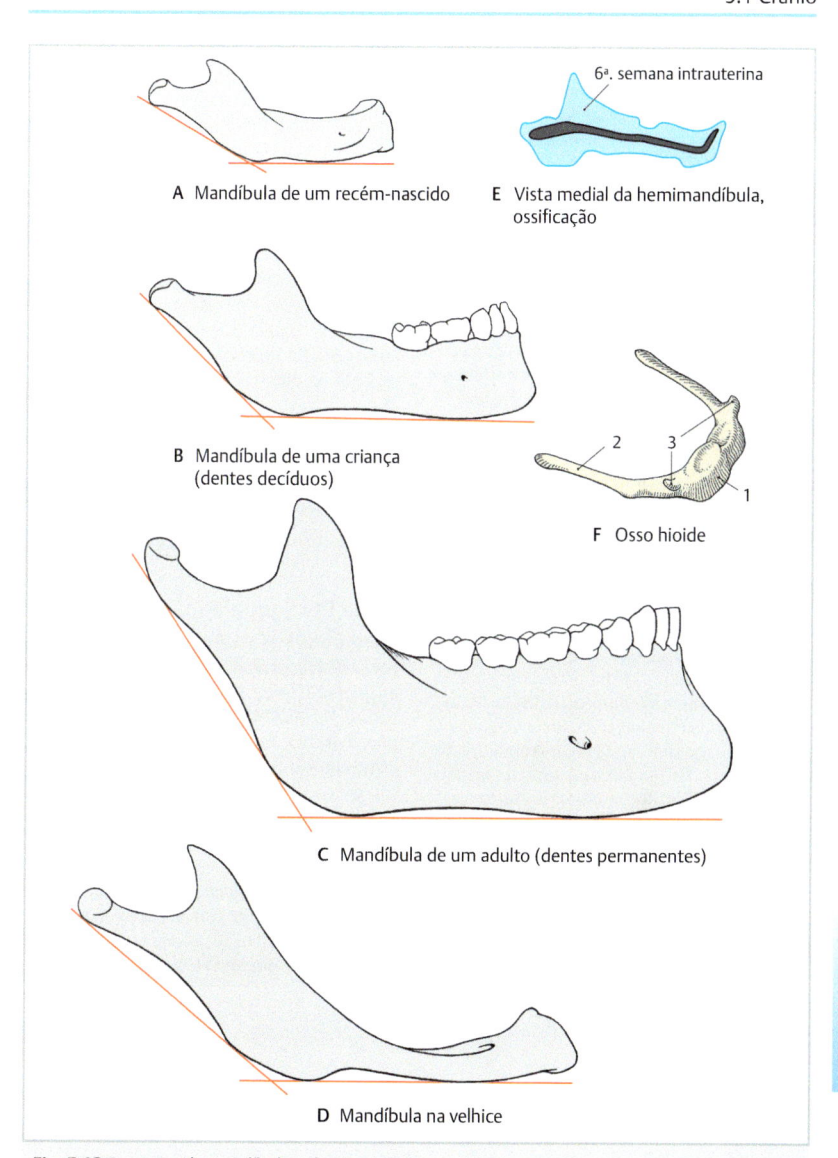

6ª. semana intrauterina

B Mandíbula de uma criança (dentes decíduos)

F Osso hioide

C Mandíbula de um adulto (dentes permanentes)

D Mandíbula na velhice

Fig. 5.12 Formatos da mandíbula e do osso hioide.

Órbita (A, B)

Cada **cavidade orbitária** é moldada como uma pirâmide de quatro lados, o ápice situado no fundo e a base formando a abertura orbitária. É delimitada por vários ossos.

Teto: O teto da órbita é formado, anteriormente, pela *placa orbitária do osso frontal* (**1**) e, posteriormente, pela *asa menor do esfenoide* (**2**).

Parede lateral: A parede lateral consiste no *zigoma* (**3**) e a *asa maior do esfenoide* (**4**).

Assoalho: A parte anterior do pavimento é formada pela superfície orbitária do *corpo do maxilar* (**5**) e, posteriormente, pelo *processo orbitário do osso palatino* (**6**). Ao longo da margem infraorbitária, o piso é completado, anteriormente, pelo zigoma (**3**).

Parede medial: A parede medial fina é formada pela *placa orbitária do osso etmoide* (**7**), o *osso lacrimal* (**8**) e o *esfenoide* (**9**). Além disso, o osso frontal (**1**) e a maxila oferecem contribuições menores para essa parede.

Aberturas orbitárias: As *margens supraorbitárias* e *infraorbitárias* da entrada para a órbita já foram descritas na seção do crânio visualizado de frente (ver p. 292). Medial e lateralmente, elas estão unidas nas margens medial e lateral. Posteriormente existem duas fissuras convergindo, a fissura orbitária superior (**10**) para comunicação com a fossa craniana média e a fissura orbitária inferior (**11**) para comunicação com a fossa pterigopalatina. As fissuras convergem medialmente, e imediatamente acima da sua junção está posicionado o *canal óptico* (**12**). A partir da fissura orbitária inferior corre o *sulco infraorbitário* (**13**), que se torna o *canal infraorbitário* para se abrir debaixo da margem como o *forame infraorbitário* (**14**).

Na parede lateral o nervo zigomático passa através do *forame zigomático-orbitário* (**15**). Na parede medial, onde o osso etmoide encontra o osso frontal, estão os *forames etmoidais anterior* (**16**) e *posterior* (**17**). Os nervos homônimos e as artérias saem desses forames.

O forame etmoidal anterior se abre na fossa craniana anterior, enquanto o forame posterior orienta as células etmoidais. Próximo à entrada da órbita está posicionado a *fossa para o saco lacrimal* (**18**), que é limitada anterior e posteriormente pelas *cristas lacrimais anterior* (**19**) e *posterior* (**20**). Essa fossa conduz o *canal nasolacrimal*, que se abre na cavidade nasal (ver p. 308).

Na vizinhança imediata das órbitas estão os **seios paranasais**. O recesso orbitário de tamanho variável do *seio frontal* (**21**) se estende para o teto da órbita. Medialmente se posicionam as células etmoidais e, posteriormente, os seios esfenoidais. Na parte inferior a órbita é separada do *seio maxilar* (**22**) por uma placa óssea fina.

Fossa Pterigopalatina (B,C)

A **fossa pterigopalatina** pode ser abordada a partir do lado lateral através da *fissura pterigomaxilar* (**23**). Anterior a essa fossa está posicionada a *maxila* (**24**), posteriormente o *processo pterigoide* (**25**) **e**, medialmente, a *placa perpendicular do osso palatino* (**26**). A fossa pterigopalatina é uma área de junção importante para vasos e nervos. Ela está conectada à cavidade craniana (espaço parafaríngeo) pelo *forame redondo* (**27**) e à superfície inferior da base do crânio pelo *canal pterigóideo* (**28**). O *canal palatino maior* (**29**) e o canal palatino menor conduzem ao palato, o *forame esfenopalatino* (**30**) à cavidade nasal, e a fissura orbitária inferior (**11**) à cavidade orbitária.

A Vista anterior da órbita

B Corte sagital através da órbita e fossa pterigopalatina

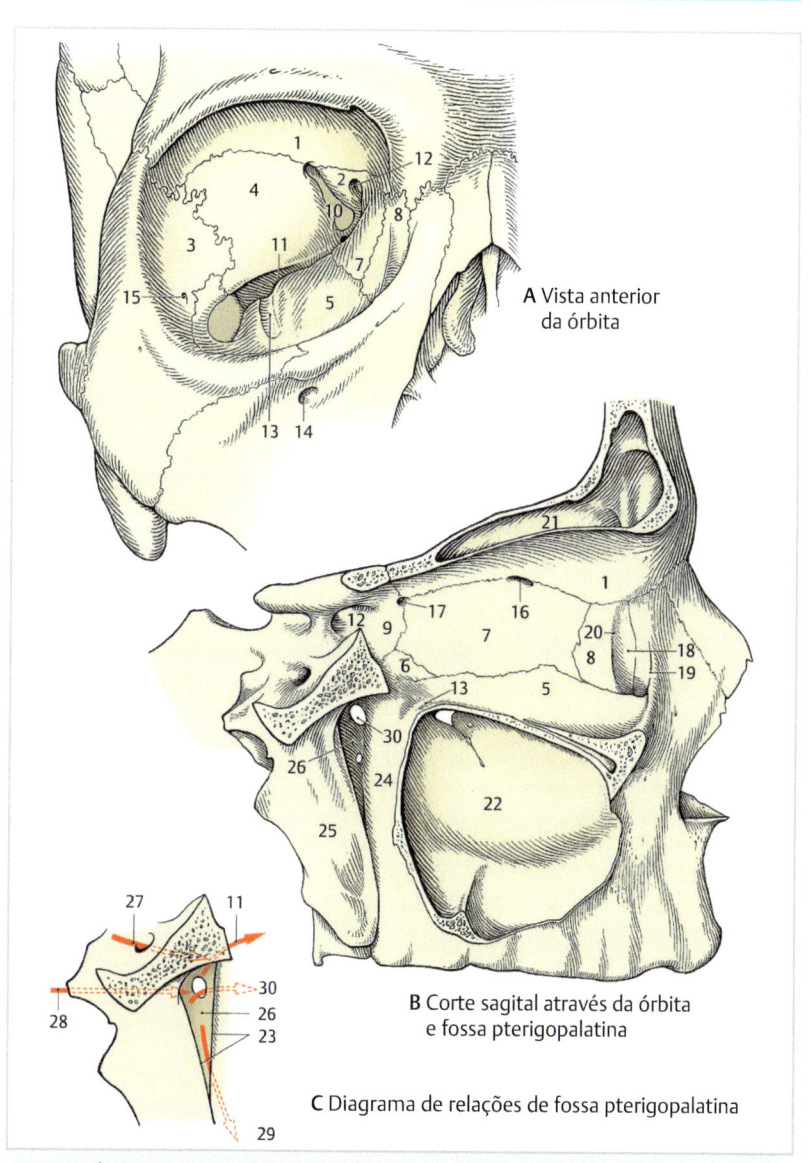

C Diagrama de relações de fossa pterigopalatina

Fig. 5.13 Órbita e fossa pterigopalatina.

Cavidade Nasal (A-C)

A **cavidade nasal óssea consiste em metades direita e esquerda** separadas medialmente pelo **septo nasal**. O septo muitas vezes se desvia da linha média. As cavidades nasais se abrem anteriormente na **abertura piriforme** (ver p. 292) e, posteriormente, cada uma se abre através da **coana**, a abertura nasal posterior na faringe (consultar Vol. 2).

O **septo nasal** (**A**) consiste em **elementos cartilaginosos e ósseos**. O **septo cartilaginoso** (**1**), com seu *processo posterior* (**2**), completa a partição óssea entre as duas cavidades nasais. O **pilar medial da cartilagem alar maior** (**3**) é sobreposto em cada lado na cartilagem septal, como a borda medial da abertura anterior do nariz. A partição óssea, o **septo nasal ósseo**, é formada pela *placa perpendicular do etmoide* (**4**), a *crista esfenoide* (**5**) e o *vômer* (**6**).

O **assoalho** da cavidade nasal é formado pela *maxila* (**7**) e pelo *osso palatino* (**8**).

O **teto** é formado anteriormente pelo *osso nasal* (**9**) e posterior e superiormente pela *placa cribriforme do etmoide* (**10**).

A **parede lateral** (**B, C**) de cada cavidade nasal é feita de forma irregular por **três** ossos turbinados ou conchas e as células etmoidais subjacentes. Os *turbinados superior* (**11**) e *médio* (**12**) são parte do osso etmoide, enquanto o *turbinado inferior* (**13**) é um osso separado do crânio.

Atrás do turbinado superior se posiciona o *recesso esfenoetmoidal* (**14**) em que os *seios esfenoidais* (**15**) abrem. O *forame esfenopalatino* (**16**) está posicionado na parede lateral do recesso. Ele se conecta à fossa pterigopalatina (ver p. 306). Após a remoção dos três turbinados, os *meatos nasais superiores, médios e inferiores* são revelados e a *placa perpendicular do osso palatino* (**17**) é totalmente exposta. As aberturas (**18**) das células etmoidais posteriores podem ser observadas no meato nasal superior.

No meio do meato nasal médio, o *processo uncinado* (**19**) cobre parcialmente o *hiato maxilar* (**20**), que conecta o seio maxilar com a cavidade nasal. Superior a esse processo fica a *bolha etmoidal* (**21**), uma célula etmoidal anterior particularmente grande. Acima e abaixo dessa bolha, as células etmoidais média e anterior se abrem no meato do meio da cavidade nasal.

Entre a bula etmoidal e o processo uncinado está o *infundíbulo etmoidal* (**22**), através do qual o *seio frontal* (**23**), o *seio maxilar* (**24**) e as células etmoidais anteriores se comunicam com a cavidade nasal. Essa abertura em formato crescente é também denominada de hiato semilunar. O processo uncinado também cobre parcialmente o *osso lacrimal* (**25**), que forma a parede lateral junto com a maxila (**7**) e o osso etmoide.

A *abertura nasal* (**26**) *do canal nasolacrimal* se posiciona no meato nasal inferior.

Variantes: Não é raro para o seio maxilar ter um óstio acessório. Normalmente ele está localizado atrás e embaixo do processo uncinado.

O seio do esfenoide (**15**) pode conter um espaço pneumatizado adicional denominado de célula de Onodi (**27**). Geralmente ele está localizado posterior ao seio ou, ocasionalmente, superior.

5.1 Crânio

A Septo nasal

B Parede lateral da cavidade nasal óssea

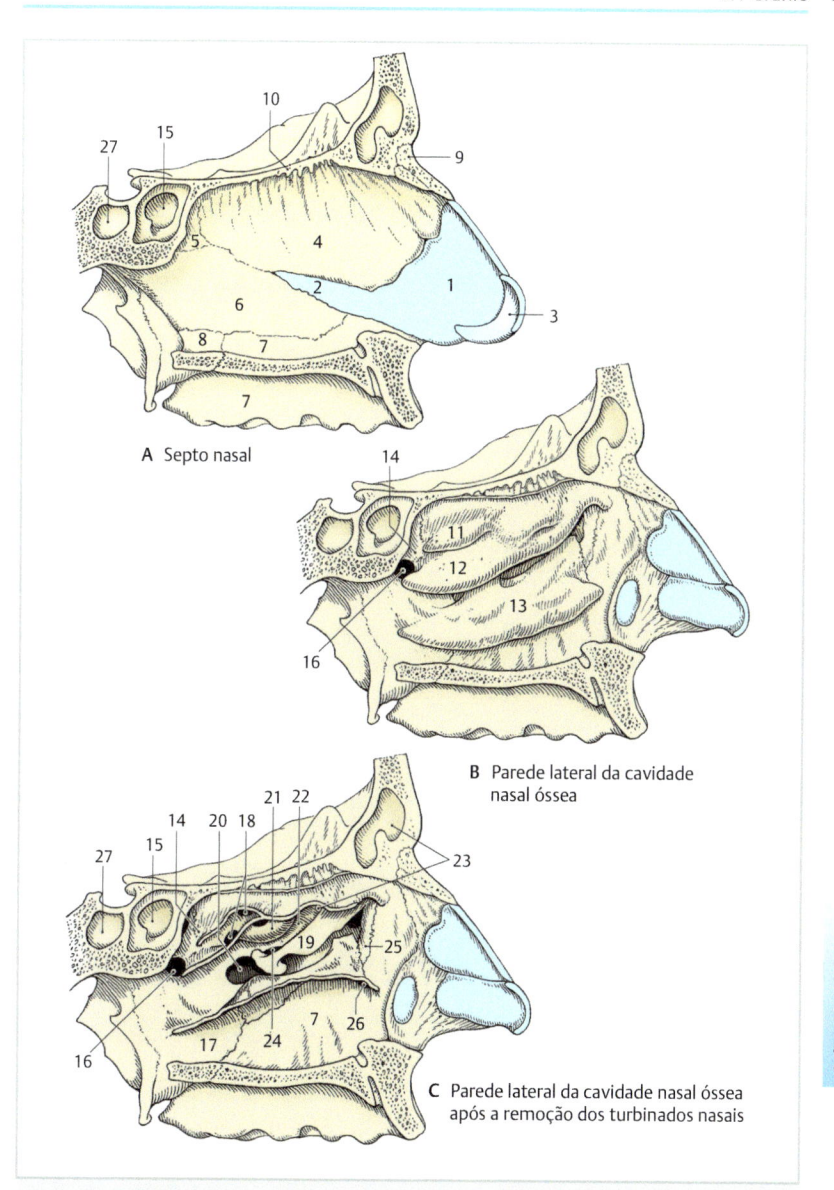

C Parede lateral da cavidade nasal óssea após a remoção dos turbinados nasais

Fig. 5.14 Cavidade nasal.

Formatos Cranianos (A-C)

A anatomia e a antropologia reconhecem diversos pontos craniométricos, linhas e ângulos que permitem a comparação dos vários tipos de crânio normal (**A**) e também permitem o reconhecimento de formas anormais (**B, C**).

Alguns dos pontos importantes para medição incluem: a *glabela* (**1**) = a área lisa entre as sobrancelhas; o *opistocrânio* = o ponto posterior mais saliente do osso occipital no plano sagital na linha média; o *básio* = margem anterior do forame magno; o *bregma* (**2**) = o ponto de contato entre a sutura sagital e a sutura coronal; o *násio* (**3**) = o ponto de cruzamento da sutura nasofrontal com o plano sagital mediano; o *gnathion* (**4**) = esse ponto na base da mandíbula no plano sagital mediano que se projeta mais para baixo; e o *zygion* (**5**) = o ponto mais protuberante lateralmente do arco zigomático. Também de interesse são o *gônio* (**6**) = o ponto mais amplo, direcionado para baixo, para trás e lateralmente no ângulo da mandíbula; o *vertex (vértice)* = o ponto mais elevado do crânio no plano sagital médio quando orientado para o plano orbitomeatal; e o *ínion* = o ponto mais proeminente (centro) da protuberância occipital externa.

Outros pontos de medição, linhas e ângulos podem ser encontrados em livros didáticos de antropologia.

Os índices mais importantes baseados em uma comparação da distância entre os pontos individuais de medição são apresentados a seguir.

Índice de Comprimento e Largura do Neurocrânio

$$\frac{\text{altura do crânio}}{\text{maior comprimento do crânio}} \times 100 (=1)$$
$$(\text{glabela} - \text{opistocrânio})$$

Cabeça longa (dolicocefalia) I < 75
Cabeça normal (mesocefalia) I = 75-80
Cabeça curta (braquicefalia) I > 80

Índice de Comprimento e Altura do Neurocrânio

$$\frac{\text{altura do crânio}}{\text{maior comprimento do crânio}} \times 100 (=1)$$
$$(\text{básio} - \text{bregma})$$
$$(\text{glabela} - \text{opistocrânio})$$

Cabeça ampla (platicefalia) I < 70
Cabeça normal (ortocefalia) I = 70-75
Hidrocefalia I > 75

Índice Facial

$$\frac{\text{altura da face}}{\text{largura do arco zigomático}} \times 100 (=1)$$
$$(\text{násio} - \text{gnation})$$

Face ampla (euriprósopo) I < 85
Face média (mesoprósopo) I = 85-90
Face estreita (leptoprósopo) I > 90

Uma reciprocidade básica existe entre o crescimento do cérebro e o do crânio. Se houvesse aumento anormal no volume do conteúdo do crânio, isso resultaria no aumento significativo do crânio ósseo. O aumento anormal do crânio é devido ao aumento das cavidades cerebrais que são preenchidas com o líquido cefalorraquidiano e pode estar associado a uma produção excessiva de líquido cefalorraquidiano (consultar Vol. 3).

> **Nota clínica:** Malformações. Na hidrocefalia (B), a abóbada craniana (neurocrânio) é anormalmente ampla em relação ao esqueleto facial (viscerocrânio). Os ossos cranianos são finos. Há atraso no fechamento das fontanelas aumentadas, e o controle frontal e parietal está presente. As órbitas são pequenas e rasas.
> O fechamento prematuro das suturas cranianas conduz à **microcefalia** (C). O fechamento prematuro pode resultar, por exemplo, do crescimento reduzido do cérebro. A microcefalia é caracterizada por órbitas profundas e arcos zigomáticos espessos. Outras malformações incluem escafocefalia, em que existe fusão prematura da sutura sagital, e oxicefalia, em que a sutura coronal ossifica prematuramente.
> **Essas várias malformações devem ser distinguidas dos crânios deformados artificialmente.**

5.1 Crânio

A Vista anterior do crânio

C Vista anterior de microcefalia

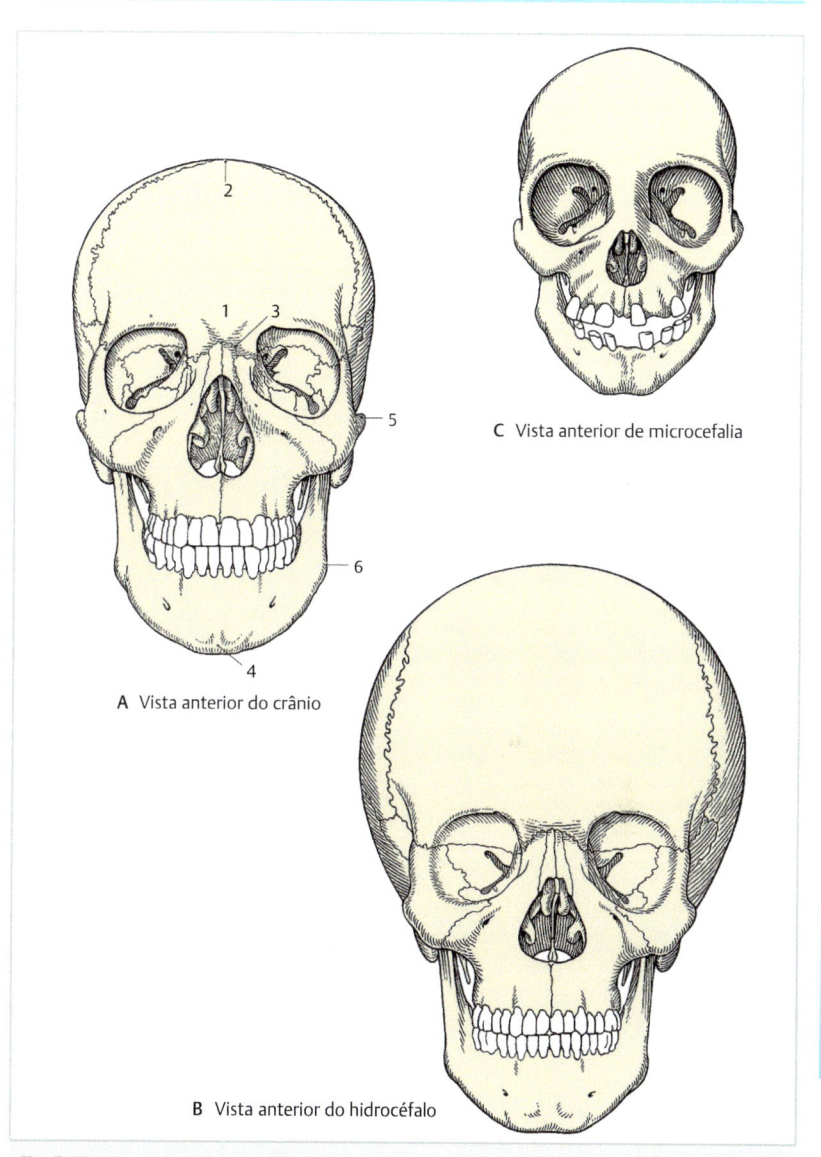

B Vista anterior do hidrocéfalo

Fig. 5.15 Formas cranianas e malformações.

Suturas e Formatos Cranianos Especiais (A-D)

O tamanho e a forma do neurocrânio dependem do crescimento do cérebro, e o tamanho do viscerocrânio será influenciado substancialmente pela atividade do aparelho mastigatório. A influência de outros elementos, tais como o sistema de sustentação da dura-máter, também precisa ser levada em consideração. As várias formas das suturas cranianas também interessam a esse respeito.

No crânio, na região dos ossos intramembranosos, existem três tipos diferentes de suturas:

- **Sutura plana**
- **Sutura serrilhada**
- **Sutura escamosa** (ver p. 22)

Durante o desenvolvimento todas as suturas estão, a princípio, bastante simples e podem ser descritas como harmoniosas. É somente durante o período de desenvolvimento que suas formas mudam. Ocasionalmente são observadas subformas, como a *sutura limbosa,* que é uma forma especial de sutura escamosa. Existem também mais suturas no recém-nascido do que nos adultos; por exemplo, por causa dos ângulos emparelhados dos ossos frontais existe uma *sutura metópica = frontal* (**1**), que geralmente fecha entre as idades de 1 e 2 anos. Se persistir, (**A**) o crânio é denominado um **"crânio cruzado"**, *considerando que existe uma sutura cruciforme onde as suturas coronais* (**2**), *frontais* (**1**) *e sagitais* (**3**) *se encontram. Os remanescentes da sutura frontal podem ser observados com frequência próximos da raiz do nariz* (**4**). Se a sutura frontal persistir, a testa pode tornar-se particularmente protuberante, considerando o crescimento mais acentuado de ambas as partes do osso frontal.

> **Nota clínica:** Os centros de ossificação atípica podem produzir **suturas adicionais**. Um osso incarial (ver p. 314) produz uma sutura occipital transversa. Uma *sutura parietal horizontal* (**5**) é uma característica produzida pela presença de um *osso parietal superior* (**6**) *e um osso parietal inferior* (**7**). As suturas atípicas podem conduzir a interpretações erradas nas radiografias (fraturas).

Por volta dos 30 anos de idade, as suturas individuais se fundem e o crescimento ósseo cessa. A primeira a se fundir, geralmente, é a sutura sagital, a menos frequente é a sutura coronal.

> **Nota clínica:** A fusão geral precoce de suturas, se houver, resultará em microcefalia (p. 310). Se apenas uma sutura se fundir, o crânio adquire formato anormal, como escafocefalia ou oxicefalia. Se apenas uma parte da sutura se fundir prematuramente, como pode ocorrer na sutura coronal, o resultado é **plagiocefalia** ou "crânio torto" (**C, D**). Um crânio plagiocefálico deve ser distinguido de um crânio artificialmente deformado.

8 Perfil de um crânio plagiocefálico
9 Perfil de um crânio desenvolvido normalmente

5.1 Crânio

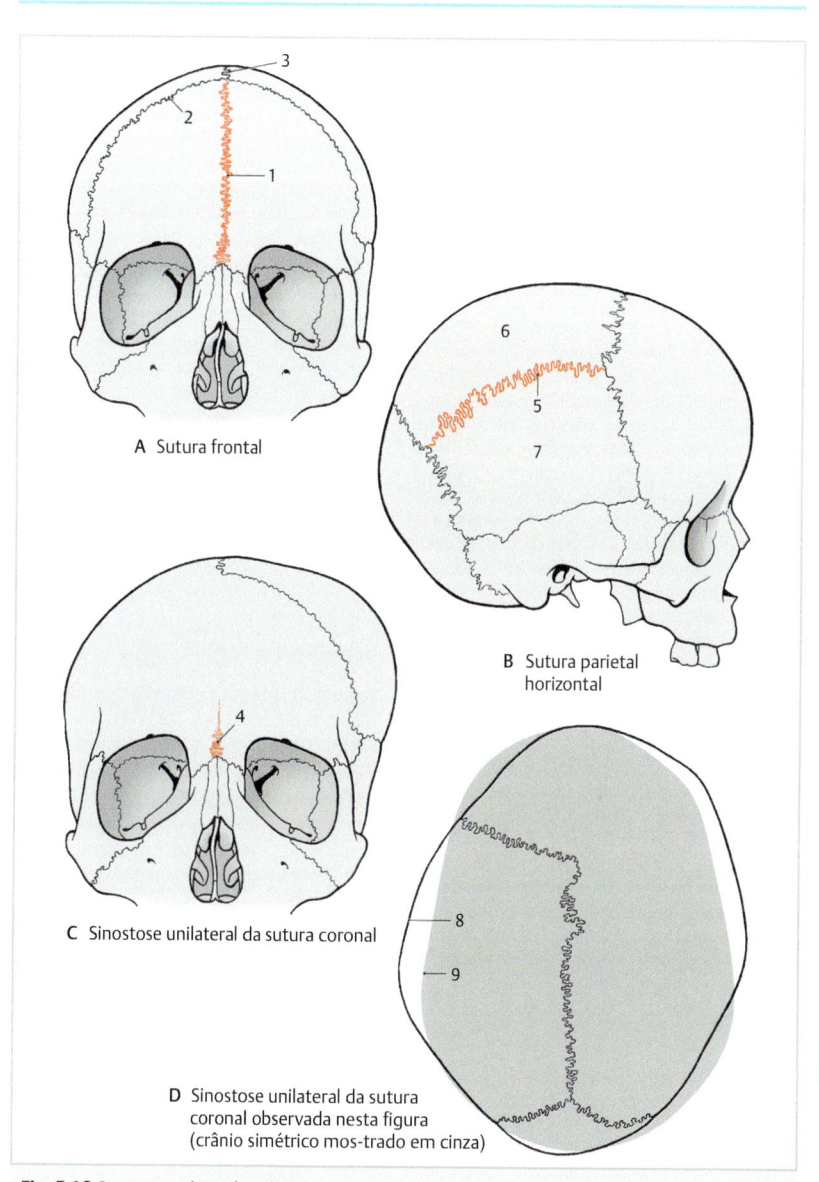

A Sutura frontal

B Sutura parietal horizontal

C Sinostose unilateral da sutura coronal

D Sinostose unilateral da sutura coronal observada nesta figura (crânio simétrico mostrado em cinza)

Fig. 5.16 Ossos acessórios do crânio.

Ossos Acessórios do Crânio (A-E)

Muitas vezes existem ossos independentes supranumerários entre ou com outros ossos do crânio. São denominados **ossos epactais** ou, esses ossos se posicionam entre outros ossos no crânio, como os ossos vormianos ou os **ossos suturais**. Esses ossos supranumerários, a maioria dos quais se desenvolvem no tecido conjuntivo, podem ser divididos em dois grupos.

Um grupo consiste em ossos que se originam em sítios comuns e, ocasionalmente, podem ser simétricos. Podem ser ossos que têm primórdios específicos durante o desenvolvimento, mas falham ao unir-se com os outros ossos. Apresentam considerável interesse prático, considerando que as suturas entre esses elementos ósseos podem ser confundidas com fissuras artificiais em radiografias. O segundo grupo de ossos supranumerários é aquele dos que são completamente irregulares em número, forma e localização, e normalmente revelam variações individuais. O principal exemplo do primeiro grupo é o osso **incarial** (**1**). Esse termo é derivado da palavra Inca, considerando que o osso tem sido frequentemente encontrado (20%) nos antigos crânios peruanos. *Corresponde à parte superior do osso interparietal, que se desenvolveu do tecido conjuntivo*, e forma a escala superior do osso occipital.

A parte inferior do osso interparietal *(placa triangular)* se funde como um componente do tecido conjuntivo com a parte que se desenvolve pela ossificação condral *(osso supraoccipital)* e forma a escala inferior. O osso incarial é limitado pelos ossos parietais (**2**) e pela escama inferior (**3**) do osso occipital. A sutura entre o osso incarial e a escama occipital inferior corresponde à *sutura mendosa* do feto e é denominada *sutura occipital transversal* (**4**). O osso incarial também pode ser dividido em duas ou três partes.

Outros ossos que ocorrem em uma posição específica são aqueles na região da fontanela. Imediatamente adjacente ao osso incarial, na fontanela posterior, está o osso apical (**5**), que pode persistir como um osso independente. Na região da fontanela maior, o **osso bregmático** (**6**), também denominado de osso frontoparietal, ocorre menos comumente. É um osso epactal, circular ou romboide na forma, e é incomum.

Outro osso epactal específico é o **osso epitérico** (**7**) ou ossículo de ptério, em que distinguimos *partes anteriores e posteriores*. Encontramos na fontanela esfenoidal, onde está limitado pelo osso frontal (**8**), o osso parietal (**2**), a parte escamosa do osso temporal (**9**) e o osso esfenoide (**10**). Um osso epitérico anterior pode não se estender sempre para o osso parietal, e um osso epitérico posterior pode não alcançar sempre o osso frontal. Um osso epitérico indivisível pode ocorrer, ou ambos os tipos mencionados acima podem estar presentes, ou apenas um deles. Finalmente, um centro de ossificação separado (**11**) pode ser encontrado na região da fontanela lateral posterior.

O segundo grupo compreende, especificamente, os ossos vormianos, que são particularmente comuns. Ocorrem na região das suturas lambdoide, sagital e coronal (**12**). Além disso, esses ossos podem ser encontrados na sutura occipital transversal (ver anteriormente).

Raramente um centro de ossificação independente (**13**) pode ser encontrado dentro de um osso. Ossos epactais aparecem ocasionalmente no osso parietal (**2**) e, muito raramente, no osso frontal.

> **Nota clínica:** Ossos intercalados e vormianos podem-se estender através de toda a espessura do crânio; podem ser observados somente na superfície, ou apenas na parte interna da abóbada.

5.1 Crânio 315

A Osso incarial, vista posterior do crânio   B Osso apical, vista posterior do crânio

C Osso separado dentro do
   osso parietal, visão superior

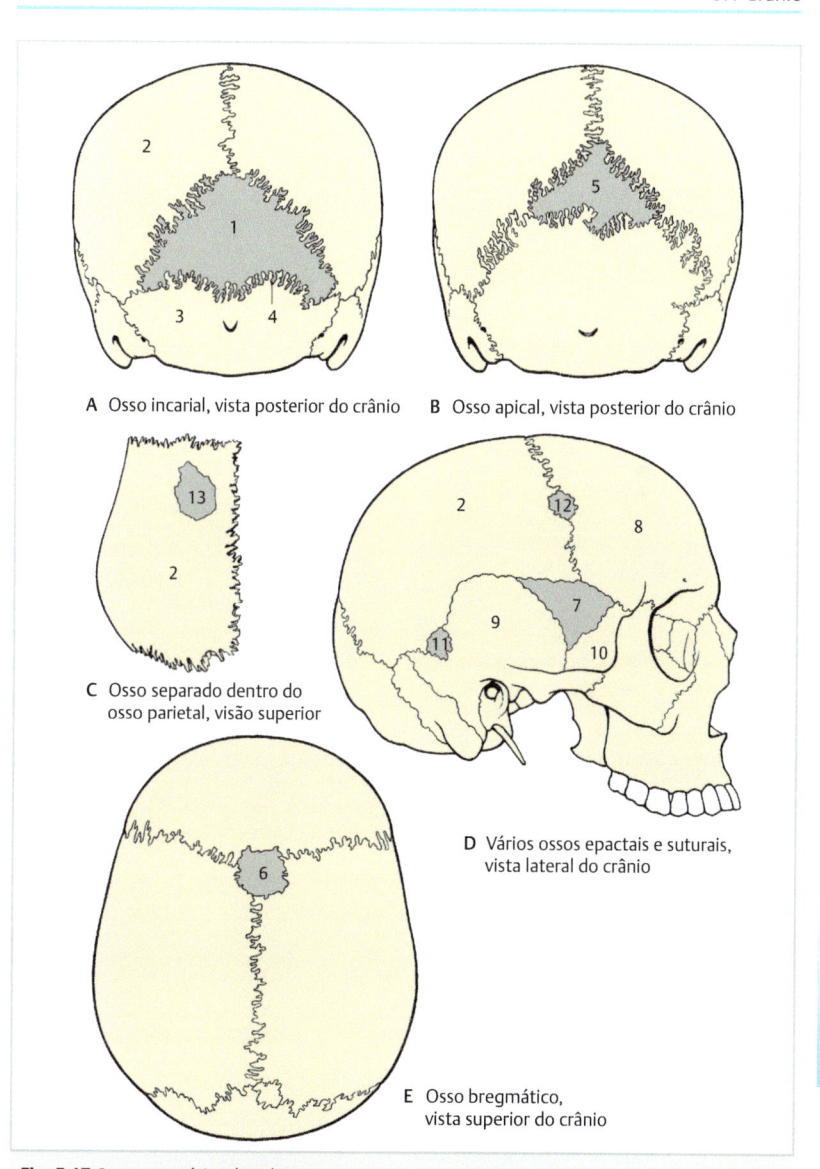

D Vários ossos epactais e suturais,
   vista lateral do crânio

E Osso bregmático,
   vista superior do crânio

Fig. 5.17 Ossos acessórios do crânio.

Articulação Temporomandibular (A-C)

A **articulação temporomandibular** está dividida em dois compartimentos pelo **disco articular** (**1**). A articulação é formada, de um lado, pela **cabeça da mandíbula** (**2**) e, do outro, pela **fossa mandibular** (**3**) com o **tubérculo articular** (**4**).

A cabeça quase de forma cilíndrica da mandíbula está assim posicionada de modo que seu eixo longitudinal forme um ângulo, no plano mediano,0 apenas em frente ao forame magno, de aproximadamente 160° com o eixo longitudinal da articulação do lado oposto. A cabeça está coberta pela fibrocartilagem e a fossa mandibular da mesma forma possui um revestimento de fibrocartilagem.

O **disco articular** (**1**) representa um soquete móvel para a cabeça da mandíbula. Sua porção anterior consiste em material fibroso com condrócitos intercalados; sua parte posterior é bilaminar. A porção superior (**5**), que está ligada à parede posterior da fossa mandibular, consiste em tecido fibroelástico frouxo, enquanto a porção inferior (**6**), que está fixada à margem posterior da cabeça da mandíbula, é composta de tecido fibroso muito esticado. Entre essas partes está posicionado o plexo venoso retroarticular que serve como uma almofada maleável (*Zenker*). Anteriormente, o disco articular está firmemente conectado à cápsula articular e à *cabeça infratemporal do músculo pterigoide lateral* (**7**).

A **cápsula articular temporomandibular** (**8**) é relativamente fina e frouxa e é reforçada pelo *ligamento lateral* (**9**), particularmente no lado lateral. Esse ligamento se estende a partir do arco zigomático ao processo condilar, diretamente embaixo da cabeça da mandíbula, onde esse ligamento, com frequência, exibe uma eminência, algumas vezes uma elevação em forma de crista ou, mais raramente, uma depressão tipo poço. Na literatura mais antiga, esse processo foi considerado um tubérculo condilar, uma crista condilar, ou uma fossa condilar, respectivamente.

Os **ligamentos estilomandibular** (**10**) e **esfenomandibula**r (**11**) atuam como ligamentos-guias, embora nenhum tenha uma conexão direta com a cápsula. O ligamento esfenomandibular se estende a partir da *espinha do esfenoide* (**12**) para a *língua da mandíbula* (**13**), enquanto o ligamento estilomandibular se alonga a partir do *processo estiloide* (**14**) para o *ângulo da mandíbula* (**15**) e está em conexão com o *ligamento estiloide* (**16**). Além disso, os tratos fibrosos se estendem a partir do ângulo da mandíbula para o osso hioide e são designados como o *ligamento hiomandibular* (**17**).

Funcionalmente, a articulação temporomandibular representa uma combinação de duas articulações: uma articulação entre o disco articular e a cabeça da mandíbula e uma articulação entre o disco articular e a fossa mandibular. A abertura ativa da boca sempre envolve um **movimento rotacional** em uma articulação inferior e um **movimento de deslizamento** anterior na articulação superior. O movimento de deslizamento é especialmente provocado pelo músculo pterigoide lateral. Além dos movimentos de abertura, os **movimentos de moagem** ou laterais também são possíveis.

A articulação temporomandibular e o formato de suas superfícies articulares são dependentes do desenvolvimento da dentição e, consequentemente, da idade do indivíduo. Em mandíbulas edêntulas (crianças, velhice), a fossa mandibular é plana e o tubérculo articular é imperceptível.

O meato acústico externo (**18**) se posiciona diretamente atrás da articulação temporomandibular e a fossa craniana média diretamente acima dessa articulação. A glândula parótida (consultar Vol. 2) e vários vasos e nervos também estão intimamente relacionados com essa articulação.

19 Osso hioide

5.1 Crânio **317**

A Corte da articulação temporomandibular (com a cabeça afastada da mandíbula)

B Vista lateral da articulação temporomandibular

C Vista medial da articulação temporomandibular

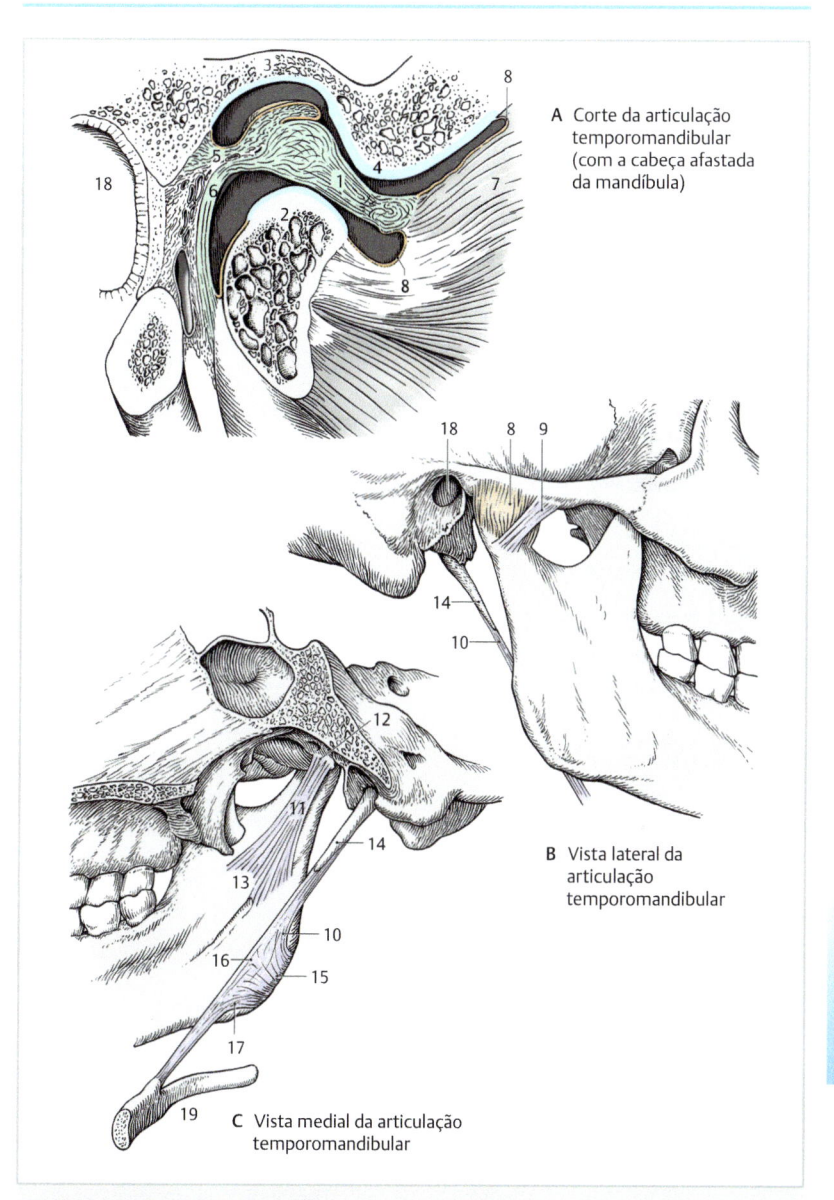

Fig. 5.18 Articulação temporomandibular.

5.2 Músculos e Fáscia

Músculos da Cabeça

Músculos Miméticos

Os músculos miméticos irradiam dentro da pele, da face e da cabeça, e sua contração causa deslocamento da pele. Esse deslocamento, que adquire a forma de dobras e rugas, é a base da expressão facial.

A expressão facial é dependente da predisposição genética, do esforço intelectual e da idade do indivíduo, entre outros fatores. Na pele elástica jovem essas alterações são reversíveis após a contração muscular, enquanto na velhice, quando a elasticidade da pele diminui, as rugas podem persistir. Na seção a seguir será descrita a função de cada músculo.

> **Nota clínica:** As expressões faciais dependem do estado de saúde. Várias doenças do coração, glândula tireoide, estômago e fígado podem ter um efeito na expressão facial. As expressões faciais podem ser especialmente afetadas pela paralisia do nervo facial.

Os músculos miméticos estão divididos em:
- Músculos da calvária
- Músculos sobre a fenda palpebral
- Músculos sobre o nariz
- Músculos sobre a boca

Músculos Miméticos da Calvária (A, B)

Os músculos da calvária são conhecidos coletivamente como o **músculo do epicrânio**. Esse músculo é ligado apenas frouxamente ao periósteo, mas de forma muito firme ao couro cabeludo. Entre os ventres pareados anterior e posterior se alonga um tendão tenso, a **gálea aponeurótica** (**1**), da qual as fibras dos músculos temporoparietais também se originam.

O músculo **occipitofrontal** consiste em um *ventre occipital* (**2**) e um *ventre frontal* (**3**) em cada lado. *O primeiro surge dos dois terços laterais da linha da nuca mais elevada e este último não tem uma origem óssea, mas surge da pele e do tecido subcutâneo das sobrancelhas e da região glabelar.* O ventre frontal também está intimamente relacionado com o músculo orbicular do olho (**4**).

O músculo **temporoparietal** (**5**) surge *na região da galea aponeurótica e alcança a cartilagem auricular.* A parte mais posterior do músculo é conhecida também como *músculo auricular superior.*

O epicrânio, particularmente seus ventres anteriores, produz rugas na testa. Além disso, as contrações de ambos os ventres frontais podem levantar as sobrancelhas e as pálpebras superiores. Isso produz a expressão facial de espanto.

Inervação: nervo facial.

5.2 Músculos e Fáscia

A Vista lateral de músculos miméticos da calvária

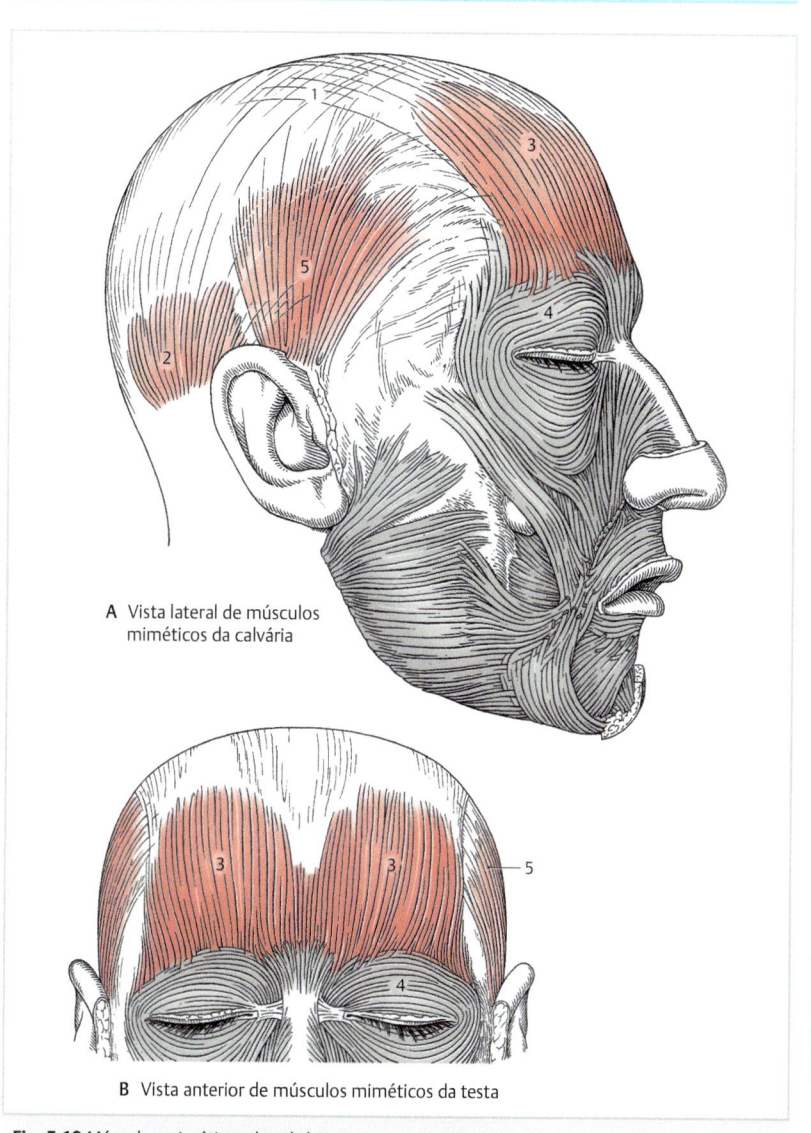

B Vista anterior de músculos miméticos da testa

Fig. 5.19 Músculos miméticos da calvária.

Músculos Miméticos sobre a Fenda Palpebral (A-F)

O músculo **orbicular do olho** (*orbicularis oculi*) consiste em três partes: **orbitária** (**1**), **palpebral** (**2**), e **lacrimal** (**3**); o último é também considerado como a parte profunda da parte palpebral. A **parte orbitária** (**1**) espessa está disposta circularmente em torno da órbita e ligada ao ligamento palpebral (**4**), o processo frontal da maxila e a crista lacrimal anterior. Na pálpebra superior as fibras mediais da parte orbitária se espalham na direção das sobrancelhas. Essas fibras são também conhecidas como *depressoras dos supercílios*. A **parte palpebral** (**2**) mais delicada se posiciona diretamente nas pálpebras e se estende também para o ligamento palpebral. As fibras se posicionam parcialmente nas placas tarsais (**5**) e, parcialmente, no septo orbitário. A **parte lacrimal** (**3**) *músculo de Horner* (parte profunda da parte palpebral) se posiciona medial ao pilar profundo do ligamento palpebral e origina-se, principalmente, da crista lacrimal posterior (**6**).

A parte orbitária está relacionada com o fechamento rígido da pálpebra, enquanto a parte palpebral está envolvida, principalmente, com o reflexo de pestanejar. A função da parte lacrimal não está totalmente definida. Considera-se expandir o saco lacrimal ou expelir seu conteúdo.

Devido à estreita relação de fibras musculares para a pele, as dobras radiais se desenvolvem sobre o canto lateral do olho; essas dobras são denominadas de "pés de galinha". O músculo orbicular do olho produz uma expressão de preocupação (**D**) ou de cuidado.

O **corrugador de supercílios** (**7**) penetra o músculo orbicular do olho e o ventre frontal (**8**) do epicrânio. *Ele surge a partir da glabela e da margem supraorbitária e irradia na pele das sobrancelhas.*

O corrugador de supercílios puxa a pele das sobrancelhas para baixo e para o meio e produz um sulco vertical. Esse músculo tem ação protetora na luz solar e é denominado de músculo da dor patética. Sua contração produz a expressão da "sobrancelha de pensador" (**E**).

Músculos Miméticos sobre o Nariz (A-G)

O músculo **prócero** (**9**) *se origina a partir do dorso nasal e irradia na pele da testa.* Como uma placa muscular relativamente fina, produz uma dobra transversal através da raiz do nariz.

Do ponto de vista mimético, produz uma expressão ameaçadora. Na velhice, essas dobras, com frequência, se tornam permanentes.

O músculo **nasal** consiste em duas partes: transversal (**10**) e **alar** (**11**). *Ele surge a partir das eminências alveolares dos dentes caninos e o incisivo lateral, e alcança a pele ao lado do nariz.* A parte transversal é uma placa fina, ampla, que está unida por um tendão achatado à parte transversal do músculo no lado oposto, enquanto a parte alar irradia na pele da ala nasal.

A contração desse músculo arrasta a ala nasal para baixo e para trás e reduz o tamanho da narina. Ele produz uma expressão de felicidade e de espanto e dá a impressão de desejo, saudade ou nostalgia e sensualidade (**F**).

O **levantador do lábio superior e a asa do nariz** (**12**) *surgem a partir da margem infraorbitária e se estendem para baixo da pele do lábio superior e da ala nasal.* Esse músculo eleva não apenas a pele da ala nasal, mas também a pele do lábio superior. A contração bilateral simultânea levanta levemente a ponta do nariz.

Esse processo eleva a ala nasal e amplia as narinas. Contrações mais fortes produzem uma dobra na pele. A expressão facial resultante é de desagrado e descontentamento (**G**).

Na Figura **C** o músculo orbicular do olho é refletido medialmente junto com as placas tarsais. Vista da superfície posterior.

5.2 Músculos e Fáscia

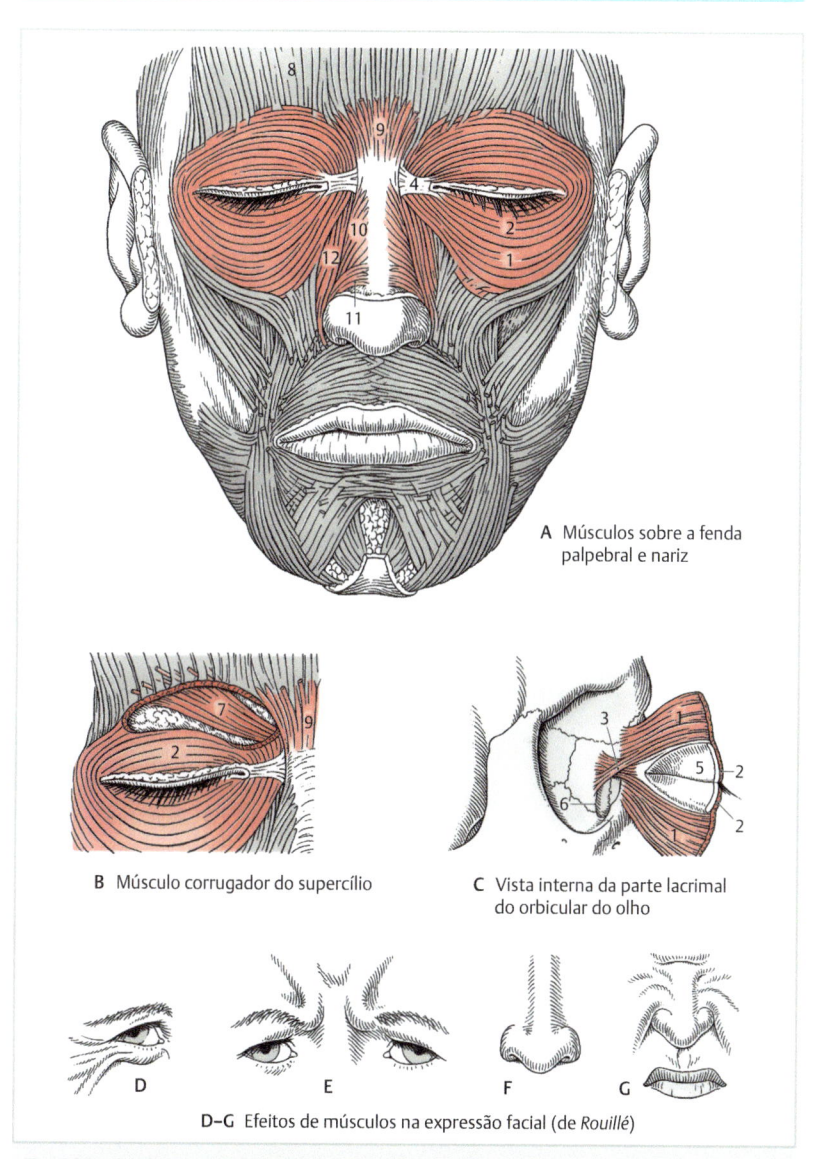

A Músculos sobre a fenda palpebral e nariz

B Músculo corrugador do supercílio

C Vista interna da parte lacrimal do orbicular do olho

D–G Efeitos de músculos na expressão facial (de *Rouillé*)

Fig. 5.20 Músculos miméticos da fissura palpebral e do nariz.

Músculos Miméticos sobre a Boca (A-L)

O músculo **orbicular da boca** (**1**) é semelhante a um músculo circular, mas na verdade consiste em quatro partes (**A**). Esse músculo apresenta uma **parte marginal labial** interna e outra externa. A forma da boca é determinada pelo seu tônus e a forma do osso subjacente e dentes.

Em fraca contração os lábios estão em contato ou fechados, enquanto na contração forte eles fazem beiço e se projetam em uma forma de sucção. A função primária desse músculo é observada ao comer e beber. Sua contração determina uma expressão facial de reserva (**D**).

O músculo **bucinador** quadrilateral (**2**) *se origina a partir da mandíbula na região do primeiro e segundo molares e a partir da rafe pterigomandibular* (**3**). Ele se estende para a comissura oral e forma a parede lateral do vestíbulo oral.

Ele permite que o ar seja soprado para fora da boca, puxar a comissura oral lateralmente e manter a membrana mucosa das bochechas livre de dobras. Está envolvido no riso e no choro, e, quando contraído, produz uma expressão facial de satisfação (**E**).

O **zigomático maior** (**4**) *se origina a partir do zigoma e se estende em direção à comissura oral.* Algumas fibras cruzam com aquelas do músculo depressor do ângulo da boca.

Esse músculo levanta o canto da boca para cima e lateralmente e produz a expressão facial de riso ou prazer (**F**).

O **zigomático menor** (**5**) *se estende a partir da superfície externa do zigoma para o sulco nasolabial.*

O **risório** (**6**) consiste em feixes musculares superficiais que *se originam da fáscia massetérica e correm para a comissura oral.* Junto com o zigomático maior, produz as pregas nasolabiais. Desse modo, são denominados de músculos do riso.

A contração do músculo produz uma expressão de ação (**G**).

O **músculo levantador do lábio superior** (**7**) está associado ao levantador do lábio superior e à asa do nariz. Esse músculo *se origina a partir da margem infraorbitário e se estende na pele do lábio superior.*

O **levantador do ângulo da boca** (**8**) *se origina embaixo do forame infraorbitário e corre para a comissura oral.*

Esse músculo eleva a comissura oral e produz uma expressão de autoconfiança (**H**).

A área triangular do **depressor do ângulo da boca** (**9**) se origina a partir da borda inferior da mandíbula e também se estende para a comissura oral.

Esse processo puxa a comissura oral para baixo a fim de produzir uma expressão de tristeza (**I**).

O **músculo mentual transverso** está presente apenas quando o depressor do ângulo da boca está bem desenvolvido. Esse músculo corre a região mentual e pode estar associado à formação de um duplo queixo.

O **músculo depressor do lábio inferior** (**10**) *se origina a partir da mandíbula do forame mentual e irradia na pele do lábio inferior.*

Esse músculo puxa o lábio inferior para baixo e produz uma expressão de perseverança (**J**).

O **músculo** *mentalis* **ou mentual** (**11**) *se origina a partir da mandíbula, na região da eminência alveolar do inciso lateral e irradia na pele do queixo.*

Esse músculo produz uma dobra ou sulco labiomentual e revela uma expressão de dúvida e indecisão (**K**).

O **músculo platisma** (**12**) *irradia a partir do pescoço na região facial* e está conectado ao músculo risório e aos depressores da comissura oral e do lábio inferior.

Todos os músculos miméticos são inervados pelo nervo facial.

5.2 Músculos e Fáscia

A Vista anterior dos músculos miméticos sobre a boca

B Vista lateral dos músculos miméticos sobre a boca

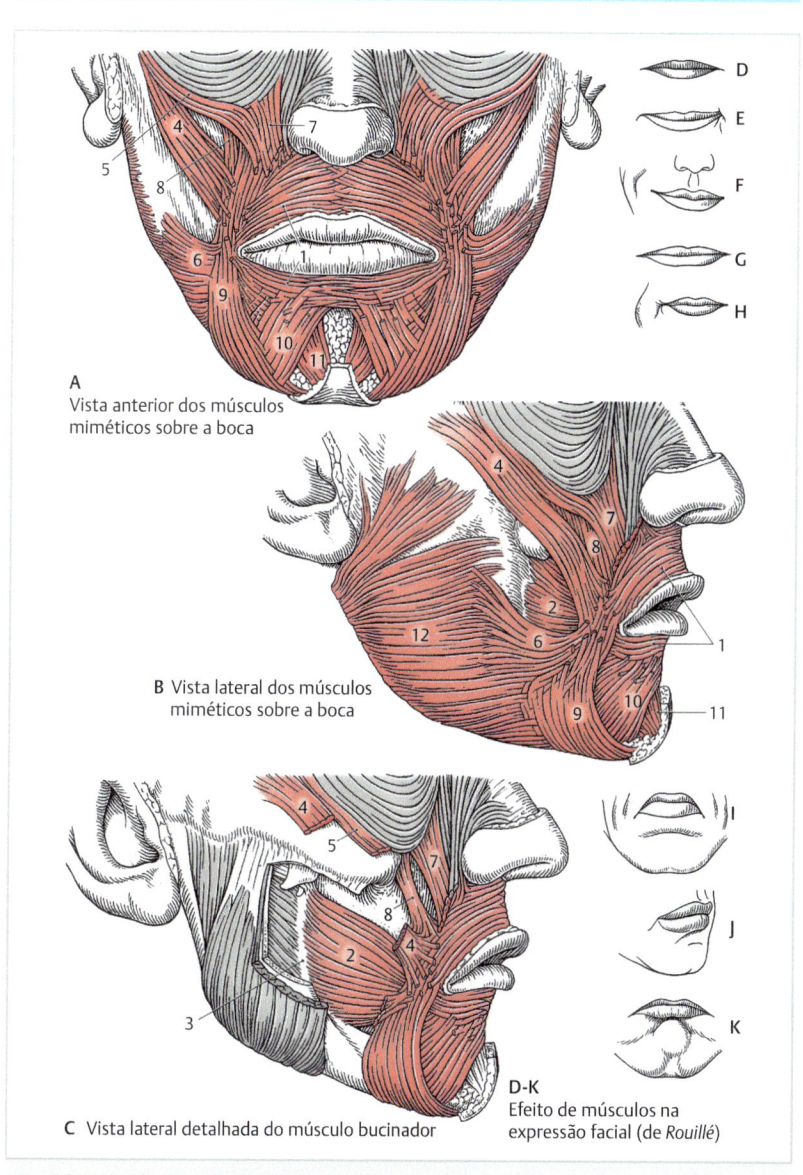

C Vista lateral detalhada do músculo bucinador

D-K Efeito de músculos na expressão facial (de *Rouillé*)

Fig. 5.21 Músculos miméticos sobre a boca.

Músculos da Mastigação (A-E)

Os músculos da mastigação são inervados pelos ramos do nervo mandibular. Esses músculos se desenvolvem filogeneticamente a partir do primeiro arco branquial.

Em um sentido estrito, esses músculos incluem o

- **Masseter (1)**
- **Temporal (2)**
- **Pterigoide lateral (3)**
- **Pterigoide medial (4)**

O **masseter** (**1**) *se origina a partir do arco zigomático* (**5**) *e está inserido na tuberosidade massetérica* (**6**) *no ângulo da mandíbula*. O músculo está dividido em uma **parte superficial** forte (**7**), com fibras oblíquas e uma **parte profunda** (**8**) cujas fibras verticais se originam a partir da superfície interna do processo zigomático do osso temporal e a partir da fáscia temporal.

Inervação: nervo massetérico.

O músculo **temporal** (**2**) *se origina a partir da fossa temporal* (**9**) *até a linha temporal inferior e a partir da fáscia temporal* (**10**). Esse músculo é inserido por um tendão forte no processo coronoide da mandíbula (**11**). Sua inserção também se estende para baixo, no lado interno e anterior do ramo mandibular.

Inervação: nervos temporais profundos.

O **pterigoide lateral** (**3**) está envolvido em todos os movimentos da mandíbula. Esse músculo serve como o músculo guia da articulação mandibular. Ele consiste em duas partes: uma **cabeça inferior** (**12**) *surgindo a partir da superfície lateral da placa lateral do processo pterigoide*, e uma **cabeça superior** (**13**), *surgindo a partir da superfície infratemporal* (**14**) *e a crista infratemporal da asa maior do osso esfenoide*. A última parte se estende até o disco articular, enquanto a parte anterior está inserida na fóvea pterigóidea (**15**).

Inervação: nervo pterigoide lateral.

O **pterigoide medial** (**4**) corre quase em ângulos retos para os músculos que acabamos de descrever. *Esse músculo se origina na fossa pterigóidea, a* **parte maior** *da superfície medial da placa pterigóidea lateral,* e a **parte menor** *da superfície lateral daquela placa, bem como com algumas fibras da tuberosidade maxilar.* O músculo pterigoide medial se estende para o ângulo da mandíbula onde é inserido na tuberosidade pterigóidea, de modo que o ângulo da mandíbula se posicione em uma faixa formada pelo masseter e o pterigoide medial.

Inervação: nervo pterigoide medial.

Ações dos Músculos Mastigatórios

A articulação temporomandibular pode ser aberta (**abdução**) e fechada (**adução** ou oclusão). O adutor mais forte é o *temporalis*, sustentado pelo masseter e os músculos pterigóideos mediais. A abdução é produzida pelos músculos do piso ou assoalho oral (digástrico, milo-hióideo e gênio-hióideo). Esse movimento é acompanhado, invariavelmente, pela translação anterior, ou **protrusão** da mandíbula, realizada pelo pterigoide lateral (e medial). A translação posterior, ou **retrusão**, é acompanhada pelas porções horizontais dos músculos *temporalis* e o hioide posterior. A mastigação efetiva também exige movimentos lado a lado: lateralmente (**laterotrusão**) pelos músculos masseter, e medialmente (**mediotrusão**) pelos pterigóideos.

> **Nota clínica:** Os movimentos complexos da mandíbula são possíveis pela relativa frouxidão da cápsula da articulação temporomandibular. Esse processo torna a articulação vulnerável ao **deslocamento**. Se a articulação não puder ser reduzida após o deslocamento, pode resultar em **trismo**.

5.2 Músculos e Fáscia

A Masseter

B Temporal

E Diagrama de origem, curso, e inserção dos músculos

C Pterigoide lateral e medial

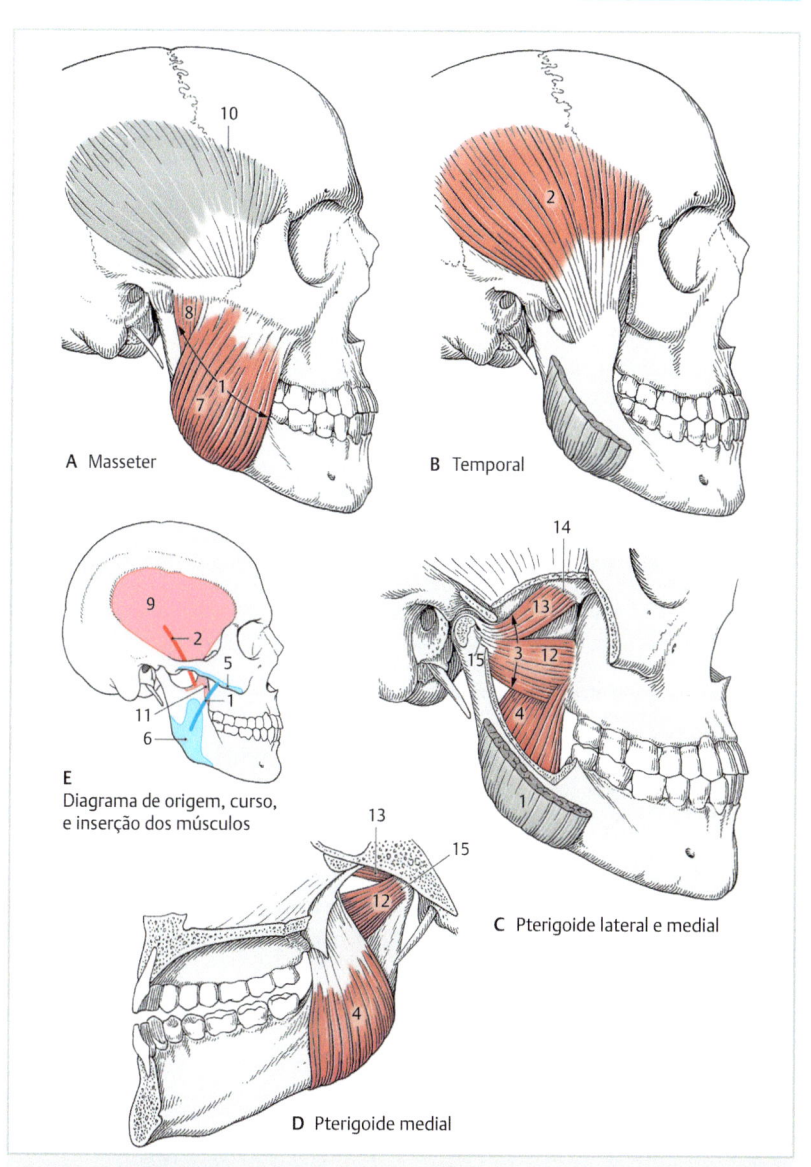

D Pterigoide medial

Fig. 5.22 Músculos da mastigação.

Músculos Anteriores do Pescoço

Músculos Infra-Hióideos (A, B)

Os músculos infra-hióideos atuam no osso hioide e, desse modo, na mandíbula, bem como na coluna cervical.

Os músculos infra-hióideos incluem os seguintes músculos:

- **Esterno-hióideo (1)**
- **Omo-hióideo (4)**
- **Esternotireóideo (7)**
- **Tíreo-hióideo (10)**

Filogeneticamente, esses músculos pertencem ao grande sistema muscular longitudinal ventral. O músculo omo-hióideo também está incluído nos músculos da cintura escapular (ver p. 146).

O músculo **esterno-hióideo** (1) se origina a partir da superfície *posterior do osso manúbrio* (**2**), *a partir da articulação esternoclavicular, e algumas vezes a partir da articulação esternoclavicular, e algumas vezes a partir da extremidade externa da clavícula. Está inserido na superfície interna lateral do corpo do osso hioide* (**3**).

O **músculo omo-hióideo** (4) apresenta dois ventres, um **superior** e um **inferior**, que estão conectados por um tendão interveniente. O **ventre inferior** *surge a partir da margem superior da escápula*, adjacente ao sulco escapular (**5**), e ascende obliquamente. Na região lateral do pescoço esse músculo está intimamente conectado à camada pré-traqueal da fáscia cervical e termina em um tendão intermediário que cruza o feixe neurovascular do pescoço. O **ventre superior** se origina a partir do tendão intermediário e ascende obliquamente para o osso hioide. É *inserido, geralmente sem as fibras musculares, na terceira lateral da borda inferior do corpo do hioide* e com algumas fibras na superfície interna do corpo do osso hioide (**6**).

O músculo **esternotireoideo** (**7**) é mais amplo do que o músculo esterno-hioideo, que lhe é superficial. O músculo esternotireóideo *surge a partir da superfície posterior do manúbrio esterno* (**8**) *e alcança a linha oblíqua da cartilagem da tireoide* (**9**). Esse músculo está diretamente adjacente à cápsula da tireoide.

O músculo **tíreo-hióideo** (**10**) é a continuação do músculo esternotireóideo. *Ele surge a partir da linha oblíqua da cartilagem da tireoide* (**9**) e está *inserido na superfície interna da terceira lateral* (**11**) *e a margem inferior da superfície mediana do corno maior (Fischer).*

Todos os músculos infra-hióideos trabalham juntos e, especificamente, podem aproximar a cartilagem da tireoide ao osso hióideo ou, quando a boca estiver sendo aberta, estabilizar as cartilagens laríngeas e o osso hióideo, ou puxa-os para baixo. Considerando sua relação para o tronco neurovascular e a camada pré-traqueal da fáscia cervical, o músculo omo-hióideo apresenta uma função adicional para impedir a pressão na grande veia subjacente. Mantém a veia jugular interna patente, desse modo auxiliando o retorno do sangue a partir da cabeça para a veia cava superior.

Os músculos infra-hióideos e supra-hióideos (ver Vol. 2) podem flexionar a cabeça para frente com a boca fechada. O músculo omo-hióideo é um músculo acessório na abertura da boca e na flexão, flexão lateral e rotação da cabeça (*Fischer e Ransmayr*).

Inervação: alça cervical profunda e ramo tíreo-hióideo (C1, C2 e C3).

5.2 Músculos e Fáscia

A Músculos infra-hióideos

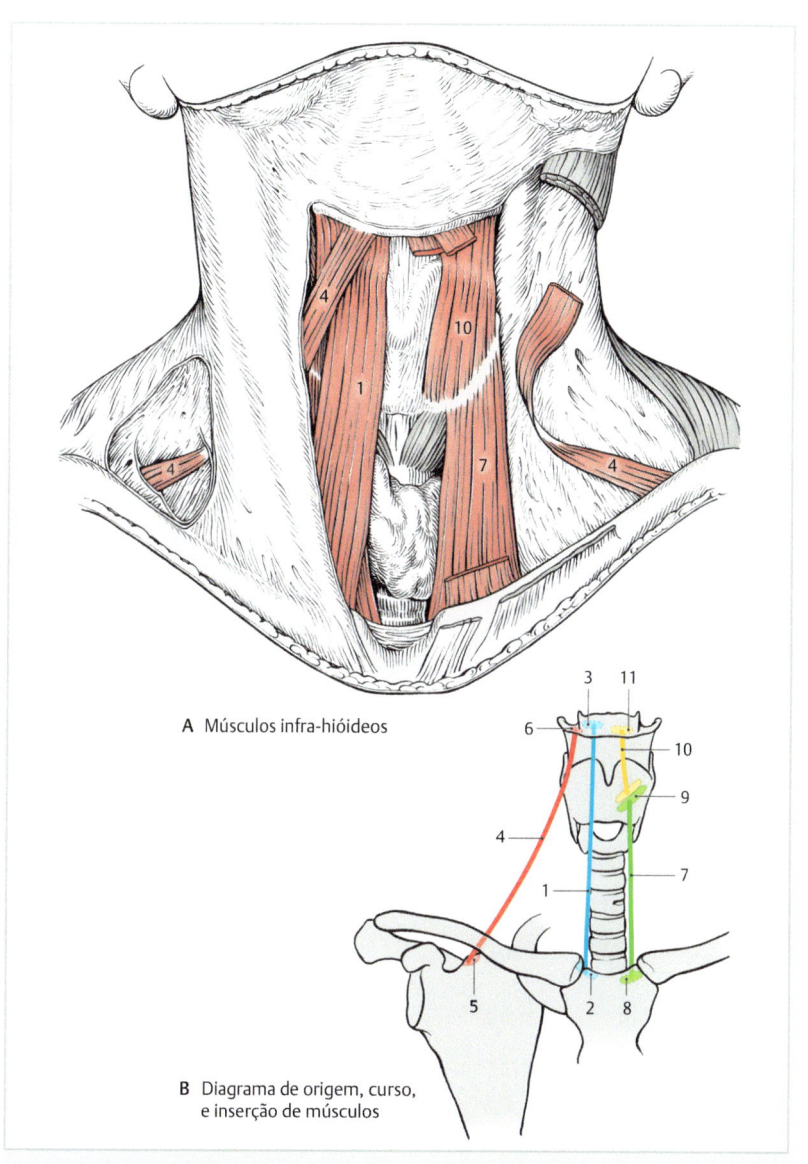

B Diagrama de origem, curso, e inserção de músculos

Fig. 5.23 Músculos infra-hióideos.

Músculos da Cabeça Inseridos na Cintura Escapular (A-C)

Os dois músculos da cabeça que estão inseridos na cintura escapular são o trapézio e o esternocleidomastóideo.

O **trapézio** (**1**) está dividido em partes **descendente** (**2**), **transversal** (**3**), e **ascendente** (ver também a cabeça dos músculos conectada à cintura escapular, p. 146).

A **parte descendente** *se origina a partir da linha superior da nuca, a protuberância occipital externa* (**5**), *e o ligamento da nuca* (**6**); (ver p. 56) *e é inserida no terço lateral da clavícula* (**7**). A **parte transversal** *surge a partir da sétima cervical até a terceira vértebra torácica* (**8**) *dos processos espinhosos e ligamentos supraespinhosos) e é inserida na extremidade acromial da clavícula* (**9**), *o acrômio* (**10**), *e parte da espinha escapular* (**11**). A **parte ascendente** *surge a partir da terceira vértebra, através da 12ª vértebra torácica* (**12**) *dos processos espinhosos e ligamentos supraespinhosos) e é inserida no trígono cervical e a parte adjacente da espinha escapular* (**13**).

A função primária do trapézio é estática: esse músculo sustenta a escápula e, desse modo, estabiliza a cintura escapular. Sua contração puxa a escápula e a clavícula para trás e em direção à coluna vertebral. As partes descendente e ascendente rotacionam a escápula. Além de produzir adução, a parte descendente produz uma ligeira elevação do ombro, auxiliando o serrátil anterior. Se o último músculo estiver paralisado, a parte descendente é capaz de levantar o braço ligeiramente acima da horizontal.

Inervação: nervo acessório e ramo do trapézio (C2-C4).

O **esternocleidomastóideo** (**14**) (ver também p. 146) *se origina por* **uma cabeça** *do esterno* (**15**) *e por* **outra** *da clavícula* (**16**). *Esse músculo está inserido no processo mastoide e na linha da nuca superior*. Nesse local há uma conexão tendínea com a origem do trapézio.

A ação unilateral do esternocleidomastóideo desvia a cabeça para o lado oposto, dobrando para o lado ipsilateral. **A contração bilateral levanta a cabeça.** Esse músculo é muitas vezes incorretamente denominado de flexor da cabeça. Finalmente, o esternocleidomastóideo pode ser um músculo acessório da respiração se a cabeça estiver fixada e os músculos intercostais estiverem paralisados. Entretanto, se os músculos intercostais ainda estiverem funcionando, o esternocleidomastóideo não se torna ativo.

Inervação: nervo acessório e fibras C1-C2 do plexo cervical.

Variantes: Desde que o esternocleidomastóideo e o trapézio se desenvolvam do mesmo material, muitas vezes eles mantêm uma estreita relação. A inserção do trapézio na clavícula pode ser estendida consideravelmente na direção medial e, inversamente, a origem do esternocleidomastóideo pode ser deslocada lateralmente. Nesse caso a fossa supraclavicular maior, que é circundada por esses dois músculos e a clavícula, é reduzida no tamanho.

> **Nota clínica:** O ponto 2 de Erb (**17**) está localizado 2 a 3 cm acima da clavícula e 1 a 2 cm além da borda posterior do músculo esternocleidomastóideo. A estimulação aplicada nesse ponto contrai vários músculos do braço pela estimulação da parte superior do plexo braquial (ver Vol. 3).

5.2 Músculos e Fáscia

A Esternocleidomastoide e trapézio

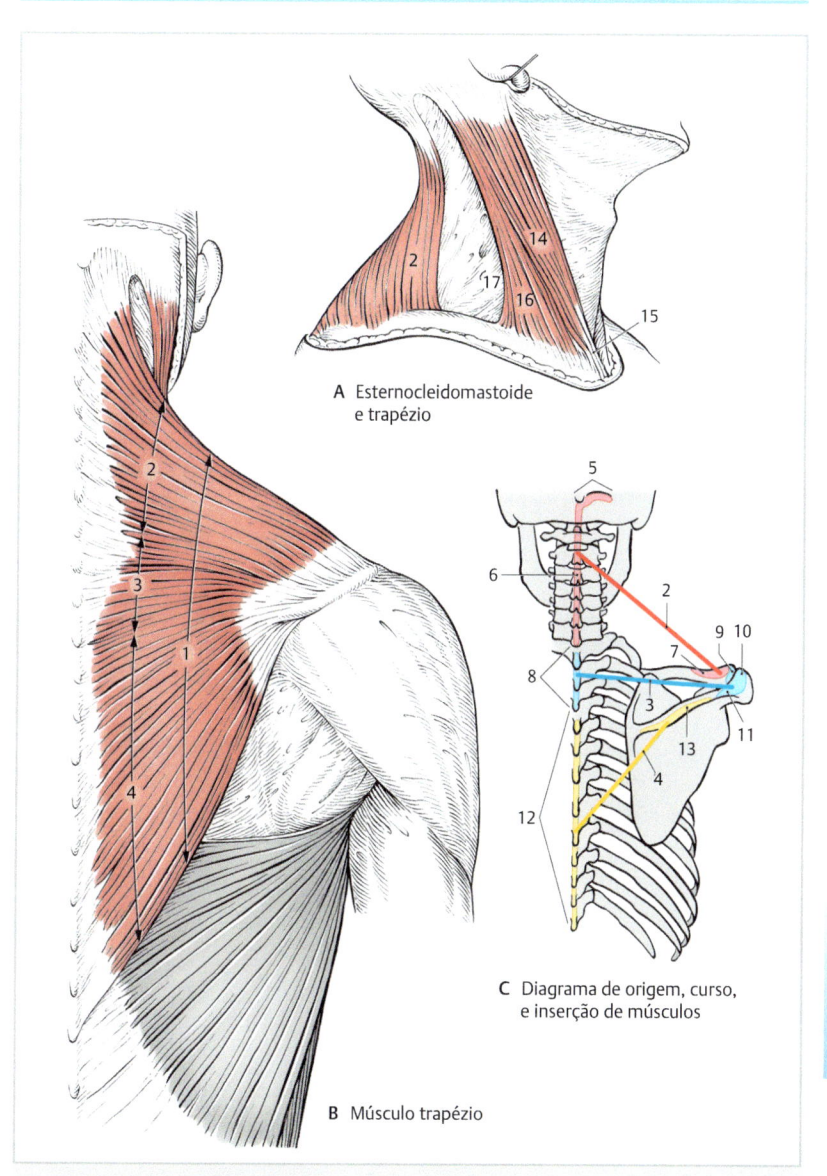

B Músculo trapézio

C Diagrama de origem, curso, e inserção de músculos

Fig. 5.24 Músculos da cabeça inseridos na cintura escapular.

Fáscias do Pescoço (A, B)

Três camadas de fáscia cervical estão presentes entre o osso hioide e a cintura escapular. A **camada superficial ou a camada de investimento da fáscia cervical** (**1**) inclui todas as estruturas do pescoço, exceto o platisma (**2**), e apresenta continuidade posteriormente na fáscia da nuca. O esternocleidomastóideo (**3**) e o trapézio (**4**) estão incorporados nesse processo. A fáscia se estende a partir da mandíbula para o manúbrio do esterno e as clavículas. A porção entre o osso hioide e a mandíbula é denominada de fáscia cervical (ver a seguir).

Logo embaixo da camada superficial está a **camada média** ou **pré-traqueal** (**5**) **da fáscia cervical,** na qual a musculatura infra-hióidea está incorporada (ver p. 326). Essa fáscia apresenta uma consistência firme na região dos músculos infra-hióideos (**6**). Entretanto, ela não termina nas bordas laterais dos músculos omo-hióideos, mas continua lateralmente como uma folha fina. A seguir entra em contato com a camada profunda ou pré-vertebral da fáscia cervical (**7**) e se mistura com ela. Também está conectada à bainha do tecido conjuntivo ao redor do feixe neurovascular (artéria carótida comum, veia jugular interna, nervo vago) como a **bainha carotídea** (fáscia cervical; **8**).

A camada pré-traqueal se estende em uma direção craniocaudal a partir do osso hioide para o manúbrio do esterno e as clavículas. Cranial ao osso hioide, a camada pré-traqueal se funde com a camada superficial da fáscia cervical.

Entre as camadas superficial (**1**) e pré-traqueal (**5**) da fáscia cervical está o espaço *supraesterno e interfacial* (**9**; ver p. 354), na região do compartimento médio do pescoço.

A **camada profunda** ou **pré-vertebral** (**7**) **da fáscia cervical** cobre a coluna vertebral e os músculos cervicais profundos associados a ela. Os músculos profundos do pescoço incluem a cabeça longa, o músculo longo do colo (**10**) e os músculos escalenos (**11**). A camada pré-vertebral se origina a partir da base do crânio e se estende na cavidade torácica, onde é contínua com a fáscia endotorácica.

O conteúdo do pescoço, laringe, esôfago (**12**), traqueia (**13**) e glândula tireoide (**14**), com as glândulas paratireoides, se posiciona entre as camadas pré-traqueais e pré-vertebrais.

5.2 Músculos e Fáscia

A Fáscia cervical

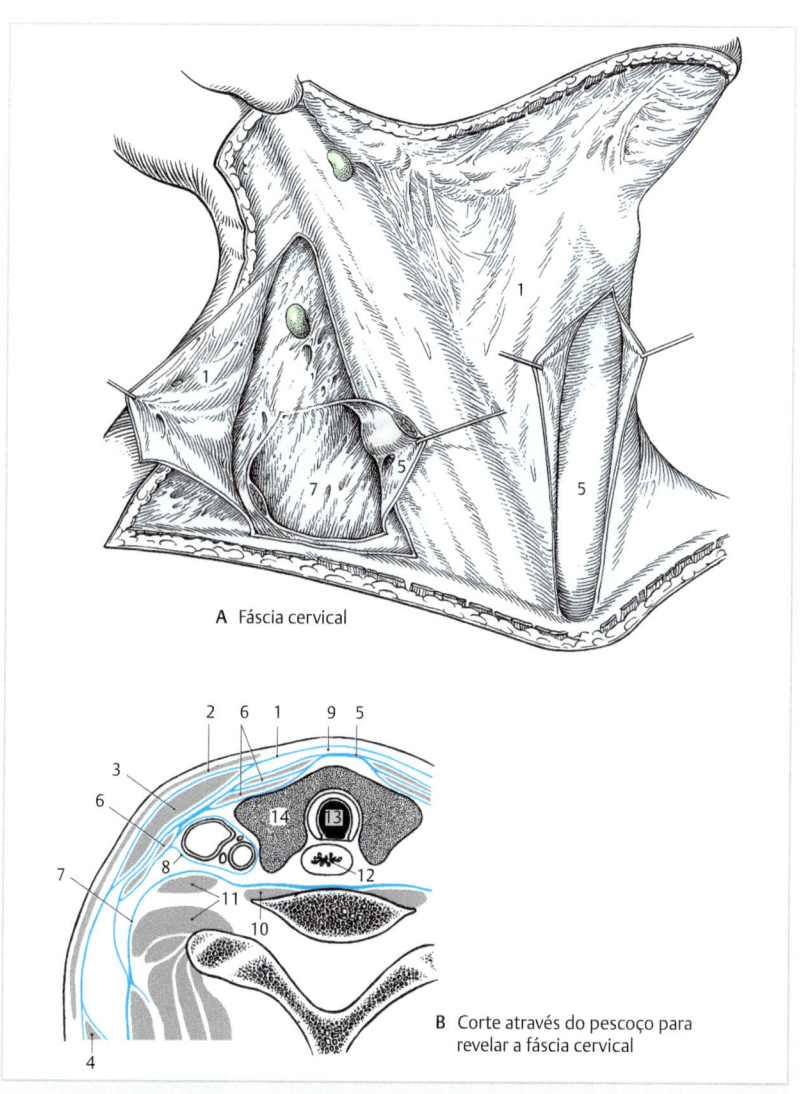

B Corte através do pescoço para revelar a fáscia cervical

Fig. 5.25 Fáscia do pescoço.

5.3 Termos Anatômicos e seus Equivalentes em Latim

Cabeça	Caput
Asa menor (maior) do esfenoide	Ala minor (major) ossis sphenoidalis
Borda superior da parte petrosa	Margo superior partis petrosae
Hiato do canal para o nervo petroso maior (menor)	Hiatus canalis nervi petrosa majoris (minoris)
Linha mais alta da nuca	Linea nuchalis suprema
Mandíbula ou maxilar superior (inferior)	Maxila (mandibula)
Placa cribriforme	Lâmina cribrosa
Sulco mastoide (frontal)	Incisura mastoidea (frontalis)
Sulco occipital	Sulcus artehae occipitalis
Sulco para o nervo petroso menor	Sulcus nervi petrosi minoris
Sulco para o seio petroso inferior	Sulcus sinus petrosi inferioris
Sulco pré-quiasmático	Sulcus prechiasmaticus

6 Nervos e Vasos Periféricos

6.1 Cabeça e Pescoço *334*
6.2 Membro Superior *368*
6.3 Tronco *394*
6.4 Membro Inferior *412*

6.1 Cabeça e Pescoço

Regiões (A, B)

A cabeça está separada do pescoço por uma linha que começa no queixo e continua sobre o corpo da mandíbula, o processo mastoide e a linha nucal superior para a protuberância occipital externa.

A incisura jugular do esterno e as clavículas marcam o limite entre o pescoço e o tronco. Uma linha exata de limite posterior não pode ser identificada.

Regiões da Cabeça

A **região frontal (1)** compreende a testa até a sutura coronal. Adjacente a ela, sobre o osso parietal de cada lado, está a **região parietal (2)**, e sobre a parte escamosa do osso temporal está posicionada a **região temporal (3)**. A **região infratemporal (4)** é coberta pelo arco zigomático. Posteriormente, a **região occipital (5)** se posiciona sobre o osso occipital.

As várias **regiões fasciais anteriores** são a **região nasal (6)**, **região oral (7)**, e **região mentual ou do queixo (8)**. A **região orbital (9)** está posicionada ao redor dos olhos, a **região infraorbital (10)** é a área lateral ao nariz, e a **região bucal (11)** é a lateral à região oral. A **região zigomática (12)** se posiciona sobre o osso zigomático, e a **região da parótida (13)** contém o músculo masseter e a glândula parótida.

Regiões do Pescoço

O **pescoço** é dividido em uma **região cervical posterior** ou **região nucal (14)** e região anterolateral. A última é subdividida pela **região esternocleidomastóidea (15)** em um **triângulo cervical anterior** não pareado e regiões cervicais laterais pareadas. O triângulo cervical anterior inclui a área entre o neuroma de Morton e as bordas anteriores de ambas as regiões esternocleidomastóideas. Esse triângulo ainda pode ser subdividido. No centro se posiciona a **região cervical mediana (16)**, que é limitada pelo osso hioide, os músculos omo-hióideo e o esternocleidomastóideo, e inferiormente pela incisura jugular do esterno. A parte deprimida da região cervical mediana, que se posiciona logo acima da incisura jugular do esterno, é denominada de *fossa supraesternal* **(17)**.

O **triângulo submentual** ou **região submentual (18)** se estende entre o osso hioide e a região mentual. Lateralmente ele é separado do **triângulo submandibular (19)** pelo ventre anterior do músculo digástrico. Essa área triangular é limitada superiormente pela mandíbula. Ela pode ser útil para usar o trato angular da fáscia cervical, para separar o triângulo submandibular de sua parte superoposterior, a **fossa retromandibular (20)**, que contém a parte cervical da glândula parótida e o tronco do nervo facial. O **triângulo carotídeo (21)** é de grande importância prática, considerando que ele contém a bifurcação da artéria carótida comum. Ele é limitado, superiormente, pelo ventre posterior do músculo digástrico, anteriormente, pelo músculo omo-hióideo e, posteriormente, pelo músculo esternocleidomastóideo.

A **região cervical lateral (22)**, ou **triângulo cervical posterior**, termina anteriormente no esternocleidomastóideo, posteriormente no trapézio, e inferiormente na clavícula. O triângulo omoclavicular, ou *fossa supraclavicular maior* **(23)**, merece especial referência nessa área. Ele é limitado pelo músculo esternocleidomastóideo, o ventre inferior do omo-hióideo e a clavícula. Em indivíduos magros é possível ver a *fossa supraclavicular menor* **(24)** entre as duas origens do esternocleidomastóideo.

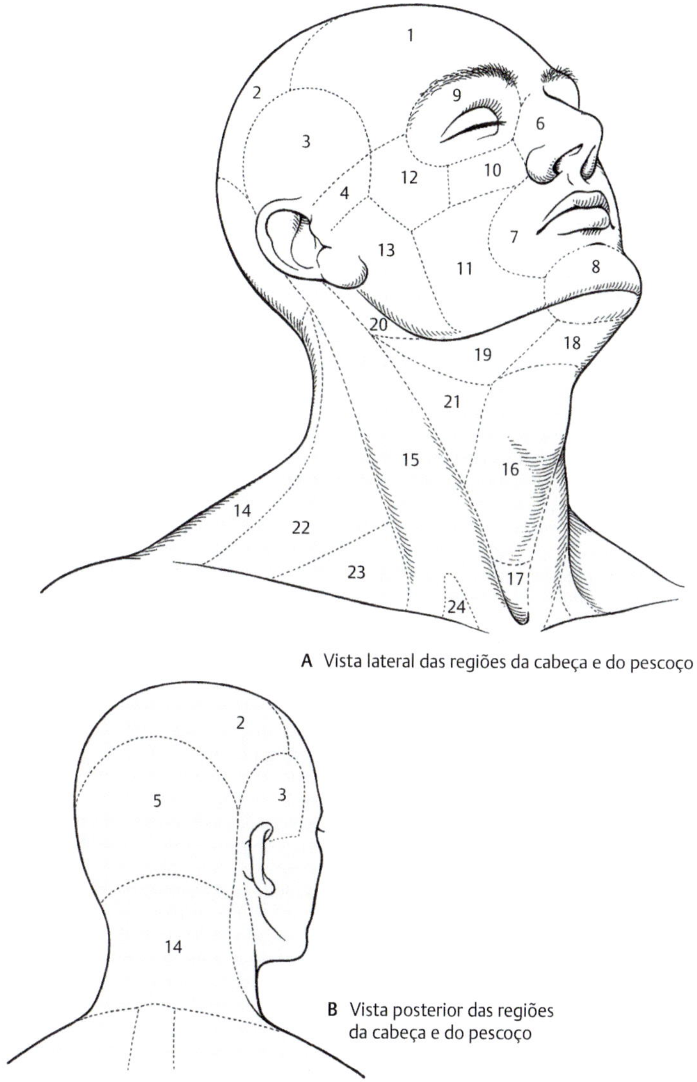

6.1 Cabeça e Pescoço

A Vista lateral das regiões da cabeça e do pescoço

B Vista posterior das regiões da cabeça e do pescoço

Fig. 6.1 Regiões da cabeça e pescoço.

Regiões Faciais Anteriores (A, B)

O suprimento sanguíneo da face vem principalmente dos ramos da artéria carótida externa e, em menor grau, da artéria carótida interna. Na margem anterior do *masseter* (**1**), a *artéria facial* (**2**) se eleva e realiza anastomose através da *artéria angular* (**3**) com a *artéria nasal dorsal* (**4**), que surge a partir da artéria oftálmica. Por meio de ramos maiores na região facial, a artéria facial envia ramos menores para a região labial (ver p. 340). A região facial lateral é suprida pela artéria facial ou pela *artéria facial transversa* (**5**), que é um ramo da *artéria temporal superficial* (**6**). As camadas profundas da região facial anterior recebem seu suprimento sanguíneo a partir da *artéria infraorbital* (**7**), um ramo terminal da artéria maxilar. A artéria temporal superficial (**6**) supre as regiões parietal e temporal, e a área da testa própria é suprida pelas *artérias* (**9**) *supraorbital* e *supratroclear* (**8**), ambas sendo ramos terminais da artéria oftálmica. Entre as veias superficiais maiores da região facial, apenas a *veia facial* (**10**), que realiza anastomose através da *veia angular* (**11**) com a *veia nasal dorsal* e a *veia temporal superficial* (**12**), se posiciona superficialmente.

Os músculos miméticos são supridos pelos ramos do nervo facial. Esses são os *ramos temporal* (**13**), *zigomático* (**14**), e *bucal* e o *ramo mandibular marginal* (**16**).

A inervação sensorial para a pele da face se origina dos ramos do **nervo trigêmeo**, ou seja, os nervos oftálmicos, maxilar e mandibular.

Nervo oftálmico: A pele da testa é suprida pelo nervo frontal com seu *nervo supratroclear* (**17**) e o *nervo supraorbital* (**18**). Próximo do canto lateral do olho, o nervo *lacrimal* (**19**) penetra o músculo orbicular dos olhos (**20**) com alguns dos seus ramos e inerva a pele naquela região. O *nervo nasal externo* (**21**), um ramo do nervo nasociliar, supre o dorso e a ponta do nariz.

Nervo maxilar: A pálpebra inferior, a área da bochecha, a região nasal lateral, o lábio superior e a região temporal superior são inervados pelos ramos do *nervo infraorbital* (**22**) e os *ramos zigomaticofacial* e *zigomaticotemporal* do nervo zigomático.

Nervo mandibular: A pele do lábio inferior, a mandíbula (exceto seu ângulo) e a área mentual são supridas pelo *nervo mentual* (**23**), enquanto o *nervo auriculotemporal* (**24**) inerva a pele sobre o ramo mandibular, as conchas das aurículas, a porção mais ampla do meato acústico externo, a maior parte da superfície externa da membrana timpânica, e a região temporal posterior. O nervo mentual sai do forame mentual e o nervo auriculotemporal sobe em frente do ouvido externo, junto com a artéria e veia temporais superficiais.

> **Nota clínica:** A anastomose entre a veia facial (**10**) e a veia nasal dorsal (ver p. 338) é importante, já que ela permite uma conexão direta com o seio cavernoso (ver Vol. 2), através da qual uma infecção pode ser disseminada a partir de um sítio extracraniano (p. ex., um furúnculo no lábio) no interior do crânio.

Pontos de Pressão do Nervo Trigêmeo (B) e Relevância Clínica

> **Nota clínica:** A sensibilidade das três divisões principais do nervo trigêmeo pode ser testada nos pontos de ramificação dessas divisões. A incisura supraorbital (**25**) serve como ponto de pressão para o **nervo supraorbital (18)**, o **forame infraorbital (26)** como ponto de pressão para o **nervo infraorbital (22)**, e o forame mentual (**27**) para o nervo mentual. Todos os três pontos de pressão se posicionam aproximadamente ao longo de uma linha vertical (**28**), correndo através do centro da pupila, cerca de 2 a 3 cm laterais à linha mediana.

As linhas azuis tracejadas na Figura **B** indicam os limites entre as regiões supridas pelas três divisões do nervo trigêmeo.

6.1 Cabeça e Pescoço 337

A Vista anterior da região facial

B Pontos de pressão das divisões do nervo trigêmeo

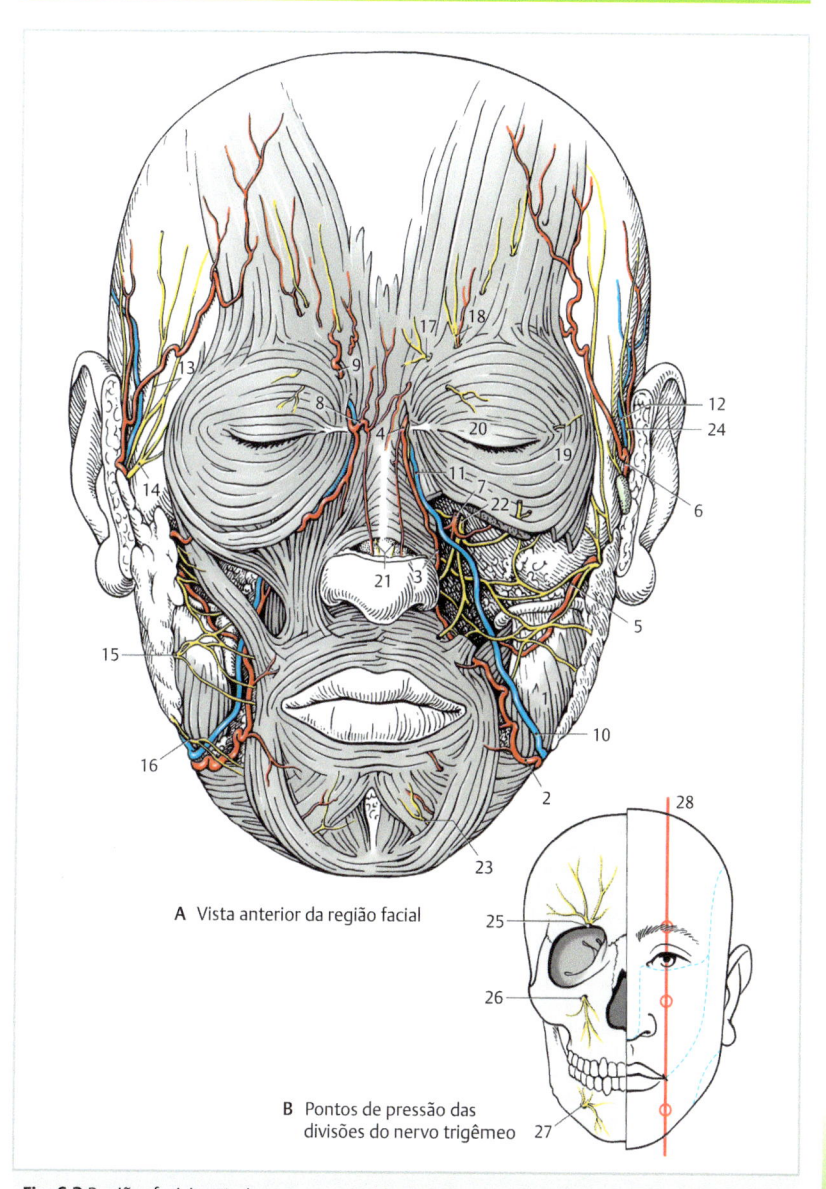

Fig. 6.2 Regiões faciais anteriores.

Região Orbital (A, B)

Em uma visualização anterior, a região orbital corresponde aproximadamente à região do músculo orbicular do olho. Nessa área existem anastomoses entre os vasos faciais e os vasos provenientes do interior do crânio. Essas anastomoses são de importância prática, tanto como uma fonte de circulação colateral como para a disseminação de bactérias a partir da pele facial através das veias para o interior do crânio.

Na **região orbital** (**A**) o *septo orbital* (**1**) separa as estruturas superficiais do conteúdo da cavidade orbital. Superficialmente, os vasos são uma continuação *da artéria e veia faciais* (**2**), designados como *artéria e veia angulares* (**3**). A *artéria e veia nasal dorsal* (**5**) se posicionam em frente ao *ligamento palpebral* (**4**). A artéria nasal dorsal pode ramificar a partir da *artéria supratroclear* (**6**), fora (ver Fig. 6.3) ou dentro da órbita. Junto com a artéria nasal dorsal, o *nervo intratroclear* (**7**) também perfura o septo orbital. Esse nervo, com frequência, realiza anastomose com o *nervo supratroclear* (**8**), que é separado dele apenas pela *tróclea* (**B, 9**).

O nervo supratroclear inerva a pele na parte medial da testa e da raiz nasal, e é acompanhado pela *artéria e veias supratrocleares* (**10**). Lateral ao nervo supratroclear, o *ramo medial* (**11**) do nervo supraorbital perfura o septo e adjacente a ele está o *ramo lateral* (**12**) do nervo supraorbital acompanhado pela *artéria supraorbital* (**13**). Essa artéria e nervo deixam uma indentação no osso, a incisura supraorbital, que algumas vezes é fechada para formar um forame supraorbital (ver p. 292).

No canto lateral do olho, ramos do *nervo lacrimal* (**14**) perfuram o septo orbital. A pálpebra superior é inervada por esses nervos e pelos ramos do nervo frontal. A pálpebra inferior é inervada pelos ramos palpebrais inferiores do *nervo infraorbital* (**15**), que emerge do forame infraorbital junto com a *artéria infraorbital* (**16**).

Dentro da **órbita** (**B**), após a remoção do septo orbital, o *músculo oblíquo superior do olho* (**17**) se torna visível, pois ele se inclina ao redor da tróclea (**9**). O *músculo levantador da pálpebra superior* (**18**) e o *músculo tarsal superior* (**19**) também podem ser observados. Um tendão lateral desliza a partir do levantador da pálpebra superior e divide a glândula lacrimal em uma *parte orbital* (**20**), denominada também de *glândula de Galeno*, e uma *parte palpebral* (**21**), anteriormente denominada de *glândula de Rosenmüller ou glândula de Cloquet*. Abaixo do globo ocular, o *músculo oblíquo inferior dos olhos* (**22**) surge a partir da margem infraorbital.

No canto medial do olho, o ramo externo do ligamento palpebral (medial) pode ser dividido para expor o *saco lacrimal* (**23**) com os *canalículos lacrimais* (**24**) que nele se abrem.

25 Corte sagital da parte lateral do tendão levantador da pálpebra superior
26 Ramo externo do ligamento palpebral (medial) dividido e refletido

6.1 Cabeça e Pescoço

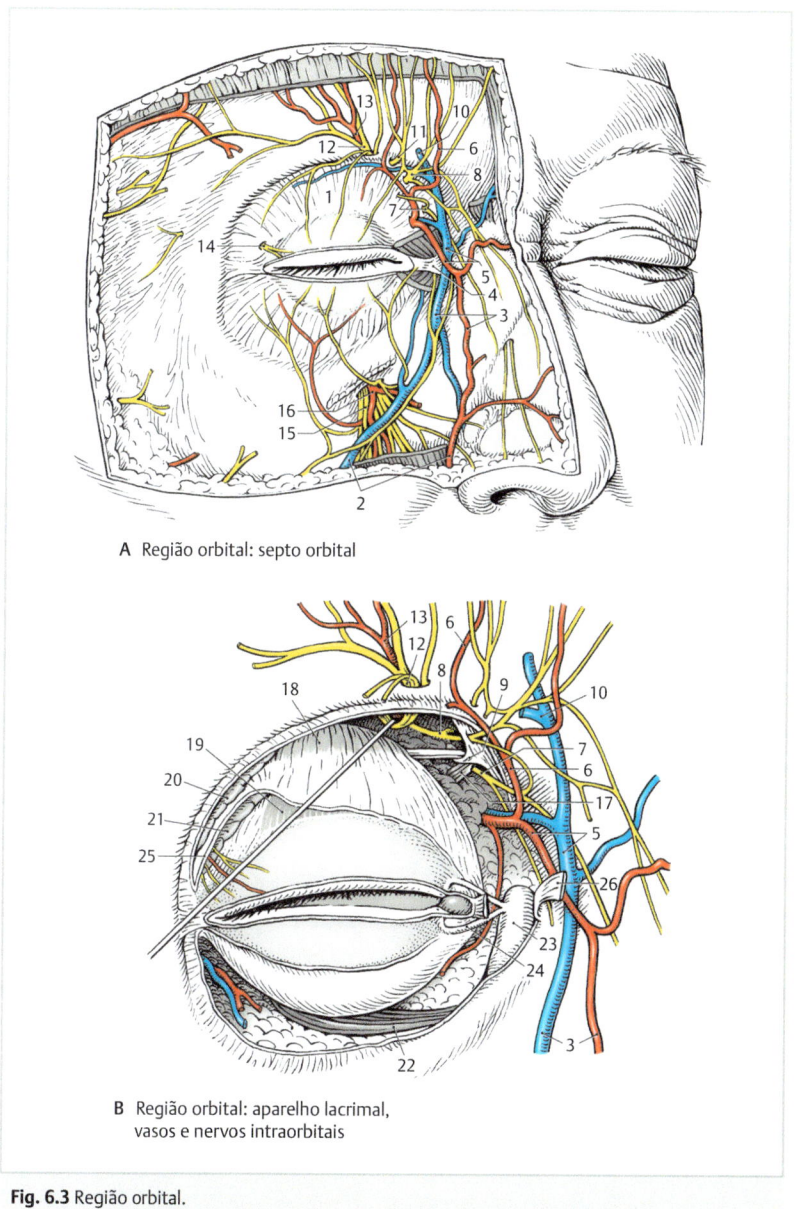

A Região orbital: septo orbital

B Região orbital: aparelho lacrimal, vasos e nervos intraorbitais

Fig. 6.3 Região orbital.

Regiões Faciais Laterais (A, B)

Região Parotideomassetérica (A)

A **região parotideomassetérica** é a mais importante das regiões faciais laterais. Nela está posicionada a glândula parótida (ver Vol. 2), que é diferenciada em uma parte superficial e uma profunda. Anteriormente, a *glândula parótida* (**1**) se posiciona no *músculo masseter* (**2**) e, posteriormente, ela ocupa a fossa retromandibular. Na margem anterior da glândula parótida, a parótida ou *ducto de Stensen* (**3**) deixa a glândula e corre profundamente na frente do *coxim de gordura bucal* (**4**). Ela é acompanhada pela *artéria facial transversa* (**5**) um pouco variável, um ramo da *artéria temporal superficial* (**6**). Esse vaso supre sangue para as porções da face.

Entre as partes superficial e profunda da glândula está o plexo parotídeo do nervo facial, cujos ramos — *temporal* (**7**), *zigomático* (**8**), *bucal* (**9**), e *mandibular marginal* (**10**) — se tornam visíveis nas bordas superior e anterior da glândula e são distribuídos aos músculos miméticos. Na borda inferior da glândula parótida é visualizado o *ramo cervical do nervo facial* (**11**), que algumas vezes corre certa distância junto com o ramo mandibular marginal e forma a alça cervical superficial com o nervo cervical transverso (ver p. 358).

Na margem inferior da glândula parótida, a *veia retromandibular* (**12**) corre com o ramo cervical do nervo facial ou com o ramo mandibular marginal. Essa veia é unida pela *veia facial* (**13**), pois corre ao longo da borda anterior do músculo masseter (**2**). Geralmente a *artéria facial* (**14**) passa na frente da veia facial ao redor da mandíbula (**ponto de pressão óssea**). Ela continua como a artéria angular (ver p. 336) para o canto medial do olho e dá origem às *artérias labiais inferior* (**15**) e *superior* (**16**).

A artéria temporal superficial (**6**) se posiciona na margem superior da glândula parótida, diretamente na frente do ouvido externo, onde dá origem *aos ramos auriculares anteriores para o ouvido externo, bem como a artéria zigomático-orbital*. Finalmente, após fornecer uma *artéria temporal média,* ela se divide em um *ramo frontal* (**17**) e *um ramo parietal* (**18**). Ela pode apresentar um curso muito tortuoso e está acompanhada pela *veia temporal superficial* (**19**). O *nervo auriculotemporal* (**20**), um ramo do nervo mandibular, segue o ramo parietal (**18**) e inerva a pele da região temporal posterior. *Linfonodos parotídeos superficiais* (**21**) são encontrados em números variáveis em geral diretamente na frente do ouvido externo.

Plexo Intraparotídeo (B)

Após a remoção da parte superficial da glândula parótida geralmente há um *ramo superior* (**22**) e um *ramo inferior* (**23**) do nervo facial. O ramo superior envia os ramos temporais (**7**) e os ramos zigomáticos (**8**), enquanto o ramo inferior emite os ramos bucais (**9**), o ramo mandibular marginal (**10**) e o ramo cervical (**11**). Ambos os ramos e suas ramificações geralmente se conectam entre si pelas anastomoses, desse modo formando o plexo intraparotídeo.

Paralela ao ramo inferior corre a veia retromandibular (**12**). Uma glândula parótida acessória que algumas vezes está presente (**24**), podendo ser pequena e sendo, então, coberta pela parte superficial da glândula parótida. Se essa glândula for maior, ela junta o ducto parotídeo anterior à glândula parótida.

> **Nota clínica:** Tumores malignos da glândula parótida podem causar danos ao nervo facial e seus ramos. O **pulso** da artéria temporal superficial é palpável na borda superior da glândula parótida, apenas na frente do canal auditivo externo. O pulso da artéria facial é palpável na borda anterior do músculo masseter na base da mandíbula.

25 Nervo auricular magno
26 Platisma

6.1 Cabeça e Pescoço

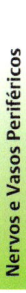

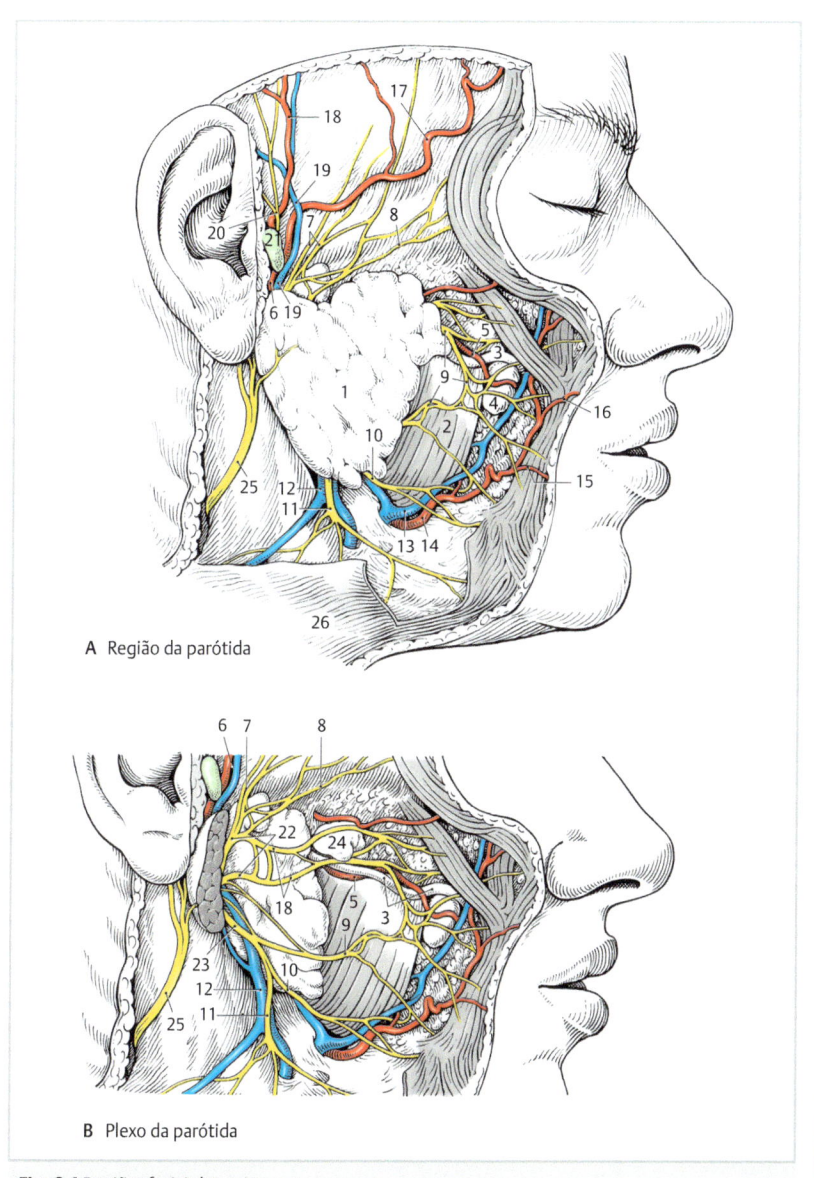

A Região da parótida

B Plexo da parótida

Fig. 6.4 Regiões faciais laterais.

Fossa Infratemporal (A-G)

Primeira Camada (A)

O acesso para a fossa infratemporal é obtido pela remoção do arco zigomático e o processo coronoide da mandíbula. Os *músculos pterigóideos lateral* (**1**) e *medial* (**2**) então se tornam visíveis. A fossa infratemporal é limitada anteriormente pela *tuberosidade maxilar* (**3**) e a *rafe pterigomandibular* (**4**).

A *artéria maxilar* (**5**) pode correr entre as duas cabeças do músculo pterigóideo. Nessa região, ela dá origem à *artéria bucal* (**6**) e à *artéria alveolar posterior superior* (**7**), além dos ramos para os músculos mastigatórios, antes de descer na fossa pterigopalatina. A artéria maxilar é circundada por um plexo venoso, o *plexo pterigóideo*, que é contínuo com as *veias maxilares*. O *nervo bucal* (**8**) também corre entre as duas cabeças do músculo pterigóideo lateral. O *nervo lingual* (**9**) e o *nervo alveolar inferior* (**10**) são visíveis abaixo do pterigóideo lateral e o *nervo massetérico* (**11**) acima dele.

Segunda Camada (B)

Os vasos e os nervos da fossa infratemporal se tornam totalmente visíveis somente após a remoção do músculo pterigóideo lateral e o processo condilar da mandíbula. A artéria maxilar (**5**) se posiciona lateral ao *ligamento esfenomandibular* (**12**) e aos ramos amplos do *nervo mandibular* (**13**) e pode ser rastreada por toda a sua extensão. Sua parte mandibular dá origem à *artéria timpânica anterior* (**14**), à *artéria auricular profunda* (**15**), e à *artéria meníngea média* (**16**), que alcança o interior do crânio através do forame espinhoso.

A artéria meníngea média passa entre as duas raízes do *nervo auriculotemporal* (**17**), que podem, com frequência, receber fibras adicionais (**18**) a partir do nervo alveolar (**10**). O nervo auriculotemporal (**17**) realiza anastomose com *ramos comunicantes* (**19**) a partir do *nervo facial* (**20**).

Por meio desta anastomose que pode se envolver ao redor da *artéria temporal superficial* (**21**), fibras parassimpáticas passam a partir do gânglio ótico para o nervo facial, que então as transmite para a glândula parótida (ver Vol. 3).

Antes de alcançar o canal mandibular, o nervo alveolar inferior (**10**) dá origem ao *nervo milo-hióideo* (**22**), que é acompanhado pela *artéria milo-hióidea* (**23**), um ramo da *artéria alveolar inferior* (**24**). A *corda timpânica* (**25**), que transporta fibras parassimpáticas e sensoriais, desce para se unir ao nervo lingual. A partir da parte anterior do nervo mandibular (**13**), o nervo bucal (**8**) surge para inervar a mucosa bucal e suprir as fibras parassimpáticas a partir do gânglio ótico para as glândulas bucais. Apenas os ramos motores, como o nervo massetérico (**11**), os nervos pterigoideos medial e lateral, e os *nervos temporais profundos* (**26**) surgem também a partir da parte anterior.

Características Especiais (C-G)

A artéria maxilar apresenta um curso altamente variável devido ao seu desenvolvimento. Desse modo, essa artéria (**5**) corre muitas vezes o lado lateral do músculo pterigóideo (**C**), e com menor frequência corre o lado medial desse músculo (**A, D**). Quando o músculo se posiciona medialmente, a artéria em geral corre a fossa pterigopalatina, lateralmente ao nervo alveolar inferior (**10**) e ao nervo lingual (**9**), mas medialmente ao nervo bucal (**8**). Entretanto, a artéria pode correr entre os ramos (**F**) ou, mais raramente, no lado medial ao tronco do nervo mandibular (**G**).

> **Nota clínica:** A fossa infratemporal proporciona acesso clínico ao gânglio trigeminal. A **neuralgia do trigêmeo** pode ser tratada com injeções e outros procedimentos no gânglio trigeminal, que é acessível através do forame oval.

6.1 Cabeça e Pescoço 343

A Fossa infratemporal, primeira camada

B Fossa infratemporal, segunda camada

C–G Variantes da artéria maxilar

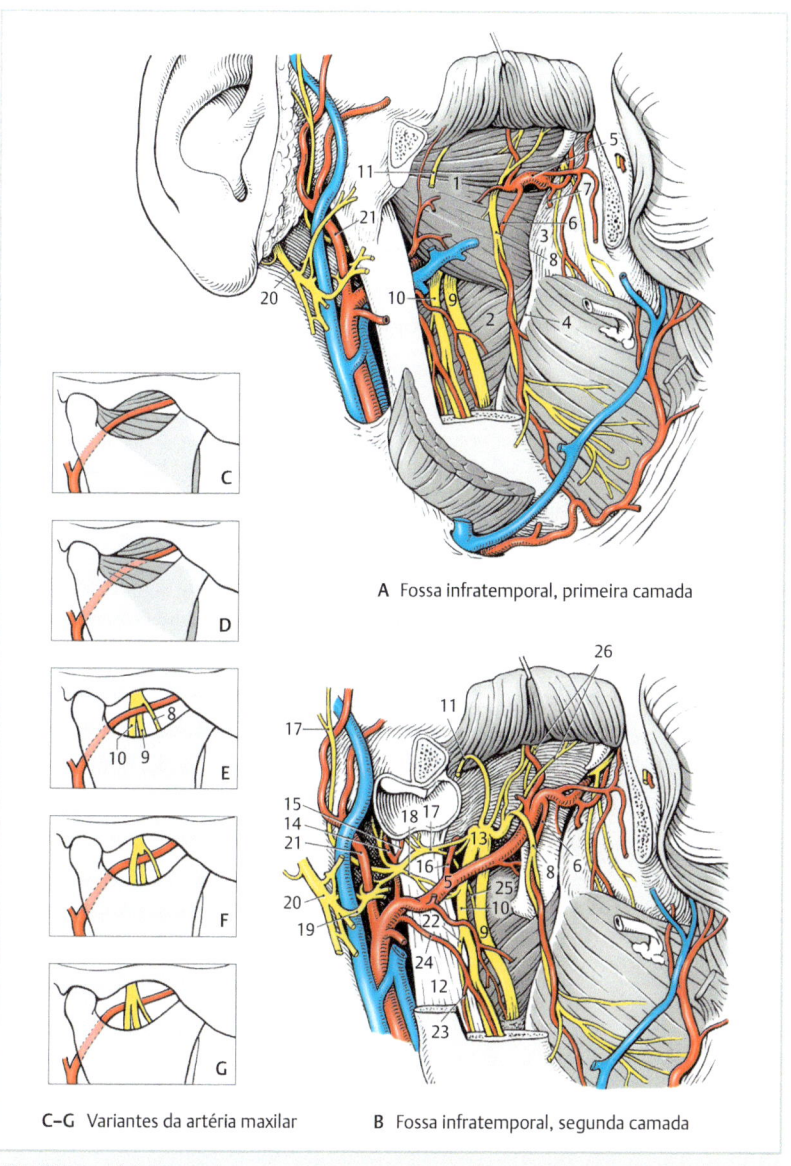

Fig. 6.5 Fossa infratemporal.

Visualização Superior da Órbita (A, B)

Somente alguns vasos e nervos da órbita podem ser observados quando visualizados de frente, e uma visão clara das suas relações pode ser obtida apenas pela remoção do teto da órbita.

Primeira Camada (A)

Após a remoção do teto orbital e a periórbita (periósteo orbital), é possível observar os nervos que correm através da parte lateral da fissura orbital superior. O mais medial é o *nervo troclear* (**1**), que inerva o *músculo oblíquo superior do globo ocular* (**2**). Ao lado, corre o *nervo frontal* (**3**) relativamente espesso, que se posiciona no *levantador da pálpebra superior* (**4**). A *artéria supraorbital* (**5**) acompanha seu ramo lateral, o *nervo supraorbital* (**6**), enquanto o ramo medial, o *nervo supratroclear* (**7**), percorre ao longo com a *artéria supratroclear* (**8**). O mais lateral é o nervo lacrimal (**9**), que inerva a *glândula lacrimal* (**10**) com as fibras recebidas do nervo zigomático, e a pele no canto lateral do olho.

A *veia oftálmica superior* (**11**) também passa através da parte lateral da fissura orbital superior. Um de seus afluentes cruza abaixo do *músculo reto superior* (**12**), tendo realizado anastomose com as veias faciais externas (ver p. 336) na região da *tróclea* (**13**); o outro ramo corre junto com a *artéria lacrimal* (**14**), que pode dar origem a ramos pequenos para músculos e as *artérias ciliares posteriores curtas* (**B15**). Coberta pelo músculo oblíquo superior (**2**) no lado medial se posiciona a *artéria e o nervo etmoidais anteriores* (**16**), e superior a esse músculo e mais posteriormente correm *a artéria e nervo etmoidais posteriores* (**17**).

Segunda Camada (B)

Após a divisão e reflexão do levantador da pálpebra superior (**4**) e o reto superior (**12**), o *nervo ótico* (**18**), a *artéria oftálmica* (**19**) e os nervos que passam através da parte medial da fissura orbital superior se tornam visíveis.

O *nervo abducente* (**20**), que inerva o *reto lateral* (**21**), é o mais lateral desses nervos. Apenas medial a ele corre o *nervo oculomotor* (**22**), que se divide em dois ramos. O *ramo superior* (**23**) supre o levantador da pálpebra superior (**4**) e o reto superior (**12**). O *ramo inferior* (**24**) inerva o medial reto (**25**), reto inferior, e oblíquo inferior. Além disso, o ramo inferior envia a *raiz oculomotora* (**26**) para o *gânglio ciliar* (**27**), que junta o nervo ótico (**18**). O gânglio é conectado com o *nervo nasociliar* (**29**), através de uma *raiz nasociliar* (**28**). A partir do gânglio os *nervos ciliares curtos* (**30**), que contêm fibras parassimpáticas pós-ganglionares para inervar o músculo ciliar e o esfíncter da pupila, correm para o *globo ocular* (**31**). Os nervos ciliares curtos também transportam fibras sensoriais e simpáticas; a última alcança o gânglio a partir da rede simpática (não mostrada) ao redor da artéria oftálmica, como a raiz simpática do gânglio ciliar. Fibras sensoriais do nervo nasociliar também correm para o globo ocular através dos *nervos ciliares longos* (**32**). O nervo nasociliar, que libera os nervos etmoidais, prossegue como o *nervo infratroclear* (**33**).

> **Nota clínica:** A veia oftálmica superior é importante, considerando que ela realiza anastomose com as veias faciais (ver p. 338) e se abre no seio cavernoso. Esse processo oferece uma via pela qual a infecção na região facial pode ser disseminada para o seio cavernoso.

Variante: Algumas vezes há uma *artéria meníngeo-orbital* (**34**) que une a *artéria meníngea média* com a artéria lacrimal (ramo anastomótico com a artéria lacrimal).

6.1 Cabeça e Pescoço

A Vista superior da órbita, primeira camada

B Vista superior da órbita, segunda camada

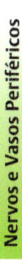

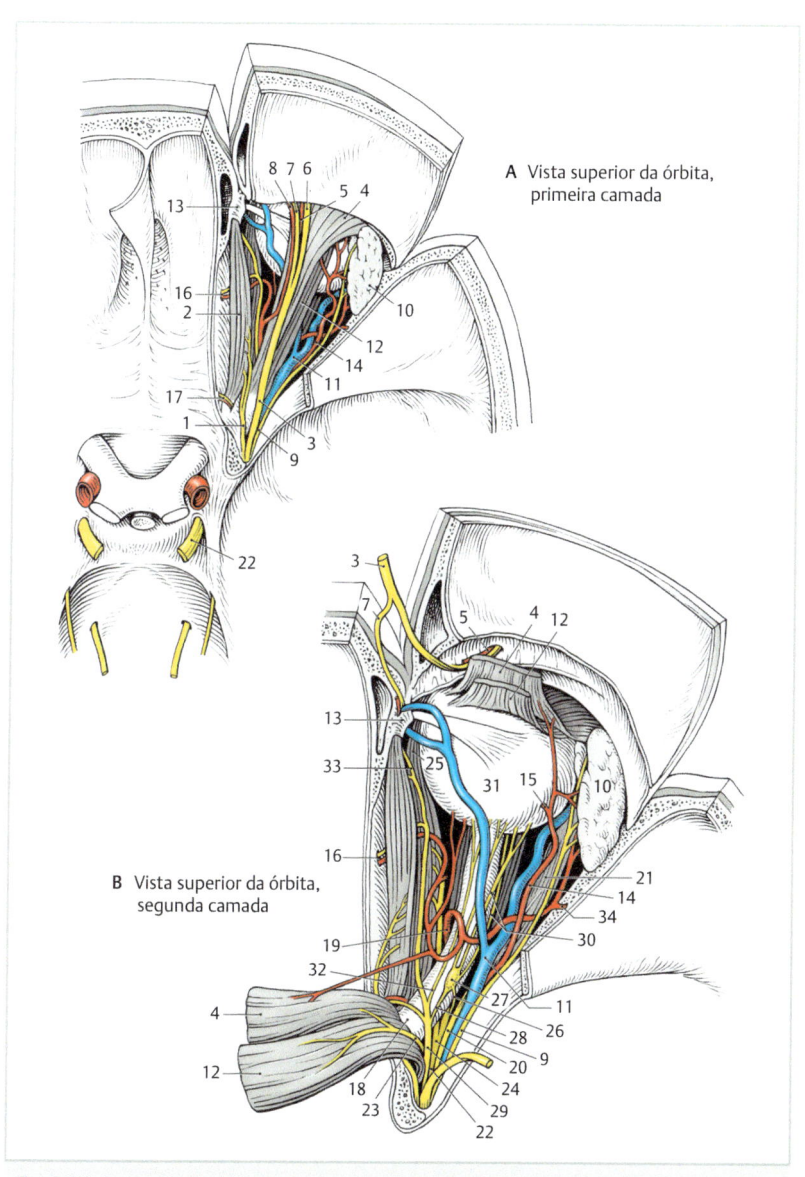

Fig. 6.6 Vista superior da órbita.

Região Occipital e Região Cervical (Nucal) Posterior (A)

Os vasos e nervos que suprem a pele nucal são subcutâneos. A *artéria occipital* (**1**) penetra a fáscia nucal acima do arco tendinoso (**2**), que se estende entre os locais de fixação dos músculos *esternocleidomastóideo* (**3**) e *trapézio* (**4**). A artéria occipital é acompanhada por uma *veia occipital* (**5**) de calibre variável, que algumas vezes está ausente e pode ser totalmente substituída por um grande vaso mediano, a *"veia ázigos nucal"* (**6**).

Muito próximo da artéria e veia occipital, o *nervo occipital maior* (**7**) se torna subcutâneo. Esse nervo é o ramo dorsal do segundo nervo espinhal cervical. Junto com o *nervo occipital menor* (**8**) a partir do plexo cervical, ele inerva a pele na parte de trás da cabeça. Anastomoses quase sempre existem entre os ramos dos nervos occipitais maior e menor. Imediatamente atrás do ouvido, a pele também é suprida pelo ramo posterior do *nervo auricular magno* (**9**). Além disso, os ramos dorsais segmentares, dos quais o *nervo occipital* terceiro (**10**) é o mais fortemente desenvolvido, contribuem para a inervação cutânea nesta região. *Linfonodos occipitais* (**11**) são encontrados nos pontos onde os vasos e nervos passam através da fáscia nucal.

Triângulo Suboccipital (B)

O triângulo suboccipital, ou "triângulo da artéria vertebral", pode ser visto apenas após a remoção de todos os músculos superficiais (A; esternocleidomastóideo [**3**], trapézio [**4**], *esplênio da cabeça* [**12**], e *semiespinhal da cabeça* [**13**]). A *artéria vertebral* (**14**) está localizada nessa região. Ela passa através da foramina transversa (parte cervical) da sexta vértebra cervical superior; em seguida sua parte atlântica se posiciona no sulco para a artéria vertebral no *arco posterior do atlas* (**15**) e entra na cavidade craniana pela perfuração da membrana atlanto-occipital posterior.

O triângulo é limitado pelos músculos *reto posterior maior da cabeça* (**16**), *oblíquo superior da cabeça* (**17**), *oblíquo inferior da cabeça* (**18**). Nessa área, a artéria vertebral libera um ramo (**19**) para os músculos circundantes. Entre essa artéria e o arco posterior do atlas se posiciona o *nervo suboccipital* (**20**), que, como o ramo dorsal do primeiro nervo espinhal cervical, inerva os músculos mencionados acima e o músculo *reto posterior menor da cabeça* (**21**).

Nota clínica: A **punção suboccipital** é realizada nessas regiões, usando uma agulha para retirar o líquido cefalorraquidiano a partir da cisterna cerebelomedular (ver Vol. 3). Observar que, se existem contraindicações (p. ex., papiledema, lesões de massa), a punção suboccipital deve ser retida em favor da punção lombar (ver p. 42). A agulha é introduzida na linha média (**24**), entre a protuberância occipital externa e o processo espinhoso do eixo. A ponta da agulha é direcionada diretamente para a raiz do nariz e é introduzida entre os músculos retos posteriores menores da cabeça, perfurando a membrana atlanto-occipital posterior e a dura-áter. A resistência firme é sentida quando a agulha perfura a dura. A cisterna cerebelomedular se posiciona diretamente abaixo da dura-máter. **A profundidade de inserção da agulha não deve exceder 4 a 5 cm em adultos.**

22 Glândula parótida
23 Linfonodo mastóideo
24 Sítio da punção (sítio de inserção)

6.1 Cabeça e Pescoço

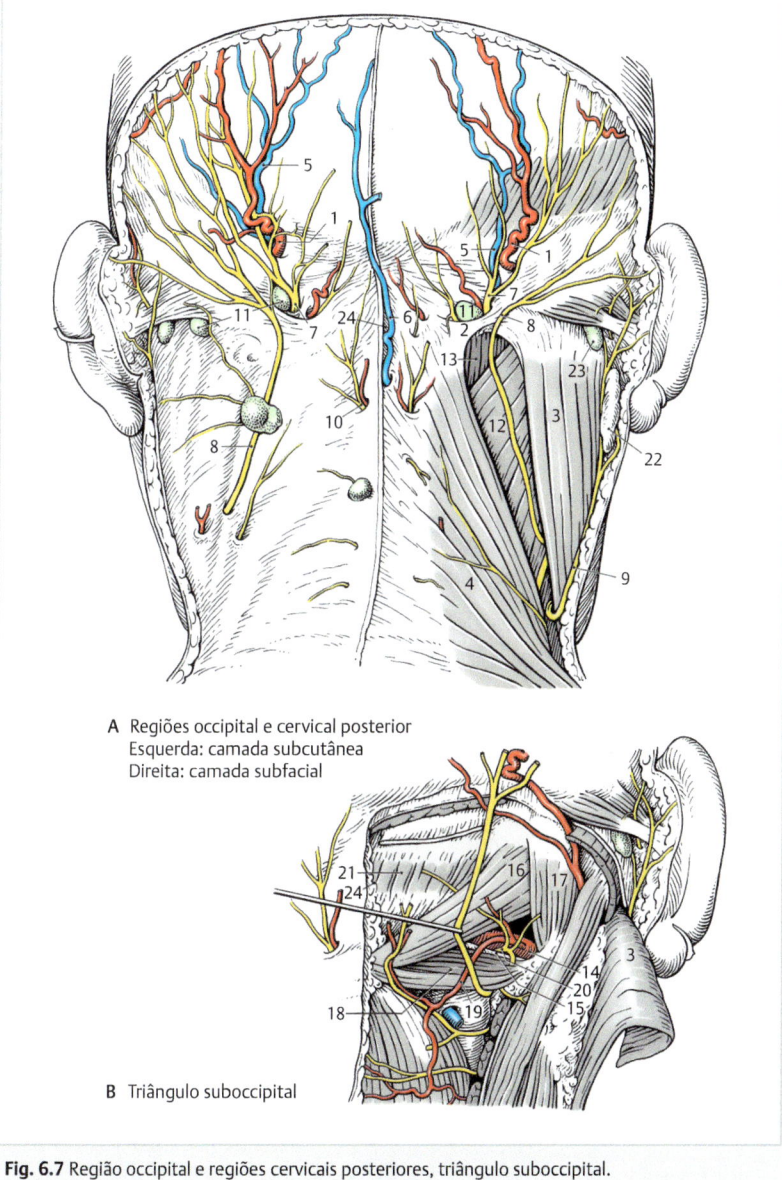

A Regiões occipital e cervical posterior
Esquerda: camada subcutânea
Direita: camada subfacial

B Triângulo suboccipital

Fig. 6.7 Região occipital e regiões cervicais posteriores, triângulo suboccipital.

Espaços Faríngeo Lateral e Retrofaríngeo (A)

Os vasos e nervos entre a cabeça e o tronco correm através do pescoço em um espaço que é lateral e posterior à faringe.

A estrutura mais posterior é o *tronco simpático* (**1**), que se divide no *gânglio cervical superior* (**2**) em *nervo jugular* (**3**) e *nervo carotídeo interno* (**4**). Enquanto o nervo carotídeo segue a *artéria carótida interna* (**5**), o nervo jugular volta na direção do *gânglio inferior* (**6**) do *nervo vago* (**7**). Além disso, há conexões para o *nervo hipoglosso* (**8**) e para o *corpo carotídeo* (**9**), que também recebem fibras do *nervo para o seio carotídeo*, o *ramo carotídeo* (**10**). Além disso, o gânglio cervical superior envia delicados ramos descendentes, os *nervos carotídeos externos* (não ilustrados), para o plexo carotídeo externo, bem como ramos laringofaríngeos e o nervo cardíaco cervical superior.

O nervo vago (**7**) que passa através do forame jugular, apresenta um gânglio superior e inferior (**6**), e desce entre a artéria carótida interna (**5**) e a *veia jugular interna* (**11**). Além dos ramos pequenos e anastomoses, o nervo vago corre medial à artéria carótida interna e libera o *nervo laríngeo superior* (**12**), que se divide em um *ramo externo* (**13**) e um *interno* (**14**). Outros ramos incluem o ramo auricular e os *ramos faríngeos* (**15**), que correm junto com os ramos faríngeos (**16**) do *nervo glossofaríngeo* (**17**) para suprir os músculos da faringe e da mucosa faríngea.

O nervo glossofaríngeo (**17**), separado do nervo vago (**7**) e do *ramo externo do nervo acessório* (**19**) por uma ponte de dura (**18**), cruza o forame jugular. Após liberar os ramos faríngeos e o nervo para o seio carotídeo, o *ramo carotídeo* (**10**), ele corre para baixo e para frente entre a artéria carótida interna (**5**) e a *artéria carótida externa* (**20**).

O ramo externo do nervo acessório (**19**) geralmente faz um curso posterior para o *bulbo superior* (**21**) da veia jugular interna (**11**). A seguir ele corre lateralmente e passa através do músculo *esternocleidomastóideo* (**22**) ou medial a ele, na região cervical lateral, também denominada de triângulo cervical posterior ver p. 372).

O nervo hipoglosso (**8**) alcança o espaço retrofaríngeo passando através do canal do nervo hipoglosso. A seguir ele entra no espaço faríngeo lateral e percorre anteriormente, passando na lateral de ambas as artérias carótidas. Imediatamente abaixo da base do crânio esse nervo hipoglosso recebe fibras (**23**) do primeiro e segundo segmentos cervicais. Ele libera a maioria dessas fibras como a *raiz (anterior) superior da alça cervical "profunda"* (**24**; ver p. 374).

A artéria carótida externa libera seu ramo posterior, a *artéria faríngea ascendente* (**25**), que sobe ao lado da faringe e alcança o interior da base do crânio passando através do forame jugular pelo seu ramo, a artéria meníngea posterior.

26 Fáscia faringobasilar
27 Rafe faríngea
28 Constritor faríngeo superior
29 Constritor faríngeo médio
30 Constritor faríngeo inferior
31 Estilofaríngeo
32 Nervo facial
33 Glândula tireoide
34 Glândula paratireoide superior direita

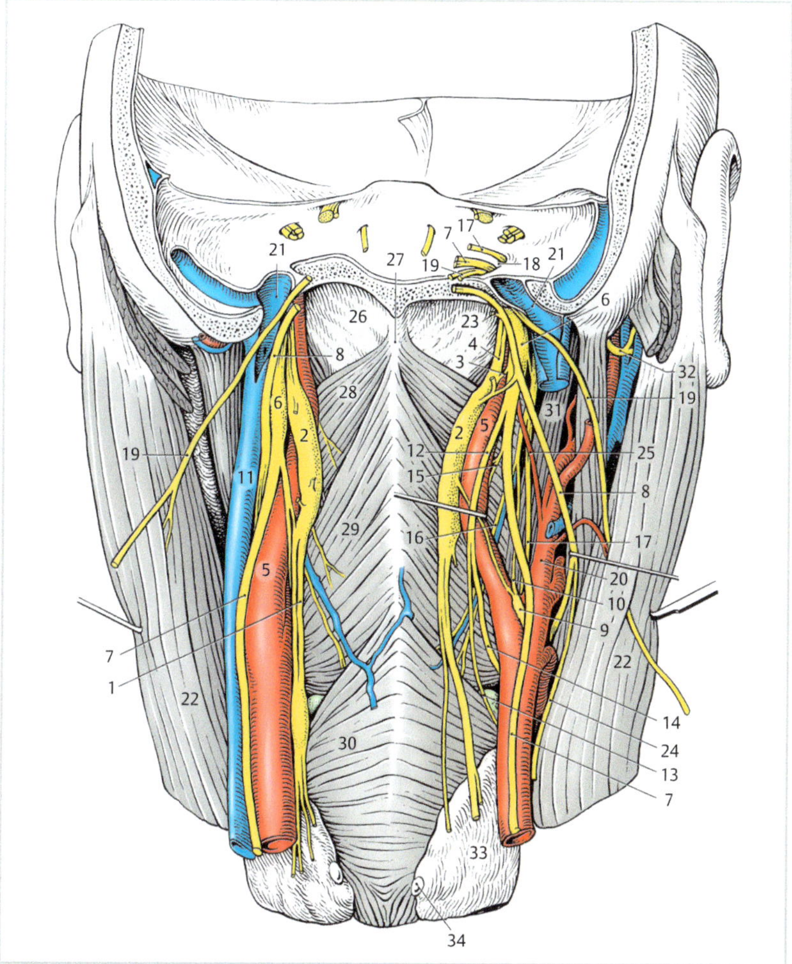

6.1 Cabeça e Pescoço   349

Fig. 6.8 Espaço faríngeo lateral e retrofaríngeo.

Triângulo Submandibular (A, B)

O triângulo submandibular (**A**) é limitado pela *base da mandíbula* (**1**), o *ventre anterior* (**2**) *do músculo digástrico*, e o *trato angular da fáscia cervical* (**3**) com o septo interglandular. No fundo, iniciando a partir do trato angular, o septo interglandular separa o compartimento submandibular do compartimento da parótida. Quando ele é removido, uma comunicação pode ser estabelecida entre o triângulo submandibular e a fossa retromandibular (**B**).

Triângulo Submandibular, Camada Superficial (A)

A *glândula submandibular* (**4**) se posiciona de forma superficial ao músculo *milo-hióideo* (**5**), ao redor da margem posterior da qual serpenteia o *ducto submandibular* (**6**) acompanhado por um *processo uncinado* mais ou menos bem desenvolvido.

Desse modo, o milo-hióideo divide o triângulo submandibular em um compartimento superficial e um profundo. A *veia e a artéria faciais* (**7**) passam através da glândula. Enquanto na glândula, a artéria facial dá origem à *artéria submentual* (**8**), que corre para o queixo superficial ao milo-hióideo (**5**), acompanhada pela veia homônima. O *nervo milo-hióideo* (**9**), que surge a partir do nervo alveolar inferior, se posiciona no mesmo plano e inerva o músculo milo-hióideo e o ventre anterior (**2**) do músculo digástrico.

Um ou mais *linfonodos submentuais* (**10**) estão na parte externa do milo-hióideo e coletam linfa das regiões do queixo e do lábio inferior.

Profundo e medial ao milo-hióideo, o *nervo lingual* (**11**) corre em um arco na direção da língua e é conectado ao *gânglio submandibular* (**12**) pelos *ramos gangliônicos*. Os ramos granulares correm do gânglio à glândula submandibular. O ducto submandibular (**6**) corre na vizinhança imediata do gânglio junto com o *nervo hipoglosso* (**13**) e uma *veia acompanhante*.

Triângulo Submandibular, Camada Profunda (B)

O músculo *gênio-hióideo* (**14**) e o músculo *hioglosso* (**15**) são expostos pela divisão do ventre anterior do digástrico (**2**) e o milo-hióideo (**5**). O músculo estiloglosso irradia para frente na língua. Inferior ao nervo hipoglosso (**13**), as fibras do hioglosso (**15**) podem ser separadas para demonstrar a *artéria lingual* subjacente (**16**), que é acompanhada algumas vezes por uma veia lingual pequena. A área onde a artéria é identificada é denominada **triângulo da artéria lingual**. Ele é formado pelo nervo hipoglosso, o ventre anterior do digástrico, e a borda posterior do músculo milo-hióideo (**A**).

Medial ao hipoglosso o *nervo glossofaríngeo* (**17**) desce a partir da fossa retromandibular e é cruzado pela *artéria palatina ascendente* (**18**), um ramo da artéria facial. O *ligamento estilo-hióideo* (**19**) corre paralelo ao nervo glossofaríngeo.

20 Artéria carótida externa
21 Nervo facial
22 Masseter
23 Esternocleidomastóideo
24 Veia jugular externa

6.1 Cabeça e Pescoço 351

A Triângulo submandibular

B Triângulo submandibular (camada profunda) e fossa retromandibular

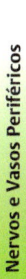

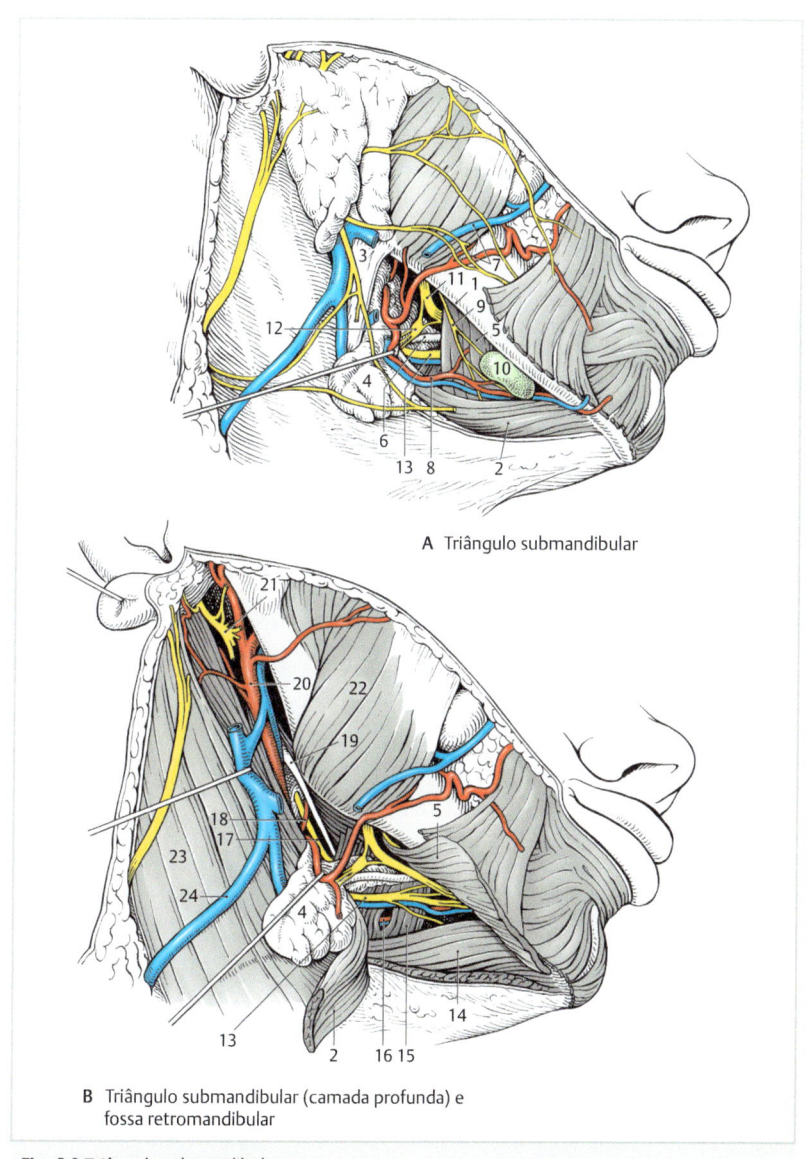

Fig. 6.9 Triângulo submandibular.

Fossa Retromandibular

A fossa retromandibular é limitada pelo *ramo da mandíbula* (**1**), o ventre posterior do digástrico, e o *trato angular da fáscia cervical* (**2**) e contém a porção profunda da glândula parótida.

Com a glândula parótida removida, o *nervo facial* (**3**) pode ser visto emergindo do forame estilomastóideo e dividindo-se em seus ramos. O primeiro ramo a ser liberado fora do crânio é o *nervo auricular posterior* (**4**), que supre o ventre occipital do músculo occiptofrontal com o ramo occipital e os músculos posteriores do ouvido com o ramo auricular. Os próximos ramos a deixar o tronco do nervo facial são o *digástrico* (**5**) e os *ramos do estilo-hióideo* (**6**). O nervo facial se divide no *plexo parotídeo* (**7**), que se posiciona entre as partes superficial e profunda da glândula parótida. Esse plexo também forma alças ao redor dos vasos vizinhos e envia ramos aos músculos miméticos, ou seja, o *temporal* (**8**), *zigomático* (**9**), e *ramos bucais* (**10**) e o *ramo mandibular marginal* (**11**). O *ramo cervical do nervo facial* (**12**) também se origina do plexo parotídeo. Ele inerva o platisma e forma a "alça cervical superficial" com o nervo cervical transverso.

Profunda na fossa retromandibular está a *artéria carótida externa* (**13**), que se divide na *artéria maxilar* (**14**) e *artéria temporal superficial* (**15**). O primeiro ramo da artéria temporal superficial geralmente é a *artéria facial transversa* (**16**), mas esse vaso também pode surgir diretamente, a partir da artéria carótida externa. Essa artéria é acompanhada pela *veia retromandibular* (**17**), que é formada pela *veia temporal superficial* (**18**) e as *veias maxilares* (**19**).

Quando a veia retromandibular corre superficialmente, ela realiza anastomose com a *veia facial* (**20**) e continua na *veia jugular externa* (**21**). Nesse caso encontramos veias acompanhantes profundas (**22**) da artéria carótida externa. A *artéria auricular posterior* (**23**) se eleva atrás da veia retromandibular. Na margem superior da fossa retromandibular, a artéria e veia temporais superficiais cruzam o *nervo auriculotemporal* (**24**), que emerge a partir da fossa infratemporal e inerva a pele da região temporal posterior.

25 Nervo auricular magno
26 Anastomose com o nervo cervical transverso ("alça cervical superficial")
27 Ducto parotídeo (corte)
28 Nervo bucal
29 Artéria facial
30 Masseter
31 Bucinador

6.1 Cabeça e Pescoço

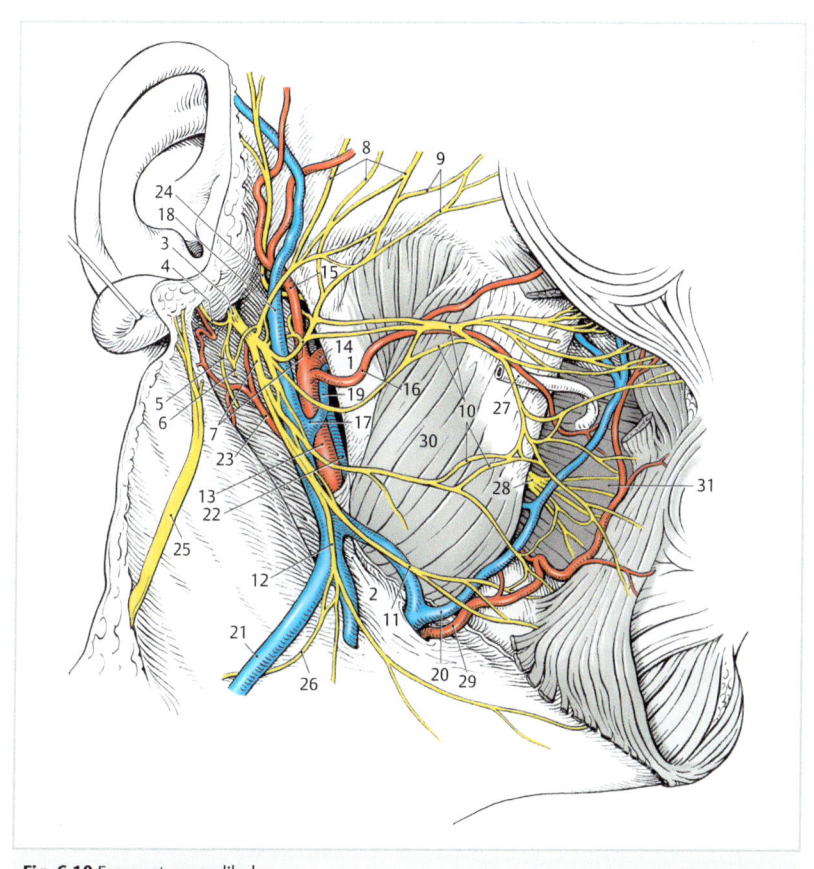

Fig. 6.10 Fossa retromandibular.

Região Cervical Medial (A, B)

A divisão em camadas produzida pelas fáscias cervicais é particularmente evidente na região cervical mediana.

Espaço Interfascial (A)

O *platisma* (**1**) é de tamanho variável e está posicionado diretamente abaixo da pele. Após a remoção desse músculo tegumentar, a *camada superficial* da *fáscia cervical* (**2**) torna-se visível, e a divisão daquela camada expõe a *camada pré-traqueal da fáscia cervical* (**3**) cobrindo os músculos infra-hióideos. A região é limitada inferiormente pelos músculos esternocleidomastóideos (**4**). Logo acima da incisura jugular, no espaço supraesternal, o *arco venoso jugular* (**5**) une a *direita anterior* (**6**) à *veia jugular anterior esquerda*. Essas veias também podem receber afluentes ou tributárias profundas através da camada pré-traqueal da fáscia cervical (**3**).

Camada Profunda (B)

A camada pré-traqueal da fáscia cervical é removida para expor os músculos infra-hióideos e a *glândula tireoide* (**7**). Diversos músculos podem ser divididos para proporcionar melhor visão da glândula tireoide e da região na sua totalidade. Mais medial e superficialmente, fica o músculo *esterno-hióideo* (**8**) e lateral a ele está o *músculo omo-hióideo* (**9**). De forma profunda a eles, estão posicionados os músculos *tíreo-hióideo* (**10**) e *esternotireóideo* (**11**). Todos os músculos infra-hióideos são inervados nos seus respectivos lados pela *alça cervical "profunda"* (**12**) e pelas fibras que se originam a partir da raiz superior (ramo tíreo-hióideo).

A glândula tireoide (**7**) está localizada na parte anterior à cartilagem cricoide e à *traqueia* (**13**). Seus lobos laterais (ver p. 356) alcançam a *cartilagem tireóidea* (**14**). Entre as cartilagens tireóidea e cricoide, se estende o *ligamento cricotireóideo mediano* (**15**), que é coberto lateralmente pelos *músculos cricotireóideos* (**16**). Cada lado desses músculos está inervado pelo *ramo externo* (**17**) do *nervo laríngeo superior* (**18**). O *ramo interno* (**19**) do nervo laríngeo superior perfura a *membrana tíreo-hióidea* (**21**) e está acompanhado pela artéria laríngea, que surge a partir da *artéria tireóidea superior* (**20**).

A drenagem de sangue da glândula tireoide (ver p. 356) é realizada através de veias diferentes, das quais a *veia tireóidea superior* (**22**) e o *plexo venoso tireoidiano não pareado* (**23**) são visíveis nesta região. Esse plexo passa em frente da traqueia como a "veia tireóidea inferior" que, como regra geral, drena no interior da veia braquiocefálica esquerda. O *tronco braquiocefálico* (**24**), que está situado diretamente na frente da traqueia, corre de forma oblíqua para cima. Lateral à traqueia e em frente ao esôfago, o *nervo laríngeo recorrente* (**25**) corre em direção à laringe.

Variantes: O **arco jugular venoso** pode ocorrer em qualquer nível entre o osso hióideo e a incisura jugular. Quando localizado logo abaixo do osso hioide, ele é designado como o **arco venoso sub-hióideo**. Em casos raros uma veia é encontrada, a qual se eleva a partir da glândula tireoide, penetra a camada pré-traqueal da fáscia cervical e se abre na veia jugular anterior. Em alguns casos, uma artéria tireóidea ima [N.T. ou artéria de Neubauer] está presente, tendo origem a partir do tronco braquiocefálico ou da aorta.

6.1 Cabeça e Pescoço

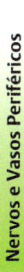

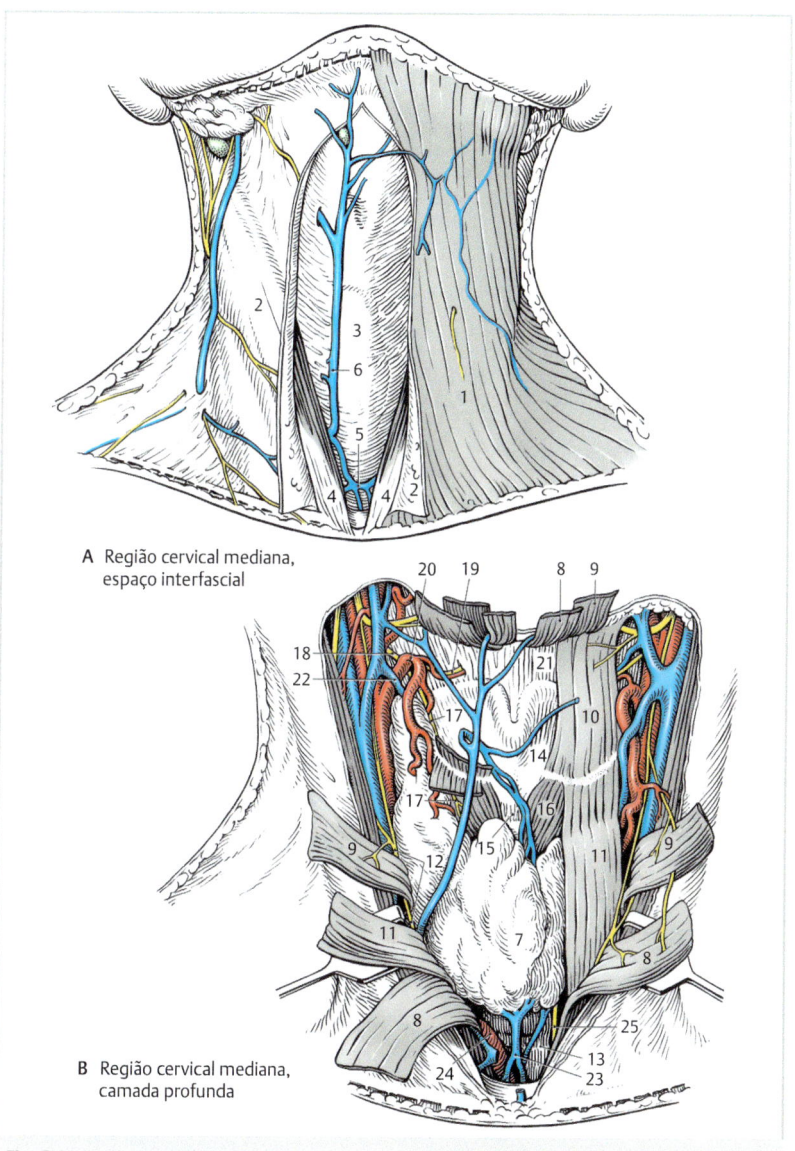

A Região cervical mediana, espaço interfascial

B Região cervical mediana, camada profunda

Fig. 6.11 Região cervical mediana.

Região da Tireoide (A-G)

A **glândula tireoide** consiste em um *istmo* (**1**), um *lobo direito* (**2**), e um *lobo esquerdo* (**3**). Cada lobo apresenta um *polo superior* e um *polo inferior* (**5**). Os polos superiores de ambos os lobos alcançam a *cartilagem tireóidea* (**6**), enquanto o istmo está anterior à cartilagem cricoide e à traqueia. Desse modo, o *ligamento cricotireóideo* (**7**), que conecta o cricoide com a cartilagem tireóidea, permanece livre, desde que não haja lobo piramidal. Esse lobo pode, algumas vezes, levantar-se a partir do istmo (remanescente do ducto tireoglosso).

A glândula tireoide recebe seu suprimento de sangue a partir das *artérias tireóideas superior* (**8**) e *inferior* (**9**) em ambos os lados. A artéria tireóidea superior se origina a partir da *artéria carótida externa* (**10**) e entra na glândula tireoide no seu polo superior, onde se divide em *anterior, posterior,* e *ramos glandulares laterais*. O ramo glandular anterior libera um *ramo cricotireóideo variável*, que alcança o ligamento cricotireóideo mediano. A artéria tireóidea inferior (**9**) é um ramo do *tronco tireocervical* (**11**), que surge a partir da *artéria subclávia* (**12**); ela alcança a glândula tireoide na sua superfície posterior. De significado especial é a relação desta artéria com o *nervo laríngeo recorrente* (**13, B-D**).

O sangue retorna através das *veias tireóideas superiores* (**14**), que se abrem nas *veias jugulares internas* (**16**) através das *veias jugulares internas* (**15**). A *veia tireóidea média* (**17**) corre a partir da margem lateral da glândula tireoide diretamente para a glândula jugular interna. Na extremidade inferior da glândula tireoide, está o *plexo venoso tireóideo não pareado* (**18**) o qual, como a veia tireóidea inferior, transporta sangue para a *veia braquiocefálica esquerda* (**19**). Algumas vezes outra veia pode se estender a partir da margem superior do istmo para a veia jugular anterior (ver p. 355).

> **Nota clínica:** Se as vias aéreas estiverem obstruídas, uma **cricotirotomia** é realizada como uma medida de emergência. O ligamento cricotireóideo mediano (elástico) (**7**), a porção livre do cone elástico, é dividida **transversalmente**, causando a abertura da incisão. A **traqueotomia** é realizada como um procedimento de emergência. A traqueia é incisada **longitudinalmente**. Três tipos são distinguidos: uma traqueotomia superior acima do istmo da glândula tireoide, uma traqueotomia média através do istmo, e uma traqueotomia inferior abaixo do istmo. O último tipo é realizado em crianças, considerando que elas exibem uma distância suficientemente ampla entre o istmo e o esterno. As duas outras vias são usadas em adultos. É necessário ter um cuidado maior com o arco venoso jugular, e o plexo tireóideo não pareado (**18**) deve ser preservado após a lâmina pré-traqueal da fáscia cervical ter sido dividida. Além disso, o **tronco braquiocefálico (20)** emerge a partir da esquerda para a direita e pode cruzar a traqueia em um nível muito elevado. Durante a cirurgia da tireoide, é necessário ter atenção para o ducto torácico (**21**), considerando que ele passa a tireoide pelo polo esquerdo inferior e se abre no ângulo esquerdo venoso (**22**).

Posição variável do nervo laríngeo recorrente (B-D): Além de inervar a mucosa do espaço subglótico, o nervo laríngeo recorrente (**13**) inerva todos os músculos laríngeos exceto o cricotireóideo. Excluindo casos especiais, o nervo está localizado anterior a posterior (**C**, 36%), ou entre (**D**, 32%) os ramos da artéria tireóidea inferior (**9**), cada posição ocorrendo com frequência aproximadamente igual (de acordo com von Lanz). É necessário muito cuidado quando a glândula tireoide está mobilizada durante uma cirurgia, quando qualquer estiramento do nervo pode causar paralisia dos músculos laríngeos.

Variantes da artéria tireóidea inferior (E-G): a artéria tireóidea inferior é particularmente variável tanto no seu local de origem como no seu curso. Ela (**9**) pode correr atrás da *artéria vertebral* (**23**) em direção ao meio (**E**). Algumas vezes, (**F**) a artéria pode se dividir imediatamente após deixar o tronco tireocervical. Um ramo pode então correr anterior e o outro posterior à *artéria carótida* (**24**) e a veia jugular interna (**16**). Finalmente (**G**), a artéria tireóidea inferior (**9**) pode surgir diretamente da artéria subclávia como seu primeiro ramo (em 8% da população). Em casos raros, a artéria tireóidea inferior pode surgir a partir da artéria vertebral ou da artéria torácica interna. Ela pode estar ausente em aproximadamente 3% da população, e nesse caso seu território é suprido pela artéria tireóidea superior e/ou a artéria tireóidea ima ou artéria de Neubauer. A última pode surgir diretamente do arco aórtico ou do tronco braquiocefálico.

6.1 Cabeça e Pescoço

A Região tireoidiana ou da tireoide

B–D Variação no relacionamento de nervo laríngeo recorrente para a artéria tireoidiana inferior (após *von Lanz, Wachsmuth*)

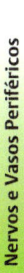

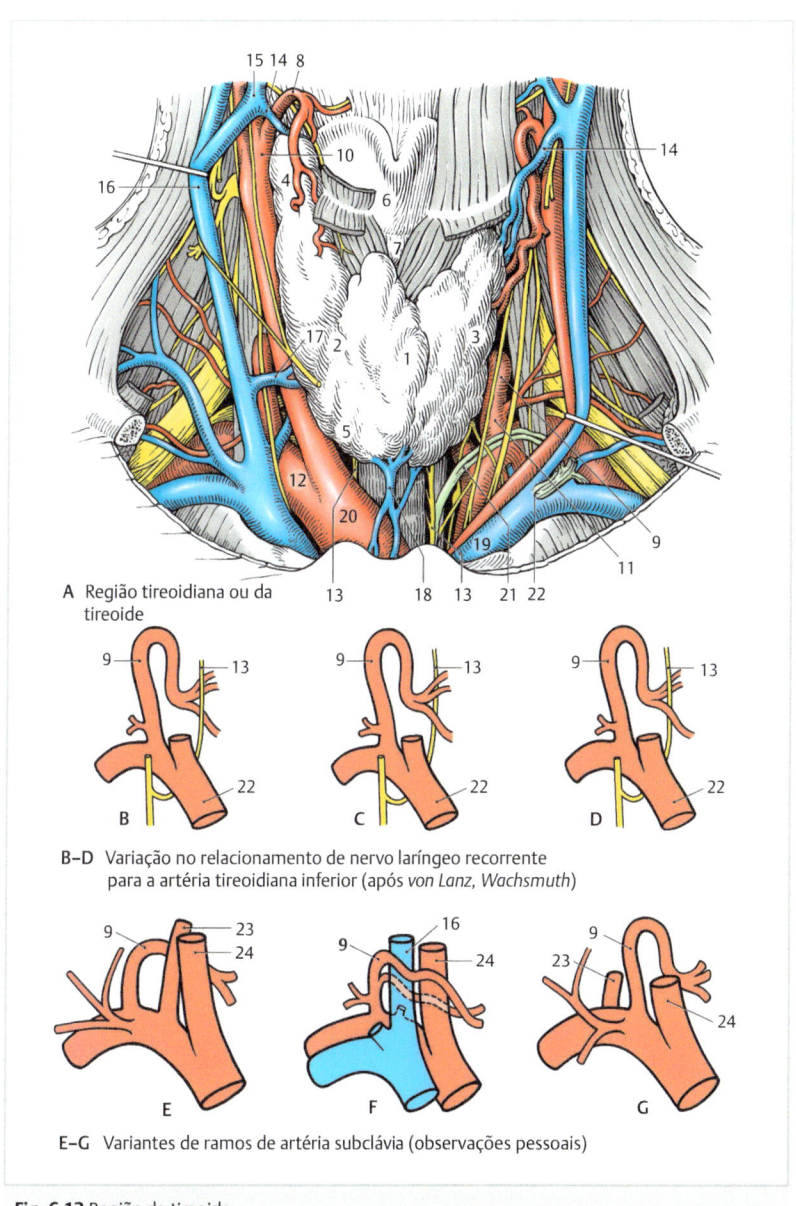

E–G Variantes de ramos de artéria subclávia (observações pessoais)

Fig. 6.12 Região da tireoide.

Regiões Cervicais Anterolaterais (A, B)

As regiões cervicais anterolaterais podem ser divididas em uma região subcutânea superficial com o ponto nervoso, a região cervical lateral (triângulo cervical posterior), o triângulo carotídeo e a região esternocleidomastóidea.

Região Cervical Subcutânea Anterolateral (A)

Seus limites são, na parte superior, a *mandíbula*, na anterior o plano sagital mediano, na posterior a margem palpável do *trapézio*, e na inferior a *clavícula* (**1**). A camada subcutânea contém um músculo cutâneo, o platisma, veias amplas, e ramos cutâneos do plexo cervical. A área na qual esses ramos cutâneos penetram a camada superficial da fáscia cervical é denominada também de **ponto nervoso**. Ela se posiciona aproximadamente onde a borda do platisma cruza o esternocleidomastóideo. Após a remoção do platisma, todos os vasos superficiais e os nervos se tornam visíveis.

O *nervo occipital menor* (**2**), que corre subcutâneo paralelo à borda posterior do músculo esternocleidomastóideo, é o mais craniano. Esse nervo que participa na inervação sensorial da pele na parte de trás da cabeça e pode se dividir em dois ramos imediatamente após ele ter perfurado a camada superficial da fáscia cervical. O nervo de calibre mais amplo é o *nervo auricular magno* (**3**), que libera um ramo anterior e um posterior que se eleva obliquamente através do músculo esternocleidomastóideo e contribui para a inervação sensorial do ouvido externo. Aproximadamente no mesmo local como esse nervo, o *nervo cervical transverso* (**6**), perfura a camada superficial da fáscia cervical, corre de forma profunda para a *veia jugular externa* (**7**) e, junto com o *ramo cervical do nervo facial* (**8**), forma a *"alça cervical superficial"* (**9**). O platisma e a pele sobrejacente são inervados por essa alça. Profundamente, em diferentes níveis, os *nervos supraclaviculares medial* (**10**), *intermediário* (**11**), e *lateral* (**12**) perfuram a camada superficial da fáscia cervical para suprir a pele da região do ombro.

> **Nota clínica:** o **fenômeno de Eiselsberg** ocorre no lado direito do ombro como uma "falsa projeção+", significando que a dor pode irradiar para o ombro direito devido à doença do fígado ou vesícula biliar. As sensações de dor são disseminadas nos dermátomos (C3-C5; ver Vol. 3), doenças do pâncreas podem produzir a referida dor na região do ombro esquerdo.

Região Cervical Lateral, Primeira Camada (B)

Após a remoção da camada superficial da fáscia cervical, a borda posterior do *esternocleidomastóideo* (**13**) e a borda anterior do *trapézio* (**14**) podem ser visualizadas. A *camada pré-traqueal da fáscia cervical* (**15**), que se funde com a camada pré-vertebral da fáscia cervical na região lateral do pescoço, separa a primeira camada das outras. Além das estruturas já descritas acima o *ramo externo do nervo acessório* (**16**) e o *ramo do trapézio* (**17**) do plexo cervical, ambos os quais suprem o trapézio, correm nessa camada. Nesse local também encontramos a *veia cervical superficial* (**18**), que une a veia jugular externa, e o *ramo superficial da artéria cervical transversa* (**19**). Diversos *linfonodos cervicais superficiais laterais* (**20**) são distribuídos ao longo das veias.

Plexo cervical

- Raízes: Ramos ventrais C1-C4
- Ramos: Nervo occipital menor
  Nervo auricular magno
  Nervo cervical transverso
  Nervos supraclaviculares
  Nervo frênico

6.1 Cabeça e Pescoço 359

A Região cervical anterolateral subcutânea com ponto nervoso (platisma removido)

B Região cervical lateral: primeira camada

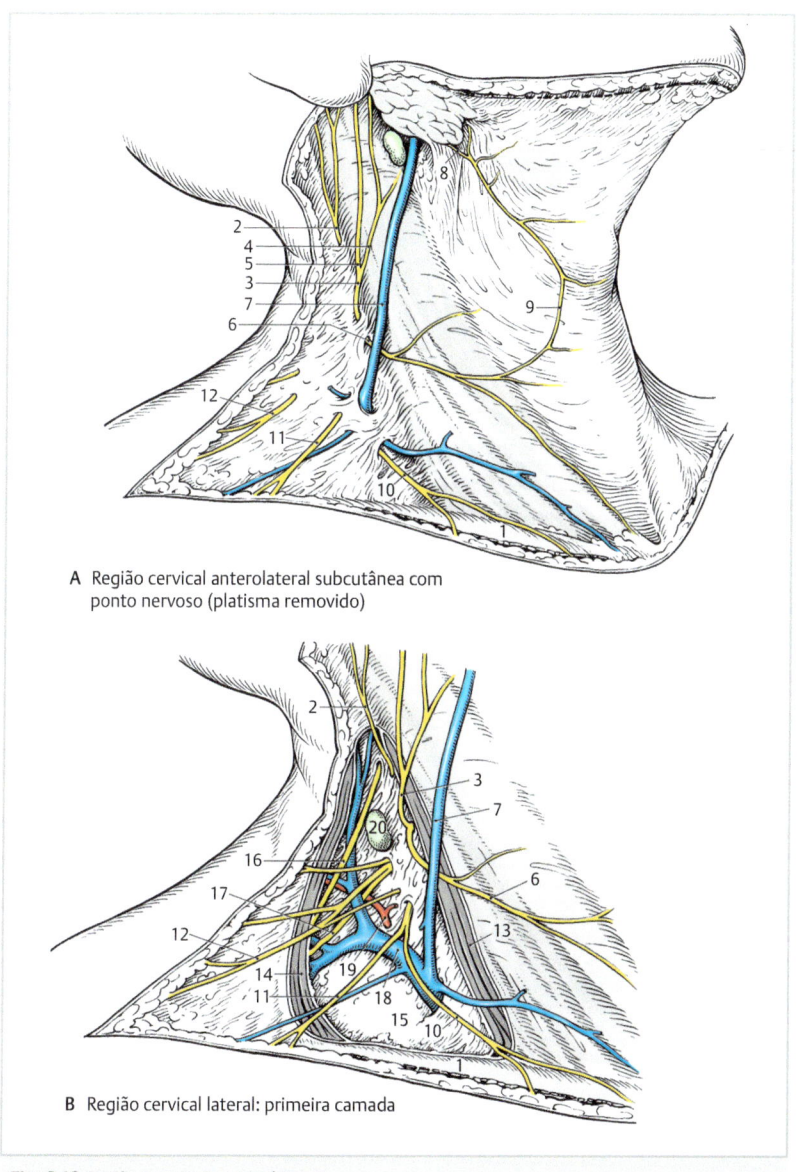

Fig. 6.13 Regiões cervicais anterolaterais.

Regiões Cervicais Anterolaterais, cont. (A, B)

Região Cervical Lateral, Segunda Camada (A)

A remoção da *camada pré-traqueal da fáscia cervical* (**1**) expõe o *músculo omo-hióideo* (**2**), que está inserido na referida camada. Acima e atrás do omo-hióideo, a camada pré-traqueal da fáscia cervical se funde com a *camada pré-vertebral da fáscia cervical* (**3**). A referida camada apresenta uma textura firme apenas no **triângulo omoclavicular**, que é formado pelo *ventre inferior* (**2**) *do omo-hióideo, o esternocleidomastóideo* (**4**) e a *clavícula* (**5**).

No triângulo omoclavicular a *veia jugular externa* (**6**) e a *veia cervical superficial* (**7**) se harmonizam com as *veias subclávia* e *jugular interna* no *ângulo venoso direito* para formar a *veia braquiocefálica*. A *veia supraescapular* (**10**) também se abre no ângulo venoso. A ordem em que as veias terminam nessa área revela acentuada variabilidade. A *artéria supraescapular* (**11**) corre com a veia homônima apenas acima da clavícula. O tronco do *ramo superficial da artéria cervical transversa* (**12**) torna a caixa craniana visível para o ventre inferior do omo-hióideo.

Região Cervical Lateral, Terceira Camada (B)

Após a camada pré-vertebral da fáscia cervical (**3**) ter sido removida, os músculos cervicais profundos, o *escaleno anterior* (**13**), *escaleno médio* (**14**), *escaleno posterior* (**15**), *levantador da escápula* (**16**) e o *esplênio cervical* (**17**, um dos espinotransversais) podem ser visualizados. Dentro do **"intervalo escaleno"** formado entre os músculos escalenos médio e anterior e a primeira costela estão o *plexo braquial* (**18**) e a *artéria subclávia* (**19**). O tronco tireocervical libera a artéria cervical transversa nesta região. Seu *ramo profundo* (**20**), algumas vezes denominado de artéria escapular dorsal, pode ser visto atrás do escaleno médio. O *nervo frênico* (**21**), um ramo do plexo cervical do segmento C4, cruza obliquamente o músculo escaleno anterior (**13**). O plexo braquial (**18**) libera seus ramos supraclaviculares, dos quais o *nervo torácico longo* (**23**) e o *escapular dorsal* (**24**) podem ser visualizados.

Os *linfonodos cervicais* (**25**) juntos formam uma cadeia linfática, o *tronco jugular*, que se estende para o ângulo venoso. O ângulo venoso direito recebe vasos linfáticos do lado direito da cabeça e pescoço, o braço direito *(tronco subclávio direito)*, e a metade direita do tórax *(tronco braquiomediastino direito)*. Vasos linfáticos de outras regiões do corpo correm para o ângulo venoso esquerdo (Ver Vol. 2).

Plexo braquial

Raízes: Ramos ventrais C-T1
- Tronco superior (C5, C6)
- Tronco médio (C7)
- Tronco inferior (C8, T1)

Ramos: Parte supraclavicular:
- Nervo escapular dorsal
- Nero subclávio
- Nervo supraescapular
- Nervos subescapulares
- Nervo toracodorsal
- Nervo peitoral mediano
- Nervo peitoral lateral
- Ramos musculares (Parte infraclavicular: ver p. 372)

> **Nota clínica:** Lesões do plexo braquial podem ter várias causas (trauma obstétrico, costela cervical, pressão extrínseca). Elas são classificadas como lesões do plexo braquial superior ou inferior (ver p. 372).
> **Paralisia do plexo braquial superior** *(paralisia de Erb-Duchenne)*, causada por lesões das raízes dos nervos C5 e C6, conduz à fraqueza dos abdutores e rotadores externos da articulação do ombro, os flexores do cotovelo, e o supinador. Essa paralisia também causa perdas sensoriais afetando o ombro e a superfície radial do antebraço.

6.1 Cabeça e Pescoço 361

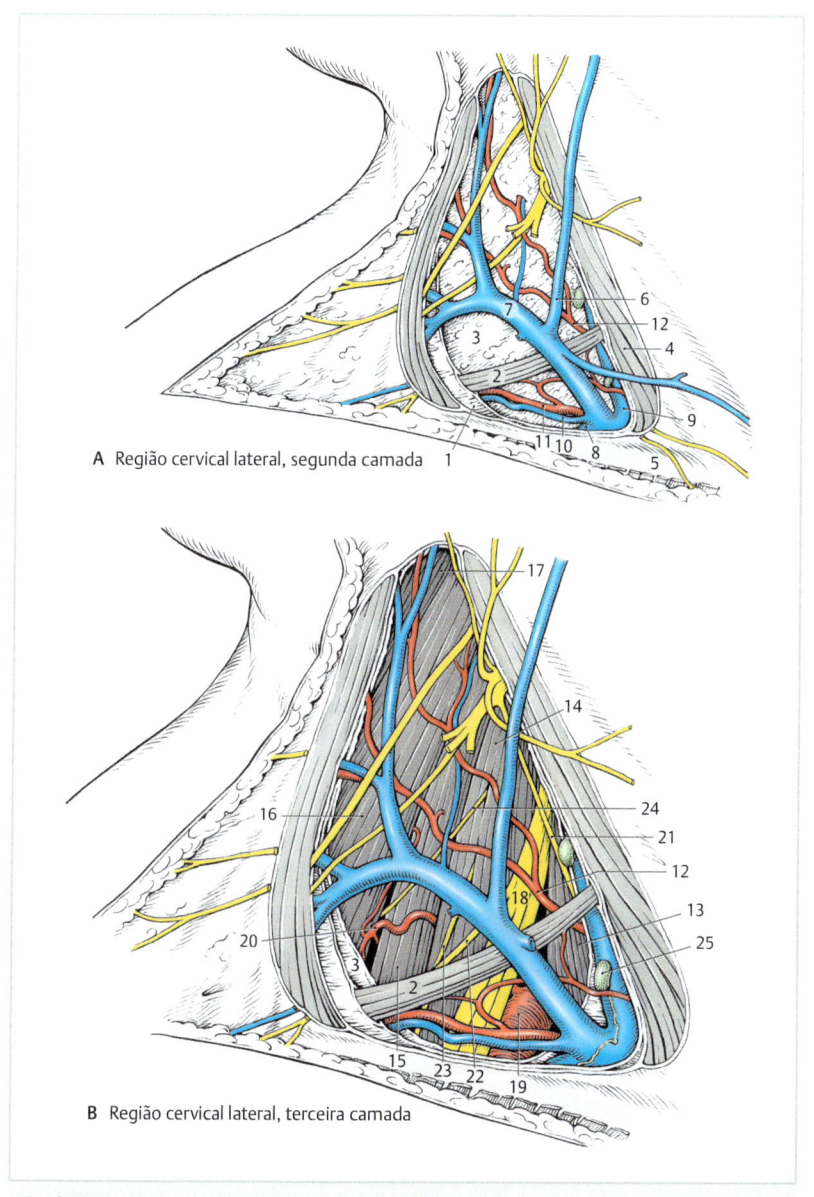

A Região cervical lateral, segunda camada

B Região cervical lateral, terceira camada

Fig. 6.14 Regiões cervicais anterolaterais, continuação.

Regiões Cervicais Anterolaterais, cont. (A-F)

Triângulo Carotídeo (A)

Os limites do triângulo carotídeo são o *esternocleidomastóideo* (**1**), o *omo-hióideo* (**2**) e o *ventre posterior* (**3**) do *digástrico*. Esse ventre é fixado ao *osso hioide* (**5**) pelo músculo estilo-hióideo (**4**).

A *veia facial comum* (**6**) corre superficialmente; ela recebe a *veia comitante do nervo hipoglosso* (**7**) e a *veia tireóidea superior* (**8**) antes de se unir à *veia jugular interna* (**9**). Anterior àquela veia está posicionada a *artéria carótida comum* (**10**) com o *seio carotídeo* (**11**; ver Vol. 2).

Em 67% dos casos, no nível da quarta vértebra cervical, a artéria carótida comum se divide em *artéria carótida interna* (**12**), que corre posteriormente, e a *artéria carótida externa* (**13**), que corre anteriormente. Em aproximadamente 20% dos casos a divisão ocorre em uma vértebra mais elevada e 11% em uma vértebra mais baixa, enquanto nos 2% remanescentes existem particularmente divisões altas e baixas, talvez localizadas completamente fora do triângulo carotídeo.

De modo geral, a artéria carótida interna (**12**) não apresenta ramos. O primeiro ramo anterior da artéria carótida externa (**13**) é a *artéria tireóidea superior* (**14**), que fornece sangue para a glândula tireoide (**15**) e para a laringe através da *artéria laríngea superior* (**16**). Algumas vezes a artéria tireóidea superior dá origem a uma *artéria esternocleidomastóidea* (**17**) que, com mais frequência, surge diretamente a partir da artéria carótida externa e passa sobre o *nervo hipoglosso* (**18**). A *artéria lingual* (**19**) é outro ramo anterior que se estende para a língua, medial ao *hipoglosso* (**20**). O último ramo dentro do triângulo carotídeo é a *artéria facial* (**21**), que surge na posição medial ao ventre posterior (**3**) do digástrico e corre em direção à face. O *corpo carotídeo* (**22**) se posiciona no ângulo da bifurcação carotídea. Ele é um paragânglio (ver Vol. 2) que é alcançado pelas fibras simpáticas e parassimpáticas. As fibras parassimpáticas também correm no *nervo do seio carotídeo* (**23**), um ramo do nervo glossofaríngeo, que se estende até o seio carotídeo (**11**), bem como ao corpo carotídeo.

O nervo hipoglosso (**18**) corre lateral às artérias carotídeas e no início do seu arco ele libera a *raiz superior da alça cervical "profunda"* (**24**). As fibras dessa raiz surgem a partir dos dois primeiros segmentos cervicais, como aqueles do *ramo tireóideo* (**25**), que supre o músculo tireóideo. Descendo ao longo da artéria carótida comum, a raiz superior se une à *raiz inferior da alça cervical "profunda"* (**26**) a partir de C2 e C3, que se estende de forma lateral ou medial através da veia jugular interna, para formar a *alça cervical "profunda"* (**27**).

Esse processo inerva os músculos infra-hióideos remanescentes.

Medial à artéria carótida externa está o *nervo laríngeo superior*, cujo *ramo interno* (**28**) alcança a laringe junto com a artéria laríngea (**16**). O nervo laríngeo superior é um ramo do *nervo vago* (**29**), que corre entre a artéria carótida interna e a veia jugular interna, a qual é separada apenas pela camada pré-vertebral da fáscia cervical a partir do *tronco simpático* (**30**) e seu *gânglio cervical superior* (**31**). No ângulo posterossuperior do triângulo encontramos o *ramo externo do nervo acessório* (**32**).

Variantes (B-F): Somente a posição das artérias carótidas externa e interna e a origem dos seus três ramos anteriores são discutidos nesta publicação.

De acordo com *Faller*, em 49% dos casos a artéria carótida interna pode surgir na posição posterolateral (**B**) à artéria carótida externa a partir da artéria carótida comum, e em 9% ela está anteromedial (**C**). Todas as posições intermediárias são possíveis. Um tronco tireolingual (**D**) pode estar presente em 4% dos casos, um tronco linguofacial (**E**) em 23%, e um tronco tireolinguofacial (**F**) em 0,6%.

> **Nota clínica:** A artéria carótida comum pode ser pressionada contra o tubérculo anterior da vértebra C6 (tubérculo de Chassaignac) para palpar o pulso carotídeo ou introduzir uma agulha no vaso sanguíneo.

6.1 Cabeça e Pescoço 363

A Triângulo carotídeo

B–C Variação na posição das artérias carótidas internas e externas (após *Faller*)

D–F Variantes de ramos anteriores de artéria carótida externa (após *Poisel-Golth*)

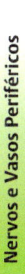

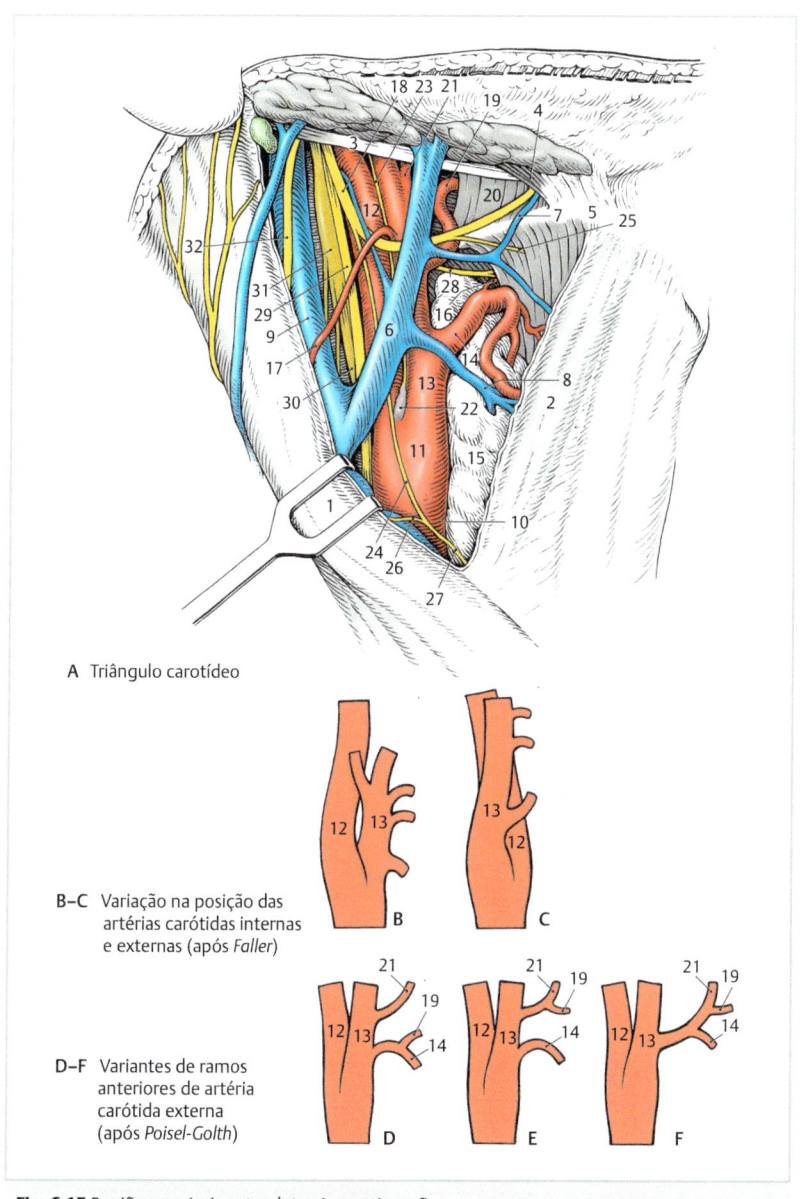

Fig. 6.15 Regiões cervicais anterolaterais, continuação.

Regiões Cervicais Anterolaterais, cont.

Região Esternocleidomastóidea (A)

A região esternocleidomastóidea pode ser visualizada após a remoção dos músculos *esternocleidomastóideo* (**1**) e o *omo-hióideo* (**2**). Essa região une o triângulo carotídeo à região cervical lateral. Quando a região esternocleidomastóidea é exposta, os grandes vasos e nervos que correm através do pescoço podem ser vistos.

A artéria maior, a *artéria carótida comum* (**3**), corre obliquamente na posição cefálica. Ela bifurca na *artéria carótida externa* (**4**) e *interna* (**5**). Para o nível dessa divisão e variações nessa posição, ver o triângulo carotídeo, p. 362.

A *artéria tireóidea inferior* arqueada (**6**) corre para a *glândula tireoide* (**7**), coberta pela artéria carótida comum. Ela se origina a partir do *tronco tireocervical* (**8**), que se ramifica através da *artéria subclávia* (**9**) apenas antes dela entrar no intervalo escaleno. O tronco tireocervical também libera a *artéria supraescapular* (**10**), que cruza em frente do escaleno anterior (**11**), bem como a artéria cervical transversa, que corre superficialmente e apresenta um *ramo superficial* (**12**), e a *artéria cervical ascendente*.

A *artéria vertebral* (**13**) é o primeiro ramo ascendente da artéria subclávia. Após a artéria subclávia ter entrado no intervalo escaleno, o ramo profundo da artéria cervical transversa (**14**) pode surgir diretamente daquele vaso, passando atrás do escaleno médio (**15**) e na frente do escaleno posterior (**16**). Nesses casos apenas o ramo superficial (**12**) se origina a partir do tronco tireocervical.

Posterior à artéria carótida comum, a grande *veia jugular interna* (**17**), na qual as *veias tireóideas facial e média* (**19**) se abrem, é visualizada descendo. Ela une-se à *veia subclávia* (**20**) para formar a *veia braquiocefálica direita* (**21**). A *veia jugular externa* (**22**), que une a *veia cervical transversa* (**23**), e a *veia supraescapular* (**24**), também termina no ângulo venoso direito.

Os vasos linfáticos (**25**) da metade direita da cabeça e pescoço e do membro superior direito e a metade direita do tórax também se abrem no ângulo venoso direito.

A *alça cervical "profunda"* (**26**), que inerva os músculos infra-hióideos, se posiciona na artéria carótida comum (**3**). Ela é formada de uma *raiz superior* (**27**), que, na sua origem, corre junto com o *nervo hipoglosso* (**28**) e a *raiz inferior* (**29**). Posterior à veia jugular interna corre o *nervo frênico* (**30**), que surge a partir do quarto segmento cervical e usa o escaleno anterior como um músculo guia. O *nervo vago* (**31**), que libera um *ramo cardíaco cervical superior* (**32**) e um *inferior* (**33**), também forma parte do feixe neuromuscular.

O *tronco simpático* (**34**) com seu *gânglio cervical superior* (**35**), o *gânglio cervical médio* (**36**), e o *gânglio cervical inferior* estão separados do nervo vago pela camada pré-vertebral da fáscia cervical. O gânglio cervical inferior geralmente é fundido com o primeiro gânglio torácico, formando o *gânglio estrelado* (**37**), que confina a cabeça da primeira costela medial para a artéria vertebral (**13**). O tronco simpático (**34**) forma a *alça tireóidea* (**38**) ao redor da artéria tireóidea (**6**) e libera os *nervos cardíacos cervicais* (**39**). Mais profundamente, o *nervo laríngeo recorrente* (**40**) se posiciona na traqueia.

6.1 Cabeça e Pescoço

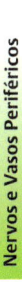

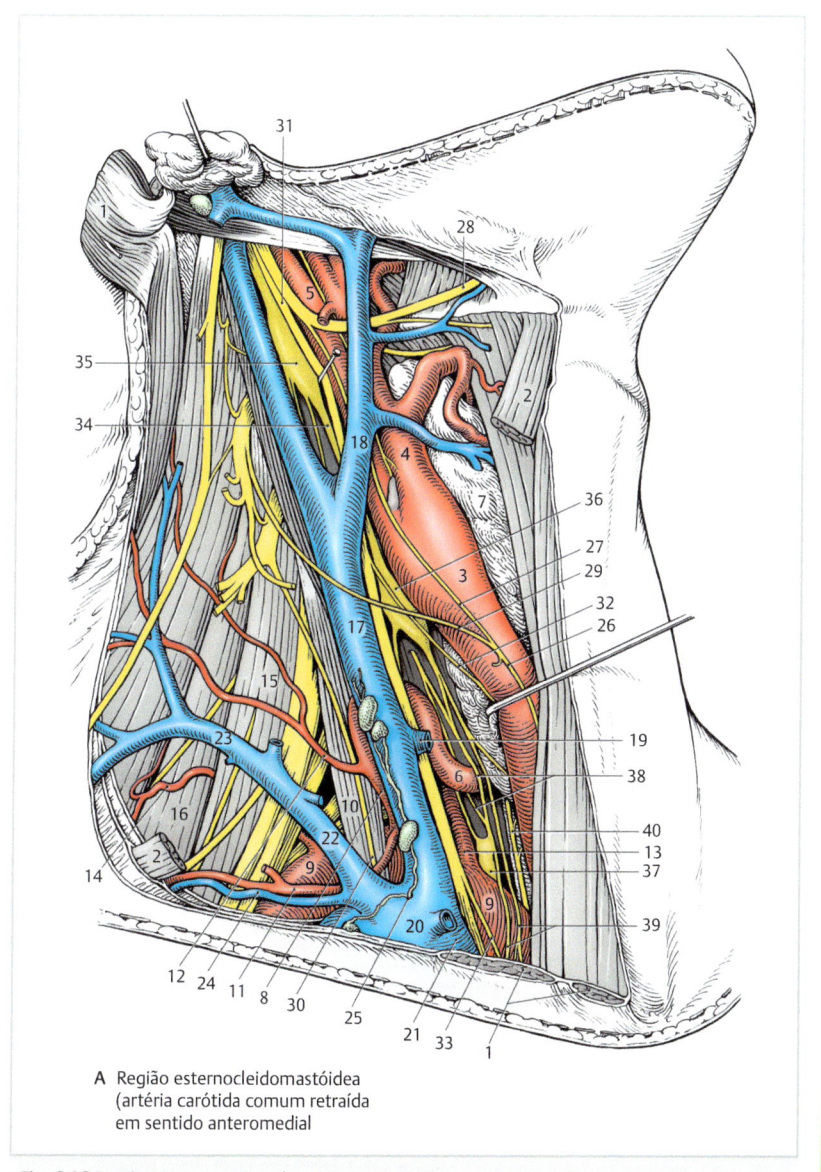

A Região esternocleidomastóidea (artéria carótida comum retraída em sentido anteromedial

Fig. 6.16 Regiões cervicais anterolaterais, continuação.

Triângulo Escalenovertebral (A)

Os limites do triângulo escalenovertebral são o *músculo longo do pescoço* (**1**), o *escaleno anterior* (**2**), e a cúpula pleural. A camada pré-vertebral da fáscia cervical cobre o triângulo e seu conteúdo pode ser visualizado apenas após a fáscia ser removida.

A *artéria subclávia* (**3**) se posiciona na cúpula pleural, a partir da qual as faixas de tecido conjuntivo (ligamento costopleural) se direcionam para a primeira costela. Seu primeiro ramo ascendente é a *artéria vertebral* (**4**), que cruza no lado anterior às raízes do *plexo braquial a partir de T1* (**5**) e *C8* (**6**), para alcançar a coluna vertebral no forame transverso da sexta vértebra cervical. Atrás da artéria vertebral (**4**) corre a *veia vertebral* (**7**) que deixa a coluna vertebral no forame transverso da sétima vértebra cervical. Adjacente à artéria vertebral, o *tronco tireocervical* se eleva (ver p. 364), seguido pelo *tronco costocervical* (**8**), que libera a *artéria cervical profunda* (**9**), a *artéria intercostal mais alta* e, raramente, um ramo profundo da artéria cervical transversa (**10**) de origem anômala. A *artéria torácica interna* (**11**) volta para baixo, correndo em sentido paraesternal com a *veia torácica interna* (**12**) para alcançar a bainha do reto (ver p. 398).

Na parte anterior a artéria subclávia e seus ramos no lado esquerdo são cruzados pelo *ducto torácico* (**13**), que forma um arco convexo superiormente. O ducto torácico se abre no *ângulo venoso esquerdo* (**14**), que é formado pela junção da *veia jugular interna* (**15**) e as *veias subclávias esquerdas* (**16**).

As raízes C5 a T1 do plexo braquial ocupam um nível profundo com o *tronco simpático* (**17**) correndo de forma superficial a elas. No nível da sexta vértebra cervical, o tronco simpático com frequência contém um *gânglio cervical médio* (**18**) situado no escaleno anterior (**2**). Caudal ao gânglio, o tronco simpático junto com o *nervo cardíaco superior* (**19**) forma a *alça tireóidea* (**20**), através da qual passa a artéria tireóidea inferior.

O tronco simpático libera a *alça subclávia* (**21**), que contorna a artéria subclávia (**3**). A alça subclávia se estende para o gânglio cervical inferior, que se funde com o primeiro gânglio para formar o *gânglio estrelado (cervicotoráxico)* (**22**). O último se posiciona na cabeça da primeira costela. O *nervo cardíaco cervical inferior* (**23**) se origina dele. Medial a esse nervo, o nervo laríngeo recorrente (**24**) passa acima da laringe no sulco formado pela *traqueia* (**25**) e o *esôfago* (**26**).

> **Nota clínica:** A presença de uma costela cervical pode conduzir à **síndrome da costela cervical (síndrome de Naffziger)**. Ela está associada a queixas que surgem dos vasos braquiais e os ramos dos três fascículos, particularmente no território do nervo ulnar. Uma anormalidade palpável também é encontrada na fossa supraclavicular maior. Entretanto, as queixas que surgem dos vasos e nervos também podem ocorrer na ausência de uma costela cervical. Esse processo é denominado de uma **síndrome do escaleno** anterior, em que a dor é causada pela hipertrofia e hipertonicidade do músculo escaleno anterior.

Os linfonodos supraclaviculares, cujos eferentes drenam diretamente na junção das veias subclávia esquerda e a jugular interna, podem alojar metástases linfogênicas do carcinoma gástrico. Elas são conhecidas como **linfonodos sentinela de Virchow-Troisier** para esse tipo de câncer.

"Nódulo sentinela" é o termo médico aplicado a um linfonodo particularmente grande que é o primeiro a revelar a disseminação metastática a partir de um tumor maligno. Esse princípio também se aplica aos linfonodos em outras regiões.

27 Nervo frênico
28 Veia braquiocefálica esquerda
29 Escaleno médio
30 Escaleno posterior
31 Levantador da escápula
32 Trapézio
33 Parte clavicular do peitoral maior
34 Artéria carótida comum esquerda
35 Nervo vago esquerdo

6.1 Cabeça e Pescoço

A Triângulo escalenovertebral (artéria carótida comum, veia subclávia e nervo vago retraídos lateralmente)

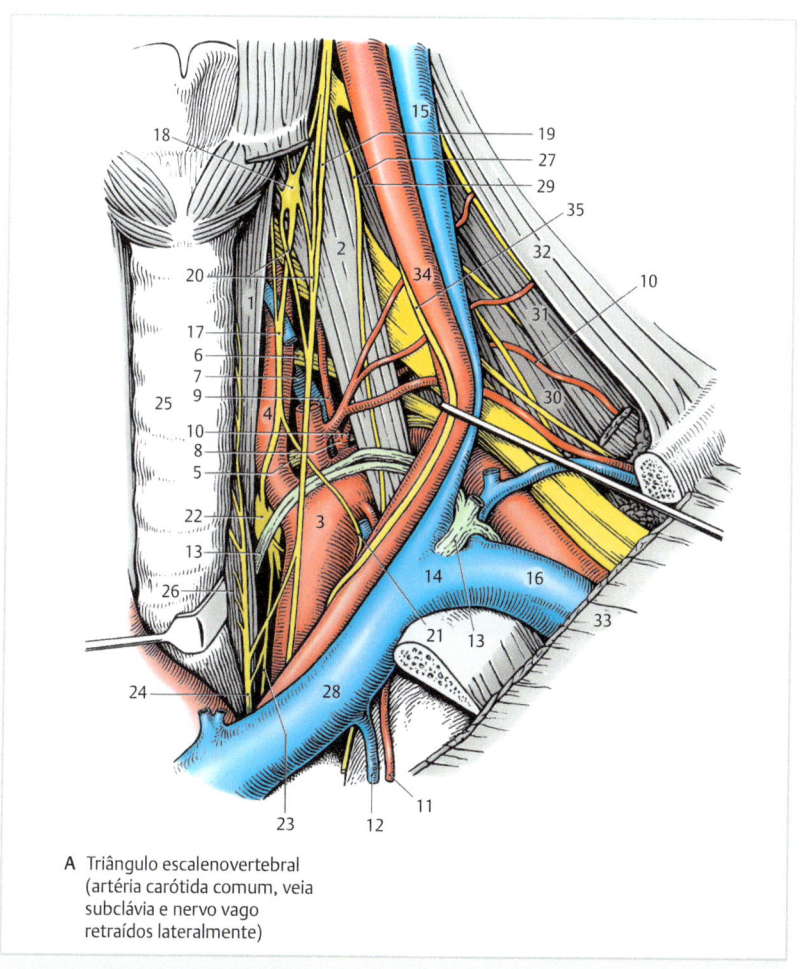

Fig. 6.17 Triângulo escalenovertebral.

6.2 Membro Superior

Regiões (A-C)

Superficialmente, não há uma linha definida dividindo entre o membro superior livre ou sua raiz e o tórax, mas por dissecação é possível separar a fixação predominantemente muscular do braço e sua raiz a partir do tórax. O membro livre e sua raiz devem ser considerados juntos para obter um entendimento adequado da topografia das vias neurovasculares periféricas. As subdivisões regionais são feitas para objetivos práticos e não são baseadas nas origens embrionárias.

Regiões sobre o Ombro

Na parte anterior está a **fossa infraclavicular (1)** com o *triângulo deltopeitoral* **(2)**, através do qual as vias periféricas se estendem para o braço, ou seja, a parte central da **região axilar (3)** com a *fossa axilar* **(4)**. Lateral à articulação do ombro está a **região deltoide (5)**, que é limitada posteriormente pela **região escapular (6)**.

Regiões da Parte Superior do Braço

O braço superior é organizado em uma **região braquial anterior (7)**, cuja base são os músculos flexores, e uma **região braquial posterior (8)**, ocupada pelos extensores. Dentro da região braquial anterior o *sulco bicipital medial* **(9)** merece atenção especial, considerando que ele está posicionado em frente ao septo intermuscular medial e assinala a via principal utilizada pelos vasos e nervos braquiais passando da axila para a fossa cubital. Um *sulco bicipital lateral* é descrito na frente do septo intermuscular lateral; nele a veia cefálica cursa superficialmente (subcutaneamente).

Regiões do Cotovelo

A **região cubital anterior (10)**, cujo centro é representado pela *fossa cubital*, junta a região braquial anterior no lado flexor. Dentro da fossa cubital, os feixes vasculares e nervosos se dividem. A **região cubital posterior (11), na parte de trás do cotovelo,** contém músculos e apenas pequenas redes vasculares.

Regiões do Antebraço

A **região anterior antebraquial (12)** está posicionada na face distal à fossa cubital e contém grandes vasos e nervos entre os flexores. A parte posterior é formada pela **região antebraquial posterior (13)**.

Regiões da Mão

A **região da palma** ou **palmar (14)** se estende a partir da articulação intercarpal (ou cárpica) distal para as articulações metacarpofalangeanas. O **dorso da mão (15)** apresenta os mesmos limites. Lateralmente entre o dorso da mão e a palma está a **fóvea radial (16)**, que contém a artéria radial.

Regiões do Carpo

A **região carpal anterior (17)** está localizada no plano volar entre a região antebraquial anterior e a palma da mão. O **canal carpal posterior (18)** está no plano dorsal.

6.2 Membro Superior

C Regiões sobre a axila

B Vista posterior de regiões do membro superior

A Vista anterior de regiões do membro superior

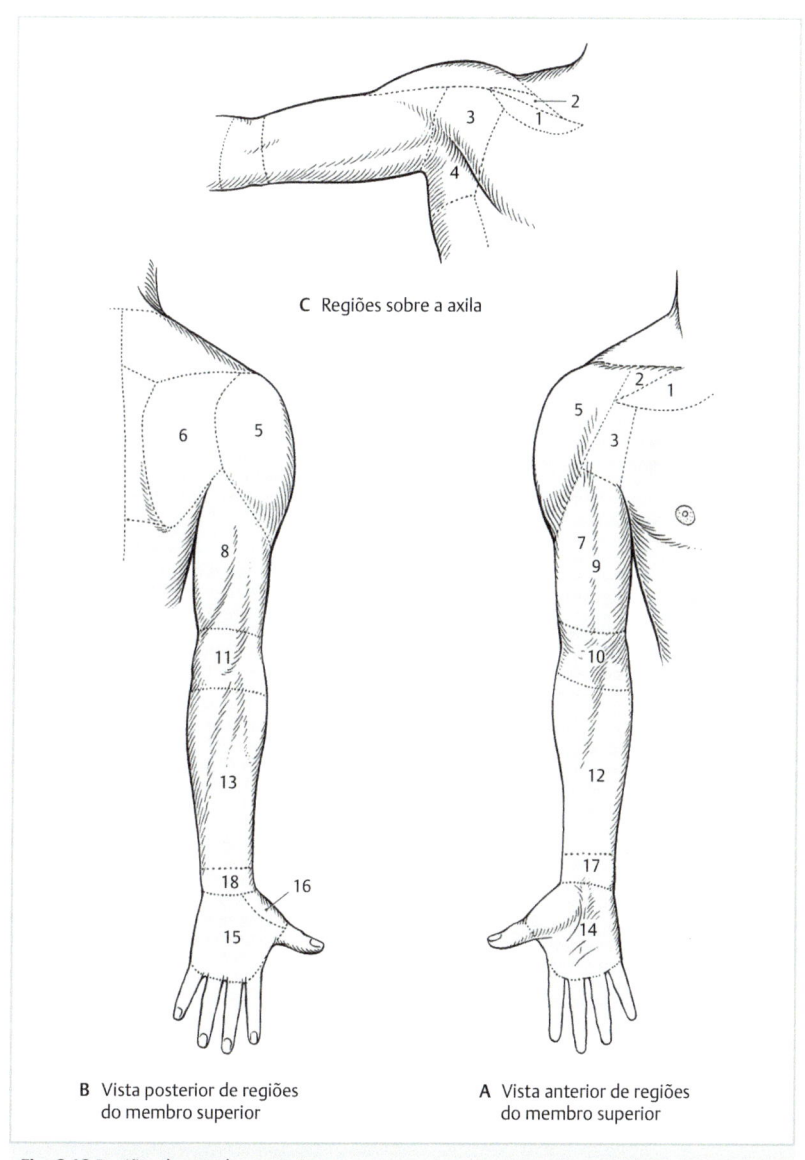

Fig. 6.18 Regiões do membro superior.

Triângulo Deltopeitoral (A, B)

A *clavícula* (**1**), o *deltoide* (**2**), e o *peitoral maior* (**3**) formam os limites proximal, lateral e medial do triângulo deltopeitoral (denominado também de fossa infraclavicular). Esse triângulo se apresenta de forma contínua distalmente com o sulco deltopeitoral. Considerando que a largura da base do triângulo é muito variável, é possível separar a *parte clavicular* (**4**) *do peitoral maior* da clavícula e refletir para baixo.

Camada Superficial (A)

Superficialmente, a fáscia peitoral na região do triângulo revela um ligeira depressão. Entre a clavícula (**1**), o *processo coracoide* (**B5**), e o *peitoral menor* (**B6**), a *fáscia clavipeitoral* (**7**) se alonga a partir da superfície profunda do deltoide para a superfície profunda do peitoral maior. Essa fáscia divide o triângulo em dois compartimentos.

Na **camada superficial** a *veia cefálica* (**8**) alcança o triângulo através do sulco deltopeitoral. Ela penetra a fáscia clavipeitoral para terminar na *veia axilar* (**B9**). A veia cefálica é unida pelos ramos a partir das áreas circundantes. Na lateral à veia cefálica, a *artéria toracoacromial* (**B10**), que se origina da artéria axilar, perfura a fáscia clavipeitoral (**7**). Ela se divide nos ramos *clavicular* (**11**), *acromial* (**12**), *deltoide* (**13**), e *peitoral* (**B14**). *Os nervos peitorais* correm junto com os últimos vasos e podem penetrar a fáscia clavipeitoral como um tronco comum (**15**).

Camada Profunda (B)

A camada profunda contém feixes de vasos e nervos que suprem o membro superior. Distal ao músculo *subclávio* (**16**) de medial para lateral estão a veia axilar (**9**), *a artéria axilar* (**17**) e três cordões nervosos, que constituem a porção infraclavicular do plexo braquial. Eles são o *cordão lateral* (**18**) situado superficialmente, que já pode ter se dividido em seus ramos, o *cordão posterior* (**19**), e o *cordão medial* (**20**). Na borda superior do peitoral menor (**6**), os vasos e nervos se posicionam mais profundamente. A *artéria, veia e nervo supraescapulares* (**21**) podem ser vistos posicionados de forma muito profunda na camada lateral.

O compartimento superficial algumas vezes contém linfonodos (não mostrados no diagrama). Eles drenam os vasos linfáticos que correm ao longo da veia cefálica e estão em continuidade com os nódulos infraclaviculares profundos (não mostrado).

Variantes: é comum achar uma veia (**22**) circulando superficialmente ao redor da clavícula e interconectando a via axilar com a veia subclávia, produzindo um anel venoso. A veia cefálica algumas vezes pode ter sido desenvolvida de forma insatisfatória.

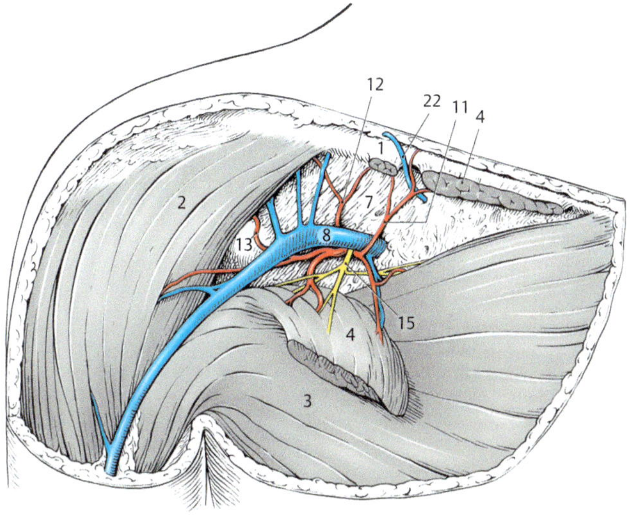

6.2 Membro Superior

A Triângulo deltopeitoral, camada superficial

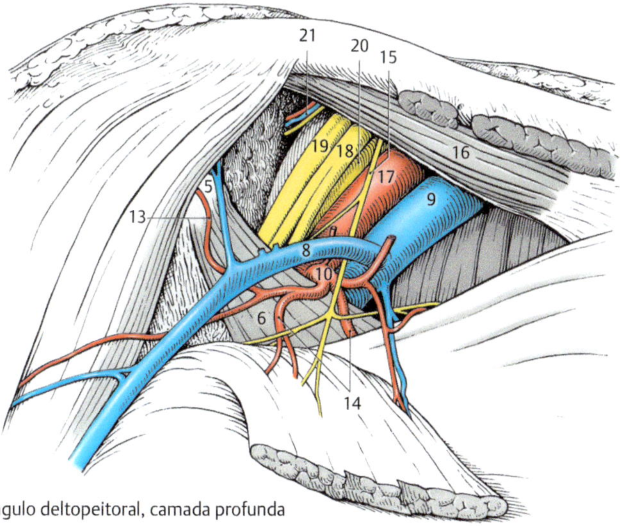

B Triângulo deltopeitoral, camada profunda

Fig. 6.19 Triângulo deltopeitoral.

Região Axilar (A)

Os vasos e nervos do membro superior correm através da axila. Os limites da axila são o *peitoral maior* (**1**) e o *peitoral menor* (**2**), anteriormente, e o *latíssimo do dorso* (**3**), posteriormente. A parede torácica com o *serrátil anterior* (**4**) se posiciona de forma medial, e lateralmente há o úmero com a *cabeça pequena do bíceps braquial* (**5**) e o *coracobraquial* (**6**).

A mais medial de todos é a *veia axilar* (**7**) formada a partir das veias braquiais. Ela corre para o centro, recebendo um número maior de veias pequenas e é inserida no triângulo deltopeitoral (ver p. 370) pela *veia cefálica* (**8**). A *artéria axilar* (**9**), que se posiciona lateral à veia, dá origem à *artéria toracoacromial* (**10**), com seus ramos *peitoral* (**11**), *acromial* (**12**) e *deltoide*. A *artéria torácica lateral* (**13**) surge a partir da artéria toracoacromial em aproximadamente 10% dos casos (figura), ou diretamente a partir da artéria axilar. Outro ramo da artéria axilar, a *artéria subescapular* (**14**), dá origem às artérias *toracodorsal* (**15**) e *escapular circunflexa* (**16**). Os últimos ramos da artéria axilar são as *artérias umerais circunflexas anterior* (**17**) e *posterior* (**18**).

Na inserção tendinosa do latíssimo do dorso (**3**), a artéria axilar continua como a *artéria braquial* (**19**) e libera a *artéria braquial profunda* (**20**) como seu primeiro ramo.

Os três troncos do plexo braquial se posicionam mediais, laterais e posteriores à artéria axilar na região axilar, onde eles se dividem em vários ramos. O tronco posterior libera os nervos *axilar* (**21**) e *radial* (**22**). Acompanhado pela artéria e veia umeral circunflexa posterior (**18**), o nervo axilar (**21**) passa através do espaço quadrangular (ver p. 374) em direção ao *deltoide* (**23**) e o *músculo redondo menor*. O nervo radial (**22**) corre no sulco bicipital medial. Paralela a esse nervo está a artéria braquial profunda (**20**), com a qual ele entra no sulco radial. O *tronco medial* (**24**) e o *lateral* (**25**) formam a (com frequência duplicada) bifurcação mediana *(raízes medial e lateral)*, a partir da qual o *nervo mediano* (**26**) continua superficial à artéria axilar. O nervo mediano é acompanhado pela artéria braquial, então entra no sulco bicipital. Outros ramos do tronco medial, o *nervo ulnar* (**27**), o *nervo cutâneo antebraquial medial* (**28**), e o *nervo cutâneo braquial medial* (**29**), também entram nesse sulco. Ramos dos nervos intercostais um a três unem o nervo braquial cutâneo medial como os *nervos intercostobraquiais* (**30**).

O tronco lateral, separado da raiz lateral do nervo mediano (aqui duplicado), libera o *nervo musculocutâneo* (**31**), que perfura o coracobraquial.

Na parede do tórax, o *nervo torácico longo* (**32**), surgindo a partir da parte supraclavicular do plexo braquial, desce na superfície lateral do serrátil anterior e inerva esse músculo. O *nervo subescapular* (**34**) se posiciona no *músculo subescapular* (**33**) e pode liberar o *nervo toracodorsal* (**35**) para suprir o latíssimo do dorso (**3**).

> **Nota clínica: A paralisia do plexo braquial inferior** (paralisia de Déjerine-Klumpke) é causada por lesões das raízes dos nervos C8 e T1. O quadro clínico apresenta paralisia dos músculos curtos da mão e dos flexores longos dos dedos, acompanhada pelos déficits na superfície ulnar da mão e antebraço.

Plexo Braquial

(Raízes e parte supraclavicular; ver p. 360)
- Parte intraclavicular
  - Tronco lateral
    - Nervo musculocutâneo
    - Raiz lateral do nervo mediano
  - Tronco medial
    - Raiz medial do nervo mediano
    - Nervo ulnar
    - Nervo cutâneo braquial medial
    - Nervo cutâneo antebraquial medial
  - Tronco posterior
    - Nervo axilar
    - Nervo radial

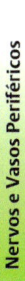

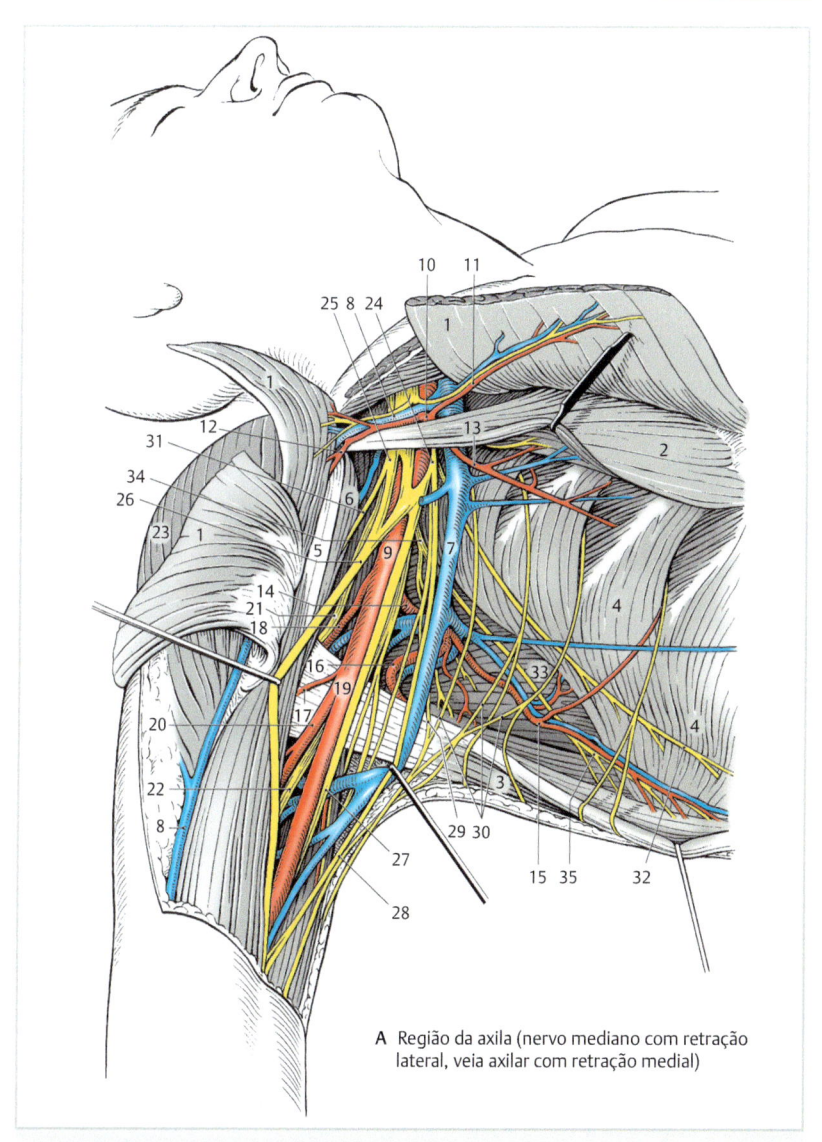

A Região da axila (nervo mediano com retração lateral, veia axilar com retração medial)

Fig. 6.20 Região axilar.

Forames Axilares (A-D)

A abertura em forma de fenda entre o *redondo menor* (**1**) e o *redondo maior* (**2**) e o úmero (**3**) é dividida pela *cabeça longa do tríceps braquial* (**4**) em um **espaço quadrangular** e um **espaço triangular**.

Através do **espaço quadrangular**, o *nervo (circunflexo) axilar* (**5**) alcança o lado posterior. Esse nervo supre um ramo (**6**) para o redondo menor e, então, penetra no *deltoide* (**7**). Ele também inerva a área lateral superior da pele através do *nervo braquial cutâneo* (**8**). O nervo axilar geralmente é acompanhado pela *artéria circunflexa umeral posterior* (**9**) e as *veias circunflexas umerais posteriores* comumente pareadas. A artéria supre o deltoide, a cabeça longa do tríceps braquial (**4**) e a *cabeça lateral do tríceps braquial* (**10**).

A *artéria circunflexa escapular* (**11**) corre através do **espaço triangular** para a superfície posterior da escápula, em que realiza anastomoses com a artéria supraescapular. A artéria é acompanhada pela *veia circunflexa escapular*. Pode-se observar profundamente um ramo do nervo subescapular (**12**), que inerva o redondo maior (**2**). Esse nervo não corre através do espaço triangular.

Variantes (B-D): A artéria umeral circunflexa posterior (**9**), que geralmente (**B**) corre através do espaço quadrangular, se origina como um dos ramos terminais da artéria axilar. Com frequência, essa artéria apresenta origem comum com a artéria subescapular. Distal ao tendão redondo maior, a *artéria braquial profunda* (**13**) surge como o primeiro ramo da *artéria braquial* (**14**). Em aproximadamente 7% dos casos, de acordo com *von Lanz, Wachsmuth*, a artéria braquial profunda (**13**) surge (**C**) a partir da artéria umeral circunflexa posterior (**9**). Nesses casos a artéria braquial profunda corre distalmente atrás do tendão do redondo maior. Em 16% dos casos (**D**) a origem da artéria umeral circunflexa posterior (**9**) é a partir de uma artéria braquial profunda específica (**13**), e nesses casos a artéria umeral circunflexa posterior não atravessa o espaço quadrangular.

15 nervo radial

6.2 Membro Superior

A Vista posterior dos forames axilares

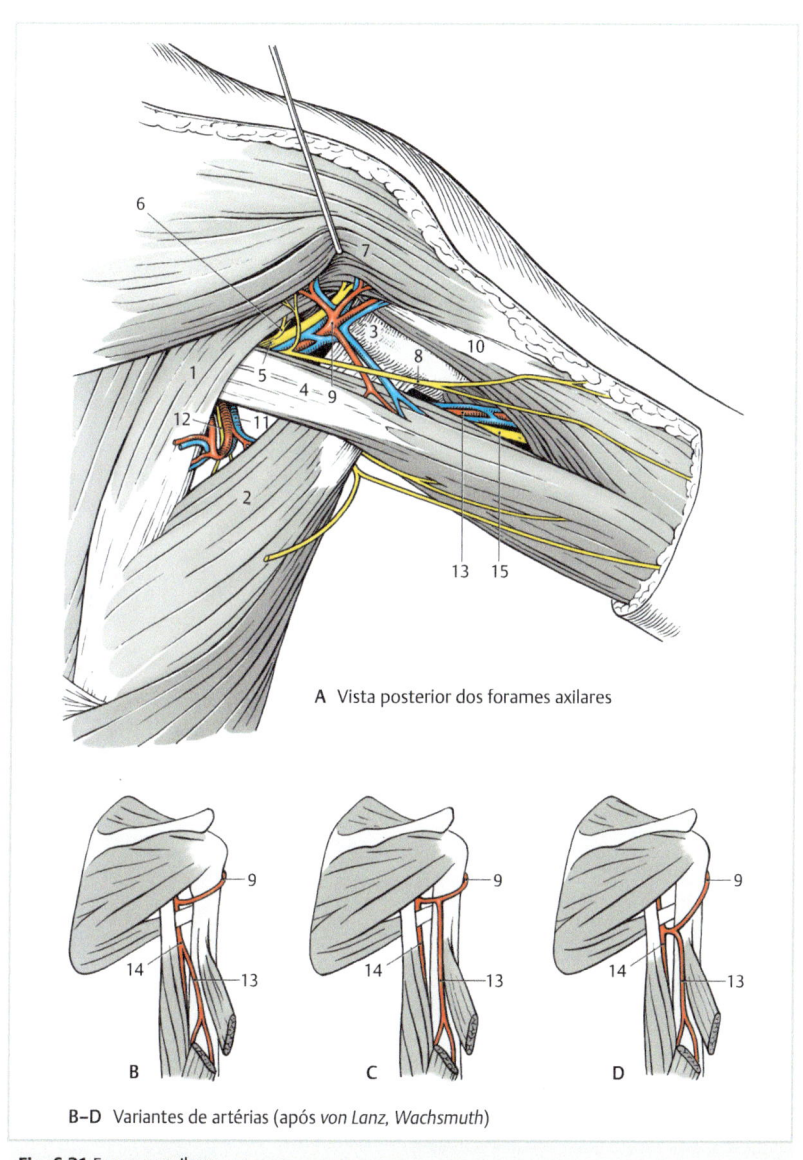

B–D Variantes de artérias (após *von Lanz, Wachsmuth*)

Fig. 6.21 Forames axilares.

Região Braquial Anterior

Camada Subcutânea (A)

A *fáscia braquial áspera e firme* (**1**) circunda os músculos do braço. Medial e lateral ao úmero, o septo intermuscular se funde com a fáscia (ver p. 180) para formar dois compartimentos, o braquial anterior e o posterior. As veias e nervos subcutâneos, e os vasos linfáticos correm superficialmente para a fáscia braquial. Em condições inflamatórias os vasos linfáticos podem ser visíveis através da pele como finas linhas vermelhas.

A *veia cefálica* (**2**) corre na borda lateral do bíceps braquial. Essa veia transporta sangue a partir do lado radial da mão e do antebraço através do sulco deltopeitoral para o triângulo deltopeitoral (ver p. 370). As veias são acompanhadas pelos *vasos linfáticos superficiais laterais* (não mostrado), que transportam linfa a partir de dois dedos radiais, a parte radial da palma da mão e o antebraço (ver p. 370).

O sulco bicipital medial é modelado pela fáscia braquial no lado medial do bíceps braquial e a *veia basílica* (**3**) geralmente bem desenvolvida e que corre de forma subcutânea na sua metade distal. Essa veia perfura a fáscia braquial no **hiato basílico** (**4**) e corre profunda para se tornar uma das veias acompanhantes da artéria braquial. Na parte subcutânea do seu curso no antebraço ela é acompanhada pelo *nervo cutâneo antebraquial medial* e seus ramos; o *ramo anterior* (**5**) corre lateral à veia e está rigorosamente integrado a ela, enquanto o *ramo posterior* (**6**) se posiciona de forma medial e a uma curta distância da referida veia basílica.

Próximos do hiato basílico, em cerca de um terço dos casos, *linfonodos cubitais* (**7**) (alguns deles denominados *supratrocleares*) são encontrados, que atuam como o primeiro ponto de filtração para a linfa dos três dedos ulnares. Os *vasos linfáticos superficiais mediais* correm ao longo do sulco bicipital medial; eles podem acompanhar a veia basílica, ou passar subcutâneos para a axila. Geralmente eles são mais numerosos e maiores do que aqueles que acompanham a veia cefálica.

Ramos do *nervo cutâneo braquial medial* (**8**) inervam a pele a partir da axila para baixo. Além disso, eles são unidos pelos *nervos intercostobraquiais* (**9**) a partir de T1 e T3, que suprem uma pequena área cutânea na superfície interna do braço.

Variantes: A posição do hiato basílico é altamente variável. Ele pode se posicionar diretamente no limite da região cubital. A veia cefálica algumas vezes está ausente.

6.2 Membro Superior

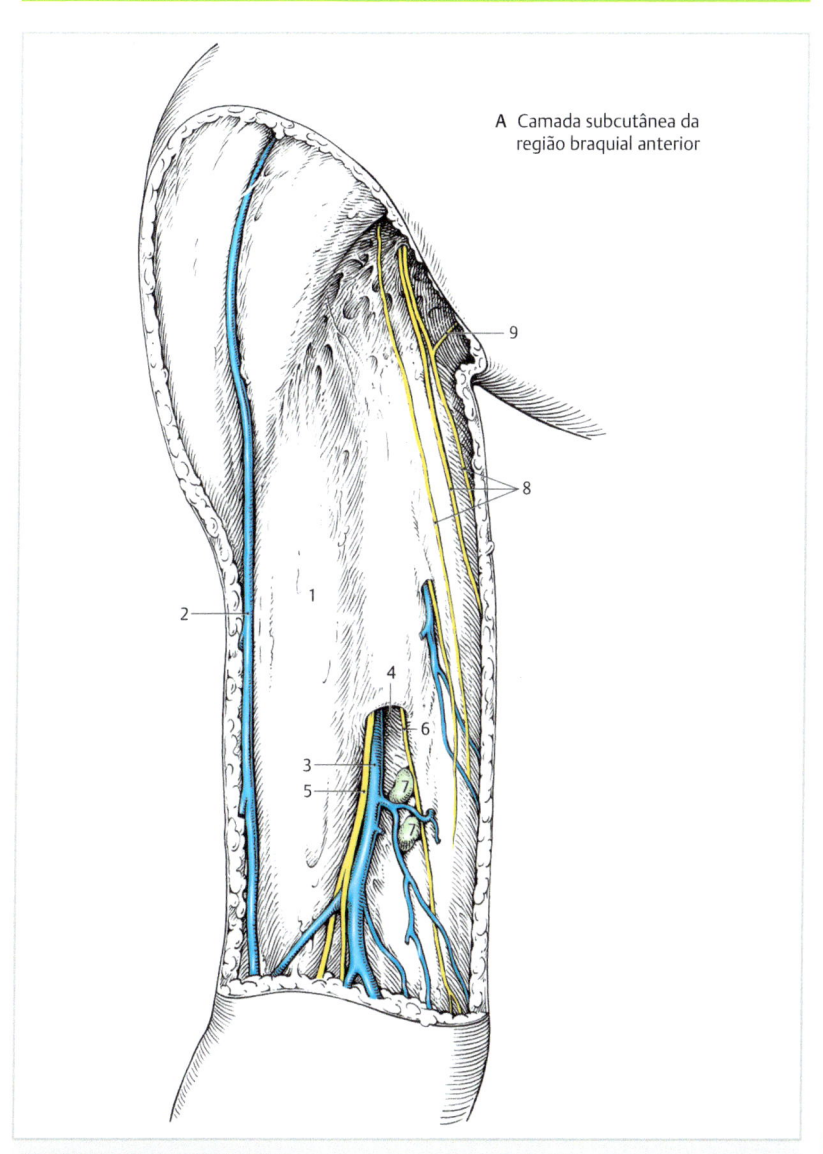

A Camada subcutânea da região braquial anterior

Fig. 6.22 Região braquial anterior.

Região Braquial Anterior (A-E), cont.

Sulco Bicipital Medial (A, B)

O sulco bicipital medial é limitado de um lado pelo *bíceps braquial* (**1**) e do outro pelo *septo intermuscular medial* (não mostrado) e o *tríceps braquial* (**2**). Ele contém o feixe neurovascular do braço. O *nervo cutâneo antebraquial medial* (**3**) é a estrutura mais superficial, e seu ramo anterior se posiciona na *veia basílica* (**4**). Ambos deixam o sulco bicipital medial no hiato basílico, o qual pode se posicionar em vários níveis. A veia basílica pode drenar nas *veias braquiais* (**5**), ou pode apenas unir a veia axilar na axila (**A**).

A estrutura mais medial é o *nervo ulnar* (**6**), posicionado no septo intermuscular medial. No limite entre o meio e os terços distais do braço, o nervo ulnar penetra o septo intermuscular medial e corre posteriormente a partir do septo para o lado posterior do epicôndilo medial do úmero.

O *nervo mediano* (**7**) corre na face lateral à veia basílica e cruza a *artéria braquial* (**8**), a partir da lateral para o lado medial. A artéria braquial, que é a estrutura mais profunda ao longo de todo o comprimento do sulco bicipital medial, libera uma série de ramos.

Além dos ramos musculares (**9**), a artéria braquial libera *a artéria braquial profunda* (**10**) na parte do sulco bicipital medial. Nesse local, essa artéria une o *nervo radial* (**11**) e deixa o sulco bicipital medial com ela no nível do limite entre os terços proximal e médio do antebraço. Em seguida, a artéria braquial profunda corre com o nervo radial no sulco radial no lado posterior do úmero e termina como a *artéria colateral radial* liberando a *artéria colateral medial*. Outros ramos da artéria braquial incluem a *artéria colateral ulnar superior* (**12**), que acompanha o nervo ulnar (posterior a ela) e a *artéria colateral ulnar inferior* (não visível).

Variantes (C-E): A relação entre o nervo mediano (**7**) e a artéria braquial (**8**) e seus ramos pode ser altamente variável. No entanto, de acordo com *von Lanz*, o nervo mediano segue um curso específico em 74% dos casos, uma *artéria braquial superficial* (**13**), que surge a partir da artéria braquial pode correr superficial ao nervo mediano. Nesse caso a artéria braquial pode ser rudimentar (em 12% dos casos de acordo com *von Lanz*), ou ela pode se dividir em duas artérias em níveis variáveis (14%). A artéria braquial profunda pode se originar junto à artéria umeral circunflexa posterior (ver p. 374).

6.2 Membro Superior

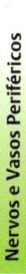

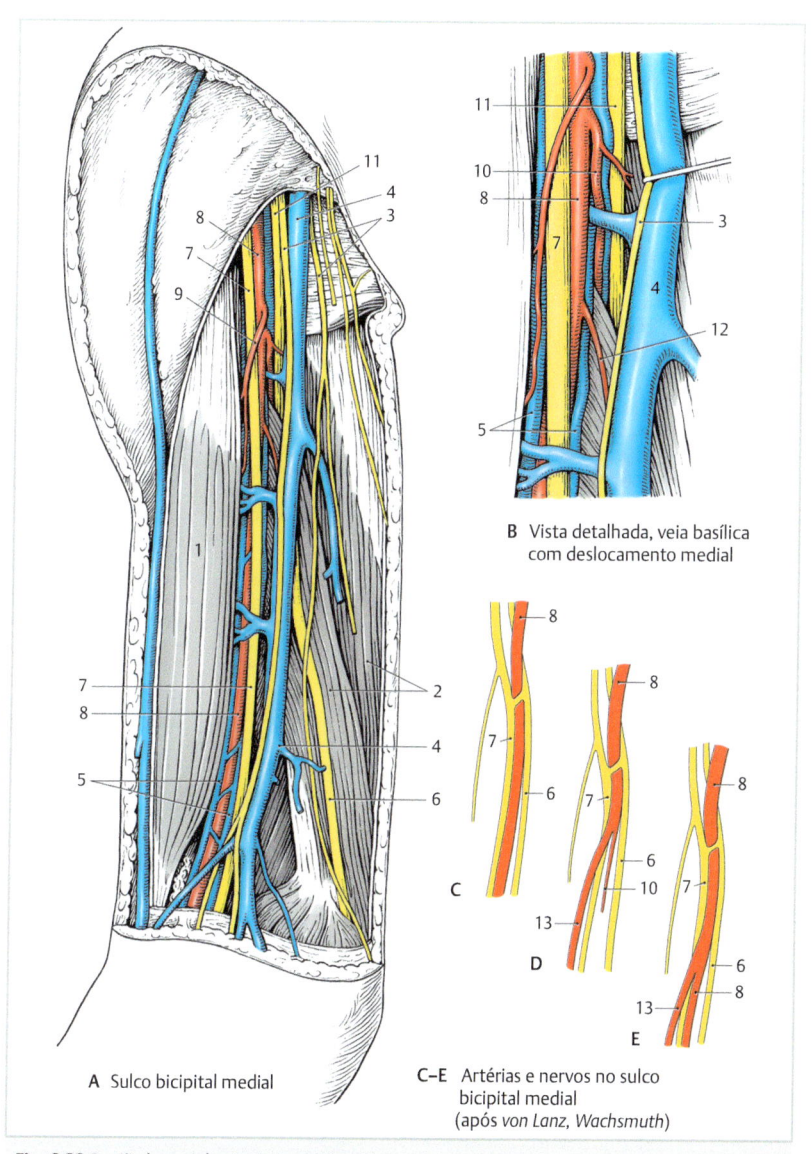

B Vista detalhada, veia basílica com deslocamento medial

A Sulco bicipital medial

C–E Artérias e nervos no sulco bicipital medial
(após *von Lanz, Wachsmuth*)

Fig. 6.23 Região braquial anterior, continuação.

Região Braquial Posterior (A, B)

Camada Subcutânea (A)

A *fáscia deltoide* (**1**) e a *fáscia braquial* (**2**) envolvem os músculos. Na região subcutânea estão principalmente os nervos cutâneos, além dos pequenos ramos arteriais e veias delicadas. Os ramos do *nervo cutâneo braquial lateral superior* (**3**), que surgem a partir do nervo axilar, passam através da fáscia na borda inferior do músculo deltoide. Os ramos suprem predominantemente a pele cobrindo o músculo deltoide, embora não exista uma linha divisória definida marcando a área da pele suprida pelo *nervo cutâneo braquial lateral inferior* (**4**).

O nervo cutâneo braquial lateral inferior (**4**), que se ramifica do *nervo radial* (**B5**), é acompanhado com frequência por uma artéria e veias menores onde ele passa através da fáscia. Ele supre a área distal da pele no lado lateral até o cotovelo. Os *ramos* (**6**) *do nervo cutâneo braquial posterior* (**B7**), que se originam na face proximal do nervo radial (**B5**), são distribuídos para a superfície posterior do braço.

Camada Subfascial (B)

Após a remoção da fáscia braquial, a *cabeça longa* (**8**) e a *cabeça lateral* (**9**) do *tríceps braquial* (**10**) podem ser divididas para demonstrar o sulco radial e as estruturas dentro dele. O nervo radial (**5**) corre a partir da face medial proximal para a laterodistal.

Seu primeiro ramo proximal é o nervo cutâneo braquial posterior (**7**). Na região do sulco radial o nervo radial libera os *ramos musculares* (**11**) e, distal a esses ramos, o nervo cutâneo braquial lateral inferior (**4**).

O nervo radial é acompanhado pela *artéria braquial profunda* (**12**), que geralmente apresenta duas veias acompanhantes. Imediatamente após a ramificação da artéria braquial (ver p. 378), essa artéria com frequência libera um pequeno ramo para o músculo deltoide junto com as artérias nutrientes para o úmero. A *artéria colateral média* (**13**) ramifica fora do sulco radial; ela é acompanhada por um ramo muscular do nervo radial (**11**). Essa artéria, como o ramo terminal da braquial profunda, a *artéria colateral radial* (**14**), alcança a rede articular do cotovelo. Um ramo da artéria colateral radial se torna visível na face anterior entre os músculos braquial e braquiorradial, junto ao nervo radial, e realiza anastomose com a artéria radial recorrente (ver p. 384).

> **Nota clínica:** Fraturas da diáfise do úmero colocam em risco o nervo radial. Esse nervo deve ser protegido cuidadosamente durante a redução dos fragmentos (consultar a função dos músculos da cintura escapular, p. 148).

15 Ramos anterior e posterior do nervo antebraquial cutâneo medial
16 Veia basílica
17 Cabeça média do músculo tríceps

6.2 Membro Superior 381

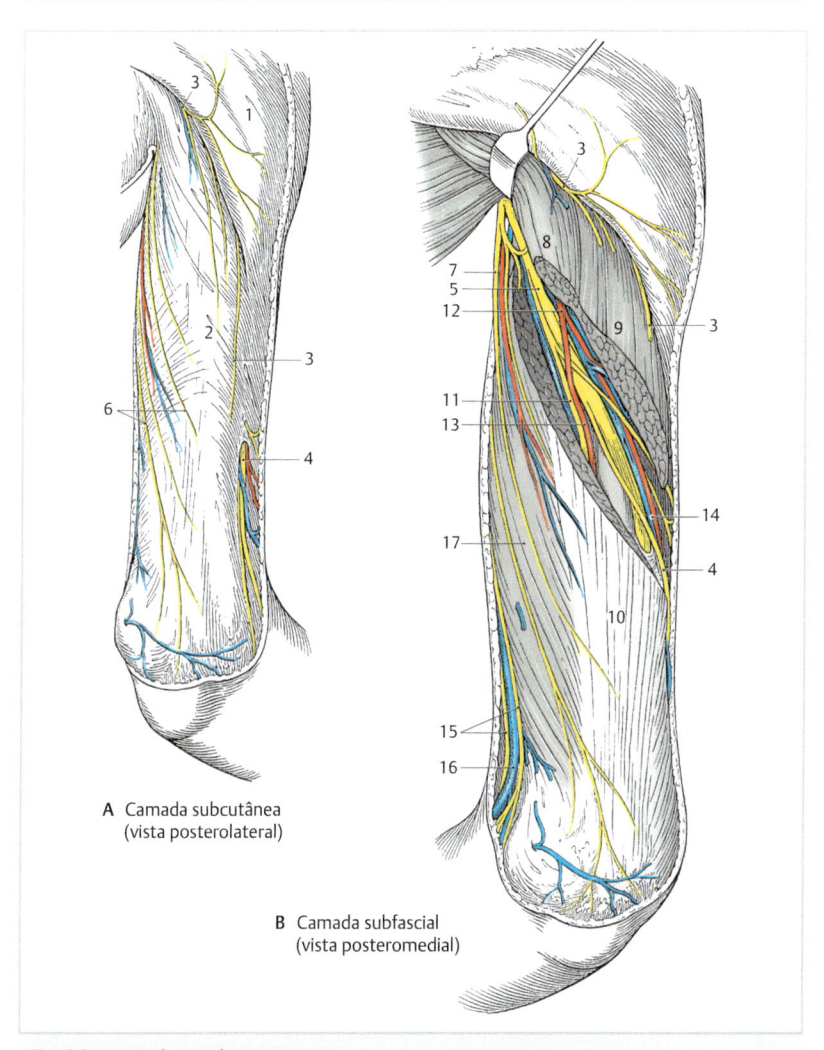

A Camada subcutânea
(vista posterolateral)

B Camada subfascial
(vista posteromedial)

Fig. 6.24 Região braquial posterior.

Fossa Cubital (A-G)

Camada Subcutânea (A)

A região cubital anterior na curva do cotovelo não é delineada nitidamente a partir da região braquial anterior ou do antebraço. Normalmente o termo "fossa cubital" faz referência a uma área de 2 a 3 dedos de largura proximal e distal para o espaço articular.

Subcutaneamente há uma quantidade variável de tecido adiposo bem desenvolvido contendo veias, nervos, vasos linfáticos, e gânglios linfáticos (ou linfonodos). As veias cutâneas da camada subcutânea são muito importantes clinicamente, considerando que a fossa cubital é um local comum para injeções intravenosas, coleta de sangue etc.

De acordo com o desenvolvimento do sistema venoso, o curso realizado pelas veias, bem como seu calibre, flutuam amplamente.

A *veia basílica* (**1**), que com frequência é bem desenvolvida e claramente visível abaixo da pele, corre em sentido medial. Em geral, essa veia dá continuidade ao curso da *veia basílica antebraquial* (**2**), mas também pode se originar da *veia antebraquial mediana*. Muitas outras variantes (**B-G**) são possíveis.

Na região do *hiato basílico* (**3**) a veia basílica se torna subfascial. Ela é acompanhada pelos ramos do *nervo cutâneo antebraquial medial* (**4**). Com frequência (33% dos casos) existem gânglios linfáticos (ou linfonodos) próximos do hiato basílico (ver p. 376). A *veia cefálica* (**5**) corre ao longo da margem lateral da fossa cubital. Ela é sempre palpável, mas nem sempre visível, e em muitos casos ela não está tão bem desenvolvida como a veia basílica. A veia cefálica na parte distal da região acompanha o *nervo cutâneo antebraquial lateral* (**6**), que é o ramo terminal do nervo musculocutâneo.

A *veia cubital mediana* (**7**) normalmente se une às veias cefálica e basílica. Há, quase sempre, uma *veia cubital mediana profunda* (**8**), que se une às veias superficial e profunda.

Variantes (B-G): existem numerosas variantes das veias subcutâneas. Desse modo, a veia cefálica (**5**) e a basílica (**1**) podem continuar a partir de uma veia antebraquial mediana. Existe também uma variação considerável no tamanho das duas veias cutâneas principais. A veia cubital mediana algumas vezes pode estar ausente (**E**).

> **Nota clínica: Injeções intravenosas** na veia cefálica são menos dolorosas, considerando que essa veia não está rigorosamente relacionada a qualquer nervo. A veia basílica está estreitamente relacionada aos ramos do nervo cutâneo antebraquial medial. **Em alguns** indivíduos, especialmente aqueles com tecido adiposo subcutâneo escasso, as veias são facilmente deslocadas e são conhecidas clinicamente como "veias rolantes", considerando que elas devem ser protegidas no local para as injeções.
> **Cânulas de** demora geralmente são colocadas em uma veia dorsal da mão para facilitar os movimentos do braço na articulação do cotovelo.

9 Linfonodos (ou gânglios linfáticos) cubitais

A Fossa cubital, camada subcutânea

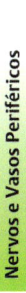

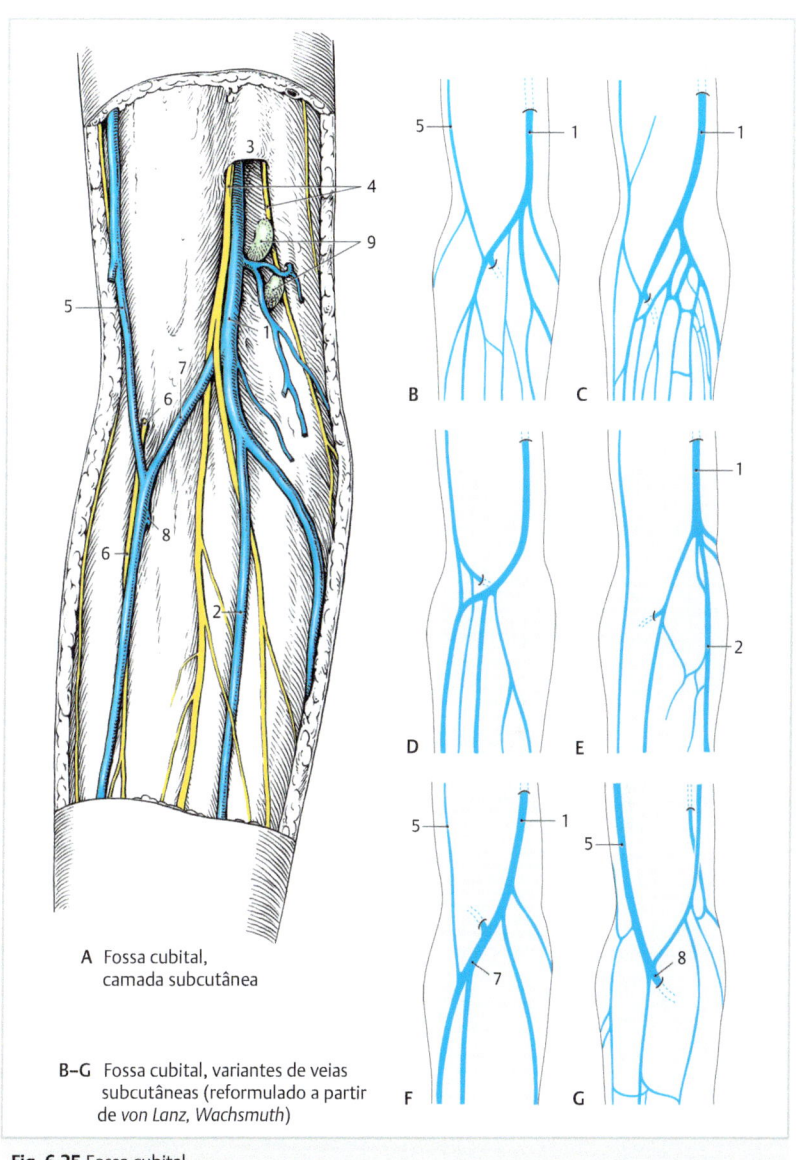

B–G Fossa cubital, variantes de veias subcutâneas (reformulado a partir de *von Lanz, Wachsmuth*)

Fig. 6.25 Fossa cubital.

Fossa Cubital, cont. (A-E)

Primeira Camada Profunda (A)

Após a remoção da fáscia, os músculos que fazem fronteira à fossa cubital se tornam visíveis. A partir da margem proximal o *bíceps braquial* (**1**) corre com seu tendão em direção à tuberosidade radial, e com sua *aponeurose bicipital* (**2**) em direção à fáscia antebraquial. Esse músculo *bíceps braquial* cobre parcialmente o *braquial* (**3**), que é inserido na tuberosidade ulnar. No lado medial, surgindo do epicôndilo medial, o *pronador redondo* (**4**) e os flexores superficiais da mão correm distalmente, e no lado lateral a fossa é limitada pelo *braquiorradial* (**5**).

O feixe neurovascular que desce a partir do sulco bicipital medial (ver p. 378), se torna divergente dentro da fossa cubital. A *artéria braquial* (**6**), coberta pela aponeurose bicipital (**2**), libera a artéria radial. A *artéria radial* (**7**) corre distalmente de forma superficial aos flexores do antebraço.

Na fossa cubital o *nervo mediano* (**8**) deixa a artéria braquial e corre distalmente entre as duas cabeças do pronador redondo, que ele inerva também. O *nervo ulnar* (**9**) deixa o sulco bicipital medial antes de ele alcançar a fossa cubital, e corre posterior ao epicôndilo medial. O *nervo radial* (**10**) se torna visível entre o braquial (**3**) e o braquiorradial (**5**) e se divide em *ramo menor, sensorial, superficial* (**11**) e um maior e predominantemente *ramo motor profundo* (**12**). O ramo superficial supre as fibras cutâneas para a metade radial do dorso da mão, o polegar (dedo grande), e a superfície dorsal das falanges proximais do segundo e terceiro dedos. O ramo profundo penetra o *supinador* (**13**), atravessa lateralmente ao redor do colo do rádio, inerva os músculos radial e posterior do antebraço, e termina como o nervo interósseo posterior. Esse nervo fornece suprimento sensorial para as articulações do punho, a membrana interóssea, e as porções do rádio e periósteo ulnar.

Segunda Camada Profunda (B)

A aponeurose bicipital (**2**) é dividida para expor a artéria braquial (**6**). Seu primeiro ramo é a artéria radial (**7**). Os ramos da *artéria radial recorrente* (**14**), fora dessa artéria ou diretamente da artéria braquial, correm pela face proximal ao longo do nervo radial (**10**). Essa artéria realiza anastomose com o ramo anterior da artéria colateral radial. Ao nível da margem proximal do supinador (**13**), a artéria braquial libera a *artéria recorrente ulnar* (**15**). Em seguida, a artéria braquial se divide em *artéria interóssea comum* (**16**) e *artéria ulnar* (**17**). A última passa atrás do nervo mediano (**8**) e o pronador redondo (**4**). As artérias individuais são acompanhadas pelas veias que são pareadas na maioria dos casos.

Variantes (C-E): O nervo mediano corre, em geral (aproximadamente 95%), entre as duas cabeças do pronador redondo (**C**). Ocasionalmente, ele perfura a *cabeça umeral* (**18**) do pronador redondo (por muito pouco 2%; **D**). Em aproximadamente 3% dos casos, o nervo mediano se posiciona diretamente no osso e corre de forma profunda para as duas cabeças do pronador redondo (**E**). Nesses casos uma fratura da parte proximal do rádio e ulna pode colocar em risco o nervo.

Variantes da artéria braquial e seus ramos nessa região têm sido reportadas, embora com menor frequência; por exemplo, a artéria braquial pode correr posterior ao processo supracondilar quando presente.

A nomenclatura atual divide a artéria braquial em uma artéria radial e uma artéria ulnar, a última liberando a artéria interóssea comum. Essa nomenclatura não é consistente com o desenvolvimento embriológico das artérias do braço e devem ser evitadas, por exemplo, por causa de diversas variantes como uma origem mais elevada da artéria radial. Por esse motivo a classificação baseada no desenvolvimento foi mantida (ver p. 390).

> **Nota clínica:** O ramo profundo do nervo radial é ameaçado por deslocamentos, lesões dos ligamentos capsulares e fraturas do colo radial.

6.2 Membro Superior

A Fossa cubital, camada profunda 1

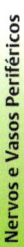

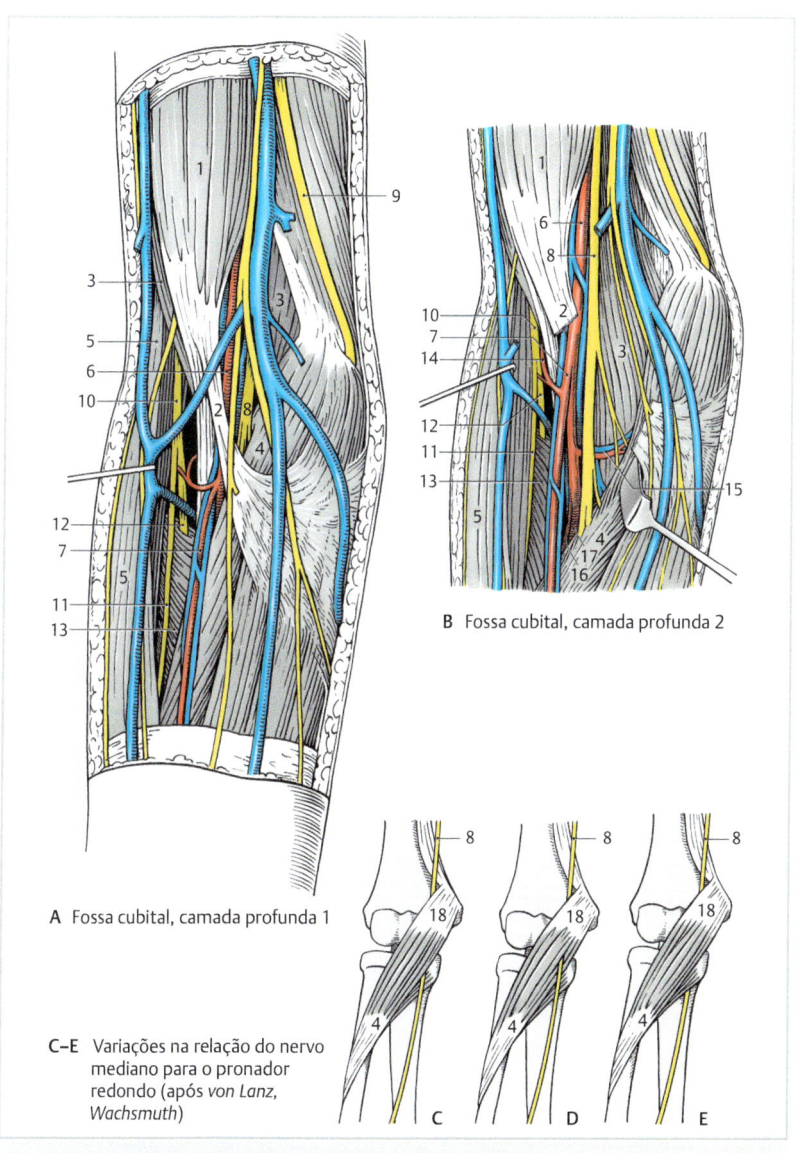

B Fossa cubital, camada profunda 2

C–E Variações na relação do nervo mediano para o pronador redondo (após *von Lanz, Wachsmuth*)

Fig. 6.26 Fossa cubital, continuação.

Região Antebraquial Anterior (A, B)

Camada Subcutânea (A)

Na gordura subcutânea estão as veias cutâneas bem desenvolvidas, que são sujeitas a grandes variações nos seus cursos. As artérias cutâneas são pequenas e sem importância. Os nervos cutâneos correm independentemente das veias e são muito constantes tanto em localização como em tamanho.

No lado radial está a *veia cefálica antebraquial* (**1**), que geralmente realiza *anastomose* (**2**) distalmente com outras veias do antebraço. No lado proximal com frequência ela libera a *veia cubital mediana* (**3**), que algumas vezes pode surgir a partir da veia antebraquial mediana. O *nervo cutâneo antebraquial lateral* (**4**), o ramo terminal do nervo musculocutâneo, cruza abaixo da veia cefálica na fossa cubital. Na parte distal do antebraço o *ramo superficial do nervo radial* (**5**) se posiciona em rigorosa proximidade da veia cefálica.

A *veia basílica antebraquial* (**6**) corre no lado medial da região anterior do antebraço e é acompanhada medial e lateralmente pelos ramos (**7**) a partir do *nervo cutâneo antebraquial medial*.

No terço distal do antebraço, o *ramo palmar* (**8**) do nervo ulnar se posiciona subcutaneamente. Radial a ele e apenas proximal à região carpal anterior, o *ramo palmar* (**9**) do nervo mediano perfura a fáscia.

Camada Subfascial (B)

Após a divisão da fáscia antebraquial firme que é reforçada proximal e medialmente pela aponeurose bicipital, os vasos e nervos situados profundamente se tornam visíveis. Esses vasos e nervos estão dispostos essencialmente nos três feixes ou tratos consistindo em um feixe radial, médio e ulnar.

O **feixe neurovascular radial,** consistindo na *artéria radial* (**10**) e *veias radiais* (**11**), procede distalmente entre o *braquiorradial* (**12**) e o *flexor radial do carpo* (**13**) e é acompanhado no seu segmento proximal pelo *ramo superficial do nervo radial* (**14**). O *ramo profundo do nervo radial* (**15**), que libera o *nervo interósseo posterior* no antebraço, penetra o *supinador* (**16**) dentro da fossa cubital.

O **feixe neurovascular médio,** que está situado entre os flexores superficial e profundo, abriga o *nervo mediano* (**17**), algumas vezes acompanhado pela *artéria mediana* (variante, ver p. 390). O nervo mediano geralmente corre entre as duas cabeças do *pronador redondo* (**18**) e, no nível do pulso se posiciona radial aos *tendões do flexor superficial dos dedos* (**19**). A *artéria interóssea anterior* e o *nervo interósseo anterior*, um ramo do nervo mediano, ocupam um compartimento profundo do feixe médio entre os flexores profundos e a membrana interóssea.

O **feixe neurovascular ulnar** se posiciona no meio e terços distais do antebraço entre o flexor superficial dos dedos (**19**) e o *flexor ulnar do carpo* (**20**). Ele consiste no *nervo ulnar* (**21**), a *artéria ulnar* (**22**), e as *veias ulnares* (dividida na ilustração, **23**). Após surgir da artéria braquial, a artéria ulnar cruza de forma proximal sob o nervo mediano (**17**), o pronador redondo (**18**), e a cabeça comum dos flexores superficiais. O flexor ulnar do carpo (**20**) serve como um ponto de referência para localizar o nervo ulnar (**21**).

> **Nota Clínica:** O **pulso** é palpado em um local específico (também os músculos radiais do antebraço, ver p. 164) no antebraço distal. A artéria radial corre no lado palmar, medial ao tendão braquiorradial, passando apenas em frente do processo estiloide radial.
> **Cuidado:** Se houver suspeita de doença vascular oclusiva, o pulso deve ser verificado em locais adicionais, como a artéria dorsal do pé (ver p. 438), artéria superficial temporal, artéria facial (ver p. 340), e artéria carótida comum (ver p. 364).

6.2 Membro Superior

A Região antebraquial anterior, camada subcutânea

B Região antebraquial anterior, camada subfascial

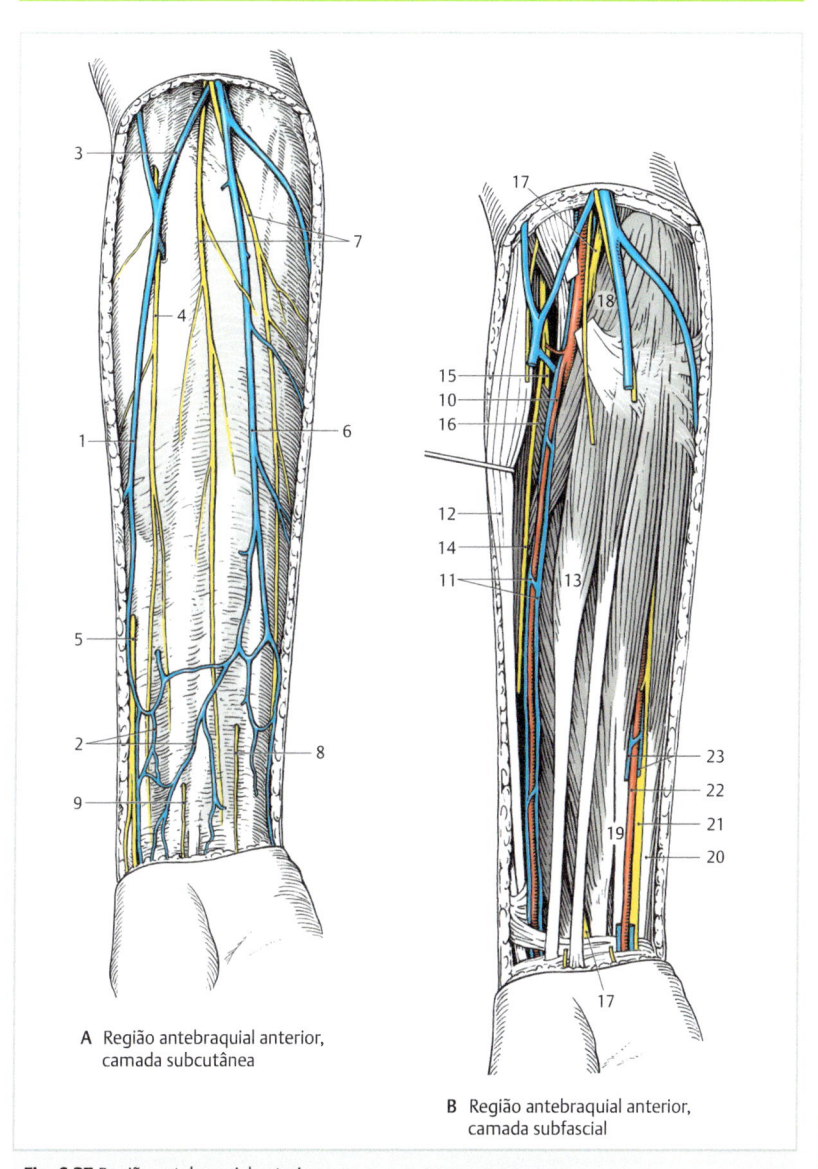

Fig. 6.27 Região antebraquial anterior.

Região Carpal Anterior (A)

O pulso é limitado distalmente pelo retináculo dos flexores. O limite proximal é visível na pele apenas como a prega cutânea proximal do punho.

Proximal ao *retináculo dos flexores* existem fortes fios de fibra na *fáscia antebraquial* (**1**), que também formam uma camada profunda (**2**) e são conectados aos ossos do antebraço. As veias e nervos correm de forma superficial conforme descrito previamente na p. 386, assim como o tendão do *palmar longo* (**3**). Profundamente, a estrutura mais radial é a *artéria radial* (**5**) e suas veias acompanhantes posicionadas no *pronador quadrado* (**4**).

No lado ulnar da artéria, se posiciona o tendão *do flexor radial do carpo* (**6**) dentro de sua própria bainha, seguido próximo pela bainha do tendão do *flexor longo do polegar* (**7**). Entre este músculo e a bainha do tendão comum (**8**) para o *flexor superficial dos dedos* e o *flexor profundo dos dedos*, corre o *nervo mediano* (**9**). As estruturas correm através do túnel carpal (canais cárpicos; ver p. 124) para a palma da mão.

> **Nota clínica:** A **síndrome do túnel do carpo** tem, com frequência, origem transligamentar (23%) do ramo tênar do nervo mediano. Em qualquer caso, uma desproporção existe entre o túnel carpal e seu conteúdo, causando dor intensa na região tênar, bem como hipo- e parestesias.

A *artéria ulnar* (**10**) com suas veias acompanhantes e o *nervo ulnar* (**11**) se posicionam radiais ao flexor ulnar do carpo (**12**) e correm para a palma da mão superficiais ao retináculo dos flexores. Eles se posicionam entre as camadas profunda (**2**) e superficial da fáscia antebraquial. A camada superficial geralmente é fortalecida pelas faixas de fibras tendíneas do flexor ulnar do carpo (p. 160), de modo que a artéria ulnar e o nervo alcancem a palma da mão em seu próprio túnel fascial ulnar (Caixa de **Guyon**).

Palma da Mão

Camada Superficial (B)

A palma da mão é subdividida em três regiões: a tenar (bola do polegar), o compartimento central, e a hipotênar. A fáscia inclui as regiões laterais, enquanto o compartimento central é coberto pela *aponeurose palmar* firme e áspera (**13**). Essa estrutura representa a continuação do palmar longo (**A 3**) e na sua borda ulnar ela irradia para o *palmar curto* (**14**), que tem seu desenvolvimento altamente variável.

A aponeurose palmar é dividida em *fascículos longitudinais* (**15**) e *transversos* (**16**; p. 178). Nas margens radial, ulnar e distal da aponeurose palmar, as *artérias digitais palmares comuns* (**17**) e os nervos homônimos se tornam subcutâneos. As artérias se dividem em *artérias digitais palmares próprias* (**18**) que, acompanhadas pelos *nervos digitais palmares próprios* (**18**), se estendem para as falanges distais dos dedos. As *veias digitais palmares próprias* alcançam o *arco venoso palmar superficial*, que se posiciona superficialmente na raiz dos dedos.

No antebraço (ver p. 386) o nervo ulnar libera o *ramo palmar* para suprir a pele da bola do dedo mínimo.

> **Nota clínica:** Os nervos nos lados dos dedos podem ser anestesiados pelo **bloqueio de nervo de Oberst**. É importante lembrar que a pele na falange distal do polegar e nas falanges média e distal dos dedos indicador e médio também são inervadas em sua superfície dorsal pelos *ramos digitais palmares próprios* do nervo mediano.

6.2 Membro Superior 389

A Parte distal da região carpal anterior

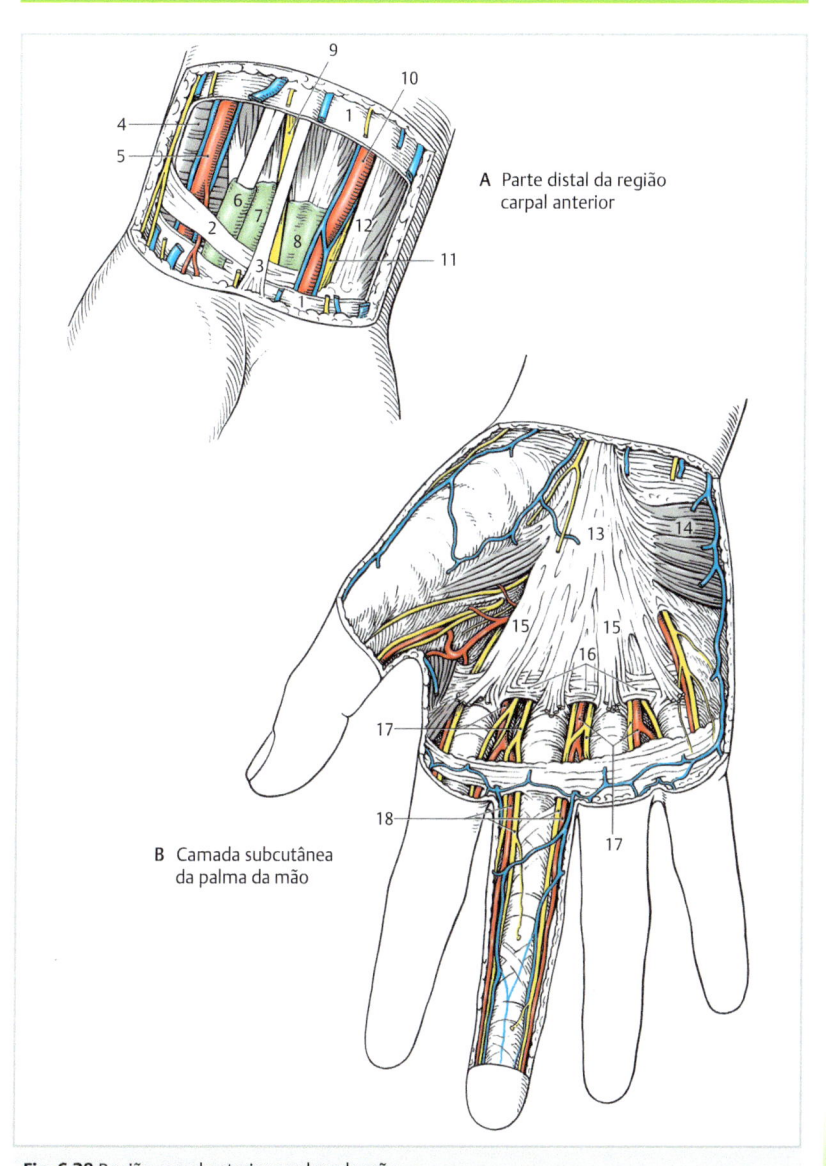

B Camada subcutânea da palma da mão

Fig. 6.28 Região carpal anterior e palma da mão.

Palma da Mão, cont. (A-H)

Camada Profunda, Arco Palmar Superficial (A)

Após a remoção da fáscia e da aponeurose palmar, o arco palmar superficial (**1**) e os músculos das eminências tenar e hipotenar se tornam visíveis. O *arco palmar superficial* (**1**) é formado principalmente pela *artéria ulnar* (**2**), que corre de forma superficial ao *retináculo dos músculos flexores* (**3**). Essa artéria é conectada com o *ramo palmar superficial da artéria radial.* (**4**). O arco palmar superficial libera as *artérias digitais palmares comuns* (**5**), que correm, primeiro, superficiais aos tendões dos flexores longos (**6**) e nas raízes dos dedos entre esses tendões.

A artéria ulnar, que libera um *ramo palmar profundo* (**7**), acompanha o *nervo ulnar* (**8**) que, com seu *ramo superficial* (**9**) medial à artéria, alcança a palma da mão. O ramo superficial do nervo ulnar inerva a pele dos dois ulnares e da metade dos dedos. Esse nervo é conectado com frequência aos ramos do *nervo mediano* (**11**) por um *ramo anastomótico* (**10**). Na região do retináculo dos flexores (**3**), o *ramo profundo* (**12**) se torna separado do *nervo ulnar* e penetra profundamente entre o *abdutor do dedo mínimo* (**13**) e *flexor curto do dedo mínimo* (**14**).

Já no túnel do carpo (ver p. 124), o nervo mediano tem se dividido, com frequência, em *nervos digitais palmares comuns* (**15**). Esse nervo libera ramos para os músculos tênares (excluindo a cabeça profunda do flexor curto do polegar e o adutor do polegar).

Arco Palmar Profundo (B)

Quando os tendões dos flexores dos dedos (**6**) são removidos, o *arco palmar profundo* (**18**) aparece posicionado nos *interósseos* (**16**) e geralmente corre proximal à *cabeça transversa* (**17**) *do adutor do polegar*. Esse arco é formado pelo ramo palmar profundo da artéria ulnar (**7**) e a artéria radial e libera as *artérias metacarpais palmares* (**19**). Ele é acompanhado pelo ramo profundo do nervo ulnar (**12**).

Variantes do Arco Palmar Superficial (C-H)

O arco palmar superficial tem desenvolvimento altamente variável. O arco palmar típico (**C**) está presente em apenas 27% dos casos *(von Lanz, Wachsmuth)*. Na mesma proporção de indivíduos (27%) o arco é formado exclusivamente pela artéria ulnar (**D**).

Em alguns casos, a artéria que acompanha o nervo mediano é retida como a artéria mediana "original" e pode, por anastomosar com a artéria ulnar ou sem formar o arco (**E**), junto com a artéria ulnar, liberar a artéria para os dedos. Durante o desenvolvimento embrionário do suprimento sanguíneo para a mão, a artéria mediana "original" assume o lugar da sua sucessora, a artéria interóssea comum. Em mamíferos inferiores, essa fase de desenvolvimento persiste por mais tempo, enquanto nos primatas a artéria radial e a ulnar surgem a partir da artéria mediana. Embriologicamente, uma artéria mediana persistente é um atavismo.

Algumas vezes (6%), nem todas as artérias digitais surgem a partir de um arco palmar superficial, que é formado apenas pela artéria ulnar (**F**). Um arco palmar superficial pode estar completamente ausente e, desse modo, as artérias dos dedos são liberadas pela artéria radial, assim como pela artéria ulnar (4,5%, **G**) ou (12%) as artérias dos dedos surgem a partir do arco palmar profundo e da artéria ulnar (**H**).

6.2 Membro Superior

A Palma, arco palmar superficial

B Palma, arco palmar profundo

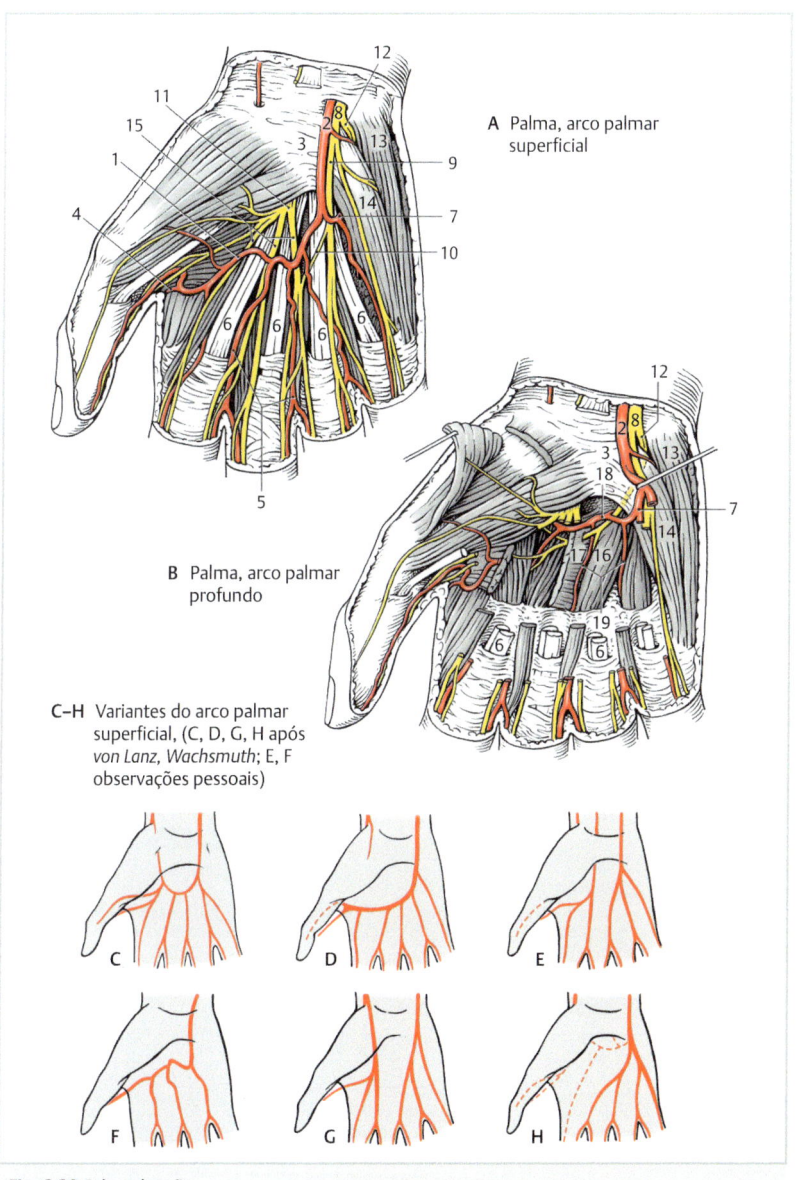

C–H Variantes do arco palmar superficial, (C, D, G, H após *von Lanz, Wachsmuth*; E, F observações pessoais)

Fig. 6.29 Palma da mão.

Dorso da Mão (A, B)

Camada Subcutânea (A)

O limite proximal do dorso da mão é o *retináculo extensor* (**1**), uma parte da fáscia que é fortalecida por numerosas fibras transversas.

Subcutaneamente as veias provenientes dos dedos (geralmente duas unidas por anastomoses) prosseguem nas *veias metacarpais dorsais* (**2**), das quais três em geral são bem desenvolvidas. As maiores são as veias metacarpais dorsais na raiz do quarto dedo, que após a adequação correm como a *veia cefálica acessória* (= veia salvatela, **3**) para o antebraço. A *veia metacarpal dorsal do quinto dedo* (**4**) representa o início da veia basílica, enquanto a primeira veia metacarpal dorsal é denominada de *veia cefálica do polegar* (**5**). Muitas anastomoses interligam todas as veias para formar a *rede venosa da mão dorsal* (**6**). No lado ulnar, coberto por veias, corre o *ramo dorsal do nervo ulnar* (**7**), enquanto pela face radial são encontradas as partes terminais do *ramo superficial do nervo radial* (**8**).

Camada Subfascial (B)

Após a remoção da fáscia, os tendões extensores e os ramos da *artéria radial* (**9**) se tornam visíveis. Na região da fóvea radial, a artéria radial libera o *ramo carpal dorsal* (**10**) e corre entre as cabeças do *primeiro interósseo dorsal* (**11**) na palma da mão. O ramo carpal dorsal libera as *artérias metacarpais dorsais* (**12**), que se dividem novamente em *artérias digitais dorsais* (**13**).

Fóvea Radial, "Tabaqueira Anatômica" (C)

A fóvea radial triangular, ou tabaqueira anatômica, é limitada dorsalmente pelo tendão do *extensor longo do polegar* (**14**) e no lado palmar pelos tendões do *extensor curto do polegar* (**15**) e o abdutor longo do polegar (**16**). O osso escafoide e o trapézio formam a base ou pavimento. Na face proximal, o retináculo extensor (**1**) completa a depressão. Ele contém os tendões do *extensor radial longo do carpo* (**17**) e o *extensor radial curto do carpo* (**18**), e a artéria radial (**9**). Na fóvea, a artéria radial libera seu ramo carpal dorsal (**10**). Os ramos da parte superficial (**8**) do nervo radial cruzam a fóvea radial superficialmente.

> **Nota clínica:** O termo "caixa de rapé anatômica" é uma designação incorreta. A fóvea radial é um local onde o sangue é coletado da *artéria radial* (**9**) para determinar a razão O_2/CO_2 (método Astrup de análise da gasometria arterial). O ramo carpal dorsal da artéria radial também é clinicamente conhecido como a artéria metacarpal dorsal. Essa artéria geralmente apresenta três ramos (radial, intermediário, ulnar) e em dois terços dos casos apresenta um ramo intermediário proeminente que corre através da fóvea em direção à palma da mão. O pulso radial pode ser palpado nesse vaso sanguíneo.

6.2 Membro Superior

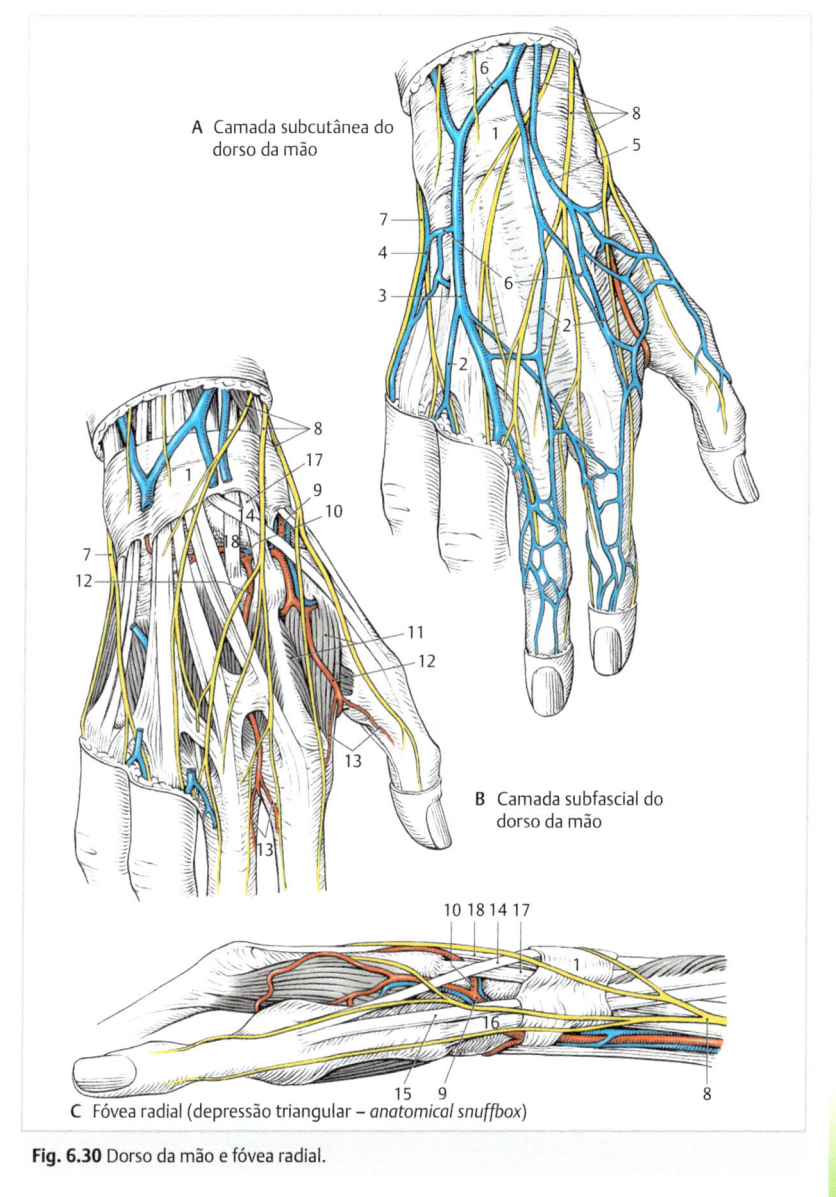

A Camada subcutânea do dorso da mão

B Camada subfascial do dorso da mão

C Fóvea radial (depressão triangular – *anatomical snuffbox*)

Fig. 6.30 Dorso da mão e fóvea radial.

6.3 Tronco

Regiões (A, B)

Superficialmente, não existem características distintas marcando as divisões entre o tronco e os membros superiores e inferiores. A subdivisão em regiões apresenta um objetivo puramente prático e não tem nenhuma base de desenvolvimento. A falta de demarcação resulta em alguma sobreposição nas regiões transicionais entre o tronco e membros. As regiões do tronco são subdivididas nas regiões do tórax e naquelas do abdome.

Regiões do Tórax

A *região deltoide* (**1**), a *fossa infraclavicular* (**2**) com o *triângulo clavipeitoral* (**3**) e a *região axilar* (**4**) são descritas no capítulo do Membro Superior (ver p. 368) como regiões transicionais do membro superior livre.

A **região mamária** (**5**) inclui a glândula mamária. A **região inframamária** (**6**) está localizada inferior à mama, e a **região peitoral lateral** (**7**) está na lateral. Essas três regiões são coletivamente conhecidas como a **região peitoral**. A região peitoral lateral se comunica com a região axilar. A **região pré-esternal** (**8**) conecta as regiões inframamárias e as mamárias esquerda e direita.

A **região vertebral** (**9**) segue a linha média das costas e laterais a ela estão a **região supraescapular** (**10**), a **região interescapular** (**11**), a **região escapular** (**12**) e a **região infraescapular** (**13**).

Regiões do Abdome

O **hipocôndrio** (**14**) é a região lateral transicional entre o tórax e o abdome em cada lado. Entre as duas regiões hipocondríacas, na área do ângulo infraesternal, está a **região epigástrica** (**15**). Essas três regiões são limitadas na parte inferior pelo *plano transpilórico*, que é o plano transverso através do ponto médio entre a incisura jugular do esterno e a borda superior da sínfise. A **região umbilical** (**16**) cobre a área entre as duas linhas hemiclaviculares, o plano transpilórico e o plano que corre através das espinhas ilíacas anterossuperiores. O último plano, denominado *plano interespinhoso*, define o plano para mensurar a *distância interespinhosa* (ver p. 190).

A região umbilical é ladeada pelas **regiões abdominais laterais** (**17**). Logo abaixo, as **regiões inguinais** (**18**) se unem lateralmente ao sulco inguinal, e a **região púbica** (**19**) se une medialmente à borda superior da sínfise e as cristas púbicas.

Na linha mediana posterior, abaixo da região vertebral, está a **região sacral** (**20**), que inclui a área acima do sacro. Em ambos os lados dessas regiões estão as **regiões lombares** (**21**) que se fundem nas regiões glúteas (ver p. 418) nas cristas ilíacas.

Adjacente a região púbica está a região urogenital (não ilustrada), que se une à região anal (não ilustrada). Essas duas regiões são conhecidas coletivamente como a **região perineal**; elas unem as regiões abdominais com aquelas das costas.

6.3 Tronco

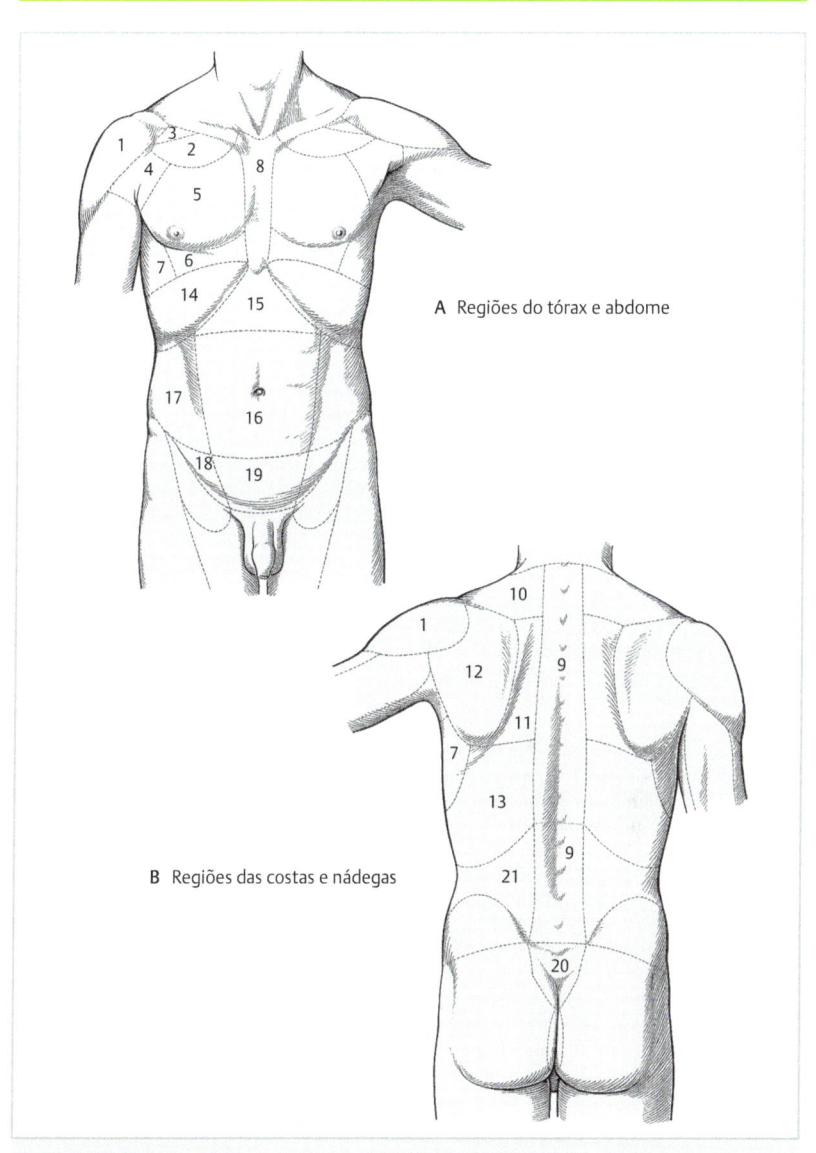

A Regiões do tórax e abdome

B Regiões das costas e nádegas

Fig. 6.31 Regiões do tronco.

Regiões do Tórax (A, B)

Regiões Torácicas Anteriores (A)

Um aspecto especialmente importante na mulher são os tecidos na camada subcutânea da região mamária. A mama repousa sob a *fáscia peitoral* (**1**) e consiste em glândula mamária, tecido conjuntivo fibroso e tecido adiposo, que são conhecidos coletivamente como o *corpo da mama* (**2**). Um processo de tamanho variável, o *processo axilar* (**3**), se estende na axila. O tecido fibroso forma os ligamentos suspensórios da mama, que unem a fáscia peitoral com a pele e estão localizados entre os lobos da glândula.

A *aréola da glândula mamária* (**4**) é circundada por um plexo venoso delicado, o *plexo areolar venoso* (**5**). A partir desse plexo, o sangue drena por meio dos *ramos cutâneos anteriores* (**6**) para as veias intercostais anteriores e, lateralmente, para a *veia toracoepigástrica* (**7**) e *veia torácica lateral* (**8**). O sangue é suprido tanto lateral quanto medial. Ramos da artéria torácica lateral, os *ramos mamários laterais* (**9**) penetrando a *fáscia axilar* (**10**), correm lateralmente para o corpo da mama. A artéria torácica interna libera ramos perfurantes que alcançam a camada subcutânea através do primeiro ao sexto espaços intercostais próximos do esterno. Ramos perfurantes maiores suprem a mama em sentido medial, como *ramos mamários mediais* (**11**). Laterais à mama estão os gânglios linfáticos paramamários, e mais lateralmente os gânglios linfáticos axilares (**12**). Cruzando a clavícula de cima, os *nervos supraclaviculares mediais* (**13**) e *intermediários* (**14**) do plexo cervical são distribuídos para o triângulo clavipeitoral e a fossa infraclavicular, respectivamente. A região mamária é inervada pelos *ramos mamários mediais* (**15**) a partir dos *ramos cutâneos anteriores* (**16**) do segundo ao quarto nervos intercostais e pelos *ramos mamários laterais* (**17**), a partir dos *ramos cutâneos laterais* (**18**) do segundo ao quarto nervos intercostais. Um ou dois *nervos intercostobraquiais* (**19**), geralmente a partir do segundo (e terceiro) nervo intercostal, se estendem para o antebraço através da região axilar.

O músculo peitoral maior com suas três partes é visível na camada subfascial. A veia cefálica corre lateralmente através do triângulo clavipeitoral (ver p. 370).

Regiões Torácicas Posteriores (B)

Na camada subcutânea na fáscia torácica existem ramos cutâneos de artérias, veias e nervos. É importante observar que a linha escapular representa o limite entre os territórios dos ramos anterior e posterior dos nervos espinais.

Os músculos especificados a seguir podem ser demonstrados na camada subfascial: trapézio (**20**), latíssimo do dorso (**21**) e romboide maior (**22**). O músculo infraespinhoso (**23**) se posiciona na escápula, o redondo menor (**24**) e se origina a partir da margem lateral da escápula, enquanto o *redondo maior* (**25**) se origina inferior ao redondo menor. Entre os dois músculos redondos e a *cabeça longa do tríceps* (**26**) está o forame axilar medial (p. 374) com a *veia circunflexa e a artéria circunflexa da escápula* (**27**). A partir da *espinha escapular* (**28**), a *parte espinhal do músculo deltoide* (**29**) se estende para o braço.

> **Nota clínica:** A drenagem linfática da mama é de especial importância por causa da alta incidência de **câncer de mama**. A linfa drena através de diversos vasos, geralmente quatro, para o ângulo venoso. Um vaso linfático alcança os gânglios linfáticos axilares, diretamente ou através dos gânglios linfáticos paramamários. A partir desse ponto, ele drena para o ângulo venoso através dos nódulos supraclaviculares. **O segundo** vaso corre a partir dos gânglios linfáticos paramamários diretamente para os gânglios linfáticos infraclaviculares e finalmente para o ângulo venoso através dos linfonodos supraclaviculares. O terceiro vaso drena os nódulos infraclaviculares e supraclaviculares, envolvendo também, com frequência, os gânglios linfáticos interpeitorais.
> **O quarto** vaso vem a partir de porções mediais da glândula e corre através dos gânglios linfáticos paraesternais ao lado das artérias e veias torácicas internas para o ângulo venoso. O primeiro gânglio linfático afetado por metástase é denominado de **nódulo sentinela** (ver p. 366).

6.3 Tronco

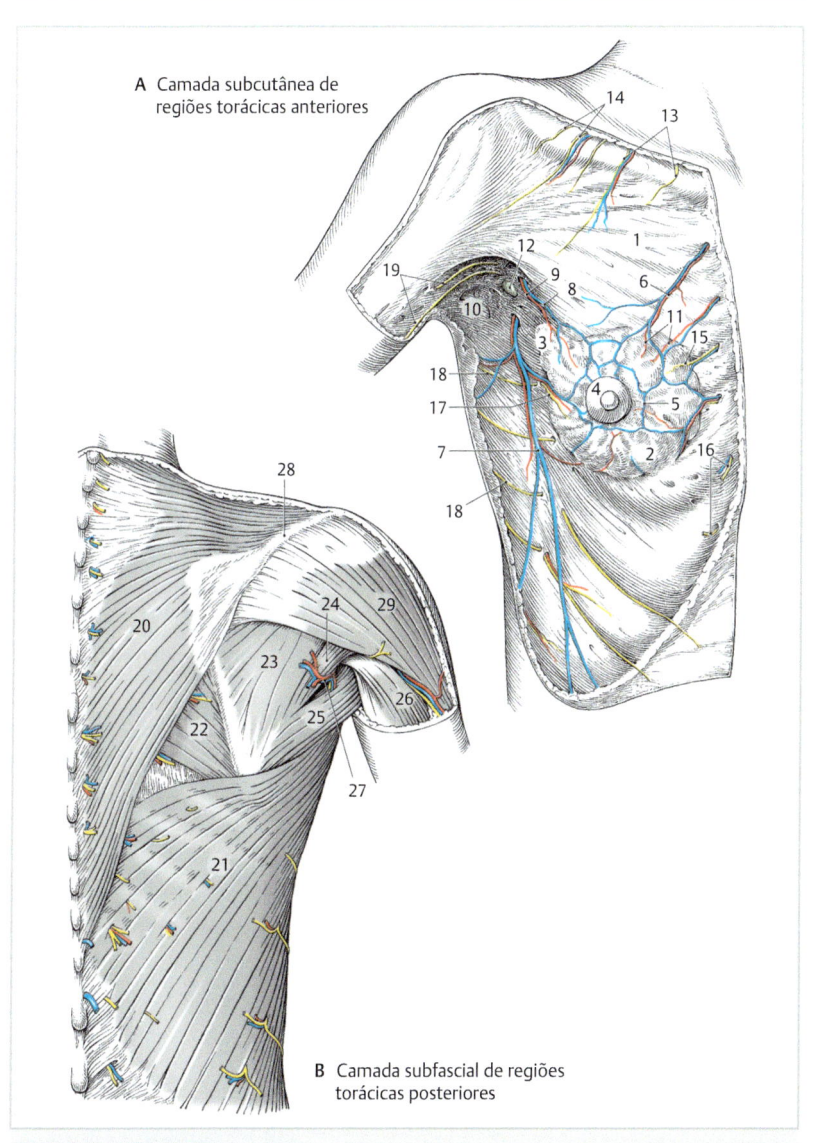

A Camada subcutânea de regiões torácicas anteriores

B Camada subfascial de regiões torácicas posteriores

Fig. 6.32 Regiões do tórax.

Regiões do Abdome (A)

Após a remoção do tecido subcutâneo do abdome (ver p. 92), os vasos e nervos subcutâneos se tornam visíveis na *fáscia abdominal sensível (superficial)*. Especialmente notáveis são as *veias paraumbilicais* circundando o umbigo; elas realizam anastomose com as *veias epigástricas superficiais* (**1**) e com as *veias toracoepigástricas*.

A veia epigástrica superficial, que é acompanhada por uma artéria sensível do mesmo nome, cruza o ligamento inguinal e se une à veia femoral no hiato safeno (p. 416). A veia toracoepigástrica sobe lateralmente a partir do umbigo e se abre na veia axilar. A *artéria e veia axilares circunflexas* (**2**) sobem na área lateral do ligamento inguinal.

Na região paramediana, os *ramos cutâneos anteriores* (**3**) do *8º ao 12º nervos intercostais* (**4**) penetram a bainha do reto e a fáscia. Os *ramos cutâneos laterais* (**5**) do *9º ao 12º nervos intercostais* são visíveis na face lateral a eles.

Logo superior ao anel inguinal superficial, o *ramo anterior do nervo ílio-hipogástrico* (ver p. 400) se torna subcutâneo. O *ramo lateral desse nervo* (**6**) penetra a fáscia na área da espinha ilíaca superior anterior.

Após a remoção da fáscia e a incisão subsequente da camada anterior das bainhas do reto (ver p. 88), o *reto do abdome* (**7**) se torna visível em ambos os lados. Posterior ao reto do abdome, mas dentro da bainha do reto, correm a *artéria e veia epigástricas inferiores* (**8**), que realizam a anastomose acima do umbigo com a *artéria e veia epigástricas superiores* (**9**), os ramos terminais da artéria e veia torácicas internas (ver p. 366).

A bainha do reto contém o reto do abdome, que está conectado à camada anterior nas *intersecções tendíneas* (**10**). As artérias e veias epigástricas inferior e superior também correm na bainha do reto, assim como os nervos do 8º ao 12º nervos intercostais, que entram através da *camada posterior* (**11**) da *bainha do reto*.

> **Nota clínica:** As veias paraumbilicais se comunicam com o ramo esquerdo da veia porta, através do ligamento redondo do fígado (Vol. 2), que contém a veia umbilical obliterada. Desse modo, uma anastomose portocaval é estabelecida através das veias epigástricas superficiais e veias toracoepigástricas. A hipertensão porta causada por doença hepática, por exemplo, pode levar à recanalização da veia umbilical e dilatação das veias paraumbilicais, que se tornam visíveis através da pele. Esse quadro é conhecido como **"cabeça de medusa"** (*"caput medusae"*).
> Outras anastomoses portossistêmicas de importância clínica são o plexo submucoso no terço distal do esôfago e o plexo submucoso no reto. Anastomoses retroperitoneais também estão presentes. Entretanto, observar que a anastomose subcutânea descrita neste capítulo é *apenas* uma anastomose que se comunica diretamente com o ramo esquerdo da veia porta; todas as outras drenam para o tronco da veia porta. **A presença de "Cabeça de Medusa" geralmente indica congestão do lobo hepático esquerdo.**

12 Linha alba
13 Piramidais
14 Oblíquo externo
15 Fáscia transversal
16 Linha arqueada
17 Camada anterior da bainha do reto

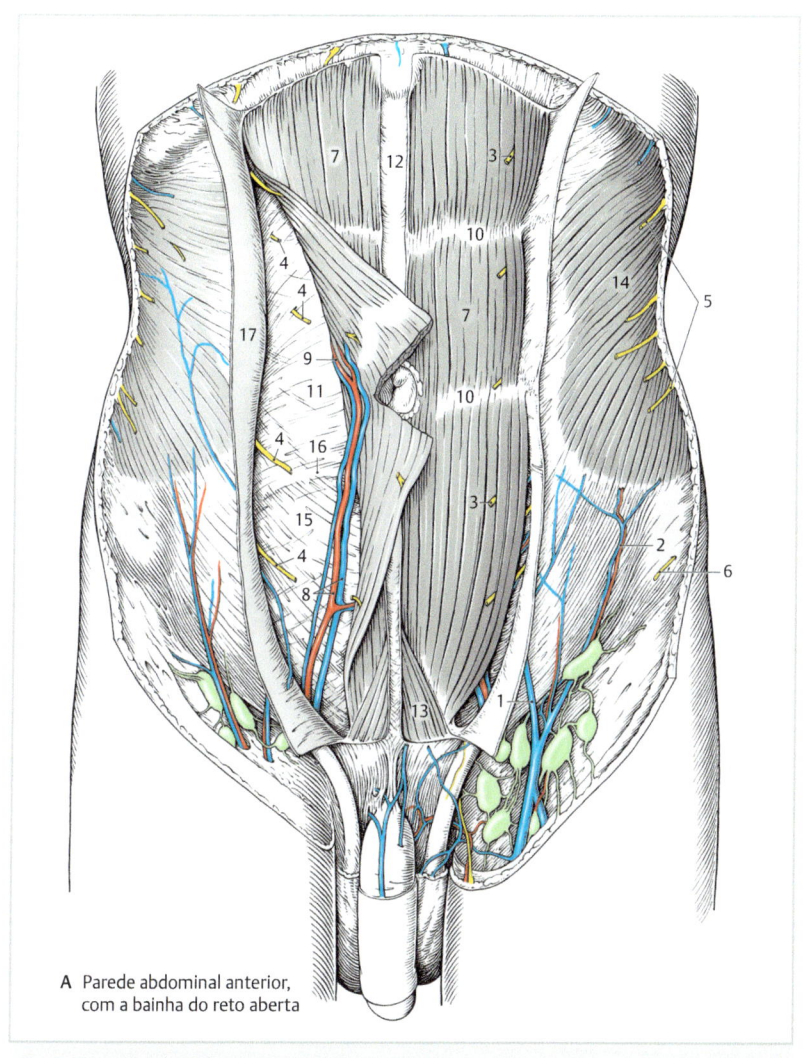

A Parede abdominal anterior, com a bainha do reto aberta

Fig. 6.33 Regiões do abdome.

Região Inguinal
Canal Inguinal (A-C)
Primeira Camada (A)

A região inguinal e a região púbica são cobertas, superficialmente, pela fáscia subcutânea do abdome (ver p. 92). Somente após a remoção da membrana do tecido conjuntivo é possível visualizar os vasos e nervos subcutâneos. Correndo sobre a fáscia abdominal (superficial) (**1**) e cruzando o canal inguinal, estão a artéria e veia epigástricas superficiais (**2**), enquanto a artéria e veia ilíacas circunflexas superficiais (**3**) correm lateralmente.

Ambos os feixes vasculares se estendem para o hiato safeno na região subinguinal (ver p. 416). A artéria e veia pudendas externas (**4**), que com frequência estão duplicadas, também se conectam ao hiato safeno. Após cruzar o cordão espermático (**5**), elas alcançam a região pudenda.

Superior ao anel inguinal superficial (**6**) o ramo cutâneo anterior do nervo ílio-hipogástrico (**7**) pode ser visualizado, enquanto o nervo ilioinguinal (**8**) corre junto com o cordão espermático (ou o ligamento redondo do útero, respectivamente) e libera os ramos sensoriais para suprir a superfície interna proximal da coxa, o monte púbico, a pele escrotal no homem, e o lábio maior na mulher.

> **Nota clínica:** Especialmente importantes são os *linfonodos inguinais superficiais* (**9**). Na mulher, eles são alcançados através do canal inguinal pelos vasos linfáticos **a partir do fundo e corpo do útero**, e desempenham o papel principal na disseminação linfogênica do **carcinoma endometrial** (também "nódulo sentinela", p. 366).
> Outros linfáticos drenam para os linfonodos inter-rilíacos e diretamente para os linfonodos aórticos. O **cérvix** nunca (!) drena para os nódulos inguinais. Ele drena para o ilíaco, interilíaco, glúteo, sacral e linfonodos retais, e diretamente para os nódulos aórticos.

Segunda Camada (B, C)

Após a dissecção aguda do anel inguinal superficial (**6**) no homem, a bainha externa do cordão espermático (**5**), a *fáscia espermática externa* (**10**), é aberta. Esse procedimento expõe o anel inguinal externo com o pilar *lateral* (**11**), o pilar *medial* (**12**), as *fibras intercrurais* (**13**) e o *ligamento refletido ou reflexo* (**14**).

Após dividir a aponeurose do *músculo oblíquo externo* (**15**), o *oblíquo interno* (**16**) pode ser visualizado. Suas fibras inferiores se estendem como o *músculo cremaster* (**17**) no cordão espermático e formam sua bainha média, a *fáscia cremastérica e músculo* (**18**). Esse processo é acompanhado pelo *ramo genital* (**19**) do nervo genitofemoral, que supre o músculo cremaster e participa no suprimento sensorial do nervo ilioinguinal. A artéria cremastérica delicada e a veia cremastérica estão integradas no músculo e desse modo são pouco visíveis.

Repousando no *oblíquo interno*, o *nervo ílio-hipogástrico* (**20**) se estende medialmente e penetra, com seu ramo cutâneo anterior (**7**), a aponeurose oblíqua e a fáscia acima do anel inguinal externo. Algumas vezes, o nervo se divide em dois ramos antes da penetração. Esse nervo proporciona suprimento sensorial para a pele na região inguinal.

Após a dissecção aguda do anel inguinal superficial (**6**) na mulher, o ligamento redondo do útero pode ser visualizado. Esse ligamento irradia no tecido conjuntivo do lábio maior. Unindo rigorosamente essa faixa, estão a artéria e a veia sensíveis do ligamento uterino redondo e o ramo genital do nervo genitofemoral. O ligamento uterino redondo é acompanhado pelo nervo ilioinguinal. (**8**).

Quando o canal inguinal está aberto, algumas fibras do oblíquo interno são reveladas; elas se unem com o ligamento redondo do útero. Essas fibras são mencionadas como parte do ligamento redondo do oblíquo interno e correspondem ao músculo cremaster no homem.

6.3 Tronco

A Primeira camada do canal inguinal no homem

B Segunda camada do canal inguinal no homem, anel inguinal superficial

C Segunda camada do canal inguinal no homem, divisão da aponeurose do músculo oblíquo externo

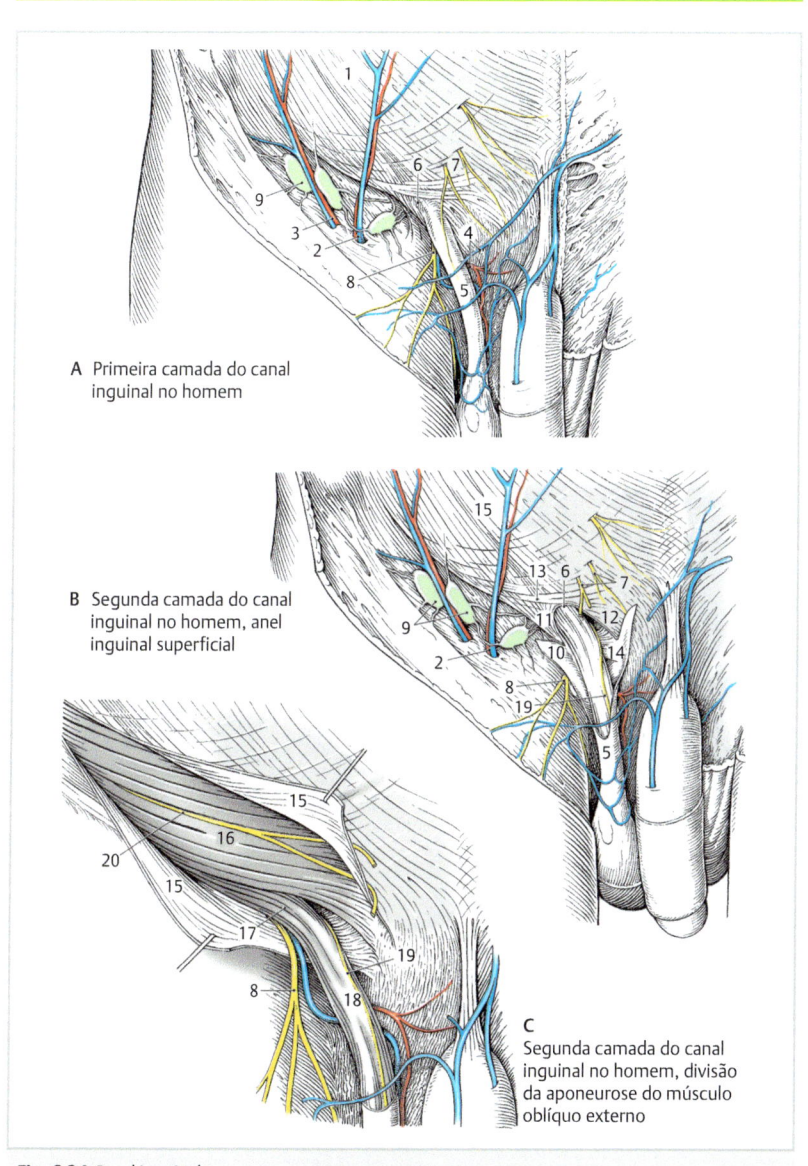

Fig. 6.34 Canal inguinal.

Região Inguinal, cont.

Canal Inguinal, cont. (A-C)

Terceira Camada (A, B)

Após a divisão da *fáscia e do músculo cremastéricos* (**1**) a última e muito fina bainha do cordão espermático, a *fáscia espermática interna* (**2**), se torna visível. A incisão adicional do *oblíquo interno* (**3**) expõe o teto do canal inguinal, o *abdome transverso* (**4**), e a parede posterior da *fáscia transversal* (**5**). A fáscia espermática interna (**2**) projeta-se externamente como uma continuação da fáscia transversal, desse modo tornando possível determinar a posição do *anel inguinal profundo* (**6**). O ligamento *interfoveolar* (**7**) com desenvolvimento variável se posiciona na face medial ao anel inguinal profundo (ver p. 98).

Quarta Camada (C)

A abertura da fáscia espermática interna (**2**) expõe o conteúdo do cordão espermático e abre o anel inguinal profundo. O cordão espermático contém o *ducto deferente* branco e redondo (**8**), a *artéria testicular* (**9**) e o *plexo pampiniforme* (**10**).

O ducto deferente, denominado também de canal deferente (**8**), é a continuação do *ducto do epidídimo* e se estende através do canal inguinal na pelve menor. Nesse ponto, ele se une, junto com sua ampola do ducto deferente, com o *ducto excretório da glândula seminal (vesícula seminal)* para formar o *ducto ejaculatório*. A artéria testicular (**9**) se origina diretamente da aorta abdominal. O plexo pampiniforme (**10**) continua como a *veia testicular*. No lado esquerdo, a veia testicular se estende através da *veia renal esquerda* para a veia cava inferior. A veia testicular direita drena diretamente na veia cava inferior.

Se partes da fáscia transversal são removidas quando a fáscia espermática interna é aberta, as estruturas pré-peritoneais são expostas: a *artéria e veia epigástricas inferiores* (**11**) e o *cordão da artéria umbilical* (**12**). Os pontos fracos nessa região da parede abdominal também se tornam visíveis. São eles: a fossa peritoneal: lateral à artéria e veia epigástrica inferior está a *fossa inguinal lateral* (**13**); o anel inguinal profundo se projeta nela. A *fossa inguinal medial* (**14**) se posiciona entre a corda da artéria umbilical e a artéria e veia epigástricas inferiores, enquanto a *fossa supravesical* (**15**) se posiciona medial à corda da artéria umbilical. O anel inguinal superficial se projeta nas duas últimas fossas.

> **Nota clínica:** As três fossas constituem áreas de fraqueza na parede abdominal, criando pontos de predileção para as hérnias inguinais (ver p. 100) Três tipos de hérnia inguinal são distinguidos com base na localização da abertura interna:
> a. **Hérnia inguinal indireta (lateral):** pulsação da artéria epigástrica inferior medial à hérnia.
> b. **Hérnia inguinal direta (medial):** pulsação lateral à hérnia.
> c. **Hérnia supravesical:** nenhuma pulsação, considerando que a abertura da hérnia está na face média ao ligamento umbilical lateral.
> A abertura sem boldda hérnia pode ser identificada rapidamente pelo exame endoscópico, que auxilia na classificação da hérnia.

16 Aponeurose oblíqua externa
17 Ligamento inguinal
18 Nervo ílio-hipogástrico
19 Ligamento refletido ou reflexo
20 Nervo ilioinguinal

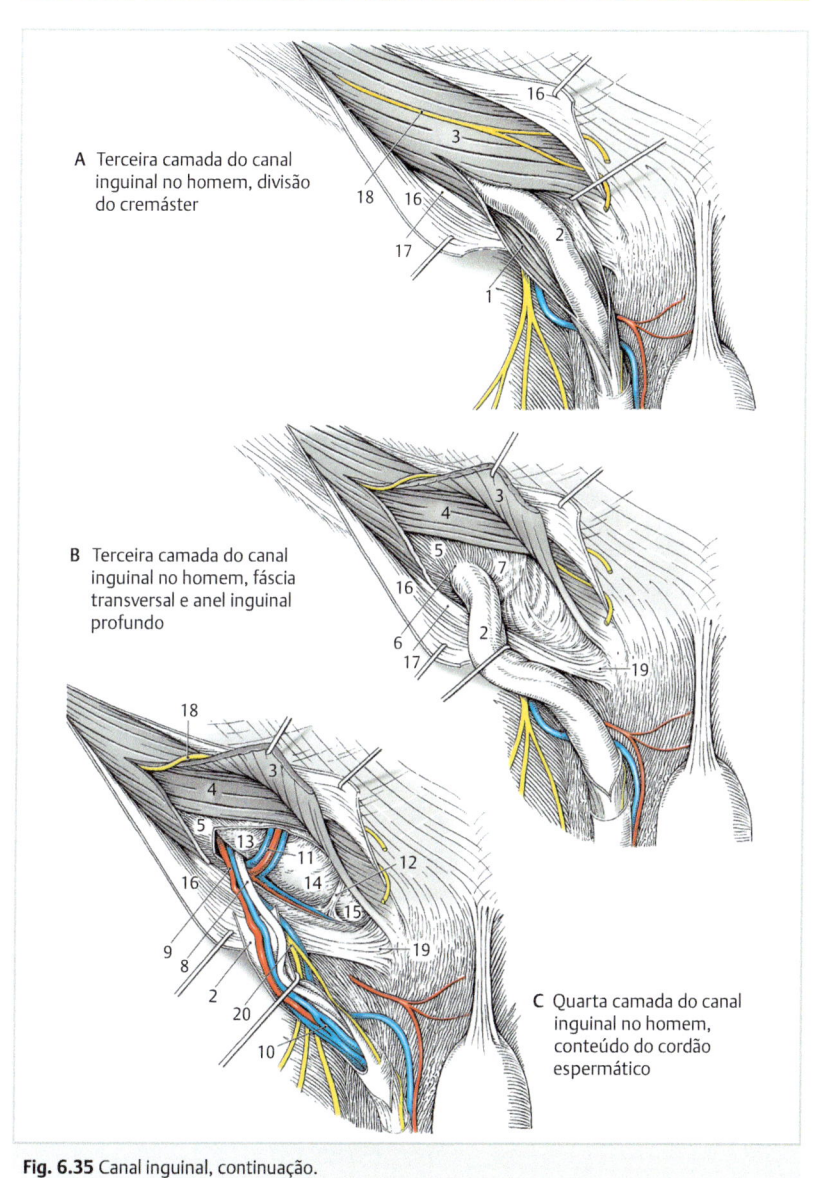

6.3 Tronco

A Terceira camada do canal inguinal no homem, divisão do cremáster

B Terceira camada do canal inguinal no homem, fáscia transversal e anel inguinal profundo

C Quarta camada do canal inguinal no homem, conteúdo do cordão espermático

Fig. 6.35 Canal inguinal, continuação.

Região Lombar (A, B)

Primeira Camada (A)

Após a remoção das vísceras abdominais, a fáscia parietal do abdome pode ser mobilizada principalmente para expor os ramos do plexo lombar.

Na margem inferior da 12ª costela (**1**) corre o *nervo subcostal* (**2**) como o último dos ramos anteriores dos nervos torácicos. Esse nervo é parcialmente coberto pela porção da *parte lombar do diafragma* (**4**) procedente do *ligamento arqueado* (**3**). O *quadrado do lombo* (**5**) é visível embaixo do ligamento arqueado lateral, enquanto a porção do músculo *psoas maior* (**7**) proveniente da 12ª vértebra torácica é visível embaixo do *ligamento arqueado medial* (**6**).

O primeiro ramo do plexo lombar, o *nervo ílio-hipogástrico* (**8**), é visível na margem lateral do músculo psoas maior. Ele cruza o quadrado do lombo e penetra os músculos abdominais acima da crista ilíaca. Quase paralelo ao nervo ílio-hipogástrico e penetrando o músculo psoas maior corre o *nervo ilioinguinal* (**9**), que se estende para o anel inguinal profundo. Próximo, o *nervo genitofemoral* (**10**) penetra o músculo psoas maior e se divide em vários níveis no *ramo genital* (**11**) e *ramo femoral* (**12**). O primeiro se estende para o canal inguinal, enquanto o último passa através do espaço vascular para alcançar a região subinguinal.

Na margem lateral do músculo psoas maior e próximo da fossa ilíaca está outro ramo do plexo lombar, o *nervo cutâneo femoral lateral* (**13**). Ele se estende lateralmente, próximo à espinha ilíaca superior anterior, para o espaço muscular. O ramo mais proeminente, o *nervo femoral* (**14**), corre no sulco entre o *músculo ilíaco* (**15**) e o psoas maior (**7**) e passa através da lacuna muscular para alcançar a coxa. O último ramo, o *nervo obturador* (**16**), é o único a correr medial ao músculo psoas maior; após cruzar a *artéria e veia ilíacas externas* (**17**) ele alcança o *canal obturador*.

Segunda Camada (B)

A remoção da parte superficial do músculo psoas maior expõe os *ramos anteriores* (**18**) dos primeiros quatro nervos lombares. Esses nervos se posicionam na *parte profunda* (**19**) do músculo psoas maior e formam o plexo lombar. O ramo do quarto nervo lombar se divide em um *ramo superior e um inferior* (**20**). O último se une com o ramo anterior do quinto nervo lombar para formar o *tronco lombossacral*, que participa na formação do plexo sacral.

Medial aos ramos anteriores emergentes corre o *tronco simpático* (**21**) e, no lado direito, também a *veia cava inferior* (**22**). As *artérias e veias lombares* segmentares (**23**) unem a coluna vertebral. Elas passam embaixo dos ramos anteriores e da parte profunda do músculo psoas maior.

24 Artéria ilíaca interna
25 Artéria epigástrica inferior
26 Artéria e ilíacas circunflexas profundas

(O plexo sacral e o plexo lombar podem ser considerados uma unidade que é denominada de **plexo lombossacral**.)

Plexo Lombar

- Raízes: Ramos ventrais (L1-L4)
- Ramos: – Nervo ílio-hipogástrico
  – Nervo ilioinguinal
  – Nervo genitofemoral
  – Nervo cutâneo femoral lateral
  – Nervo obturador
  – Nervo femoral

Plexo Sacral

- Raízes: Ramos ventrais (L4-S3)
- Ramos: – Nervos glúteos
  – Ramos musculares
  – Nervos clúnios inferiores
  – Nervo cutâneo femoral posterior
  – Nervo pudendo
  – Nervo coccígeo
  – Nervo ciático

6.3 Tronco

A Primeira camada da região lombar, ramos do plexo lombar

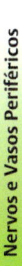

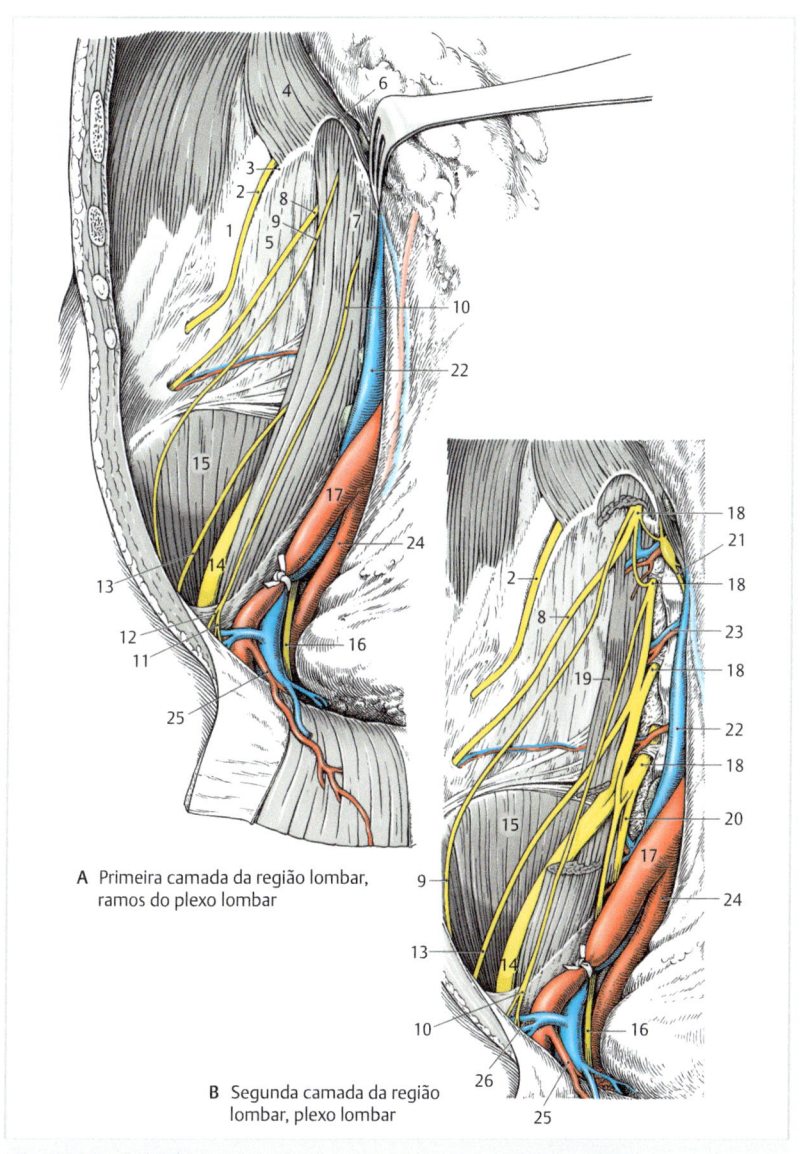

B Segunda camada da região lombar, plexo lombar

Fig. 6.36 Região lombar.

Região Perineal na Mulher (A, B)

A região perineal é dividida em região urogenital anteriormente e em região anal posteriormente. Fáscias e músculos possibilitam a definição de diversas camadas estruturais.

Camadas Superficial e Intermediária (A)

Região urogenital: Na área lateral ao longo do ramo púbico inferior e o ramo do ísquio, a *fáscia perineal superficial* (**1**) é dividida em duas camadas, uma *camada externa* adiposa e uma *camada membranosa interna* (lado direito da dissecação). As duas camadas se unem perto do *vestíbulo da vagina* (**2**). A remoção da fáscia perineal superficial expõe o *espaço perineal superficial* (lado esquerdo da dissecação). *Ramos labiais posteriores* (**3**), que se originam da *artéria perineal* (**4**) e são acompanhados pelas veias do mesmo nome, se estendem para o vestíbulo da vagina e o *corpo perineal* (**5**). A artéria perineal muitas vezes penetra a camada interna da fáscia perineal superficial. Os *nervos perineais* (**6**) cruzam a margem posterior do diafragma urogenital (ver p. 106) e se estendem junto com os ramos arteriais para o vestíbulo da vagina e o corpo perineal.

O espaço perineal superficial contém os seguintes músculos: o *bulboesponjoso* (**7**) medialmente, o *ísquiocavernoso* (**8**) lateralmente, e o *transverso superficial do períneo* (**9**) posteriormente.

Região anal: A *fáscia do obturador* (**10**) limita-se lateralmente com a *fossa isquioanal (ísquiorretal)*. Essa fossa se estende para a frente e se posiciona entre o diafragma urogenital e o diafragma pélvico com a *fáscia inferior do diafragma pélvico* (**11**) e contém gordura abdominal abundante, a *almofada adiposa da fossa isquioanal*. Em uma dobra da fáscia obturadora (**10**) está posicionado o *canal pudendo* (**12**). A *artéria retal inferior* (**13**) e o *nervo retal inferior* (**14**) suprem o *esfíncter anal externo* (**15**) e a pele anal. Pode haver ramos perineais adicionais (não mostrado) para a pele labial e um nervo cutâneo perfurante para a pele anal. Ambos se originam a partir do nervo cutâneo posterior da coxa. Numerosas *veias retais inferiores* (**16**), que realizam anastomose com as veias retais mediais, se estendem para a veia pudenda.

A remoção da fáscia inferior do diafragma pélvico (**11**) expõe o esfíncter anal externo (**15**) e o *músculo levantador do ânus* (**17**) (lado esquerdo da preparação). Posterior ao *ânus* (**18**) no plano médio está o *ligamento anococcígeo* (**19**); partes dos músculos levantadores do ânus irradiam para ele. As *artérias pudendas internas e veias* (**20**) e o *nervo pudendo* (**21**) passam através do forame ciático menor e em seguida correm a parte interna do canal pudendo (*canal de Alcock*).

Camada Profunda (B)

Região urogenital: A remoção dos músculos bulboesponjoso e ísquiocavernoso (**8**) com a fáscia inferior do diafragma urogenital (membrana perineal) abre o espaço perineal profundo. Além dos músculos, essa região contém a *crura do clitóris* (**22**); eles se unem para formar o *corpo do clitóris* (**23**), que termina na *glande do clitóris* (**24**).

Em cada lado lateral ao vestíbulo da vagina (**2**) está o corpo erétil, o *bulbo do vestíbulo* (**25**); os dois bulbos são conectados pela *comissura dos bulbos* (**26**) entre a crura do clitóris. Em ambos os lados, se posiciona a *grande glândula vestibular* (**27**) coberta pelo bulbo do vestíbulo dentro do diafragma urogenital. Essa glândula se abre através de um ducto secretor entre o lábio menor e o orifício vaginal dentro do vestíbulo da vagina (**28**).

> **Nota clínica:** A camada interna da fáscia perineal superficial é denominada, com frequência, de fáscia perineal profunda, embora o termo *"membrana perineal"* em geral seja usado hoje em dia. Infelizmente, o termo "diafragma urogenital" foi descartado do uso na anatomia moderna (mas não clínica!), embora seja tecnicamente correto.

6.3 Tronco

A Camadas superficial e média da região perineal

B Camada profunda da região perineal

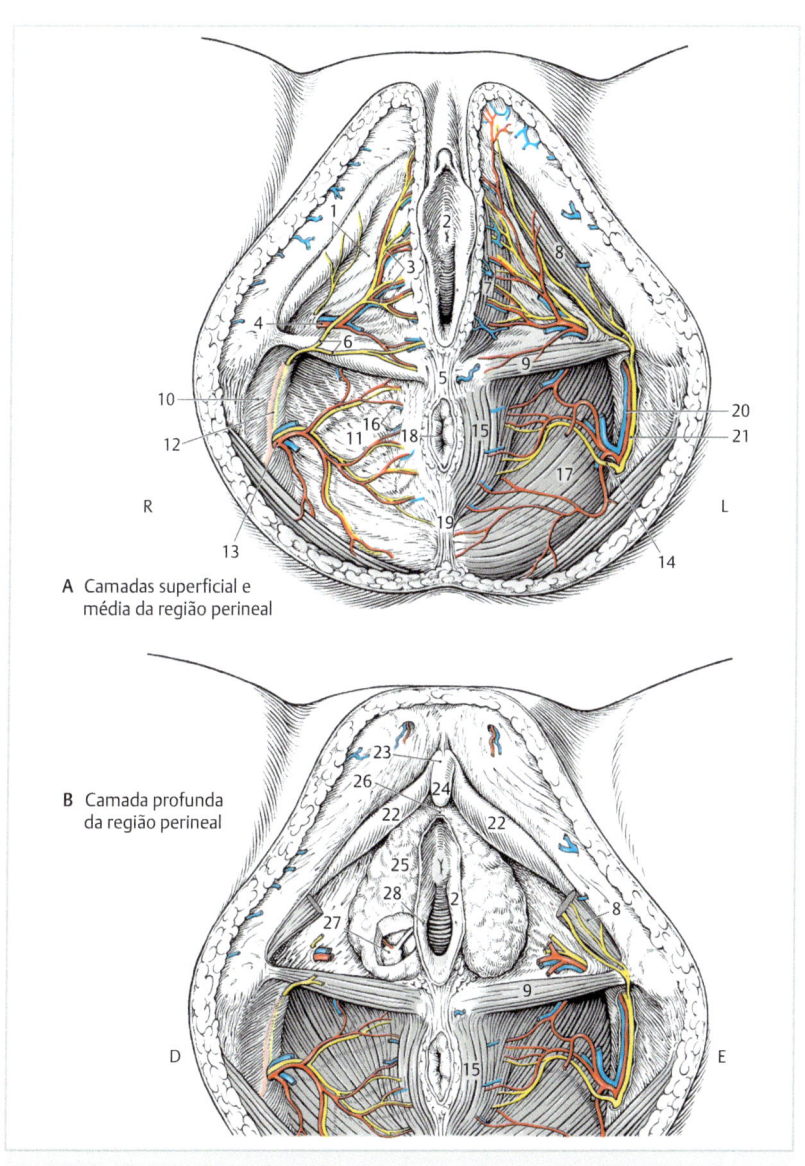

Fig. 6.37 Região perineal na mulher.

Região Perineal no Homem (A)

Camada Superficial (Lado Direito da Amostra)

Região Urogenital: A *fáscia perineal superficial* (**1**) com sua camada externa e camada interna (fáscia perineal profunda ou fáscia de Colles) continua na coxa como a *fáscia lata* (**2**) e no *pênis* (**3**) como a *fáscia superficial do pênis* (**4**). Junto com a fáscia abdominal superficial ela forma também a túnica dartos.

A *artéria perineal* (**5**), proveniente da artéria pudenda interna, com frequência penetra o diafragma urogenital próximo da sua margem posterior e libera os *ramos escrotais posteriores* (**6**). Esses ramos são acompanhados pelas *veias escrotais posteriores* (**7**). Os *ramos escrotais e musculares* (**8**) do nervo pudendo se estendem para o escroto e para a pele e músculos da região urogenital. Os *ramos perineais* (**9**) do nervo cutâneo posterior da coxa também se estendem para o escroto, enquanto os *nervos clúnios inferiores* (**10**) são distribuídos para a pele na parte inferior da região glútea.

Região anal: A *fáscia obturadora* (**11**) limita a região lateralmente, o *glúteo máximo* (**12**) com a *fáscia glútea* posteriormente e o *corpo perineal* (**13**), o *ânus* (**14**) e o *ligamento anococcígeo* (**15**) medialmente. A fossa isquioanal profunda é preenchida com tecido adiposo, a *almofada de gordura da fossa isquioanal*. Seu teto é formado pela *fáscia inferior do diafragma pélvico* (**16**).

Camada Média (Lado esquerdo da amostra)

Região urogenital: A remoção da fáscia perineal superficial abre o espaço perineal superficial. Medialmente, o *músculo bulboesponjoso* (**17**) se posiciona no corpo esponjoso do pênis (uretra) e o corpo cavernoso do pênis. O *músculo isquiocavernoso* (**18**), que se origina do ramo do ísquio, se posiciona lateralmente. O espaço é limitado posteriormente pelo *músculo transverso superficial do períneo* (**19**) enquanto a *membrana perineal (fáscia inferior do diafragma urogenital)* (**20**) forma o teto.

A *artéria e veia pudendas internas* (**21**) penetram o diafragma urogenital e liberam os ramos mencionados acima. O *nervo pudendo* (**22**) se estende para o espaço perineal superficial *(espaço de Colles)* na margem posterior do diafragma urogenital.

Região anal: A remoção da fáscia inferior do diafragma pélvico (**16**) expõe o *músculo levantador do ânus* (**23**) e os músculo *coccígeos* (**24**).

Dentro do *canal pudendo (canal de Alcock)* (**25**), a artéria pudenda interna libera a *artéria retal inferior* (**26**), que muitas vezes se divide em dois ramos. Essa artéria é acompanhada pelas *veias retais inferiores* (**27**), que se unem com a veia pudenda. *Nervos retais inferiores* (**28**) suprem o *esfíncter anal externo* (**29**) e a pele anal.

> **Nota clínica:** A uretra posterior geralmente é abordada cirurgicamente através do períneo, especialmente no tratamento de estruturas envolvendo a parte membranosa da uretra. A abordagem perineal também pode ser usada para a prostatectomia radical. Em todos os casos o tendão central do períneo, o **corpo perineal**, deve ser dividido.

6.3 Tronco

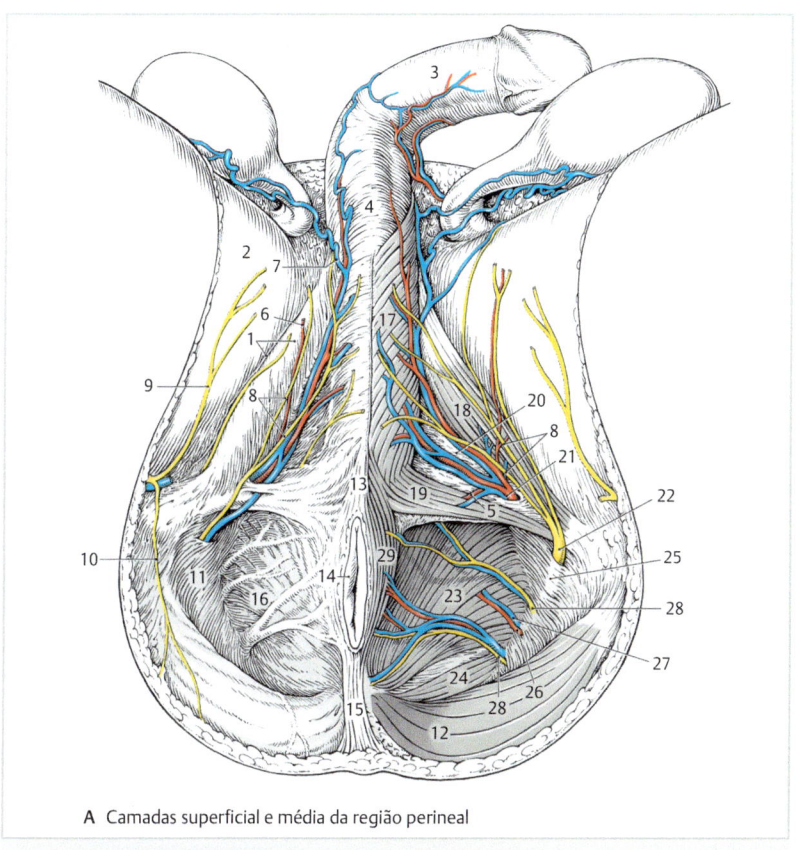

A Camadas superficial e média da região perineal

Fig. 6.38 Região perineal no homem.

Região Perineal no Homem (A), cont.

Camada Profunda (A, B)

Região Urogenital: A remoção da membrana perineal (fáscia inferior do diafragma urogenital: lado direito da amostra) abre o espaço perineal profundo. O músculo *transverso profundo do períneo* (**1**) se estende para o hiato urogenital e, com suas fibras mais posteriores, para o *corpo perineal* (**2**). O músculo *isquiocavernoso* (**3**), que se origina do ramo do ísquio, irradia dentro da túnica albugínea da *crura ou crus do pênis* (**4**).

A *artéria pudenda interna* (**5**) libera a *artéria perineal* (**6**) na margem posterior do diafragma urogenital. Coberta pela crura ou crus do pênis, essa artéria corre anteriormente e libera a artéria uretral onde a crura do pênis se une. A artéria é acompanhada pela *veia pudenda interna* (**7**), que recebe as *veias escrotais posteriores* (**8**).

A remoção do músculo *bulboesponjoso* (**9**) expõe o *corpo esponjoso do pênis* (**10**; lado esquerdo da amostra). Posterior ao *bulbo do pênis* (**11**), na extremidade posterior do corpo esponjoso, há uma *glândula bulbouretral do tamanho de uma ervilha* (**12**) em ambos os lados.

Região anal: A remoção da *fáscia obturadora* (**13**) abre o canal pudendo e expõe a artéria e veia pudendas internas e o *nervo pudendo* (**14**). Juntamente com o *obturador interno* (**15**), o *arco tendíneo do músculo levantador do ânus* (**16**) se estende para a *tuberosidade isquiática* (**17**). O *ligamento sacroespinal* (**18**) alcança o sacro e forma, junto com a incisura ciática menor, o forame ciático menor.

O *levantador do ânus* (**19**) se estende junto com o *puborretal* (**20**), o *pubococcígeo* (**21**) e o *iliococcígeo* (**22**) para o esfíncter anal externo e o *ligamento anococcígeo* (**23**). A maioria das fibras anteriores do músculo puborretal, as *fibras pré--retais = músculo puboperineal* (**24**), limitam o *hiato urogenital* (**25**) em ambos os lados e irradiam no corpo perineal (**2**). A próstata é visível no hiato urogenital. O *esfíncter anal externo* (**27**) circunda o *ânus* (**28**) com três partes. O *cóccix* (**29**) forma o diafragma pélvico junto com o músculo levantador do ânus.

6.3 Tronco

A Camada profunda da região perineal

B Hiato urogenital da região perineal

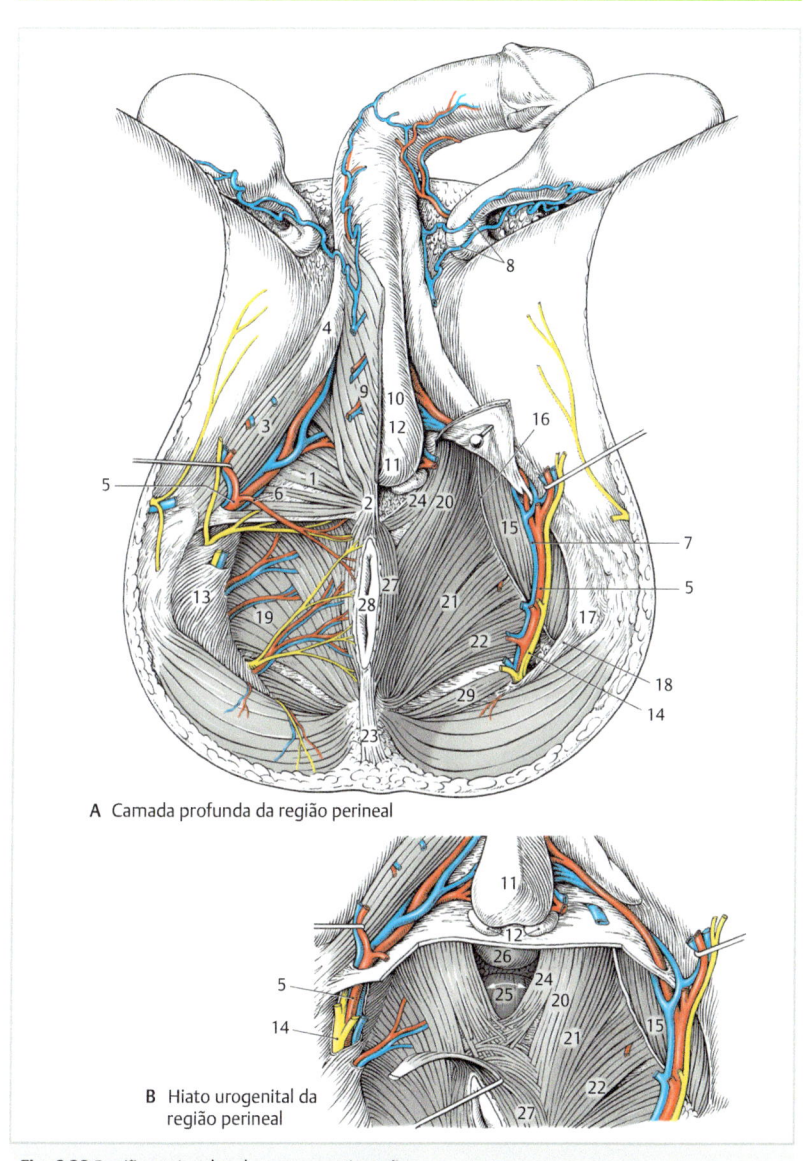

Fig. 6.39 Região perineal no homem, continuação.

6.4 Membro Inferior

Regiões (A, B)

Como no membro superior, os limites entre as regiões do membro inferior são um pouco arbitrários e foram estabelecidos a partir de um ponto de vista prático.

Regiões sobre o Quadril

Anteriormente, as regiões ao redor da articulação do quadril também representam subdivisões da coxa. A *região subinguinal* (**1**) é limitada pelo ligamento inguinal e o sartório e os músculos pectíneos como parte do grande triângulo femoral. O **triângulo femoral** (**2**) se estende de forma mais distal e é limitado pelo ligamento inguinal, o sartório, e o adutor longo. Posteriormente, está a **região glútea** (**3**), que corresponde aproximadamente à região do glúteo máximo e se estende ao sulco glúteo.

Regiões sobre a Coxa

O trígono femoral representa uma parte da **região femoral anterior** (**4**), que se estende distalmente ao joelho e de forma lateral para o tensor da fáscia lata. Posteriormente, a **região femoral posterior** (**5**) se posiciona próxima da região glútea e termina sobre a fossa poplítea.

Regiões sobre o Joelho

Na parte frontal, a **região anterior do joelho** (**6**) se estende a partir da margem inferior da região femoral anterior para a tuberosidade tibial. A **região posterior do joelho** (**7**) se posiciona posteriormente. A parte média dessa região também é denominada de **fossa poplítea**.

Regiões da Perna Inferior

A **região crural anterior** (**8**) se estende a partir da tuberosidade tibial para os maléolos. Medialmente essa região, na parte da tíbia palpável através da pele, continua na **região crural posterior** (**9**), que apresenta suas bordas proximal e distal no mesmo nível como aquelas da região anterior. Através do maléolo medial, está a **região retromaleolar medial**, e atrás do maléolo lateral se posiciona a **região retromaleolar lateral** (**10**).

Regiões do Pé

A **região calcânea** (**11**) se posiciona posterior às regiões retromaleolares. Nas faces anterior e superior está o **dorso** (**região dorsal**) **do pé** (**12**), e na região inferior a **sola** (**região plantar**) **do pé** (**13**).

6.4 Membro Inferior

A Vista anterior das regiões do membro inferior

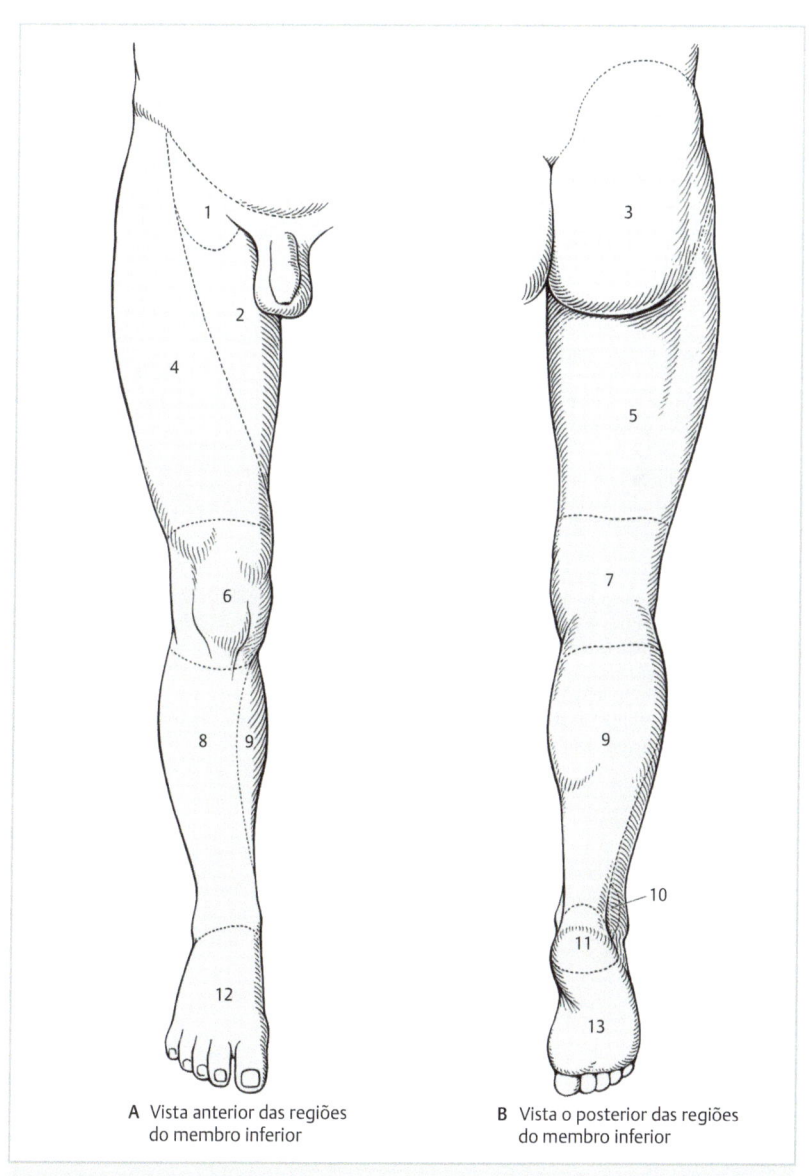

B Vista o posterior das regiões do membro inferior

Fig. 6.40 Regiões do membro inferior.

Região Subinguinal (A, B)

Camada Subcutânea (A, B)

A gordura subcutânea abundante é dividida por *lamelas de tecido conjuntivo denso = camada membranosa* (**1**) em duas camadas. As lamelas do tecido conjuntivo, que inicialmente foram conhecidas como a fáscia femoral superficial ou *fáscia de Scarpa*, cobrem parcialmente os vasos subcutâneos e nervos e se estendem abaixo do hiato safeno. Somente após a remoção de toda a gordura subcutânea e as camadas de tecido conjuntivo, pode a *fáscia lata* (**2**) ser visualizada. A maior parte da fáscia lata é geralmente de um caráter aponeurótico, exceto na região do hiato safeno, onde há uma estrutura reticular mais solta denominada de *fáscia cribriforme* (**3**; ver p. 254).

As veias subcutâneas, que alcançam essa região em um padrão estrelado, perfuram a fáscia cribriforme. O vaso maior e que ocorre com mais regularidade é a *veia safena magna (longa)* (**4**). Ela corre a partir da coxa para a fáscia cribriforme, (**3**) e com frequência é acompanhada por uma *veia safena acessória lateral* (**5**). As *veias pudendas externas* (**6**) correm a partir da região púbica e a *veia epigástrica superficial* (**7**) corre a partir da região umbilical para a fáscia cribriforme. A *veia ilíaca circunflexa superficial* (**8**) corre paralela ao ligamento inguinal. A junção de todas essas veias é muito variável (ver p. 416). Artérias menores são a *artéria pudenda externa* (**9**), a *artéria epigástrica superficial* (**10**) e a *artéria ilíaca circunflexa superficial* (**11**), acompanhadas pelas veias homônimas.

Os *linfonodos inguinais superficiais (ou gânglios linfáticos)* (p. 400), que podem ser divididos em dois grupos, estão posicionados na fáscia cribriforme. Um grupo, o *trato horizontal*, se posiciona paralelo ao ligamento inguinal, enquanto o outro grupo, o *trato vertical*, está paralelo à veia safena magna. O trato horizontal é organizado nos *linfonodos (ou gânglios linfáticos) inguinais superficiais superomediais* (**12**) e *superolaterais* (**13**). Os linfonodos do trato vertical são denominados de *linfonodos inguinais superficiais inferiores* (**14**).

Os linfonodos da região inguinal podem ser aumentados acentuadamente mesmo em indivíduos saudáveis. Esse é um dos poucos locais onde os vasos linfáticos podem ser palpados (devido aos seus tamanhos).

Os nervos cutâneos nessa região surgem a partir do *ramo femoral* (**15**) do *nervo genitofemoral*. No homem o *cordão espermático* (**16**), acompanhado pelo *nervo ilioinguinal* (**17**), corre na região inguinal acima do ligamento inguinal e alcança o escroto. A pele lateral da fáscia cribriforme é inervada pelos ramos cutâneos do nervo femoral.

6.4 Membro Inferior

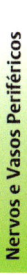

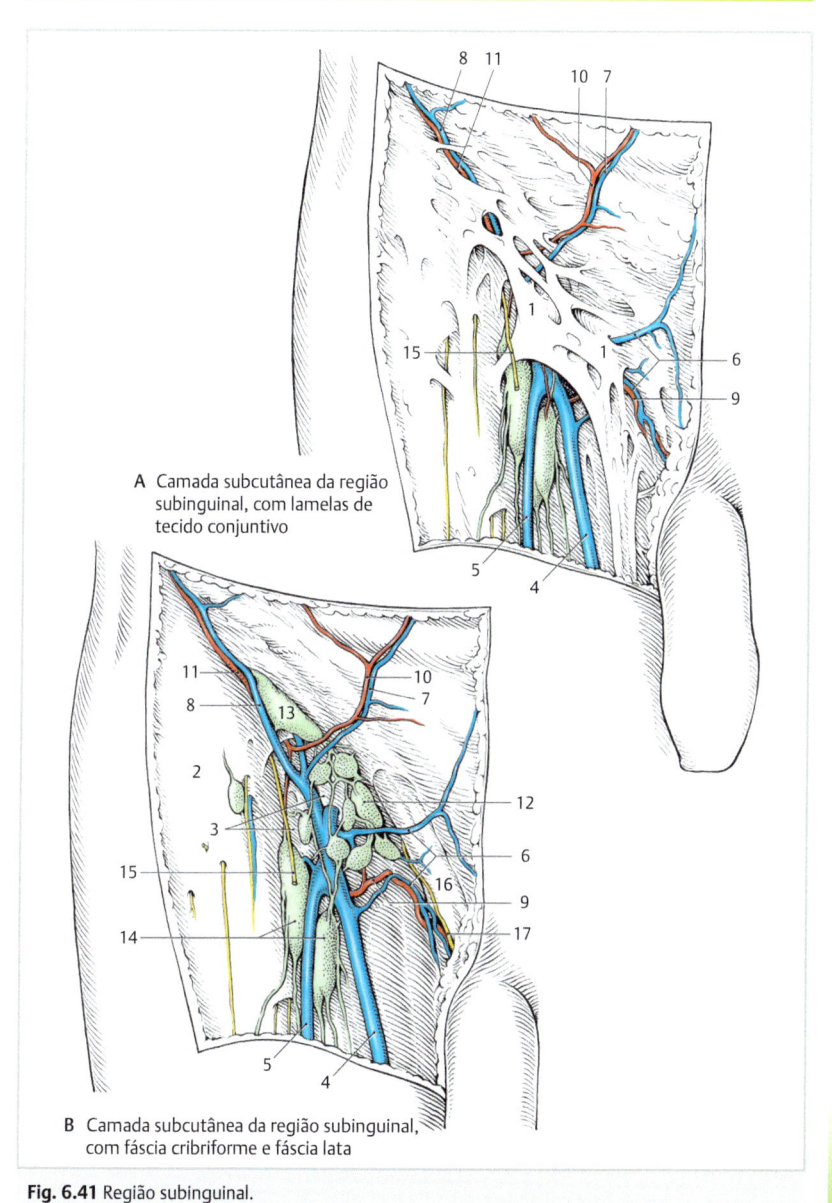

A Camada subcutânea da região subinguinal, com lamelas de tecido conjuntivo

B Camada subcutânea da região subinguinal, com fáscia cribriforme e fáscia lata

Fig. 6.41 Região subinguinal.

Hiato Safeno (A-R)

O **hiato safeno**, limitado pela *margem falciforme* (**1**) com seus *cornos superior* (**2**) e *inferior* (**3**), torna-se visível após a remoção da fáscia cribriforme. Dentro da abertura, estão posicionados medialmente os *linfonodos inguinais profundos* (**4**), próximos a eles a *veia femoral* (**5**), e mais lateralmente a *artéria femoral* (**6**). Dentro ou lateralmente ao hiato safeno, o *ramo femoral* (**7**) do nervo genitofemoral se torna subcutâneo. Ainda mais lateralmente, os ramos cutâneos anteriores (**8**) do nervo femoral perfuram a fáscia lata.

De acordo com von Lanz, Wachsmuth, na região do hiato safeno em 37% dos casos as seguintes veias se abrem na veia femoral (**A**): a veia safena magna (**9**), a veia safena acessória lateral (**10**), a *veia ilíaca circunflexa superficial* (**11**), a *veia epigástrica superficial* (**12**) e uma ou mais *veias pudendas externas* (**13**). Essa confluência venosa revela muitas variações, que são mostradas em vários diagramas detalhados.

Variantes (B-R)
Veia Safena Acessória Lateral (B-E).

Em 1% dos casos essa veia pode unir a veia femoral próxima ao hiato (**B**). Em 9% dos casos há uma junção comum com um tronco consistindo na veia ilíaca circunflexa superficial e a veia epigástrica superficial (**C**). Na mesma proporção há uma terminação comum da veia safena acessória lateral e a veia ilíaca circunflexa superficial (**D**). Raramente a veia safena acessória e a veia epigástrica superficial se unem nas suas terminações (**E**).

A **veia safena magna** (**F-G**) pode receber uma *veia safena acessória* (**14**). Ela perfura a fáscia (**F**) distal ao hiato safeno (em 1%) ou ela alcança a veia femoral (**G**) no hiato safeno.

Em 1% dos casos as **veias pudendas externas** (**H-I**) unem uma veia safena acessória medial (**H**), enquanto em 2% dos casos elas combinam com a veia epigástrica superficial (**I**).

A posição da **veia epigástrica superficial** (**J-N**) é particularmente variável. Ela pode abrir com a veia pudenda externa superficial dentro da veia safena magna (**J**). Algumas vezes (1%) ela abre próxima ao hiato safeno dentro da veia femoral (**K**). Em 9% dos casos ela pode formar um tronco comum com a veia ilíaca circunflexa superficial e esse abre dentro da veia safena acessória lateral (**L**), que alcança a veia safena magna no hiato safeno. Algumas vezes a veia epigástrica superficial e a ilíaca circunflexa superficial unem a veia pudenda externa superficial e a veia safena acessória lateral para formar um tronco comum, que abre na veia safena magna dentro do hiato safeno (**M**). Em 6% dos casos, a veia epigástrica superficial corre na veia ilíaca circunflexa superficial e esse tronco se abre diretamente na veia femoral (**N**).

Como tem sido descrito, em 9% dos casos a **veia ilíaca circunflexa superficial** (**O-R**) pode abrir com a veia epigástrica superficial e a veia safena acessória lateral dentro da veia safena magna (**O**), e em outros 9% a veia safena acessória lateral também se abre nessa veia (**P**). Algumas vezes a veia ilíaca circunflexa superficial se abre na veia safena magna junto com a veia epigástrica superficial (**R**).

As variantes descritas acima representam um sumário das muitas observações do autor, bem como aquelas de *von Lanz, Wachsmuth*.

> **Nota Clínica: Injeções intra-arteriais** dentro da artéria femoral são realizadas em um local de aproximadamente 1 cm abaixo do ligamento inguinal. Localizar o ponto médio de uma linha reta entre a espinha ilíaca anterossuperior e o tubérculo púbico. Medir aproximadamente 0,5 cm na lateral a partir daquele ponto, e inserir a agulha verticalmente. O movimento vertical da agulha será notado quando a ponta da agulha entrar em contato com a artéria pulsante. Quando a agulha perfurar a parede da artéria, uma onda pulsátil de sangue entrará na seringa.

6.4 Membro Inferior

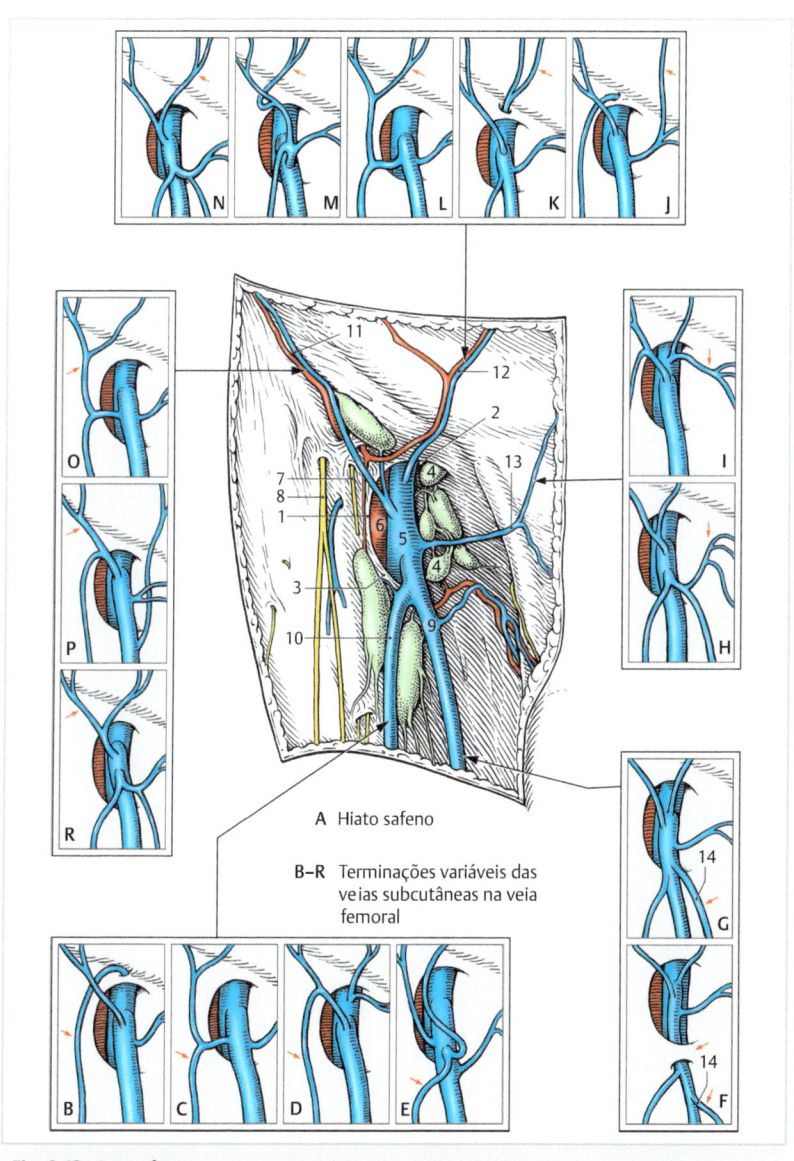

A Hiato safeno

B–R Terminações variáveis das veias subcutâneas na veia femoral

Fig. 6.42 Hiato safeno.

Região Glútea (A, B)

Camada Subcutânea (A)

A *fáscia glútea* (**1**) se torna evidente após remover a pele e o tecido subcutâneo adiposo. Na borda superior do glúteo máximo, essa fáscia se torna contínua com a *aponeurose glútea* firme (**2**).

A pele é inervada pelos nervos clúnios e pelo *ramo cutâneo lateral* (**3**) do *nervo ilio-hipogástrico*. A porção superior é suprida pelos *nervos clúnios superiores* (**4**), que são os ramos dorsais dos nervos espinhais L1 a L3. A área média da pele da região glútea é inervada pelos *nervos clúnios médios* (**5**), que são os ramos dorsais dos nervos espinhais S1 a S2. *Ramos clúnios inferiores* (**6**) surgem diretamente ou indiretamente a partir da alça do plexo sacral ao redor da borda inferior do glúteo máximo. (ramos indiretos seriam ramificações do nervo cutâneo femoral posterior.)

O suprimento sanguíneo da pele é derivado principalmente dos ramos das artérias glúteas superior e inferior. Na região medial esse suprimento envolve uma ramificação das artérias lombares, enquanto lateralmente, na região do trocanter maior, os ramos arteriais surgem a partir da primeira artéria perfurante (a partir da artéria femoral profunda).

Camada Subfascial (B)

O *glúteo máximo* (**7**) e o grupo do músculo isquiocrural na sua borda inferior se torna visível após a remoção da fáscia glútea. O último grupo de músculos compreende os músculos originados da tuberosidade isquiática: o *adutor magno* (**8**), o *semimembranoso* (**9**), o *semitendíneo* (**10**) e o *cabeça longa do bíceps* (**11**). O *nervo cutâneo femoral posterior* (**12**) corre lateral ao bíceps e cruza sobre ele abaixo da fáscia da coxa posterior.

O *nervo ciático* (**13**) corre distalmente para níveis mais profundos e pode ser seguido com relativa facilidade, se for traçada uma linha a partir da tuberosidade isquiática até o trocanter maior, dividindo-a em três partes. O nervo ciático pode ser encontrado na margem inferior do glúteo máximo entre a borda prolongada dos terços medial e médio dessa linha. Lateral ao nervo ciático, a *primeira artéria perfurante* (**14**) e suas veias acompanhantes descem obliquamente enquanto cruzam sobre o *adutor mínimo* (**15**).

6.4 Membro Inferior

A Camada subcutânea da região glútea

B Camada subfascial da região glútea

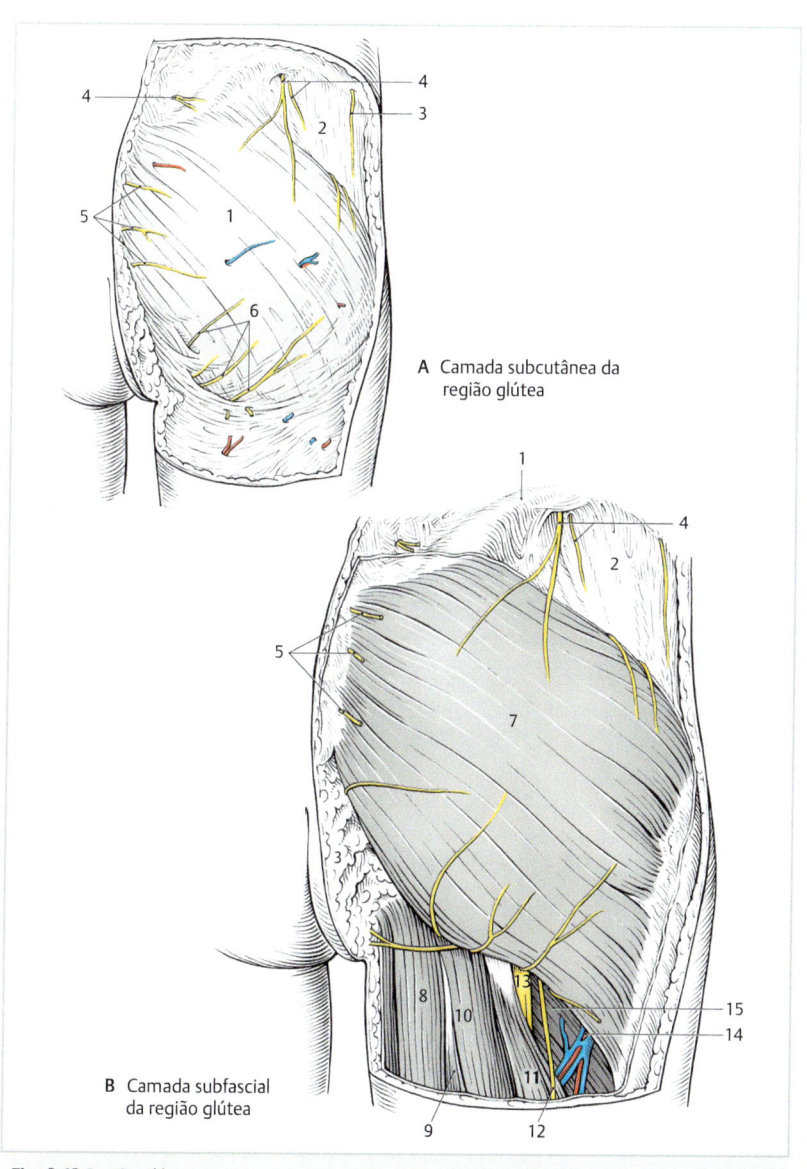

Fig. 6.43 Região glútea.

Região Glútea, cont. (A-C)

Camada Profunda (A)

Após o *glúteo máximo* (**1**) ter sido dividido, os vasos e nervos que atravessam os forames suprapiriforme e infrapiriforme se tornam visíveis.

Os dois forames são formados pelo *piriforme* (**2**), que subdivide o forame ciático maior (p. 188).

A *artéria glútea superior e veia* (**3**) e o *nervo glúteo superior* (**4**) passam através do **forame suprapiriforme** lateralmente. A artéria envia um ramo (**5**), acompanhado por uma veia, para o glúteo máximo (**1**), e em seguida, junto com a veia e nervo, ela corre entre o *glúteo médio* (**6**) e o *glúteo mínimo* (**7**). O nervo glúteo superior inerva o glúteo médio e mínimo e o tensor da fáscia lata.

A *artéria glútea inferior e veia* (**8**) e o *nervo glúteo inferior* (**9**) correm através do **forame infrapiriforme** para o glúteo máximo (**1**). A *artéria pudenda interna e veia* (**10**) e o *nervo pudendo* (**11**) circundam a espinha isquiática e alcançam a fossa isquiorretal (isquioanal) através do forame ciático menor. Eles correm para o músculo *gêmeo superior* (**12**) e em seguida se unem ao *obturador interno* (**13**). O *nervo cutâneo femoral* posterior (**14**) e o *nervo ciático* (**15**) deixam a pelve menor através do forame infrapiriforme e alcançam a coxa passando na face posterior ao músculo *gêmeo superior* (**12**), o *obturador interno* (**13**), o *gêmeo inferior* (**16**), e o *femoral quadrado* (**17**).

O nervo femoral cutâneo posterior (**14**) libera os *nervos clúnios inferiores* (**18**) e em seguida um *ramo perineal* (**19**) logo após ele emergir do forame infrapiriforme. Em seguida esse nervo passa superficial à *cabeça longa do músculo bíceps* (**20**), enquanto o nervo ciático (**15**) corre entre esse músculo e o *adutor magno* (**21**).

Variantes: Em aproximadamente 85% dos casos o nervo ciático corre através do forame infrapiriforme (**A**) como um tronco. Em aproximadamente 15% dos casos, ele já se divide dentro da pelve nos seus dois ramos, o nervo tibial e o nervo fibular comum. Em aproximadamente 12%, o nervo fibular comum perfura o músculo piriforme, enquanto em 3% ele mesmo deixa a pelve através do forame suprapiriforme.

> **Nota clínica:** A região glútea não é um local adequado para **injeções intramusculares** (**intraglúteas**). Injeções intraglúteas geralmente são administradas no glúteo máximo (**1**) ou glúteo médio (**6**) no quadrante superolateral (sombreamento cruzado em azul) da região glútea (**B**). Entretanto, há um perigo de injetar muito superficialmente (de forma subcutânea) ou muito profundamente entre o glúteo máximo e o glúteo médio na gordura intermuscular, colocando em risco o nervo glúteo superior (**4**). A lesão para esse nervo causa paralisia do glúteo médio, glúteo máximo e do tensor da fáscia lata. A. v. Hochstetter recomendou injetar o glúteo médio e o glúteo mínimo do lado (**C**) em uma área triangular (sombreado em vermelho) atrás da espinha ilíaca anterossuperior. Essa área está localizada entre o segundo e terceiro dedo quando a eminência tenar da mão contralateral (do operador) é colocada no trocanter maior, o dedo indicador na espinha ilíaca anterossuperior, e o dedo médio na crista ilíaca. Os músculos devem estar em um estado relaxado durante a injeção (auxiliado por uma ligeira anteversão do quadril e leve flexão do joelho), considerando que esse procedimento permite uma injeção sem dor.
>
> **Além da** punção externa (ver p. 66), é uma prática comum usar o osso do quadril como um local para amostragem de medula óssea. Uma agulha para biópsia de medula óssea é introduzida próxima à crista ilíaca e avançada em direção à espinha ilíaca anterossuperior.

22 Ligamento sacrotuberoso
23 Bursa trocantérica do glúteo máximo

6.4 Membro Inferior

A Camada profunda da região glútea

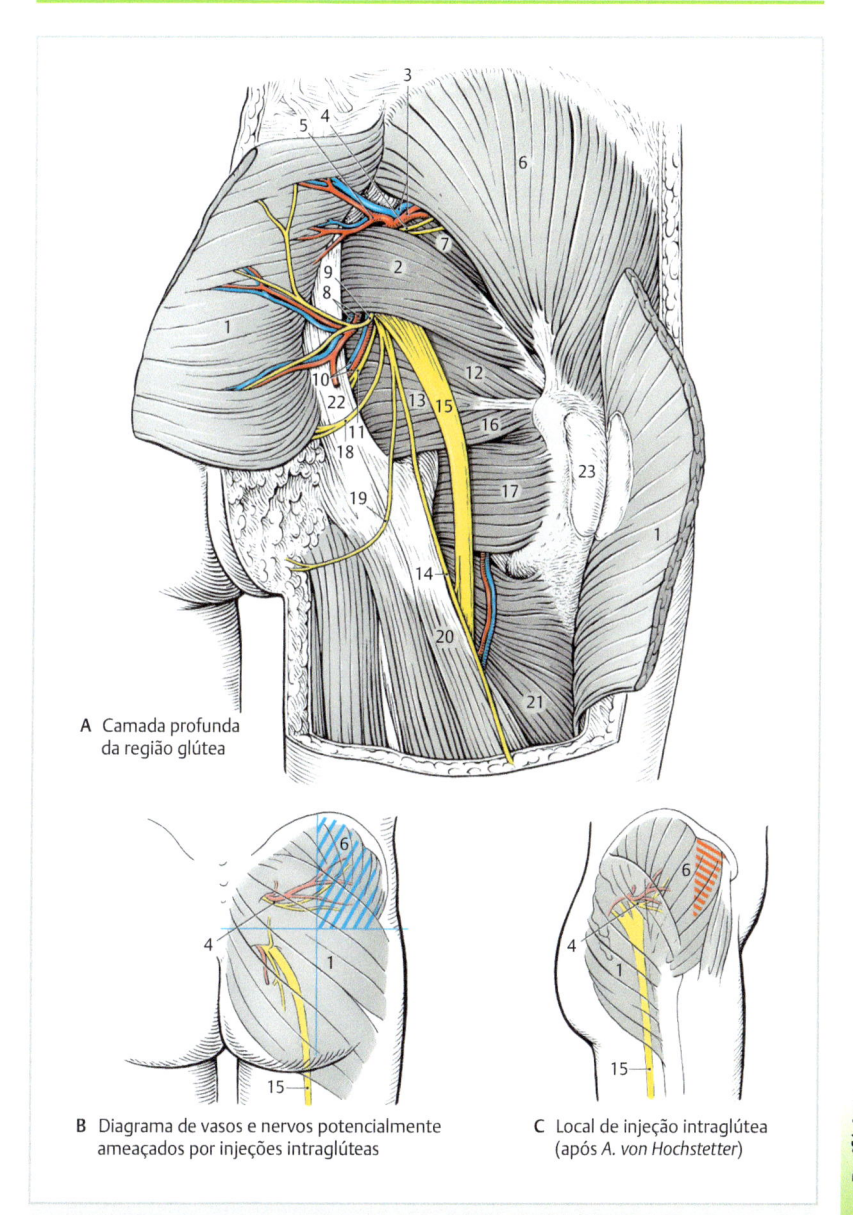

B Diagrama de vasos e nervos potencialmente ameaçados por injeções intraglúteas

C Local de injeção intraglútea (após *A. von Hochstetter*)

Fig. 6.44 Região glútea, continuação.

Região Femoral Anterior

Camada Subcutânea (A)

As várias áreas do tecido subcutâneo da região anterior da coxa diferem em sua estrutura. A parte proximal, na região subinguinal, apresenta fortes lamelas de tecido conjuntivo = camada membranosa (ver p. 414), que dividem o tecido adiposo subcutâneo em duas camadas. Além disso, o **hiato safeno** (**1**) é coberto por uma camada de tecido conjuntivo frouxo, a fáscia cribriforme.

Quando essa fáscia é removida, a borda afiada do hiato safeno, a margem falciforme, se torna visível. Essa margem se une dentro da fáscia lata medialmente nos cornos superior e inferior (ver p. 254). A **fáscia lata** (**2**) é contínua, exceto para o hiato safeno, é também variável na estrutura. Na lateral da coxa, essa estrutura é tensa e se mantém estirada pelo tensor da fáscia lata, que irradia dentro dessa estrutura. Essa parte da fáscia é também denominada de *trato iliotibial* (**3**). A fáscia é mais frouxa na parte medial da coxa.

A *veia safena magna* (**4**) corre subcutânea e com frequência está unida pela *veia safena acessória lateral* (**5**) e, com menor frequência, pela *veia safena acessória medial* (**6**). Outras veias que entram no hiato safeno foram descritas anteriormente na p. 416.

Lateralmente, próximo à junção dos terços proximal e médio, o *nervo cutâneo femoral lateral* (**7**) se torna epifascial enquanto os *ramos cutâneos anteriores do nervo femoral* (**8**) perfuram a fáscia em vários níveis. *O ramo femoral* (**9**) *do nervo genitofemoral* corre através do hiato safeno ou lateral a ele através da fáscia lata. Uma pequena área da pele na região da virilha é suprida pelo *nervo ilioinguinal* (**10**). Adicionalmente, o ramo anterior do nervo obturador supre uma área da pele na metade da parte interna da perna.

11 Linfonodos inguinais superolaterais e superficiais inferiores
12 Linfonodos inguinais profundos
13 Veia femoral
14 Artéria femoral
15 Artéria e veia epigástrica superficial
16 Artéria e veia ilíaca circunflexa superficial
17 Artéria e veia pudenda externa

6.4 Membro Inferior **423**

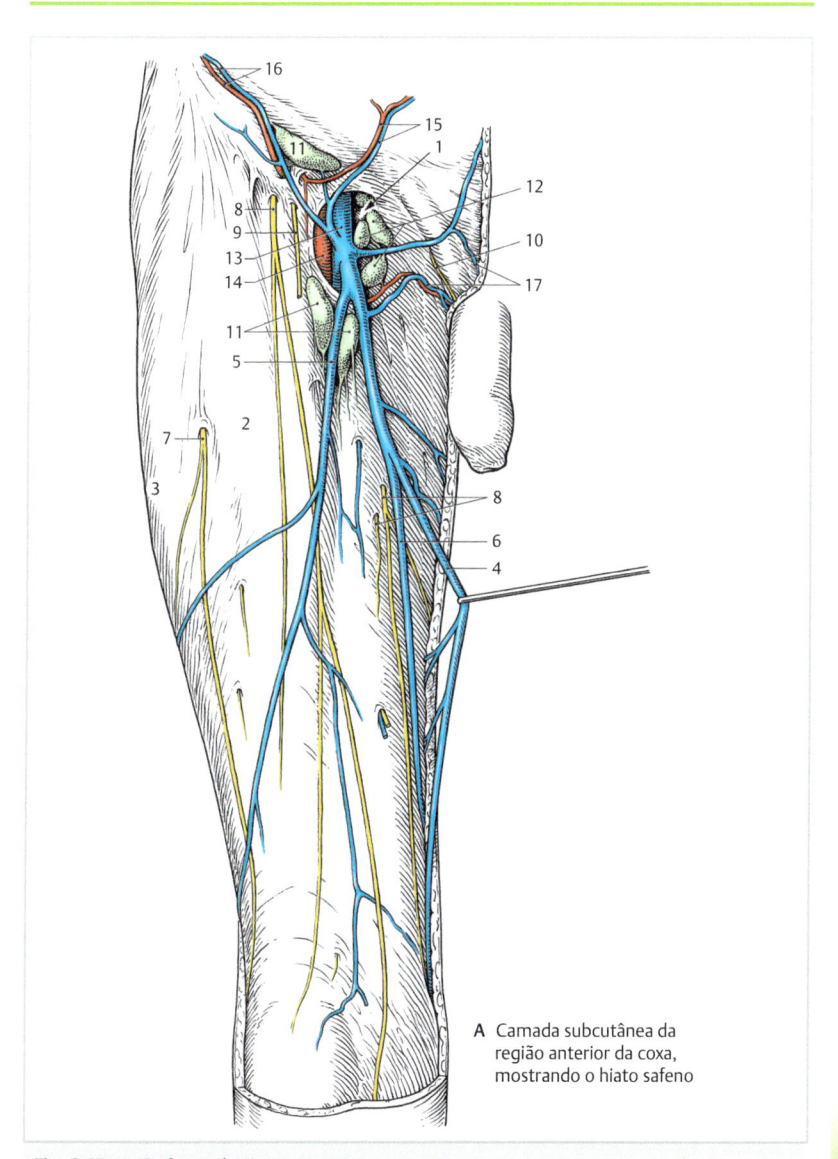

A Camada subcutânea da região anterior da coxa, mostrando o hiato safeno

Fig. 6.45 Região femoral anterior.

Região Femoral Anterior, cont. (A-H)

Camada Profunda (A)

Os grandes vasos e nervos são visualizados após a remoção da fáscia lata. Dentro do **triângulo femoral**, que é limitado pelo ligamento inguinal, o sartório (**1**), o adutor longo (**2**), os linfáticos, a veia femoral (**3**) e a artéria femoral (**4**) alcançam a coxa através da lacuna vascular, o nervo femoral (**5**) e o iliopsoas (**6**) através da lacuna muscular.

Após ter liberado seus ramos superficiais (ver p. 414), a artéria femoral (**4**) dá origem aos ramos musculares, e uma artéria femoral profunda (**7**), particularmente grande, é incrustada nos músculos. Em 58% dos casos a artéria femoral profunda libera a artéria femoral circunflexa medial (**8**) para os adutores e a cabeça femoral, e a artéria femoral circunflexa lateral (**9**), que envia um ramo ascendente (**10**) para a cabeça femoral e um ramo decrescente (**11**) para o quadríceps femoral (**12**). A artéria femoral profunda geralmente termina em três artérias perfurantes (**13**) que são distribuídas para os músculos adutores e os músculos da coxa. Medial à artéria femoral, a veia femoral (**3**) entra na lacuna vascular. Ela coleta as veias que acompanham as artérias além das veias subcutâneas (ver p. 416).

O nervo femoral (**5**) passa, através da lacuna muscular, dentro da coxa e, após liberar os ramos cutâneos femorais anteriores, inerva o sartório (**1**), o quadríceps femoral (**12**) e o pectíneo (**14**). Seu ramo puramente sensorial mais longo é o nervo safeno (**15**), que corre lateral e junto com a artéria femoral (**4**) e a veia femoral para alcançar o **canal adutor**. Essas estruturas se posicionam no adutor longo (**2**), que participa na formação do septo intermuscular anteromedial (= membrana vastoadutora), e na parede posterior do canal adutor. Além do adutor longo, o vasto medial (**16**), o adutor magno (**17**) e o septo intermuscular anteromedial (= membrana vastoadutora, **18**) estão envolvidos na formação do canal adutor. O nervo safeno geralmente (62%) perfura essa membrana junto com a artéria genicular decrescente (**19**) para se estender e inervar a superfície medial da parte inferior da perna. Esse nervo emite um ramo infrapatelar (**20**).

Variantes (B-H)

Há grande variabilidade na origem do nervo safeno (**15**) a partir do nervo femoral e seu curso na coxa (Sirang). Muitas vezes ele se origina do nervo femoral (**B5**) proximal à artéria femoral circunflexa lateral (**9**). Ele pode envolver a artéria femoral circunflexa lateral (**C**) com duas raízes. De forma menos comum, o nervo safeno surge apenas do nervo femoral após cruzar a artéria femoral circunflexa (**D, E**). Ele alcança o canal adutor, perfura o septo intermuscular anteromedial (= membrana vasoadutora, **18**) e pode liberar seu ramo infrapatelar medial (**B, C**) ou lateral (**D**) para ou através do sartório (**E**). Em casos raros (**E**), o ramo infrapatelar também recebe fibras do ramo cutâneo do ramo anterior do nervo obturador (**21**).

Os ramos da artéria femoral (**4**) são também variáveis. Frequentemente (58% de acordo com Lippert) as artérias femorais circunflexas mediais (**8**) e laterais (**9**) surgem a partir da artéria femoral profunda (**F7**). Em 18% dos casos (de acordo com Lippert, **G**) a artéria femoral circunflexa lateral (**9**) se origina da artéria femoral profunda (**7**), enquanto, de acordo com o mesmo autor, a artéria femoral circunflexa medial (**8**) surge da artéria femoral profunda (**7**) em apenas 15% dos casos (**H**). Os 8% remanescentes são distribuídos entre as variantes muito mais raras.

6.4 Membro Inferior

B–E Variantes do nervo safeno

F–H Ramificação variável da artéria femoral na região subinguinal (após *von Lanz, Wachsmuth*)

A Camada subfascial da região femoral anterior com a artéria femoral em retração medial

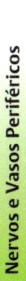

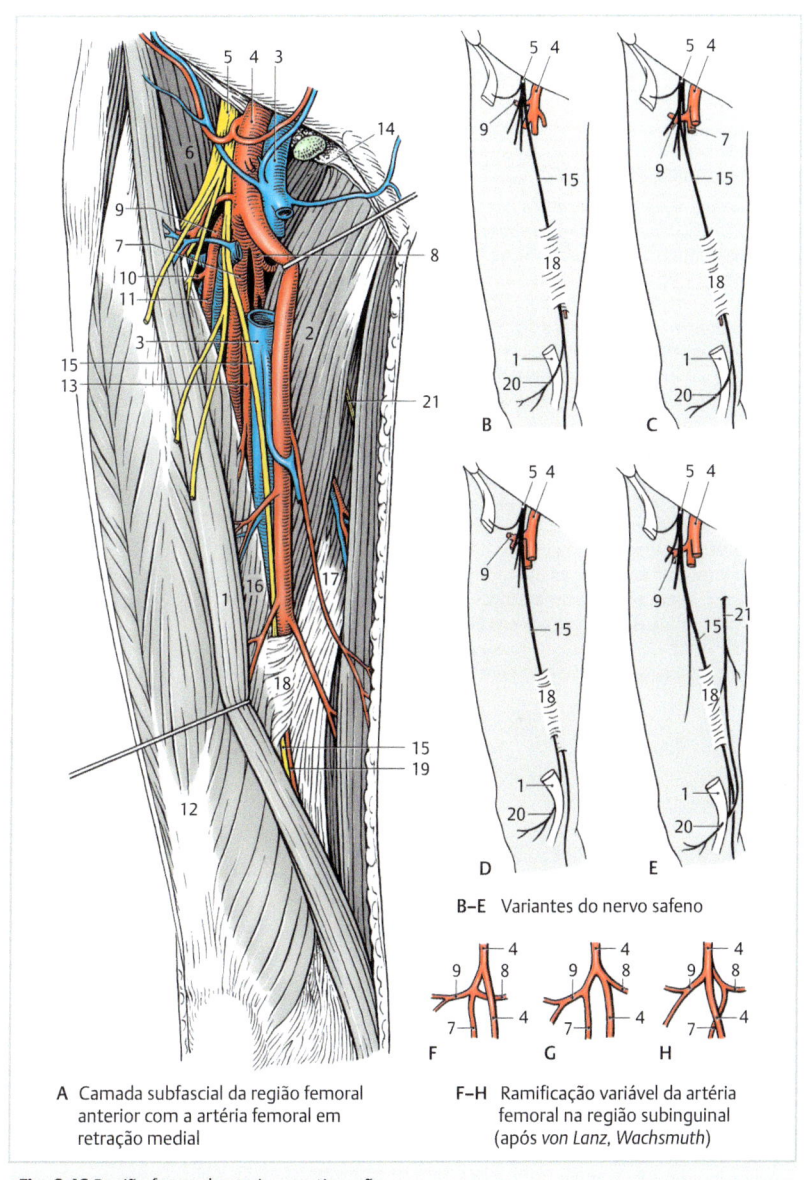

Fig. 6.46 Região femoral anterior, continuação.

Região Femoral Posterior (A, B)

Após a remoção da fáscia, deixando o *trato iliotibial* (**1**) intacto, na margem inferior do *glúteo máximo* (**2**) a parte subfascial do *nervo cutâneo femoral posterior* (**3**) pode ser identificada, considerando que ela corre superficialmente à *cabeça longa do bíceps femoral* (**4**).

Entre a *cabeça longa* (**4**) e a *cabeça curta* (**5**) do *bíceps femoral,* o *nervo ciático* (**6**) corre distalmente. Em níveis variáveis ele se divide nos *nervos tibial* (**7**) e *fibular* (**8**). Próximo a essa divisão o nervo ciático libera outro ramo (**9**) para o bíceps femoral. O nervo tibial corre entre as cabeças do *gastrocnêmio* (**10**), liberando vários ramos (ver p. 430). O nervo fibular comum segue a borda posterior do *bíceps femoral* (**11**).

A *artéria perfurante primária* (**12**), um ramo da artéria femoral profunda, alcança o lado posterior da coxa. Ela passa entre os músculos pectíneo e adutor e em seguida perfura o adutor mínimo e os músculos magnos. Com suas veias acompanhantes, ela cruza o nervo ciático anteriormente (mas posterior ao adutor mínimo e magno) e libera ramos para a cabeça longa do bíceps femoral (**4**) e o *semitendíneo* (**13**). Na superfície posterior do adutor magno, a artéria perfurante primária realiza anastomose com os ramos da *artéria perfurante secundária* (**14**) e essa última artéria realiza anastomose com os ramos da *artéria perfurante terciária.* A artéria perfurante terciária é o ramo terminal da artéria femoral profunda e penetra o adutor magno próxima do hiato do tendão do adutor. Essa artéria supre o semimembranoso e a cabeça curta do bíceps.

O *semimembranoso* (**15**) é deslocado trazendo o *hiato adutor* (**16**) para a visualização. O hiato adutor (**B**) é limitado pelas duas partes do *adutor magno* (**17**). Uma parte é inserida no lábio medial da linha áspera (linha rugosa) e a outra no tubérculo adutor do epicôndilo medial. A artéria femoral, que corre através do canal adutor, sai do hiato adutor para alcançar a fossa poplítea e torna-se a *artéria poplítea* (**18**) na parte de trás da coxa. Além dos ramos musculares, a artéria perfurante primária também libera as artérias geniculares superiores mediais e laterais. A artéria poplítea geralmente é acompanhada pelas *veias poplíteas* em geral pareadas (**19**).

Variante: De forma muito ocasional, há uma *artéria ciática* que, em termos de desenvolvimento, é o suprimento vascular primário para a perna. Os remanescentes permanecem como a *artéria comitante (ou pareada)* do *nervo ciático.*

6.4 Membro Inferior

A Região posterior da coxa

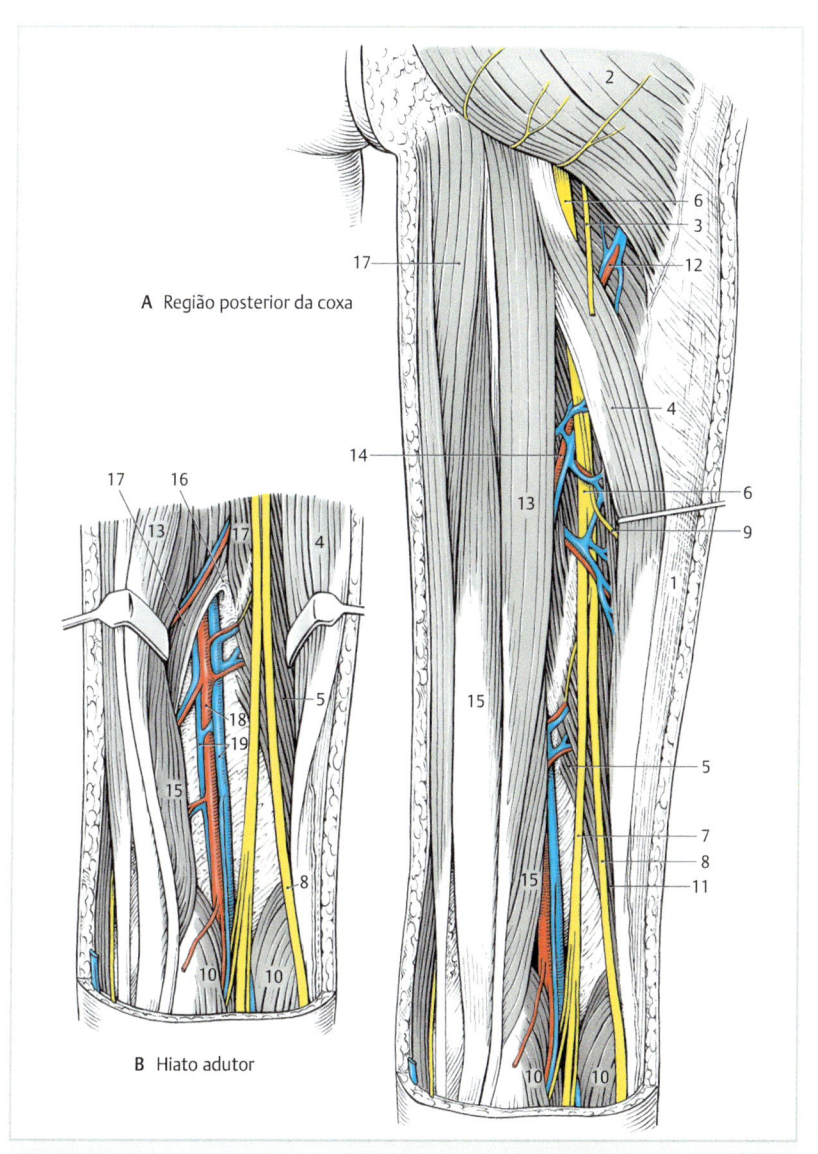

B Hiato adutor

Fig. 6.47 Região femoral posterior.

Região Posterior do Joelho (A-K)

Camada Subcutânea (A)

A *veia safena magna* (**1**) está posicionada na camada subcutânea, na borda medial da região posterior do joelho. Na perna, essa veia é acompanhada pelo *nervo safeno* (**2**), que se torna subcutâneo na borda inferior da fossa poplítea. A *veia safena parva* (**3**) algumas vezes (abaixo) perfura a fáscia na borda inferior da fossa poplítea. Ela é acompanhada pelo *nervo cutâneo sural medial* (**4**), que prossegue como nervo sural (ver p.434). Além disso, o *nervo cutâneo femoral posterior* com seus ramos (**5**) termina na fossa poplítea.

Variações no Curso da Veia Safena Parva (B-E)

A veia safena parva, que é muito importante na flebologia, corre um curso variável em relação à fáscia crural. De acordo com *Moosmann-Hartwell* a veia safena parva (**3**) perfura a fáscia crural no terço distal da perna em 7% dos casos (**B**), corre subfascial até a fossa poplítea e, em seguida, retorna de forma profunda para se unir à *veia poplítea* (**6**). Frequentemente (51,5%) a veia safena parva (**3**) perfura a fáscia no terço médio da parte inferior da perna (**C**).

O segundo local mais comum (32,5%) para a veia safena parva (**3**) perfurar a fáscia é no terço proximal (**D**). Ela perfura a fáscia dentro da região posterior do joelho (**E**) em apenas 9% dos casos.

Variações na Terminação da Veia Safena Parva (F-K)

Mercier et al. também relataram grande variabilidade na terminação da veia safena parva (**3**). Além da sua abertura típica (**F**) na veia poplítea (**6**), a veia safena parva (**3**) também pode liberar um ramo para a veia safena magna (**G 1**). Na presença desse ramo, a veia safena parva (**3**) também pode se abrir diretamente na *veia femoral* (**H 7**). Outras variantes incluem uma abertura exclusivamente dentro da veia safena magna (**I**) ou a veia femoral (**J**), que na última terminação também pode ser em forma de delta (**K**).

6.4 Membro Inferior

A Camada subcutânea da fossa poplítea

B–E Locais de perfuração da fáscia pela veia safena parva (após *Moosmann e Hartwell*)

F–K Terminações variáveis da veia safena parva (após *Merrier et al.*)

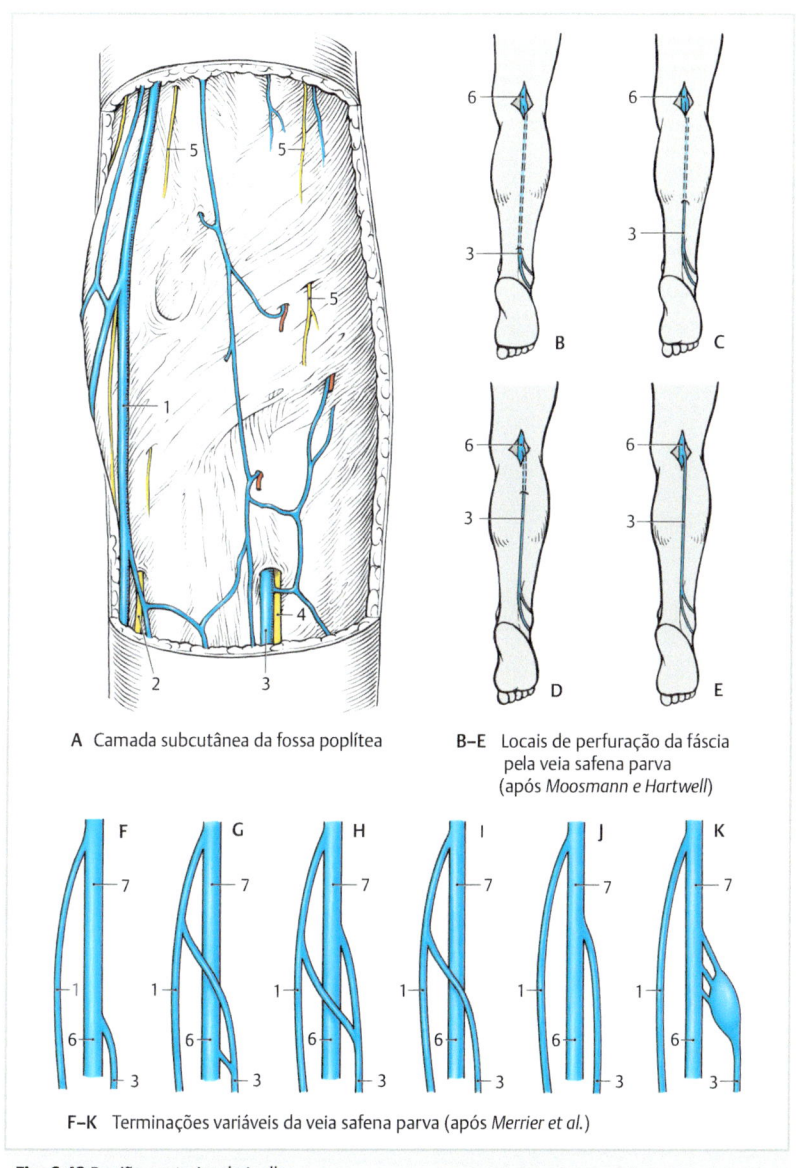

Fig. 6.48 Região posterior do joelho.

Fossa Poplítea (A-G)

Camada Profunda (A)

Após a remoção da fáscia, a fossa poplítea romboide limitada pelos músculos é visualizada. Essa fossa é limitada em sentido medial e proximal pelo *semimembranoso* (**1**), lateral e proximal pelo *bíceps femoral* (**2**) e na face distal pela *cabeça lateral* (**3**) e a *cabeça medial* (**4**) *do gastrocnêmio*. O nervo ciático e seus ramos podem ser visualizados de forma proximal entre o semimembranoso e o bíceps femoral.

O *nervo fibular comum* (**5**) desce superficialmente ao longo da borda posterior do bíceps femoral, enquanto o segundo ramo, o *nervo tibial* (**6**), se estende distalmente entre as duas cabeças do gastrocnêmio. O nervo tibial libera *ramos musculares* (**7**) e um *nervo cutâneo sural medial* (**8**), o qual, junto com o ramo fibular comunicante, forma o nervo sural (ver p. 434).

Na região profunda da fossa poplítea encontramos a *artéria poplítea* (**10**) acompanhada pelas *veias poplíteas* (**9**). Em um nível variável (ver a seguir) essa artéria libera a *artéria tibial anterior* (**11**). A veia safena parva geralmente alcança a veia poplítea mas, como no exemplar mostrado, essa veia pode não abrir dentro de uma veia maior, até que ela esteja próxima da fossa poplítea.

Variantes dos Ramos Arteriais (B-G)

Em 90% dos casos (**B**) a artéria poplítea (**10**) libera como seu primeiro ramo a artéria tibial anterior (**11**) posterior ao *músculo poplíteo* (**12**), dividindo-se de forma mais distal dentro das *artérias tibial posterior* (**13**) e *fibular* (**14**). Em aproximadamente 4% dos casos (**C**) as artérias surgem juntas. É raro (1%) para a artéria tibial anterior e a artéria fibular (tronco tibiofibular anterior, **15**) ter uma origem comum na borda distal do poplíteo (**D**).

Em 3% dos casos a artéria poplítea (**10**) libera a artéria tibial anterior apenas próxima ao poplíteo (**E**; ver também **A**).

Em 1% dos indivíduos a artéria tibial anterior (**11**) se origina no mesmo nível elevado quando um tronco tibiofibular está presente (**F 15**). Em outra variante a artéria tibial anterior (**11**) corre na face anterior ao poplíteo (**G 12**).

> **Nota clínica:** Origens atípicas ou acessórias das fibras do músculo gastrocnêmio da fáscia poplítea, do lábio medial da linha áspera (linha rugosa) e do tecido conjuntivo cobrindo os vasos poplíteos podem levar a uma "**síndrome de compressão poplítea.**" Essa síndrome também pode aparecer naqueles casos raros em que a artéria tibial corre anterior ao músculo poplíteo (**G**).

6.4 Membro Inferior

A Camada profunda da fossa poplítea

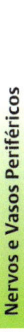

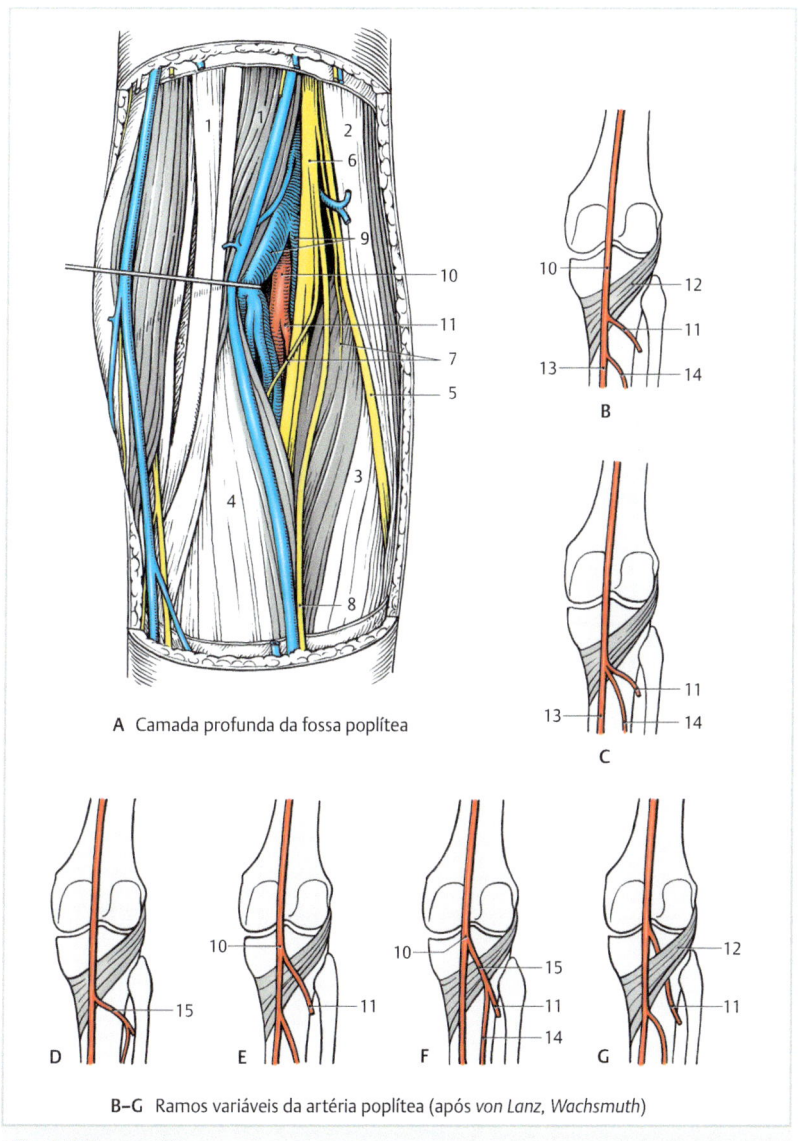

B–G Ramos variáveis da artéria poplítea (após *von Lanz, Wachsmuth*)

Fig. 6.49 Fossa poplítea.

Região Crural Anterior (A, B)

Os feixes neurovasculares subcutâneos correm predominantemente no lado medial da perna.

A *veia safena magna* (**1**) coleta sangue do lado medial e do dorso do pé e sobe para o tríceps sural com o *nervo safeno* (**2**). Esse nervo supre a pele na superfície medial da perna, até a borda medial do pé e, com seu *ramo infrapatelar* (**3**), ele inerva a pele da *região infrapatelar*. Posteriormente, libera os *ramos cutâneos crurais mediais* (**4**).

Após a remoção da fáscia crural, o *tibial anterior* (**5**) é visualizado próximo à *tíbia* (**6**) na parte lateral do campo. O *extensor longo dos dedos* (**7**) está posicionado na face lateral ao tibial anterior, e de forma profunda entre eles está o *extensor longo do hálux* (**8**). Lateralmente, o *perôneo (fibular) longo* (**9**) e o *perôneo (fibular) curto* (**10**) podem ser visualizados.

O *nervo fibular superficial* (**11**) corre distalmente entre o extensor longo dos dedos (**7**) e os músculos e ramos peroneais (fibulares) no dorso do pé. Ele perfura a fáscia da metade distal na parte inferior da perna. De forma profunda entre o tendão do tibial anterior (**5**) e o músculo extensor longo do hálux (**8**) corre a *artéria tibial anterior* (**12**) com suas veias acompanhantes, as *veias tibiais anteriores* (**13**), e o *nervo fibular profundo* (**14**), que junto com suas fibras motoras também transporta fibras sensoriais da área da pele entre o primeiro e o segundo dedos do pé.

> **Nota Clínica:** O estresse da marcha prolongada pode causar uma **"síndrome tibial anterior"** caracterizada pela dor aguda lateral à tíbia devido ao dano para a artéria tibial anterior e o músculo tibial anterior. Geralmente, há um dano associado ao nervo fibular profundo, que pode ser diagnosticado de forma errônea como paralisia fibular.

15 Músculo fibular terceiro

6.4 Membro Inferior

A Região crural anterior

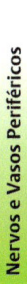

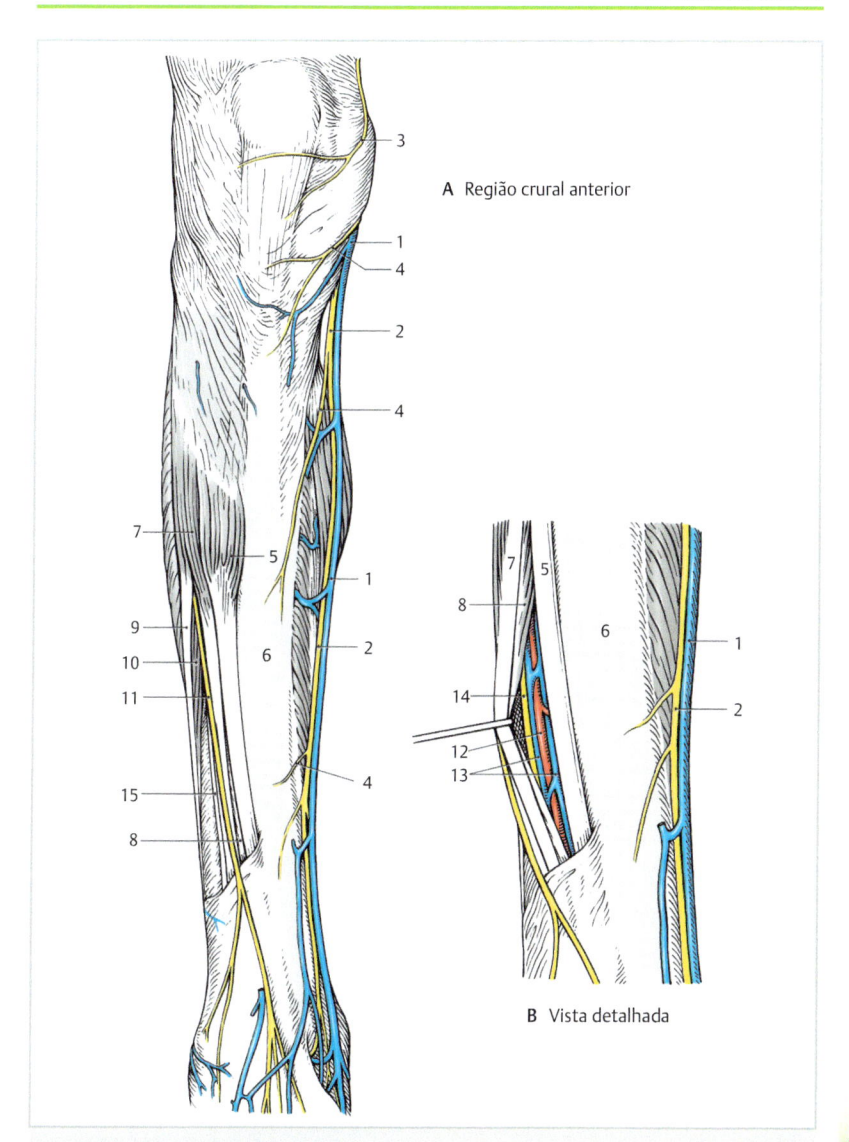

B Vista detalhada

Fig. 6.50 Região crural anterior.

Região Crural Posterior (A-E)

Das estruturas maiores, apenas veias e nervos são visíveis subcutaneamente. A região é suprida de forma profunda com sangue através dos ramos da artéria tibial posterior. A aparência não é substancialmente alterada pela remoção da fáscia crural, embora o *tríceps sural* (**1**) se torne visível com as duas cabeças do *gastrocnêmio* (**2**) e o *sóleo* (**3**). O tríceps sural é ligado ao calcâneo pelo *tendão calcâneo* (**4**).

O *nervo safeno* (**5**) e a *veia safena magna* (**6**) são visíveis medialmente. A maior estrutura é a *veia safena parva* (**7**), que tem início na borda lateral do pé e sobe em direção à fossa poplítea. Sua relação à fáscia é descrita na seção sobre variantes em curso da veia safena curta (ver p. 428). As veias safenas longa e curta são interligadas por inúmeras anastomoses. Existem também as *veias perfurantes* (**8**), que unem as veias subcutâneas às veias profundas (veias tibiais anteriores e posteriores e peroneais = fibulares). Válvulas direcionam o fluxo de sangue das veias superficiais para as profundas.

O *nervo sural cutâneo medial* (**9**) é acompanhado pela veia safena parva e geralmente perfura a fáscia no meio da perna. Une-se ao *ramo comunicante fibular* (**10**) para formar o *nervo sural* (**11**), que inerva a pele da região crural posterior. Com sua continuidade, o *nervo cutâneo dorsal lateral* (**12**), ele inerva o lado lateral do dorso do pé, e com os *ramos calcâneos laterais* (**13**) supre a área lateral do calcâneo. Os *ramos calcâneos mediais* surgem diretamente do nervo tibial e inervam a pele na região medial da área do calcâneo. O *nervo fibular comum* (**15**) desce apenas posterior à cabeça fibular. Esse nervo está sempre suscetível a lesão por causa da sua posição superficial.

Após a remoção da *cabeça medial do gastrocnêmio* (**16**), o *poplíteo* (**17**) torna-se visível; esse músculo é coberto pela fáscia.

Desse modo, a *artéria poplítea* (**18**), *veias poplíteas* (**19**), e o *nervo tibial* (**20**) podem ser visualizados até entrarem no *arco tendíneo do músculo sóleo* (**21**). A entrada pode estar encoberta pelo *músculo plantaris* (**22**). De forma profunda, na região crural posterior coberta pelo sóleo (**3**), estão a *artéria tibial posterior* (**23**) e a *artéria fibular* (**24**). A artéria tibial posterior é a continuação da *artéria poplítea* (**18**) após ela ter liberado a *artéria tibial anterior* (**25**).

Variantes (C-E): Como em outros locais, as artérias mostram um número de variantes, conhecimento do que é importante para fins clínicos (arteriografia, ligações etc.). Como regra geral (**C**), a artéria tibial posterior (**23**) desce sobre a superfície posterior da tíbia, alcança a região retromaleolar medial (p. 436), e se divide dentro das artérias plantares. A artéria fibular (**24**) desce próxima da fíbula, liberando um *ramo perfurante* (**26**) que perfura a membrana interóssea e termina no nível do maléolo lateral. Algumas vezes (**D**) a artéria fibular (**24**) pode substituir uma artéria tibial posterior desenvolvida de forma insatisfatória (**23**). Em raros casos (**E**), a artéria tibial posterior é completamente ausente e a artéria fibular (**24**) assume o suprimento sanguíneo na totalidade para essa região geralmente suprida por aquele vaso.

> **Nota clínica:** Uma distinção prática é elaborada entre **veias comunicantes** e **veias perfuradoras** na perna. As veias comunicantes estabelecem uma conexão direta entre os sistemas venosos superficial (epifascial) e profundo (subfascial), enquanto as veias perfuradoras estabelecem uma conexão indireta através das veias musculares. Todas as veias têm válvulas que normalmente direcionam o fluxo sanguíneo a partir das veias superficiais para as veias profundas. Quando as válvulas são incompetentes o direcionamento do fluxo é revertido e as **veias varicosas** se desenvolvem. A **trombose** ocorre exclusivamente nas veias profundas (!) e podem levar à varicosidade, edema, e úlcera crural.

6.4 Membro Inferior

B Vista detalhada

C–E Variantes da artéria tibial posterior e artéria fibular (reformulação de *von Lanz, Wachsmuth*)

A Região crural posterior

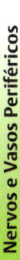

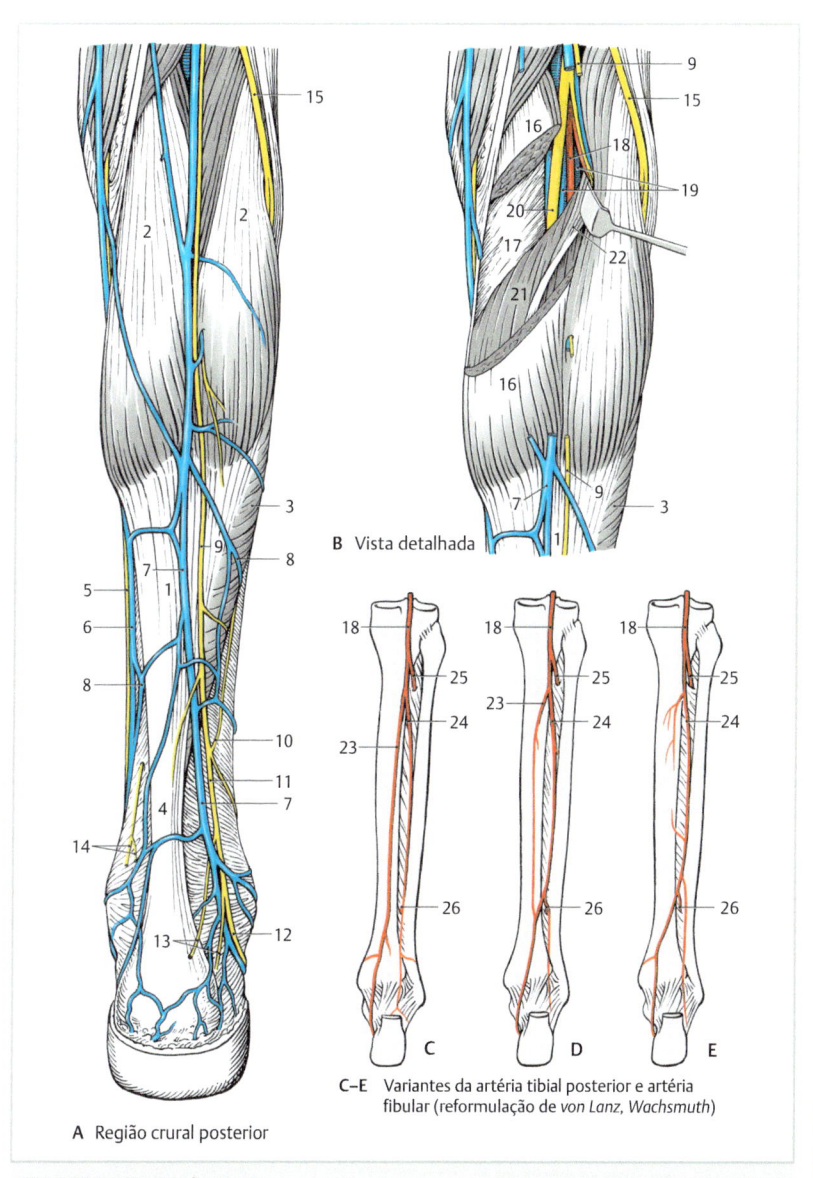

Fig. 6.51 Região crural posterior.

Região Retromaleolar Medial (A, B)

A região retromaleolar medial inclui a área entre o maléolo medial e o tendão de Aquiles. Essa região é limitada distalmente pelo **retináculo dos flexores** (ligamento lacinado), que consiste em uma *camada superficial e uma camada profunda* (abaixo).

A *camada superficial* (**1**) é um espessamento da *fáscia crural* (**2**). Ela se estende a partir do maléolo medial para a superfície posterior do tendão de Aquiles e a tuberosidade do calcâneo. Seus limites proximais e distais são indefinidos.

Camada Subcutânea (A)

Essa camada contém veias, nervos cutâneos e artérias cutâneas parvas (não mostrado). A *veia safena magna* (**3**) corre próxima do maléolo e é claramente visível através da pele fina. Ela recebe sangue da rede venosa cutânea e das veias profundas (**4**). O *nervo safeno* (**5**) se ramifica nessa região para suprir a inervação sensorial à pele.

Camada Subfascial (B)

Após a remoção da fáscia crural, o feixe neurovascular e os músculos plantares longos do pé podem ser vistos de forma proximal ao retináculo dos flexores. Também visível é a *camada profunda* (**6**) do retináculo dos flexores, que se estende a partir do maléolo medial para o calcâneo e complementa os sulcos ósseos na criação de canais fibro-ósseos para os músculos longos do pé.

Imediatamente atrás do maléolo medial, corre o tendão do *tibial posterior* (**7**) e adjacente a ele o tendão do *flexor longo dos dedos* (**8**). O tendão do *flexor longo do hálux* (**9**) fica mais profundo e é deslocado levemente para trás pelo tubérculo medial do processo posterior do tálus. Todos os três músculos possuem suas próprias bainhas de tendão (ver p. 279), que não são mostradas aqui.

Entre as camadas superficial e profunda, corre o feixe neurovascular para a sola do pé. Próximo ao tendão do flexor longo dos dedos (**8**) percorre a *artéria tibial posterior* (**10**) com suas *veias tibiais posteriores acompanhantes* (**11**). Posterior a essas veias, se posiciona o *nervo tibial* (**12**), que geralmente se divide entre as duas camadas dentro de seus ramos terminais, os *nervos plantares mediais e laterais*.

Algumas vezes, essa divisão pode ocorrer proximal ao retináculo dos flexores e em seguida o nervo plantar medial se posiciona apenas posterior ao flexor longo dos dedos.

> **Nota clínica:** A pele solta e altamente móvel nessa região permite que o fluido tecidual se acumule, e pode ocorrer **edema**. A pressão dos dedos produzirá fissuras duradouras (depressível) que indicam retenção de fluído no corpo. O pulso da artéria tibial posterior também é palpável nessa região.

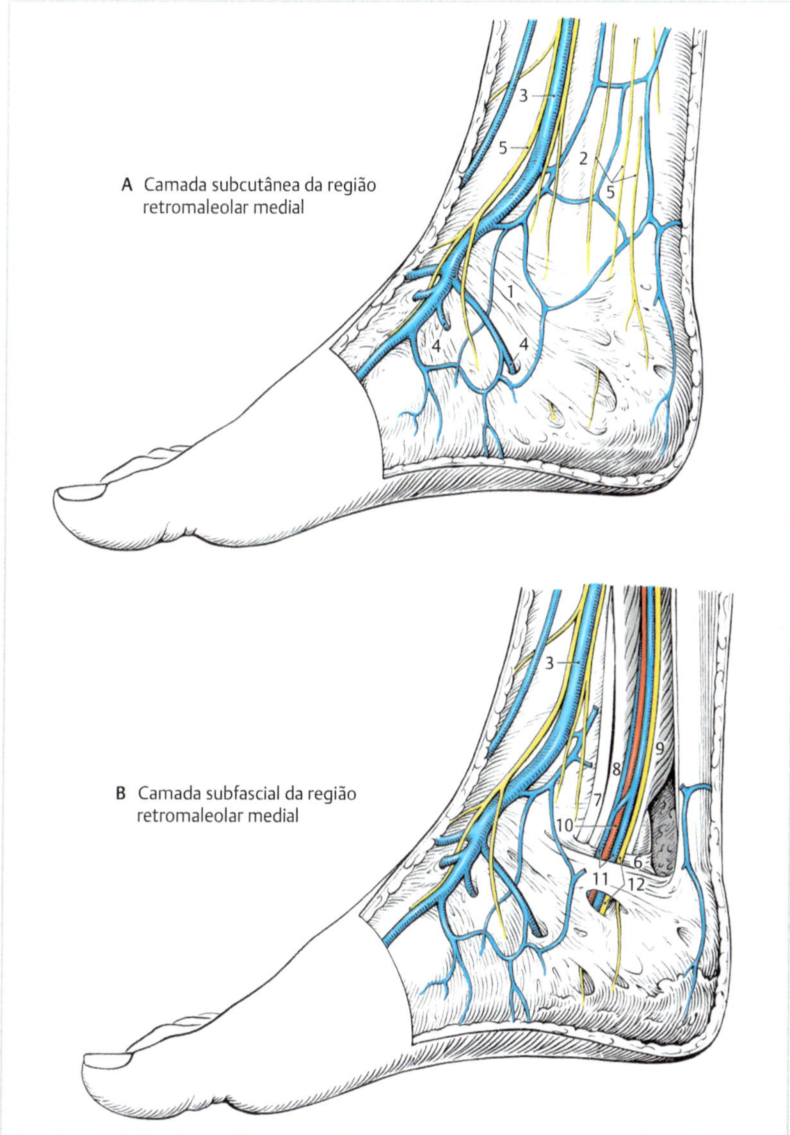

6.4 Membro Inferior

A Camada subcutânea da região retromaleolar medial

B Camada subfascial da região retromaleolar medial

Fig. 6.52 Região retromaleolar medial.

Dorso do Pé (A-G)
Camada Subcutânea (A)
Uma rede densa de veias, a *rede venosa dorsal do pé* (**1**), forma um *arco venoso dorsal* (**2**) sobre os ossos metatarsos. Essas veias superficiais drenam não somente as *veias metatársicas dorsais superficiais* (**3**) mas também as veias profundas, as veias perfurantes (**4**) e as *veias intercapitulares* (**5**). O sangue é drenado, principalmente, através da *veia safena magna* (**6**) e apenas uma porção menor corre através da *rede maleolar lateral* (**7**) para a veia safena parva.

Apenas pequenos ramos das artérias profundas alcançam o tecido subcutâneo, e a *primeira artéria metatarsal dorsal* (**8**), que apresenta uma origem variável (ver a seguir), é a única que é visível.

O *nervo cutâneo dorsal medial* (**9**) supre a pele medial no dorso do pé, em muitos casos suplementado pelo *nervo safeno* (**10**), que inerva a borda medial do pé. Algumas vezes o nervo safeno (**10**) termina na região do maléolo medial. Apenas as áreas de pele adjacentes do primeiro e segundo dedos dos pés são inervados pelo *nervo fibular profundo* (**11**), que pode realizar anastomose com os ramos do *nervo cutâneo dorsal medial* (**12**). O *nervo cutâneo dorsal intermediário* (**13**) supre a metade lateral da pele do dorso do pé, suplementado em sua margem lateral pelo ramo terminal do nervo sural, o *nervo calcâneo dorsal lateral* (**4**).

Camada Subfascial (B)
Removendo a fáscia enquanto preserva o retináculo inferior dos extensores revela a *artéria pediosa dorsal* (**15**). Essa artéria corre em direção ao dorso do pé, acompanhada pelo nervo fibular profundo (**11**). Ela passa entre os tendões dos *músculos tibiais anteriores* (**16**) e o extensor longo do hálux (**17**) ou entre o último e o tendão do *extensor longo dos dedos* (**18**). A artéria pedal dorsal libera a artéria tarsal lateral na região do retináculo e forma uma *artéria arqueada* (**19**) da qual as *artérias metatarsais dorsais* (**20**) se originam. Essas artérias dão origem não apenas para as *artérias digitais dorsais* (**21**), mas também para os ramos perfurantes para a sola do pé, dos quais o *ramo plantar profundo* (**22**) para o primeiro espaço interósseo é particularmente importante. A artéria dorsal do pé é acompanhada por veias que se comunicam com as veias superficiais.

> **Nota clínica:** O **pulso** da artéria dorsal do pé é palpável apenas lateral ao tendão extensor longo do hálux. O tecido subcutâneo solto no dorso do pé torna-se preenchido com fluido se a circulação estiver prejudicada, resultando em edema.

Variantes das Artérias (**C-G**): As artérias metatarsais dorsais, e desse modo a artéria arqueada, são altamente variáveis. Apenas em 20% dos casos (**C**) fazem as artérias metatarsais dorsais surgirem da artéria dorsal do pé, enquanto em 6% (**D**) a quarta artéria metatarsal é suprida por um ramo perfurante da sola do pé. Em 40% (**E**) somente a primeira artéria metatarsal se origina da artéria dorsal do pé, e o restante das artérias metatarsais dorsais surgem das artérias plantares. Em 10% (**F**) todas as artérias metatarsais dorsais são provenientes da sola do pé, e em 5% dos casos (**G**) a primeira artéria metatarsal dorsal de forma isolada surge da artéria plantar.

6.4 Membro Inferior

A Camada subcutânea do dorso do pé

B Camada subfascial do dorso do pé

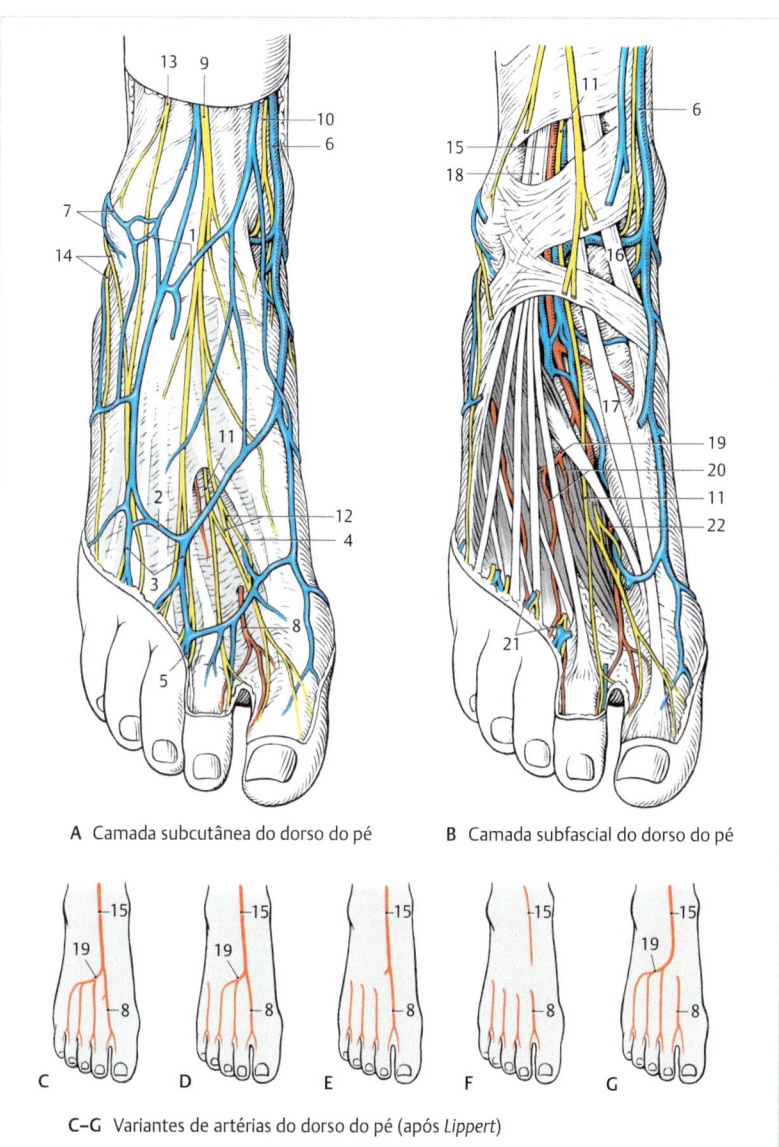

C–G Variantes de artérias do dorso do pé (após *Lippert*)

Fig. 6.53 Dorso do pé.

Sola do Pé (A-G)
Camada Superficial (A)
Exceto para os lados do pé, a *aponeurose plantar* (**1**) cobre as estruturas profundas da sola incluindo os troncos principais das vias periféricas. Como a pele plantar apresenta um suprimento sanguíneo particularmente rico, existem inúmeras *artérias cutâneas plantares* (**2**) e *veias cutâneas plantares* (**3**). Na região calcânea, as artérias formam uma rede, a *rede calcânea* (*anastomose calcânea*), que é suprida pelos ramos das *artérias tibial posterior e fibular*. Ramos adicionais derivam das *artérias plantar lateral e plantar medial*. A artéria plantar medial libera um *ramo superficial* (**4**), que se torna visível na extremidade medial da aponeurose plantar, acompanhada pelo *primeiro nervo digital plantar próprio* (**5**). Lateral à aponeurose há, com frequência, um *ramo subcutâneo* (**6**) *da artéria plantar lateral* acompanhado pelo *nervo digital plantar próprio* (**7**) para inervar a borda lateral do dedo pequeno do pé.

Entre os feixes longitudinais da aponeurose plantar (**1**), as *artérias digitais plantares comuns* (**8**) e os *nervos digitais plantares comuns* (**9**) tornam-se subcutâneos. As artérias digitais plantares comuns, que se dividem em *artérias digitais plantares próprias* (**10**), geralmente representam uma continuidade das artérias metatarsais plantares (ver p. 442), mas podem (muito raramente) surgir a partir de um **arco plantar "superficial"**.

Muitas vezes o ramo superficial (**4**) da artéria plantar medial pode assumir o suprimento sanguíneo para o lado medial do dedo grande do pé como a *primeira artéria digital plantar própria* (**11**). Os nervos digitas plantares comuns (**9**) dividem-se subcutaneamente nos *nervos digitais próprios* (**12**).

Variantes do Arco Plantar Profundo (B-G)
Em 27% dos casos (**B**) as quatro artérias metatarsais plantares são supridas pelo *ramo plantar profundo* (**13**) da artéria dorsal do pé, enquanto em 26% (**C**) o *arco plantar profundo* (**14**) é formado inteiramente pelo ramo plantar profundo. Em 19% (**D**), a quarta artéria metatarsal plantar surge a partir do *ramo profundo* (**15**) da artéria plantar lateral e em 13% (**E**) a terceira artéria metatarsal plantar procede da mesma forma, enquanto as outras derivam do ramo plantar profundo (**13**). Em apenas 7% dos casos (**F**) todas as artérias metatarsais plantares surgem a partir do arco plantar profundo (**14**) que é formado inteiramente do ramo profundo (**15**) da artéria plantar lateral. Em 6% (**G**) a segunda até a quarta artérias metatarsais plantares surgem a partir do arco plantar profundo (**14**), enquanto a primeira artéria metatarsal plantar surge do ramo plantar profundo (**13**).

6.4 Membro Inferior

A Camada superficial da sola do pé

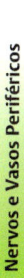

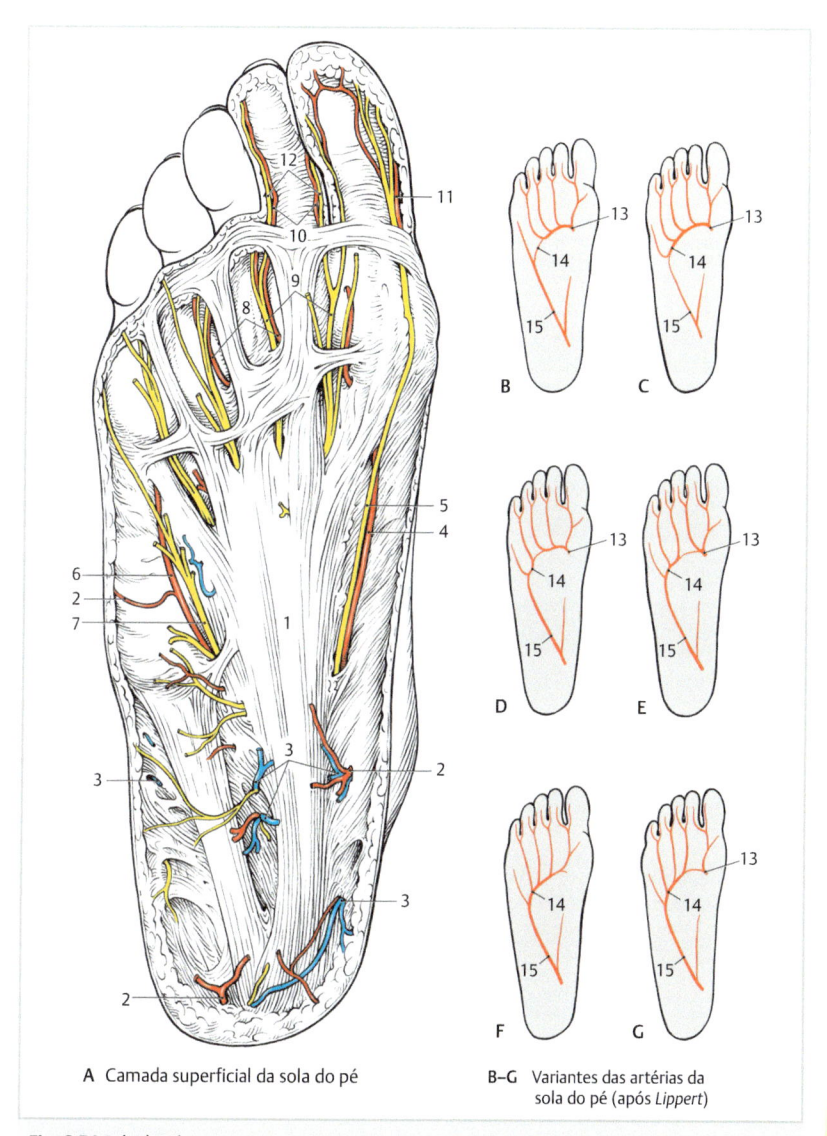

B–G Variantes das artérias da sola do pé (após *Lippert*)

Fig. 6.54 Sola do pé.

Sola do Pé, cont. (A, B)

Camada Profunda (A)

Após a remoção da *aponeurose plantar* e do *flexor curto dos dedos* (**1**), os feixes neurovasculares mediais e laterais da sola do pé são revelados. Na região medial, posicionada próxima ao *abdutor do hálux* (**2**), a *artéria plantar medial* (**3**), suas veias acompanhantes e o *nervo plantar medial* (**4**) suprem a sola do pé. A artéria plantar medial (**3**), que pode correr em sentido lateral (com maior frequência) ou medial (com menor frequência) ao nervo, se divide dentro de um *ramo superficial* (**5**), que corre de forma superficial ao *flexor curto do hálux* (**6**), e um *ramo profundo*. O ramo superficial pode (raramente) continuar como a *primeira artéria digital plantar própria* (**7**), acompanhada pelo *primeiro nervo digital plantar próprio* (**8**), que pode ter se dividido de forma proximal a partir do nervo plantar medial (**4**). O nervo plantar medial se divide na sequência dentro do *primeiro, segundo e terceiro nervos digitais plantares comuns* (**9**), que liberam ramos (**10**) para os lumbricais. Do primeiro ao terceiro nervos digitais plantares comuns, continuam como os *nervos digitais plantares próprios* (**11**). Algumas vezes, o *nervo digital plantar próprio* (**12**) no lado lateral do quarto dedo do pé pode surgir a partir do nervo plantar medial. Geralmente, essa região é inervada pelos ramos do *nervo plantar lateral* (**13**).

O feixe neurovascular lateral, que se estende em direção aos dedos do pé mediais ao *abdutor mínimo dos dedos* (**14**), consiste (a partir de medial para lateral) no nervo plantar lateral (**13**) e na *artéria plantar lateral* (**15**) e suas *veias acompanhantes* (**16**). A artéria plantar lateral se divide em um *ramo superficial* (**17**) e um *ramo profundo* (**18**). O ramo superficial supre a borda lateral do pé e o dedo pequeno do pé, enquanto o ramo profundo participa na formação do *arco plantar profundo* (**19**).

O nervo plantar lateral (**13**) libera os ramos musculares para os músculos que se originam a partir do calcâneo, bem como os ramos cutâneos para a borda lateral do pé. Esse nervo se divide em um *ramo superficial* (**20**) e um *ramo profundo* (**21**). A parte superficial distribui ramos musculares para o *flexor curto do dedo mínimo do pé* (**22**) e o *quarto lumbrical* (**23**) e as áreas da pele acima deles. A pele do dedo pequeno do pé e geralmente a superfície lateral do quarto dedo do pé são inervados pelos *nervos digitais plantares comuns* (**24**), que se dividem em nervos digitais plantares próprios (**25**). O ramo profundo (**21**) acompanha o arco plantar profundo e inerva o *adutor longo do hálux* e oposto ao dedo mínimo, bem como os interósseos.

Arco Plantar Profundo (B)

O arco plantar profundo (**19**) pode ser visualizado após a remoção do *quadrado plantar* (**26**) e os tendões do *flexor longo dos dedos* (**27**) e a *cabeça oblíqua* (**28**) do adutor do hálux.

Correndo em nível profundo, o arco está rigorosamente conectado aos músculos interósseos e realiza anastomose com o *ramo plantar profundo* (**29**) da artéria dorsal do pé. Três ou quatro *artérias plantares metatarsais* (**30**) surgem a partir do arco plantar. Essas artérias geralmente liberam as *artérias digitais plantares comuns* (**31**), que se dividem dentro das *artérias digitais plantares próprias* (**32**).

Para variantes do arco plantar profundo, ver p. 440.

33 Músculos interósseos plantares
34 Cabeça transversal do adutor do hálux

6.4 Membro Inferior

A Camada profunda da sola do pé

B Arco plantar profundo

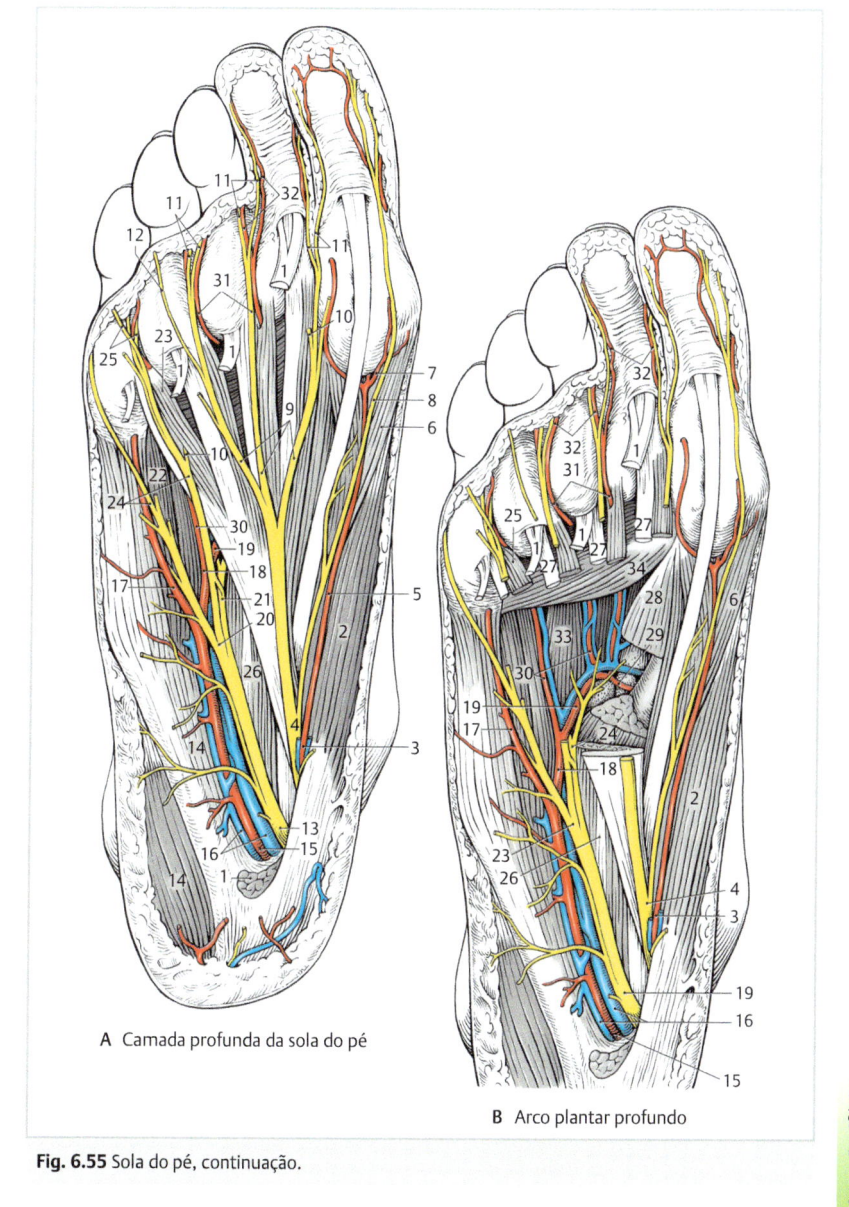

Fig. 6.55 Sola do pé, continuação.

6.5 Termos Anatômicos e seus Equivalentes em Latim

Topografia de Vasos e Nervos Periféricos	
Antebraço	*Antebrachium*
Artéria (veia) de ligamento redondo uterino	(V.) *ligamenti teretis uteri*
Articulação do quadril	*Articulatio coxae*
Braço	*Brachium*
Cordão (lateral etc.)	*Fasciculus (lateralis etc.)*
Coxim de gordura bucal	*Corpus adiposum buccae*
Coxim de gordura da fossa isquioanal	*Corpus adiposum fossae ischioanalis*
Espaço quadrangular	*Foramen axillare laterale*
Espaço triangular	*Foramen axillae mediale*
Espaço vascular	*Lacuna vasorum*
Glândula (vesícula) seminal	*Glandula vesiculosa*
Hiato safeno	*Hiatus saphenus*
Lacuna muscular	*Lacuna musculorum*
Margem falciforme	*Margo falciformis (arcuatus)*
Membro superior	*Membrum superius (extremitas superior)*
Plexo parotídeo	*Plexus intraparotideus*
Região calcânea (calcanhar)	*Regio calcanea*
Região crural anterior (posterior)	*Regio cruris anterior (posterior)*
Região do joelho	*Regio genus*
Região do pulso	*Regio carpalis*
Região femoral anterior (posterior)	*Regio femoris anterior (posterior)*
Região parotídea	*Regio parotideomasseterica*
Sola do pé	*Planta pedis*
Sulco bicipital medial (lateral)	*Sulcus bicipitalis medialis (lateralis)*
Triângulo deltopeitoral (clavipeitoral)	*Trigonum clavipectorale*
Triângulo suboccipital	*Trigonum a. vertebralis*

Apêndice

Para aqueles que querem saber mais   *446*
Índice de nomes próprios   *447*
Referências   *449*
Índice   *459*

Para Aqueles que Querem Saber Mais

Há uma tradição secular na medicina para designar estrutura, doença, método diagnóstico ou condição com nome da pessoa que primeiro descreveu esses aspectos. Infelizmente, devido a uma ignorância de histórico, tem sido tendência usar o nome do segundo, terceiro ou até mesmo do quarto descritor em vez do descobridor. Por exemplo, cerca de 15 cientistas descreveram o ligamento inguinal ao longo de séculos, e seus alunos os homenagearam atribuindo vários nomes regionais para o ligamento. Esse procedimento resultou em termos como o ligamento de Poupart e o ligamento de Cooper, embora, na verdade, VESALIUS e seu aluno FALLOPIO tenham descoberto o ligamento no século XVI.

A falha na aplicação da regra do primeiro descritor gerou uma situação caótica em que alguns termos têm sido associados aos nomes errados. Em meados do século XX esse fato levou os anatomistas europeus a *recusarem os epônimos* e usarem apenas termos em latim para descrições e achados. Lamentavelmente, essa prática não recebeu adesão nem foi adotada nos EUA, de modo que foi necessário anexar uma lista dos nomes próprios que são mais frequentemente usados nos epônimos musculoesqueléticos.

Índice de Nomes Próprios

Alcock, Thomas (1784-1833). Cirurgião, Londres (p. 406, canal de Alcock = canal pudendo).

Astrup, Poul Bj∅rndahl (1915-2000). Fisiologista, Copenhagen (p. 392, gasometria arterial).

Barr, Murray (1908-1955). Anatomista, Canadá (p. 6, corpúsculo de Barr = cromatina sexual).

Bellini, Lorenzo (1643-1704). Anatomista, Pisa (p. 200, ligamento de Bellini = ligamento iliofemoral).

Bertin, Exupere (1712-1781). Anatomista, França (p. 200, ligamento de Bertini = ligamento iliofemoral).

Bigelow, Henry (1818-1890). Cirurgião, Boston (p. 200, ligamento de Bigelow = ligamento iliofemoral).

Chassaignac, Charles Marie Edouard (1804-1879). Cirurgião, França (p. 362, tubérculo de Chassaignac = tubérculo anterior da vértebra C6).

Chopart, Francois (1743-1795). Cirurgião, França (p. 222, ligamento de Chopart = ligamento bifurcado; linha articular de Chopart = articulação transversa do tarso).

Cloquet, Jules Germain (1790-1833). Anatomista e cirurgião, Paris (p. 100, nódulo de Cloquet = linfonodo de Rosenmüller = linfonodo inguinal profundo; p. 338, glândula de Cloquet ou de Rosenmüller = parte palpebral da glândula lacrimal).

Colles, Abraham (1773-1843). Cirurgião, Dublin (p. 96, ligamento de Colles = ligamento reflexo; p. 122, fratura de Colles = fratura radial distal; p. 408, membrana de Colles = membrana perineal).

Cooper, Sir Astley Paston (1768-1841). Cirurgião e anatomista, Londres (p. 98, fáscia de Cooper = fáscia cremastérica; p. 98, ligamento de Cooper = ligamento pectíneo, p. 100).

Cowper, William (1666-1709). Anatomista e cirurgião, Londres (p. 254, ligamento de Cowper = fáscia pectínea = parte púbica da fáscia lata).

Dejerine-Klumpke, Augusta (1859-1927). Neurologista, Paris (p. 372, paralisia da parte inferior do plexo braquial).

Duchenne, Guillaume (1806-1875). Neurologista, Paris (p. 360; paralisia de Erb-Duchenne = paralisia da parte superior do plexo braquial).

Eiselsberg, von Anton (1860-1939). Cirurgião, Königsberg e Viena (p. 358, fenômeno de Eiselsberg = projeção de dor para o lado direito ou esquerdo do ombro).

Erb, Wilhelm (1840-1921). Neurologista, Heidelberg (p. 70, ponto 1 de Erb = ponto de auscultação paraesternal esquerdo no plano valvular cardíaco (Vol. 2) no terceiro espaço intercostal; p. 328, ponto 3 de Erb = ponto supraclavicular aproximadamente 3 cm acima da clavícula e 1 a 2 cm posteriormente ao músculo esternocleidomastóideo = ponto de estimulação elétrica para o plexo braquial superior; p. 360, paralisia de Erb-Duchenne = paralisia do plexo braquial superior).

Fick, Rudolf (1866-1939). Anatomista, Innsbruck e Berlim (p. 26, fenômeno do vácuo de Fick = brilhos radiográficos causados por gás tecidual intra-articular; p. 82, músculos intercostais internos = músculos de expiração).

Galen (129-199 AD). Médico, Pérgamo (Turquia) (p. 338, glândula de Galen = parte orbital de glândula lacrimal).

Golgi, Camillo (1843-1926). Patologista (1906 Prêmio Nobel de Medicina), Pavia (p. 4, aparelho de Golgi = organela presente em todas as células nucleadas).

Guyon, Jean (1831-1920). Cirurgião e urologista, Paris (pp. 180 e 388, canal de Guyon = túnel ulnar = canal ulnar).

Haver, Clopton (1650-1702). Anatomista, Londres (p. 14, sistema haversiano = osteon).

Hayek, Heinrich von (1900-1969). Anatomista, Shanghai, Würzburg e Viena (p. 80, ligamento de Hayek = ligamento cupular transverso).

Henke, Philipp Jakob Wilhelm (1834-1896). Anatomista, Marburg and Tübingen (p. 224, eixo de Henke = eixo de movimento da articulação subtalar).

Henle, Friedrich G. J. (1809-1885). Anatomista, Zurich, Heidelberg e Göttingen (p. 86, ligamento de Henle = foice inguinal).

Hesselbach, Franz (1759-1816). Anatomista e cirurgião, Würzburg (p. 98, ligamento de Hesselbach, denominado também de ligamento de Blumberg ou ligamento de Heymann = ligamento inguinal interno = ligamento interfoveolar; p. 98, triângulo de Hesselback = triângulo inguinal).

Horner, William Edmonds (1793-1853). Anatomista, Filadélfia (p. 320, músculo de Horner = parte lacrimal da parte palpebral do músculo orbicular do olho, parte profunda da parte palpebral).

Lisfranc, Jacques (1790-1847). Cirurgião, Paris (p. 222, linha articular de Lisfranc = linha articular tarsometatarsiana).

Luschka, von Hubert (1820-1875). Anatomista, Tübingen (p. 58, articulações de Luschka = articulações uncovertebrais).

Meckel, Johann Friedrich, o mais jovem (Younger) (1781-1833). Anatomista e cirurgião, Halle/Salle (p. 304, cartilagem de Meckel).

Mohrenheim, Joseph Jacob Freiherr (1759-1799). Cirurgião, Viena e St. Petersburg (p. 370, fossa de Mohrenheim = fossa infraclavicular).

Naffziger, Howard (1884-1956). Cirurgião, São Francisco (p. 36, síndrome de Naffziger = tríade de costela cervical).

Nelaton, Auguste (1807-1873). Cirurgião, Paris (p. 196, linha de Roser-Nélaton = linha imaginária entre a espinha ilíaca superior anterior, a ponta do trocanter maior e a tuberosidade isquiática.

Oberst, Maximilian (1849-1925). Cirurgião, Halle/Saale (p. 388, bloqueio do nervo Oberst = anestesia dos dedos).

Rosenmüller, Johann (1771-1820). Cirurgião e anatomista, Leipzig (ver em **Cloquet**).

Roser, Wilhelm (1817-1888). Cirurgião, Marburg, Lahn (ver em Nelaton).

Scarpa, Antonio (1752-1832). Anatomista e cirurgião, Modena (p. 92, fáscia de Scarpa = camada membranosa da fáscia abdominal subcutânea, ver também Fáscias do Quadril e Coxa; p. 254, ligamento de Scarpa = corno superior da margem falciforme).

Schmorl, Christian Georg (1861-1932). Patologista, Dresden (p. 54, nódulos de Schmorl = protrusões de material de disco intervertebral para o interior das vértebras adjacentes).

Trendelenburg, Friedrich (1844-1924). Cirurgião, Rostock, Bonn e Leipzig (p. 246, sinal de Trendelenburg = inclinação pélvica em postura unipodal, andar hesitante ou com gingado).

Troisier, Charles Emile (1844-1919). Médico, Paris (p. 366, nódulos-sentinela de Virchow-Troisier = linfonodos ou gânglios linfáticos supraclaviculares aumentados à esquerda devido a metástases de malignidades gástricas).

Vesalius, Andreas (1514-1564). Anatomista, Pádua, Basel e Madrid (pp. 84 e 188, ligamento de Vesalius = ligamento inguinal; descrito primeiramente por Vesalius e seu aluno Gabriele **Fallopio** (1523-1562), anatomista, Ferrara, Pisa e Pádua).

Virchow, Rudolf (1821-1902). Patologista, Würzburg e Berlim (p. 366, ver em **Troisler**).

Volkmann, Alfred (1800-1879). Fisiologista, Halle/Saale (p. 14, canais de Volkmann = canais vasculares oblíquos em osso).

Referências

Podemos citar apenas uma pequena seleção dos muitos livros didáticos, manuais, monografias, e periódicos publicados sobre os assuntos abordados no atendimento individual dos capítulos. Estas obras contêm referências citações para leitura posterior.

Livros Didáticos, Manuais

Bardeleben, K.: Handbuch der Anatomie des Menschen, Vol. II, Fischer, Jena, 1908–1912

Becker, H.: Abkürzungen medizinischer Begriffe, 6th ed., Arzt und Information 2010

Benninghoff, A., D. Drenckhahn: Anatomie. Makroskopische Anatomie, Histologie, Embryologie, Zellbiologie des Menschen, 17th ed., Vol. I, Urban & Fischer Verlag/Elsevier GmbH, Munich 2008

Braus, H.: Anatomie des Menschen, 3rd ed., Vol. I, edited by C. Elze. Springer, Berlin 1954

Bucher, O., H. Wartenberg: Cytologie, Histologie und mikroskopische Anatomie des Menschen, 12th ed. Huber, Bern 1997

Dauber, W: Pocket Atlas of Human Anatomy, Founded by Heinz Feneis. 5th ed. Thieme, Stuttgart, New York 2006

Dorlands Illustrated Medical Dictionary, 32nd ed. Elsevier, Munich 2011

Frick, H., H. Leonhardt, D. Starck: Taschenlehrbuch der gesamten Anatomie, Vols. 1 and 2, 4th ed. Thieme, Stuttgart 1992

Fritsch, H., W. Kühnel: Color Atlas of Human Anatomy, Vol. 2: Internal Organs. 7th ed. Thieme, Stuttgart, New York 2022

Gardner, E., J. D. Gray, R. O'Rahilly: Anatomy, 5th ed. Saunders, Philadelphia 1986

Grosser, O.: Grundriß der Entwicklungsgeschichte des Menschen, 7th ed., edited by R. Ortmann, Springer, Berlin 1970

Jenkins, D. B.: Hollinshead's, Functional Anatomy of the Limbs and Back, 9th ed. Saunders, Philadelphia 2008

Kahle, W., M. Frotscher, F. Schmitz: Color Atlas of Human Anatomy, Vol. 3: Nervous System and Sensory Organs. 8th ed. Thieme, Stuttgart, New York 2022

Kremer, K., G. Bauer, A. Becker, A, W. Firbas, P. Haller, L. Kellner: Chirurgische Operationslehre. Vol. 1, Hals, Gefäße. Thieme, Stuttgart 1989

Kremer, K., W. Platzer, I. Schreiber I., S. Weiler (eds.): Chirurgische Operationslehre, Vol. 7/1, Bauchwand, Hernien, Relaparotomie, Retroperitoneum, Urologische Notfälle, Gynäkologische Notfälle. Thieme, Stuttgart 1993

Lang, J., W. Wachsmuth: Praktische Anatomie, Bein und Statik, Vol. 1/4, 2nd ed. Springer, Berlin 1972

von Lanz, T., W. Wachsmuth: Praktische Anatomie, Vol. 1/2: Hals. Springer, Berlin 1955

von Lanz, T., W. Wachsmuth: Praktische Anatomie, Vol. 1/3: Arm, 2nd ed. Springer, Berlin 1959

Leonhardt, H.: Histologie, Zytologie und Mikroanatomie des Menschen, 8th ed. Thieme, Stuttgart 1990

McGregor, A. L., J. du Plessis: A Synopsis of Surgical Anatomy, 3rd ed. Wright, Bristol 1969

Montgomery, R. L, M. C. Singleton: Human Anatomy Review. Pitman Medical, London 1975

Nishi, S.: Topographical Atlas of Human Anatomy, Vols. I-IV. Kanehara Shuppan, Tokyo 1974–1975

Pernkopf, edited by W. Platzer: Anatomie, Vols. 1 and 2, 3rd ed., Urban & Schwarzenberg, Munich, Vienna, Baltimore 1987–1989

Rauber, A, F. Kopsen, edited by H. Leonhardt, B. Tillmann, G. Töndury, K. Zilles: Lehrbuch und Atlas der Anatomie des Menschen, Vol. I: Bewegungsapparat. 3rd ed. Thieme, Stuttgart 2003

Reiffenstuhl, G., W. Platzer, P.-G. Knapstein: Die vaginalen Operationen, 2nd ed., Urban & Schwarzenberg, Munich, Vienna, Baltimore 1994

Sadler, T. W.: Medizinische Embryologie, 11th ed. Thieme, Stuttgart 2008

Saegesser, M.: Spezielle chirurgische Therapie, 10th ed. Huber, Bern 1976

Starek, D.: Embryologie, 3rd ed. Thieme, Stuttgart 1975

Tittel, K.: Beschreibende und funktionelle Anatomie des Menschen, 8th ed. Fischer, Stuttgart 1978

Töndury, G.: Angewandte und topographische Anatomie, 5th ed.Thieme, Stuttgart 1989

Anatomia Geral

Barnett, C. H., D. V. Davies, M. A. Mac Conaill: Synovial Joints, Their Structure and Mechanics. Longmans, London 1961

Basmajian, J. V.: Muscles Alive, 3rd ed. Williams & Wilkins, Baltimore 1974

Bourne, G. H.: The Structure and Function of Muscle, 2nd ed., Vol. I: Structure. Academic Press, New York 1972

Brookes, M.: The Blood Supply of Bone. Butterworth, London 1971

Dowson, D., V. Wright, M. D. Longfield: Human joint lubrication. Bio-med. Engng 4 (1969) 8–14,160–165, 517–522

Freeman, M. A R.: Adult Articular Cartilage. Pitman, London 1973

Haines, R. W., A Mohiudin: The sites of early epiphyseal union in the limb girdles and major long bones of man. J. Anat. (Lond.) 101 (1967) 823–831

Hancox, N. M.: Biology of Bone. Cambridge University Press, London 1972

Jamshidi, K., W. R. Swaim: Bone marrow biopsy with unaltered architecture: a new biopsy device. J. Lab. Clin. Med. 1971(1977) 335–342

Jonsson, B., S. Reichmann: Reproducibility in kinesiologic EMG-investigation with intramuscular electrodes. Acta morphol. neerl.-scand. 7 (1968) 73–90

Joseph, J.: Man's Posture: Electromyographic Studies. Thomas, Springfield/Ill. 1960

Kapandji, I. A.: The Physiology of Joints, 2nd ed., Vols. I–III. Longman, London 1970/71/74

Mysorecar, V. R.: Diaphyseal nutrient foramina in human long bones. J. Anat. (Lond.)101 (1967) 813–822

Rasch, P. J., R. K. Burke: Kinesiology and Applied Anatomy, 5th ed. Lea & Febiger, Philadelphia 1974

Russe, O. A., J. J. Gerhardt, O. J. Russe: Taschenbuch der Gelenkmessung mit Darstellung der Neutral-Null-Methode und SFTR-Notierung, 2nd ed. Huber, Bern 1990

Smith, D. S.: Muscle. Academic Press, New York 1972

Tronco

Beck, A., J. Killus: Mathematisch statistische Methoden zur Untersuchung der Wirbelsäulenhaltung mittels Computer. Biomed. Techn. 19 (1974) 72–74

Bowden, R., H. El-Ramli: The anatomy of the oesophageal hiatus. Brit. J. Surg. 54 (1967)983–989

Condor, R. E.: Surgical anatomy of the transversus abdominis and transversalis fascia. Ann. Surg. 173 (1971) 1–5

Danburg, R.: Functional anatomy and kinesiology of the cervical spine. Manu. Med. 9(1971) 97–101

Diaconescu, N., C. Veleanu: Die Wirbelsäule als formbildender Faktor. Acta anat. (Basel)73 (1969) 210–241

Donisch, E. W., W. Trapp: The cartilage endplates of the human vertebral column (some considerations of postnatal development). Anat. Rec. 169 (1971) 705–716

Doyle, J. F.: The superficial inguinal arch. A reassessment of what has been called the inguinal ligament. J. Anat. (Lond.) 108(1971) 297–304

Drexler, L.: Röntgenanatomische Untersuchungen über Form und Krümmung der Halswirbelsäule in den verschiedenen Lebensaltern. Hippokrates, Stuttgart 1962

Epstein, B. S.: The Vertebral Column. Year Book Medical Publishers, Chicago 1974

François, R J.: Ligament insertions into the human lumbar body. Acta anat. (Basel) 91(1975) 467–480

Groeneveld, H. B.: Metrische Erfassung und Definition von Rückenform und Haltung des Menschen. Hippokrates, Stuttgart 1976

Helmy, I. D.: Congenital diaphragmatic hernia (A study of the weakest points of the diaphragm by dissection and a report of a case of hernia through the right foramen of Morgagni). Alexandria med. J. 13 (1967)121–132

Hesselbach, A. K.: Die Erkenntnis und Behandlung der Eingeweidebrüche, Bauer u. Raspe, Nürnberg 1840

Johnson, R. M., E. S.Crelin, A. A. White et al.: Some new observations on the functional anatomy of the lower cervical spine. Clin. Orthop. 111 (1975) 192–200

Kapandji, I. A.: L'Anatomie fonctionelle du rachis lombo sacre. Acta orthop. belg. 35(1969) 543–566

Krämer, J.: Biomechanische Veränderungen im lumbalen Bewegungssegment. Hippokrates, Stuttgart 1973

Kremer, K., W. Platzer, I. Schreiber, S. Weller (Hrsg.).: Chirurgische Operationslehre, Vol. 7/1, Bauchwand, Hernien, Relaparotomie, Retroperitoneum. Urologische Notfälle, Gynäkologische Notfälle. 1st ed. Thieme, Stuttgart 1993

Krmpotic-Nemanic, J., P. Keros: Funktionale Bedeutung der Adaption des Dens axis beim Menschen. Verh. anat. Ges. (Jena) 67(1973) 393–397

Langenberg, W.: Morphologie, physiologischer Querschnitt und Kraft des M. erector spinae im Lumbalbereich des Menschen. Z. Anat. Entwickl.-Gesch. 132(1970) 158–190

Liard, A. R., M. Latarjet, F. Crestanello: Precisions anatomiques concernant la partie superieure du muscle grand droit de l'abdomen et de sa gaine. C. R. Ass. Anat. 148(1970) 532–542

Ludwig, K. S.: Die Frühentwicklung des Dens epistrophei und seiner Bänder beim Menschen. Morphol. Jb. 93 (1953) 98–112

Ludwig, K. S.: Die Frühentwicklung des Atlas und der Occipitalwirbel beim Menschen. Acta anat. (Basel) 30 (1957) 444–461

Lytle, W. J.: The inguinal and lacunar ligaments. J. Anat. (Lond.) 118 (1974) 241–251

MacVay, C. B.: The normal and pathologic anatomy of the transversus abdominis muscle in inguinal and femoral hernia. Surg. Clin. N. Amer. 51 (1971) 1251–1261

Mambrini, A., M. Argeme, J. P. Houze, H. Isman: A propos de l'orifice aortique du diaphragme. C. R. Ass. Anat. 148 (1970)433–441

Müller, M., Watzka, S.: Expertise Thoraxchirurgie. 1st ed. Thieme, Stuttgart 2015

Nathan, H., B. Arensburgh: An unusual variation in the fifth lumbar and sacral vertebrae: a possible cause of vertebral canal narrowing. Anat.Anz. 132 (1972)137–148

Niethard, F. U.: Die Form-Funktionsproblematik des lumbosakralen Überganges, Hippokrates, Stuttgart 1997

Okada, M., K. Kogi, M. Ishii: Endurance capacity of the erectores spinae muscles in static work. J. Anthrop. Soc. Nippon 78(1970) 99–110

Pierpont, R. Z., A. W. Grigoleit, M. K. Finegan: The transversalis fascia. A practical analysis of an enigma. Amer. Surg. 35 (1969)737–740

Platzer, W.: Funktionelle Anatomie der Wirbelsäule. In: Erkrankungen der Wirbelsäule, edited by R. Bauer. Thieme, Stuttgart 1975 (S. 1–6)

Platzer, W.: Die zervikokraniale Übergangsregion in Kopfschmerzen, edited by H. Tilscher et al. Springer, Berlin 1988

Prestar, F. L, R. Putz: Das Lig. Longitudinale posterius – Morphologie und Funktion. Morphol. Med. 2 (1982) 181–189

Putz, R.: Zur Manifestation der hypochordalen Spangen im cranio-vertebralen Grenzgebiet beim Menschen. Anat. Anz. 137 (1975) 65–74

Putz, R.: Charakteristische Fortsätze – Processus uncinati - als besondere Merkmale des 1. Brustwirbels. Anat. Anz. 139 (1976)442–454

Putz, R.: Zur Morphologie und Rotationsmechanik der kleinen Gelenke der Lendenwirbel. Z. Orthop. 114 (1976) 902–912

Putz, R.: Funktionelle Anatomie der Wirbelgelenke. Thieme, Stuttgart 1981

Putz, R., A. Pomaroli: Form und Funktion der Articulatio atlanto-axialis lateralis. Acta anat. (Basel) 83 (1972) 333–345

Reichmann, S., E. Berglund, K. Lundgren: Das Bewegungszentrum in der Lendenwirbelsäule bei Flexion und Extension. Z. Anat. Entwickl.Gesch. 138 (1972)283–287

Schlüter, K.: Form und Struktur des normalen und des pathologisch veränderten Wirbels. Hippokrates, Stuttgart 1965

Shimaguchi, S.: Tenth rib is floating in Japanese. Anat. Anz. 135 (1974) 72–82 de Sousa, O. M., J. Furlani: Electromyographic study of the m. rectus abdominis. Acta anat. (Basel) 88 (1974) 281–298

Steubl, R.: Innervation und Morphologie der Mm. levatores costarum. Z. Anat. Entwickl. Gesch. 128 (1969) 211–221

Takebe, K., M. Vitti, J. v. Basmajian: The functions of semispinalis capitis and splenius capitis muscles. An electromyographic study. Anat. Rec. 179 (1974) 477–480

Taylor, J. R.: Growth of human intervertebral discs and vertebral bodies. J. Anat. (Lond.) 120 (1975) 49–68

von Torklus, D., W. Gehle: Die obere Halswirbelsäule, 3rd ed. Thieme, Stuttgart 1987

Veleanu, C, U. Grun, M. Diaconescu, E. Cocota: Structural peculiarities of the thoracic spine. Their functional significance. Acta anat. (Basel) 82(1972) 97–107

Witschel, H., R. Mangelsdorf: Geschlechtsunterschiede am menschlichen Brustbein. Z. Rechtsmed. 69 (1971) 161–167

Zaki, W.: Aspect morphologique et fonctionnel de l'annulus fibrosus du disque intervertébral de la colonne cervicale. Bull. Ass. Anat. 57 (1973) 649–654

Zukschwerdt, L., F. Emminger, E. Biedermann, H. Zettel: Wirbelgelenk und Bandscheibe. Hippokrates, Stuttgart 1960

Membro Superior

Basmajian, J. V., W. R. Griffin jr.: Function of anconeus muscle. An electromyographic study. J. Bone Jt. Surg. 54-A (1972)1712–1714

Basmajian, J. V., A. Trávili: Electromyography of the pronator muscles in the forearm. Anat. Rec. 139 (1961) 45–49

Bojsen-Moller, F., L Schmidt: The palmar aponeurosis and the central spaces of the hand. J. Anat. (Lond.) 117 (1974) 55–68

Christensen, J. B., J. P. Adams, K. O. Cho, L Miller: A study of the interosseous distance between the radius and ulnar during rotation of the forearm. Anat. Rec. 160(1968) 261–271

Cihák, R.: Ontogenesis of the Skeleton and the Intrinsic Muscles of the Hand and Foot. Springer, Berlin 1972

Clarke, G. R., L. A. Willis, W. W. Fish, P. J. R. Nichols: Assessment of movement at the glenohumeral joint. Orthopaedics (Oxford) 7 (1974) 55–71

Dempster, W. T.: Mechanisms of shoulder movement. Arch. phys. Med. 46 (1965)49–70

Doody, S.G., L Freedman, J. C. Waterland: Shoulder movements during abduction in the scapular plane. Arch. phys. Med. 51(1970) 595–604

Dylevsky, I.: Ontogenesis of the M. palmaris longus in man. Folia morphol. (Prague) 17(1969) 23–28

Franzi, A. T., E. Spinelli, G. Ficcarelli: Variazione del muscolo palmare lungo: Contributo alia casistica. Quad. Anat. prat. 25 (1969)71–76

Garn, S.M., C. G. Rohman: Variability in the order of ossification of the bony centers of the hand and wrist. Amer. J. phys. Anthropol. (N.S.) 18 (1960) 219–230

Hohmann, G.: Hand und Arm, ihre Erkrankungen und deren Behandlung. Bergmann, München 1949

Jonsson, B., B. M. Olofsson, L C. Steffner: Function of the teres major, latissimus dorsi and pectoralis major muscles. A preliminary study. Acta morphol. neerl.-scand. 9(1972) 275–280

Kapanji, I. A.: Funktionelle Anatomie der Gelenke: Schematisierte und kommentierte Zeichnungen zur menschlichen Biomechanik. 5th ed. Thieme, Stuttgart 2009

Kapandji, I. A.: La rotation du pouce sur son axe longitudinal lors de l'opposition. Rev. chir. Orthop. 58 (1972) 273–289

Kauer, J. M. G.: The interdependence of carpal articulation chains. Acta anat. (Basel) 88 (1974) 481–501

Kauer, J. M. G.: The articular disc of the hand. Acta anat. (Basel) 93 (1975) 590–605

Krmpotic-Nemanic, J.: Über einen bisher unbeachteten Mechanismus der Fingergrundgelenke. Gegenseitige Längsverschiebungder Finger bei der Flexion. Z. Anat. Entwickl. Gesch. 126 (1967) 127–131

Kuczynski, K.: Carpometacarpal joint of the human thumb. J. Anat. (Lond.) 118 (1974)119–126

Landsmeer, J. M. F.: Atlas of the Hand. Churchill, Livingstone, Edinburgh 1976

Lewis, O. J., R. J. Hamshere, T. M. Bucknill: The anatomy of the wrist joint. J. Anat. (Lond.) 106 (1970) 539–552

Long, C: Intrinsic-extrinsic muscle control of the fingers. Electromyographic studies. J. Bone Surg. 50-A (1968) 973–984

McClure, J. G., R. Beverly: Anomalies of the scapula. Clin. Orthop. 110 (1975) 22–31

Murata, K., K. Abe, G. Kawahara et al.: The M. serratus anterior of the Japanese. The area of its origin and its interdigitation with the M. obliquus externus abdominis. Acta anat. Nippon. 43 (1968) 395–401

Neiss, A.: Sekundäre Ossifikationszentren. Anat. Anz. 137 (1975) 342–344

Pauly, J. E., J. L Rushing, L E. Scheving: An electromyographic study of some muscles crossing the elbow joint. Anat. Rec. 159(1967) 47–54

Poisel, S.: Die Anatomie der Palmaraponeurose. Therapiewoche 23 (1973) 3 [124]

Ravelli, A.: Die sogenannte Rotatorenmanschette, Ost. Ärzteztg. 13/14 (1974)

Schmidt, H.-M.: Die Guyon'sche Loge. Ein Beitrag zur klinischen Anatomie der menschlichen

Hand. Acta anat. 131 (1988)113–121

Schmidt, H.-M., U. Lanz: Chirurgische Anatomie der Hand, 2nd ed. Thieme, Stuttgart 2003

Shrewsbury, M. M., R. K. Johnson: The fascia of the distal phalanx. J. Bone Jt. Surg. 57 A(1975) 784–788

Shrewsbury, M. M., M. K. Kuczynski: Flexor digitorum superficialis tendon in the fingers of the human hand. Hand 6 (1974)121–133

Shrewsbury, M. M., R. K. Johnson, D. K. Ousterhout: The palmaris brevis. A reconstruction of its anatomy and possible function. J. Bone Jt. Surg. 54-A (1972) 344–348

Stack, H. G.: The Palmar Fascia. Churchill, Livingstone, London 1973

Strasser, H.: Lehrbuch der Muskel- und Gelenkmechanik, Vol. IV: Die obere Extremität. Springer, Berlin 1917

Vangsness, C. J., Jorgenson, S., Watson, T., Johnson, D.: The origin of the long head of the biceps from the scapula and glenoid labrum. An anatomical study of 100 shoulders. J Bone Joint Surg Br. 76(6) (1994)951–954

Weston, W. J.: The digital sheaths of the hand. Aust. Radiol. 13 (1969) 360–364

Membro Inferior

Asang, E.: Experimentelle und praktische Biomechanik des menschlichen Beins. Med. Sport (Berl.) 13 (1973) 245–255

Aumüller, G.: Über Bau und Funktion des Musculus adductor minimus. Anat. Anz. 126 (1970) 337–342

Basmajian, J. V., T. P. Harden, E. M. Regenos: Integrated actions of the four heads of quadriceps femoris: An electromyographic study. Anat. Rec. 172 (1972) 15–20

Bojsen Moller, F., V. E. Flagstadt: Plantar aponeurosis and internal architecture of the ball of the foot. J. Anat. (Lond.) 121 (1976)599–611

Bowden, R. E. M.: The functional anatomy of the foot. Physiotherapy 53 (1967)120–126

Bubic, I.: Sexual signs of the human pelvis. Folia med. (Sarajevo) 8 (1973) 113–115

Ching Jen Wang, P. S.Walker: Rotatory laxity of the human knee joint. J. Bone Jt. Surg. 56-A (1974) 161–170

Čihák, R.: Ontogenesis of the Skeleton and Intrinsic Muscles of the Human Hand and Foot. Springer, Berlin 1972

Dahhan, P., G. Delephine, D. Larde: The femoropatellar joint. Anat. Clin. 3 (1981)23–39

Detenbeck, L. C: Function of the cruciate ligaments in knee stability. J. Sports Med. 2(1974) 217–221

Didio, L J. A., A. Zappala, W. P. Carney: Anatomicofunctional aspects of the musculus articularis genu in man. Acta anat. (Basel) 67 (1967) 1–23

Emery, K. H., G. Meachim: Surface morphology and topography of patellofemoral cartilage fibrillation in Liverpool necropsies. J. Anat. (Lond.) 116 (1973) 103–120

Emmett, J.: Measurements of the acetabulum. Clin.Orthop. 53 (1967) 171–174

Gluhbegovic, N., H. Hadziselimovic: Beitrag zu den vergleichenden anatomischen Untersuchungen der Bander des lateralen Meniskus. Anat. Anz. 126 Suppl. (1970) 565–575

Henke, P. J. W.: Handbuch der Anatomie und Mechanik der Gelenke mit Rücksicht auf Luxationen und Contracturen. C. F. Winter'sche Verlagshandlung, Leipzig & Heidelberg 1863

Hoerr, N. L., S. J. Pyle, C. C. Francis: Radiographic Atlas of Skeletal Development of Foot and Ankle. Thomas, Springfield/Ill.1962

Hohmann, G.: Fuß und Bein, ihre Erkrankungen und deren Behandlung. 5th ed. Bergmann, München 1951

Hooper, A.C. B.: The role of the iliopsoas muscle in femoral rotation. Irish J. med. Sci. 146 (1977) 108–112

Jacobsen, K.: Area intercondylaris tibiae: osseous surface structure and its relation to soft tissue structures and applications to radiography. J. Anat. (Lond.) 117 (1974)605–618

Janda, V., V. Stara: The role of thigh adductors in movements patterns of the hip and knee joints. Courrier, Centre internat, de l'Enfance 15 (1965) 1–3

Jansen, J. C: Einige nieuwe functioneelanatomische aspecten von de voet. Ned. T. Geneesk. 112 (1968) 147–155

Johnson, C. E., J. V. Basmajian, W. Dasher: Electromyography of sartorius muscle. Anat. Rec. 173 (1972) 127–130

Joseph, J.: Movements at the hip joint. Ann. R Call. Surg. Engl. 56 (1975) 192–201

Kapanji, I. A.: Funktionelle Anatomie der Gelenke: Schematisierte und kommentierte Zeichnungen zur menschlichen Biomechanik. 5th ed. Thieme, Stuttgart 2009

Kaplan, E. B.: The iliotibial tract, clinical and morphological significance. J. Bone Jt. Surg. 40-A (1958) 817–831

Kaufer, H.: Mechanical function of the patella. J. Bone Jt. Surg. 53-A (1971) 1551–1560

Kennedy, J. C, H. W. Weinberg, A. S.Wilson: The anatomy and function of the anterior cruciate ligament. As determined by clinical morphological studies. J. Bone Jt. Surg. 56-A (1974) 223–235

Knief, J.: Material Verteilung und Beanspruchungsverteilung im coxalen Femurende. Densitometrische und spannungsoptische Untersuchungen. Z. Anat. Entwickl.-Gesch. 126 (1967) 81–116

Kummer, B.: Die Biomechanik der aufrechten Haltung. Mitt. Naturforsch. Ges. Bern 22(1965) 239–259

Kummer, B.: Funktionelle Anatomie des Vorfußes. Verh. dtsch. arthop. Ges. 53 (1966)483–493

Kummer, B.: Die Beanspruchung der Gelenke, dargestellt am Beispiel des menschlichen Hüftgelenks. Verh. dtsch. Ges. orthop. Traumatol. 55 (1968) 302–311

Lesage, Y., R. Le Bars: Etude electromyographique simultanée des différents chefs du quadriceps. Ann. Méd. phys. 13 (1970)292–297

Marshall, J. L., E. G. Girgis, R. R. Zelko: The biceps femoris tendon and its functional significance. J. Bone Jt. Surg. 54-A (1972)1444–1450

Martin, B. F.: The origins of the hamstring muscles. J. Anat. (Lond.) 102 (1968)345–352

Menschik, A.: Mechanik des Kniegelenkes. I. Z. Orthop. 112 (1974) 481–495

Menschik, A.: Mechanik des Kniegelenkes. II. Z. Orthop. 113 (1975) 388–400

Mörike, K. D.: Werden die Menisken im Kniegelenk geschoben oder gezogen? Anat. Anz. 133 (1973) 265–275

Morrison, J. B.: The mechanics of the knee joint in relation to normal walking. J. Biochem. 3 (1970) 51–61

Novozamsky, V.: Die Form der Fußwölbung unter Belastung in verschiedenen Fußstellungen. Z. Orthop. 112 (1974)1137–1142

Novozamsky, V., J. Buchberger: Die Fußwölbung nach Belastung durch Einen 100-km-Marsch. Z. Anat. Entwickl.-Gesch. 131 (1970) 243–248

Oberländer, W.: Die Beanspruchung des menschlichen Hüftgelenks. Z. Anat. Entwickl. Gesch. 140 (1973) 367–384

Ogden, S.A.: The anatomy and function of the proximal tibiofibular joint. Clin. Orthop. 101 (1974) 186–191

Olbrich, E.: Patella emarginata – Patella partita. Forschungen und Forscher der Tiroler Ärzteschule 2 (1948–1950) 69–105

Pauwels, F.: Gesammelte Abhandlungen zur funktionellen Anatomie des Bewegungsapparates. Springer, Berlin 1965

Platzer, W.: Zur Anatomie des Femoropatellargelenks. In: Fortschritte in der Arthroskopie, hrsg. v. H. Hofer. Enke, Stuttgart 1985

Platzer, W.: Zur funktionellen und topographischen Anatomie des Vorfußes. In: Hallux valgus, edited by N. Blauth. Springer, Berlin 1986

Raux, P., P. R. Townsend, R. Miegel et al.: Trabecular architecture of the human patella. S.Biomech. 8 (1975) 1–7

Ravelli, A.: Zum anatomischen und röntgenologischen Bild der Hüftpfanne. Z. Orthop. 113 (1975) 306–315

Rideau, Y., P. Lacert, C. Hamonet: Contribution à l'etude de l'action des muscles de la loge postérieure de la cuisse. C. R. Ass. Anat. 143 (1969) 1406–1415

Rideau, Y., C. Hamonet, G. Outrequin, P. Kamina: Etude électromyographique de l'activité fonctionelle des muscles de la loge postérieure de la cuisse. C. R. Ass. Anat. 146 (1971) 597–603

Rother, P., E. Luschnitz, S.Beau, P. Lohmann: Der Ursprung der ischiokruralen Muskelgruppe des Menschen. Anat. Anz. 135(1974) 64–71

Sick, H., P. Ring, C. Ribot, J. G. Koritke: Structure fonctionelle des ménisques de articulation du genou. C. R. Ass. Anat. 143 (1969)1565–1571

Sirang, H.: Ein Canalis alae ossis illii und seine Bedeutung. Anat. Anz. 133 (1973)225–238

Stern jr., J. T.: Anatomical and functional specializations of the human gluteus maximus. Amer. J. phys. Anthropol. 36 (1972)315–339

Strasser, H.: Lehrbuch der Muskel- und Gelenkmechanik, Vol. III: Die untere Extremität. Springer, Berlin 1917

Strauss, F.: Gedanken zur Fuß-Statik. Acta anat. (Basel) 78 (1971) 412–424

Suzuki, N.: An electromyographic study of the role of muscles in arch support of the normal and flat foot. Nagoyamed. J. 17(1972) 57–79

Takebe, K., M. Viti, J. V. Basmajian: Electromyography of pectineus muscle. Anat. Rec 180 (1974) 281–284

Tittel, K.: Funktionelle Anatomie und Biomechanik des Kniegelenks. Med. Sport (Berl.) 17 (1977) 65–74

von Volkmann, R.: Wer trägt den Taluskopf wirklich, und inwiefern ist der plantare Sehnenast des M. tibialis post. als Bandsystem aufzufassen? Anat. Anz. 131 (1972)425–432

von Volkmann, R.: Zur Anatomie und Mechanik des Lig. Calcaneonaviculare plantare sensu strictiori. Anat. Anz. 134(1973) 460–470

Zivanovic, S.: Menisco-meniscal ligaments of the human knee joint. Anat. Anz. 135(1974) 35–42

Cabeça e Pescoço

Bochu, M., G. Crastes: La selle turcique normale etude radiographique. Lyon méd. 231(1974) 797–805

Buntine, J. A.: The omohyoid muscle and fascia; morphology and anomalies. Aust. N. Z. J. Surg. 40 (1970) 86–88

Burch, J. G.: Activity of the accessory ligaments of the mandibular joint. J. prosth. Dent. 24 (1970) 621–628

Campell, E. J. M.: The role of the scalene and sternomastoid muscles in breathing in normal subjects. An electromyographical study. J. Anat. (Lond.) 89 (1955) 378–386

Couly, G., C. Brocheriou, J. M. Vaillant: Les menisques temporomandibulaires. Rev. Stomat. (Paris) 76 (1975) 303–310

Fischer, C, G. Ransmayr: Ansatz und Funktion der infrahyalen Muskulatur. Anat. Anz. 168(1989) 237–243

Fortunate, V., St. D. Bocciarelli, G. Auriti: Contribute allo studio della morfologia óssea dell'area cribrosa dell'etmoide. Clin, otorinolaring. 22 (1970) 3–15

Hadziselimovic, H., M. Cus, V. Tomic: Appearance of the sigmoid groove and jugular foramen in relation to the configuration of the human skull. Acta anat. (Basel) 77(1970) 501–507

Honee, G. L. J. M.: The Musculus pterygoideus lateralis. Thesis, Amsterdam 1970(p. 1–152)

Ingervall, B., B. Thilander: The human sphenooccipital synchondrosis. 1. The time of closure appraised macroscopically. Acta odont. scand. 30 (1972) 349–356

Isley, C. L, J. V. Basmajian: Electromyography of human cheeks and lips. Anat. Rec. 176(1973) 143–148

Lang, J.: Structure and postnatal organization of heretofore uninvestigated and infrequent ossifications of the sella turcica region. Acta anat. (Basel) 99 (1977) 121–139

Lang, J., S.Niederfeilner: Über Flächenwerte der Kiefergelenkspalte. Anat. Anz. 141(1977) 398–400

Lang, J., K. Tisch-Rottensteiner: Lage und Form der Foramina der Fossa cranii media. Verh. anat. Ges. (Jena) 70 (1976) 557–565

Meisen, B.: Time and mode of closure of the spheno-occipital synchondrosis determined on human autopsy material. Acta anat. (Basel) 83 (1972) 112–118

Myerson, C. M.: The natural orifice of the maxillary sinus. Arch Otolaryngol (1932)15:80

Oberg, T., G. E. Carlsson, C. M. Fajers: The temporomandibular joint. A morphologic study on human autopsy material. Acta odont. scand. 29 (1971) 349–384

Onodi, A.: Die topographische Anatomie der Nasenhöhle und ihrer Nebenhöhlen. In: Katz, L, H. Preysing, F. Blumenfeld (Hrsg.): Handbuch der speziellen Chirurgie des Ohres und der oberen Luftwege, Bd 1, 1. Hälfte. Kapitzsch, Würzburg 1912

Platzer, W.: Zur Anatomie der „Sellabrücke"und ihrer Beziehung zur A. carotis interna. Fortschr. Röntgenstr. 87 (1957) 613–616

Pomaroli, A.: Ramus mandibulae. Bedeutung in Anatomie und Klinik. Hüthig, Heidelberg 1987

Porter, M. R.: The attachment of the lateral pterygoid muscle to the meniscus. J. prosth. Dent. 24 (1970) 555–562

Proctor, A. D., J. P. de Vincenzo: Masseter muscle position relative to dentofacial form. Angle Orthodont. 40 (1970) 37–44

Putz, R.: Schädelform und Pyramiden. Anat. Anz. 135 (1974) 252–266

Shapiro, R., F. Robinson: The foramina of the middle fossa. A phylogenetic, anatomic and pathologic study. Amer. J. Roentgenol. 101 (1967) 779–794

Schelling, F.: Die Emissarien des menschlichen Schädels. Anat. Anz. 143 (1978) 340–382

Stofft, E.: Zur Morphometrie der Gelenkflächen des oberen Kopfgelenkes (Beitrag zur Statik der zervikookzipitalen Übergangsregion. Verh. anat. Ges. (Jena) 70(1976) 575–584

Vitti, M., M. Fujiwara, J. V. Basmajian, M. Lida: The integrated roles of longus colli and sternocleidomastoid muscles: an electromyographic study. Anat. Rec. 177 (1973)471–484

Weisengreen, H. H.: Observation of the articular disc. Oral. Surg. 40 (1975) 113–121

Wentges, R. T.: Surgical anatomy of the pterygopalatine fossa. J. Laryngol. 89 (1975)35–45

Wright, D. M., B. C. Moffett jr.: The postnatal development of the human temporomandibular joint. Amer. J. Anat. 141 (1974)235–249

Zenker, W.: Das retroartikuläre plastische Polster des Kiefergelenkes und seine mechanische Bedeutung. Z. Anat. Entwickl.-Gesch. 119 (1956) 375–388

Zuckerkandl, E.: Normale und pathologische Anatomie der Nasenhöhle und ihrer pneumatischen Anhänge, Vol I. Braumüller, Wien, Leipzig 1882

Nervos e Vasos Periféricos

Astrup, P., K. Jorgensen, O. S. Andersen, K. Engl:The acid-base metabolism, a new approach. Lancet (London) 1960, 1035–1039

Fasol, P., P. Munk, M. Strickner: Blutgfäßversorgung des Handkahnbeins. Acta anat. (Basel) 100 (1978) 27–33

Hilty, H.: Die makroskopische Gefäßvariabilität im Mündungsgebiet der V. saphena magna des Menschen. Schwabe, Basel 1955

Lahlaidi, A.: Vascularisation arterielle des ligaments intraarticulaires du genou chez l'homme Folia angiol. (Pisa) 23 (1975)178–181

Lauritzen, J.: The arterial supply to the femoral head in children. Acta orthop. scand. 45(1974) 724–736

Lippert, H.: Arterienvarietäten, Klinische Tabellen. Beilage in Med. Klin. 1967–1969,18–32

May, R.: Chirurgie der Bein- und Beckenvenen. Thieme, Stuttgart 1974

May, R., R. Nißl: Die Phlebographie der unteren Extremität, 2nd ed. Thieme, Stuttgart 1973

Mercier, R., Ph. Fouques, N. Portal, G. Vanneuville: Anatomie chirurgicale de la veine saphene externe. J. chir. 93 (1967) 59

Moosmann, A., W. Hartwell jr.: The surgical significance of the subfascial course of the lesser saphenous vein. Surg. Gynec. Obstet. 118 (1964) 761

Ogden jr. A.: Changing patterns of proximal femoral vascularity. J. Bone Jt. Surg. 56-A(1974) 941–950

Poisel, S., D. Golth: Zur Variabilität der großen Arterien im Trigonum caroticum. Wien. med. Wschr. 124 (1974) 229–232

Schmidt, H.-M.: Topographisch-klinische Anatomie der Guyon'schen Loge an der menschlichen Hand. Acta anat. 120 (1984)66

Schmidt, H.-M., U. Lanz: Chirurgische Anatomie der Hand. 2nd ed. Thieme, Stuttgart 2003

Sirang, H.: Ursprung, Verlauf und Äste des N. saphenus. Anat. Anz. 130 (1972) 158–169

Tillmann, B., K. Gretenkord: Verlauf des N. medianus im Canalis carpi. Morphol. Med. 1 (1981) 61–69

Wallace, W. A., R. E. Coupland: Variations in the nerves of the thumb and index finger. J. Bone Jt Surg. 57-B (1975) 491–494

Weber, J., R. May: Funktionelle Phlebologie. Thieme, Stuttgart 1989

Wladimirov, B.: Über die Blutversorgung des Kniegelenkknorpels beim Menschen. Anat. Anz. 140 (1976) 469–476

Índice Remissivo

Entradas acompanhadas por um *f* em itálico indicam figuras.

A
Abdome
  regiões do, 394, 398, 399*f*
Adutor(es)
  da coxa, 240, 241*f*, 242, 243*f*
  função dos, 244, 245*f*, 246, 247*f*
Alinhamento
  do membro inferior, 214
Anatomia Geral, 1-34
  a célula, 4, 5*f*
    citoplasma, 4
    citoesqueleto, 4
    inclusões de, 4
    organelas, 4
  funções vitais, 6, 7*f*
  núcleo da, 6, 7*f*
  aspectos gerais, 20, 30
    do esqueleto, 20, 21*f*, 22
    ossos, 20, 21*f*
      articulação entre os, 22
      classificação de, 20, 21*f*, 22
      periósteo, 20
    dos músculos, 30, 31*f*, 32, 33*f*
    do esqueleto, 30, 31*f*, 32, 33*f*
      características auxiliares, 32, 33*f*
      classificação de, 30, 31*f*
      função muscular, 32
      investigação de, 32
  o corpo, 2
    partes do, 2, 3*f*
    termos gerais, 2, 3*f*
      direções, 2
      de movimento, 2
      no espaço, 2
      eixos principais, 2
      planos principais, 2
  tecidos, 8
    cartilagem, 12, 13*f*
      elástica, 12
      fibrocartilagem, 12
      hialina, 12
    conjuntivo, 10, 11*f*
    de suporte, 10
    epiteliais, 8, 9*f*
    muscular, 18, 19*f*
      cardíaco estriado, 18
      estriado, 18
      liso, 18
    ósseo, 15*f*
    osso, 14
  desenvolvimento de, 16
  ossificação, 17*f*
  termos anatômicos, 34
    equivalente em latim, 34
Antebraço
  articulação do, 170, 171*f*
  músculos da, 170, 171*f*
    função dos, 170, 171*f*
  músculos do, 158, 159*f*, 160, 161*f*, 162, 164, 165*f*, 166, 167*f*, 168, 169*f*, 170, 171*f*
    anteriores, 160, 162
      camada, 160, 162
      profunda, 162
      superficial, 160
    classificação dos, 158
    função dos, 170, 171*f*
    grupo dos, 158
      anterior, 158, 161*f*, 163*f*
      posterior, 158
      radial, 158
    posteriores, 166, 168
      camada, 166
      profunda, 168
      superficial, 166
      ulnar, 166
    radiais, 164, 165*f*
    região posterior, 167*f*, 169*f*
      camada, 167*f*, 169*f*
      profunda, 169*f*
      superficial, 167*f*
Apêndice, 445-458
  índice, 447
  de nomes próprios, 447
  para saber mais, 446
Aponeurose
  palmar, 178
Arco
  palmar, 390
    profundo, 390
    superficial, 390
      variantes do, 390
    plantar, 228, 229*f*, 440, 442
      função do, 228, 229*f*
      profundo, 440, 442
      variantes, 440
Articulação(ões), 186
  carpometacarpais, 134
    do polegar, 134
  cintura escapular, 112, 113*f*
    acromioclavicular, 112
    esternoclavicular, 112
  da coluna vertebral, 58, 59*f*, 60, 61*f*
    atlantoaxiais, 60
    atlantoccipitais, 60
    descobertas, 58
    lombossacra, 58
    sacrococcígea, 58
    zigapofisárias, 58
  das costelas, 68, 69*f*
    costovertebrais, 68
    esternocostais, 68
  digitais, 134, 135*f*
  do cotovelo, 120, 121*f*, 122, 123*f*
    fibrosa contínua, 122, 123*f*
      em rádio, 122, 123*f*
      e ulna, 122, 123*f*
    radioulnar, 122
      distal, 122
  do joelho, 206, 207*f*, 208, 209*f*, 210, 211*f*, 212, 213*f*, 215*f*, 252, 253*f*
    movimentos da, 212, 213*f*
    músculos da, 252, 253*f*
      função dos, 252, 253*f*
  do ombro, 116, 117*f*
    movimentos da, 116
  do pé, 222, 224, 225*f*, 226, 227*f*, 266
    dos dedos dos, 224, 225*f*
    entre outros ossos, 224
      do metatarso, 224
      do tarso, 224
    ligamentos das, 226, 227*f*
    subtalar, 224, 225*f*, 266
    talocalcaneonavicular, 224, 225*f*, 266
  do quadril, 198, 199*f*, 200, 201*f*
    ligamentos da, 200
    movimentos da, 200
  entre os ossos, 22, 23*f*, 24
    classificação de, 28, 29*f*
    contínua, 22, 23*f*
      cartilaginosa, 22
      fibrosa, 22
      sincondrose, 22
      sindesmose, 22
      sínfise, 22
      sinostose, 22
      união óssea, 22
    descontínuas, 24, 25*f*, 27*f*
      cápsula articular, 24
      características adicionais, 26
      cavidade articular, 26
      manutenção de contato, 26
      superfícies articulares, 24

Índice Remissivo

intermetacarpais, 134
mediocarpais, 130, 131*f*
movimentos nas, 132, 133*f*, 135*f*
combinados, 134
de abdução, 132
intermediários, 134
marginais, 132
no plano da mão, 134
metacarpofalangeanas, 134, 135*f*
músculos da, 170, 171*f*, 172
função dos, 170, 171*f*, 172
do antebraço, 170, 171*f*
do cotovelo, 170, 171*f*
do punho, 173*f*
mediocarpal, 172
radiocarpais, 130, 131*f*
movimentos nas, 132, 133*f*, 134, 135*f*
combinados, 134
de abdução, 132
intermediários, 134
marginais, 132
no plano da mão, 134
sacroilíaca, 188
temporomandibular, 316, 317*f*
Aspecto
do crânio, 288, 289*f*, 290, 291*f*, 292, 293*f*, 294, 295*f*
anterior, 292, 293*f*
inferior, 294, 295*f*
lateral, 288, 289*f*
suturas, 288
posterior, 290, 291*f*
Aspecto(s) Geral(is)
do esqueleto, 20, 21*f*, 22
ossos, 20, 21*f*
articulação entre os, 22
classificação de, 20, 21*f*, 22
periósteo, 20
dos músculos, 30, 31*f*, 32, 33*f*
do esqueleto, 30, 31*f*, 32, 33*f*
características auxiliares, 32, 33*f*
classificação de, 30, 31*f*
função muscular, 32
investigação de, 32
Assoalho
pélvico, 106, 107*f*
diafragma, 106, 107*f*
pélvico, 106
urogenital, 106, 107*f*

# B
Bainha(s)
dos tendões, 182, 278, 279*f*
carpais, 182
digitais, 182
do carpo, 182
dorsais, 182
palmar do, 182
no pé, 278, 279*f*
tendíneas, 183*f*
carpais, 183*f*
digitais, 183*f*
Base
craniana, 296, 297*f*, 298, 299*f*
superfície interna da, 296, 297*f*, 298, 299*f*
variantes da, 298, 299*f*
do crânio, 301*f*
sítios para passagem na, 301*f*
de nervos, 301*f*
de vasos, 301*f*
Boca
músculos sobre a, 322, 323*f*
Braço
músculos do, 136, 137*f*, 154, 155*f*, 156, 157*f*
classificação dos, 136
da parte do, 155*f*, 157*f*
anterior, 155*f*
posterior, 157*f*
grupo de, 136, 154
anteriores, 136, 154
posteriores, 136, 156

C
Cabeça, 281-332
articulação temporomandibular, 316, 317*f*
aspecto do, 288, 289*f*, 290, 291*f*, 292, 293*f*, 294, 295*f*
anterior, 292, 293*f*
inferior, 294, 295*f*
lateral, 288, 289*f*
suturas, 288
posterior, 290, 291*f*
base craniana, 296, 297*f*, 298, 299*f*
superfície da, 296, 297*f*, 298, 299*f*
interna, 296, 297*f*, 298, 299*f*
variantes da, 298, 299*f*
calvária, 286, 287*f*
cavidade nasal, 308, 309*f*
crânio, 282
ossificação do, 282, 283*f*, 285*f*
ossos do, 314, 315*f*
acessórios, 314, 315*f*
subdivisões do, 282, 283*f*
fáscias, 318
formas cranianas, 311*f*
malformações, 311*f*
formatos cranianos, 310, 312, 313*f*
especiais, 312, 313*f*
suturas e, 312, 313*f*
índice facial, 310
neurocrânio, 310
índice do, 310
de altura, 310
de comprimento, 310
de largura, 310
fossa pterigopalatina, 306, 307*f*
mandíbula, 302, 303*f*, 304, 305*f*
formato da, 304, 305*f*
músculos da, 318, 319*f*
da mastigação, 324, 325*f*
ação dos, 324
inseridos na cintura escapular, 328, 329*f*
miméticos, 318, 319*f*
da calvária, 318, 319*f*
sobre a boca, 322, 323*f*
sobre a fenda palpebral, 320
sobre a fissura palpebral, 321*f*
sobre o nariz, 320, 321*f*
nervos, 300
sítios para passagem de, 300
na base do crânio, 301*f*
órbita, 306, 307*f*
ossificação
intramembranosa, 284
características especiais da, 284
sincondroses, 284
suturas, 284
ossos, 286, 304, 305*f*
cranianos, 286
estrutura dos, 286
hioide, 304, 305*f*
regiões da, 334, 335*f*
nervos, 334
vasos periféricos, 334
termos anatômicos, 332
equivalentes latinos, 332
vasos, 300
sítios para passagem de, 300
na base do crânio, 301*f*
Caixa Torácica
costelas, 64, 65*f*
articulação das, 68, 69*f*
costovertebrais, 68
esternocostais, 68
específicas, 64
ossificação, 64
esterno, 66, 67*f*
ossificação, 66
limites da, 70, 71*f*
movimentos da, 70, 71*f*
músculos da, 82, 83*f*
intercostais, 82, 83*f*
Calvária, 286, 287*f*
músculos da, 318, 319*f*
miméticos, 318, 319*f*
Canal
como ponto de fraqueza, 96, 98, 100

Índice Remissivo

na parede abdominal, 96, 98, 100
  femoral, 100
  inguinal, 96, 98
  inguinal, 400, 401f, 402, 403f
    primeira camada, 400
    quarta camada, 402
    segunda camada, 400
    terceira camada, 402
Cápsula
  articular, 24
Carpo, 124, 125f
  ossos individuais do, 126, 127f
    fileira, 126
      distal, 126
      proximal, 126
  tendões do, 182
    bainha dos, 182, 183f
    dorsais, 182
    palmar do, 182
Cartilagem, 13f
  elástica, 12
  fibrocartilagem, 12
  hialina, 12
Cavidade
  articular, 26
  nasal, 308, 309f
Célula, 5f
  citoplasma, 4
    citoesqueleto, 4
    inclusões de, 4
    organelas, 4
  funções vitais da, 6, 7f
  núcleo da, 6, 7f
Cervical
  região, 346, 347f, 354, 355f
    anterolaterais, 358, 359f, 360, 361f, 362, 363f, 364, 365f
      esternocleidomastóidea, 364
      subcutânea, 358
      triângulo carotídeo, 362
    lateral, 358, 360
      plexo, 358, 360
        braquial, 360
        cervical, 358
      primeira camada, 358
      segunda camada, 360
      terceira camada, 360
    medial, 354
      espaço interfascial, 354
    mediana, 355f
    posterior, 346, 347f
Cicatriz(es)
  como ponto de fraqueza, 96
  na parede abdominal, 96
Cintura Escapular, 110
  clavícula, 112, 113f
    articulações, 112, 113f
      acromioclavicular, 112
      esternoclavicular, 112
    ligamentos, 112

    ossos, 112
  escápula, 110, 111f
    articulações, 112, 113f
    ligamentos, 110
    ossos, 110
  músculos da, 136, 137f
    classificação dos, 136
    com inserções no úmero, 136
    função dos, 148, 149f, 150, 151f
    que se inserem na, 136, 144, 145f, 146, 147f
      cranianos, 136, 146, 147f
      do tronco, 136, 144, 145f, 146, 147f
  músculos inseridos na, 328, 329f
    da cabeça, 328, 329f
  região da, 152, 153f
    espaços na, 152, 153f
      especiais, 152
    fáscia na, 152, 153f
Citoesqueleto, 4
Citoplasma
  citoesqueleto, 4
  inclusões, 4
  de células, 4
  organelas, 4
Clavícula
  articulações, 112, 113f
  ligamentos, 112
  ossos, 112
Cóccix, 48, 49f
Coluna Vertebral, 36-63
  articulações da, 58, 59f, 60, 61f
    atlantoaxiais, 60
    atlantoccipitais, 60
    descobertas, 58
    lombossacra, 58
    sacrococcígea, 58
    zigapofisárias, 58
  cóccix, 48, 49f
  curvaturas, 62, 63f
  discos intervertebrais, 54, 55f
  ligamentos da, 56, 57f
  movimentos, 62, 63f
  região sacral, 50, 51f
    variações na, 50, 51f
  sacro, 46, 47f, 48, 49f
  vértebras, 36, 40, 42, 44, 46, 48
    cervicais, 36, 37f, 39f
    lombares, 42, 43f
    ossificação das, 52, 53f
    pré-sacrais, 44, 45f
    malformações das, 44, 45f
    variações das, 44, 45f
    torácicas, 40, 41f
Conexão(ões)
  entre os ossos da pelve, 188

  articulação sacroilíaca, 188
  ligamentos, 188
    na região pélvica, 188
  sínfise, 188
  entre tíbia, 214, 215f
  e fíbula, 214, 215f
Corpo
  partes do, 2, 3f
  termos gerais, 2, 3f
    direções, 2
    de movimento, 2
    no espaço, 2
    eixos principais, 2
    planos principais, 2
Costa(s)
  musculatura intrínseca das, 72
    músculos intrínsecos das, 72, 73f, 75f
      eretores da espinha, 72
      espinotransversais, 72
      interespinhais, 74
      intertransversários, 74
      transversoespinhais, 74
    nuca, 76
      músculos da, 76, 77f
        curtos, 76
        intrínsecos, 77f
    suprimento do nervo, 74
    ramos dorsais, 74
Costela(s)
  articulação das, 68, 69f
    costovertebrais, 68
    esternocostais, 68
  específicas, 64
    aspectos individuais de, 64
    ossificação, 64
Cotovelo
  articulação do, 170, 171f
  músculos da, 170, 171f
  função dos, 170, 171f
Coxa
  fáscia da, 254, 255f
  músculos da, 232, 233f
    adutores da, 232, 240, 241f, 242, 243f
      função dos, 244, 245f, 246, 247f
    anteriores da, 232, 248, 249f
    classificação dos, 232
    posteriores, 232, 250, 251f
  regiões sobre a, 412
Craniano(s)
  músculos, 136, 146, 147f
    inseridos, 146, 147f
      na cintura escapular, 146, 147f
    não intrínsecos, 147f
    que se inserem, 136
      na cintura escapular, 136

Crânio
articulação
temporomandibular, 316, 317f
aspecto do, 288, 289f, 290, 291f, 292, 293f, 294, 295f
anterior, 292, 293f
inferior, 294, 295f
lateral, 288, 289f
suturas, 288
posterior, 290, 291f
base craniana, 296, 297f, 298, 299f
superfície da, 296, 297f, 298, 299f
interna, 296, 297f, 298, 299f
variantes da, 298, 299f
cavidade nasal, 308, 309f
fáscias, 318
formas cranianas, 311f
malformações, 311f
formatos cranianos, 310, 312, 313f
especiais, 312, 313f
suturas e, 312, 313f
índice facial, 310
neurocrânio, 310
índice do, 310
de altura, 310
de comprimento, 310
de largura, 310
fossa pterigopalatina, 306, 307f
mandíbula, 302, 303f, 304, 305f
formato da, 304, 305f
músculos da, 318, 319f
da mastigação, 324, 325f
ação dos, 324
inseridos na cintura escapular, 328, 329f
miméticos, 318, 319f
da calvária, 318, 319f
sobre a boca, 322, 323f
sobre a fenda palpebral, 320
sobre a fissura palpebral, 321f
sobre o nariz, 320, 321f
nervos, 300
sítios para passagem de, 300
na base do crânio, 301f
órbita, 306, 307f
ossificação do, 282, 283f, 285f
ossos, 305, 315f, 314, 315f
acessórios, 314, 315f
hioide, 304, 305f
subdivisões do, 282, 283f
termos anatômicos, 332
equivalentes latinos, 332

vasos, 300
sítios para passagem de, 300
na base do crânio, 301f
Crural
região, 432, 433f, 434, 435f
anterior, 432, 433f
posterior, 434, 435f
Curvatura(s)
da coluna vertebral, 62, 63f

D
Dedo(s)
dos pés, 220, 221f, 270
articulações dos, 224, 225f
músculos do, 270, 272
grande, 270, 272
mínimo, 272
ossos dos, 220, 221f
Desenvolvimento
de osso, 16
Diafragma, 102, 103f
função do, 104
hérnias diafragmáticas, 104, 105f
pontos de, 104, 105f
pélvico, 106
posição do, 104, 105f
urogenital, 106, 107f
Direção(ões)
do corpo, 2
de movimento, 2
no espaço, 2
Disco(s)
intervertebrais, 54, 55f
Dorso
da mão, 392, 393f
camada, 392
subfascial, 392
superficial, 392
fóvea radial, 392, 393f
tabaqueira anatômica, 392
do pé, 438, 439f
camada, 438
subcutânea, 438
subfascial, 438

E
Eixo(s)
principais, 2
do corpo, 2
Escápula, 111f
articulações, 112, 113f
ligamentos, 110
ossos, 110
Espaço(s)
direções no, 2
do corpo, 2
faríngeo, 348, 349f
lateral, 348, 349f
interfascial, 354
cervical, 354
camada profunda, 354

na região, 152, 153f
da cintura escapular, 152, 153f
axila, 152
axilares, 152
retrofaríngeo, 348, 349f
Espinha
músculos da, 72
eretores, 72
Esqueleto
aspectos gerais do, 20, 21f, 22
ossos, 20, 21f
articulação entre os, 22
classificação de, 20, 21f, 22
periósteo, 20
do pé, 226, 227f
função do, 226, 227f
morfologia do, 226, 227f
músculos do, 30, 31f, 32, 33f
características auxiliares, 32, 33f
função muscular, 32
investigação de, 32
classificação de, 30, 31f
Esterno, 67f
ossificação, 66

F
Fáscia(s), 136
da cabeça, 318
da coxa, 254, 255f
da parede abdominal, 92, 93f
da parte inferior, 276, 277f
da perna, 276, 277f
do pé, 276, 277f
do membro superior, 180
livre, 180
do pescoço, 330, 331f
do quadril, 254, 255f
na região, 152, 153f
da cintura escapular, 152, 153f
toracolombar, 78, 79f
Fêmur, 192, 193f, 194, 195f, 197f
posições do, 196
Fenda
palpebral, 320
músculos sobre a, 320
Fibrocartilagem, 12
Fíbula, 204
tíbia e, 214, 215f
conexões entre, 214, 215f
Fissura
palpebral, 321f
músculos sobre a, 321f
Forame(s)
axilares, 374, 375f
Forma(s)
cranianas, 311f
malformações, 311f

Índice Remissivo

Formato(s)
  cranianos, 310, 312, 313f
    especiais, 312, 313f
      suturas e, 312, 313f
    índice facial, 310
    neurocrânio, 310
      índice do, 310
        de altura, 310
        de comprimento, 310
        de largura, 310
Fossa
  cubital, 382, 383f, 384, 385f
    camada, 382
      profunda, 384
      subcutânea, 382
  infratemporal, 342, 343f
    características especiais, 342
    primeira camada, 342
    segunda camada, 342
  poplítea, 430, 431f
    camada profunda, 430
    ramos arteriais, 430
    variantes dos, 430
  pterigopalatina, 306, 307f
  retromandibular, 352, 353f
Fóvea
  radial, 392, 393f
Função
  do arco plantar, 228, 229f
  do diafragma, 104
  do esqueleto, 226, 227f
  do pé, 226, 227f
  dos músculos, 90, 91f, 148, 149f, 150, 151f, 170, 171f, 172, 244, 245f, 246, 247f, 252, 253f, 266, 267f
    abdominais, 90, 91f
    superficiais, 90, 91f
    da articulação, 170, 171f, 172, 173f, 252, 253f, 266, 267f
    do antebraço, 170, 171f
    do cotovelo, 170, 171f
    do joelho, 252, 253f
    do punho, 173f
    mediocarpal, 172, 173f
    subtalar, 266
    talocalcaneonavicular, 266
  da cintura escapular, 148, 149f, 150, 151f
  da coxa, 244, 245f, 246, 247f
    adutores, 244, 245f, 246, 247f
  do pulso, 172
  do quadril, 244, 245f, 246, 247f
  do tornozelo, 266, 267f
muscular, 32
  investigação de, 32
vitais, 6, 7f
  da célula, 6, 7f

H

Hérnia(s)
  como ponto de fraqueza, 100
    na parede abdominal, 100
    na região inguinal, 100
  diafragmáticas, 104, 105f
    pontos de, 104, 105f
Hiato Safeno, 416, 417f
  variantes, 416
    veia safena acessória, 416
    lateral, 416
Homem
  região perineal no, 408, 409f, 410, 411f
    camada, 408
    média, 408
    profunda, 410
    superficial, 408

I

Inclusão(ões)
  de células, 4
Investigação
  de função muscular, 32

J

Joelho
  articulação do, 206, 207f, 208, 209f, 210, 211f, 212, 213f, 215f, 252, 253f
  movimentos da, 212, 213f
  músculos da, 252, 253f
    função dos, 252, 253f
  regiões sobre o, 412, 428, 429f
  posterior, 428, 429f

L

Latim
  termos anatômicos, 34, 108, 184, 280, 444
  equivalente em, 34, 108, 184, 280, 444
    anatomia geral, 34
    membro, 184, 280
      inferior, 280
      superior, 184
    nervos, 444
    tronco, 108
    vasos periféricos, 444
Latino(s)
  termos anatômicos, 332
  equivalente em, 332
    cabeça, 332
    pescoço, 332
Ligamento(s), 186
  cintura escapular, 110
  clavícula, 112
  escápula, 110
  da articulação, 200, 222, 226, 227f
  do pé, 226, 227f
  do quadril, 200

  do tornozelo, 222
  da coluna vertebral, 56, 57f
  da região pélvica, 188
  pélvicos, 189f
  sobre o pulso, 130
Limite(s)
  da caixa torácica, 70, 71f
Linha Branca
  como ponto de fraqueza, 96
    na parede abdominal, 96
Lombar
  região, 404, 405f
    plexo, 404
      lombar, 404
      sacral, 404
    primeira camada, 404
    segunda camada, 404

M

Malformação(ões)
  das vértebras, 44, 45f
  pré-sacrais, 44, 45f
Mandíbula, 302, 303f
  formato da, 304, 305f
Mão(s)
  dorso da, 392, 393f
    camada, 392
      subfascial, 392
      superficial, 392
    fóvea radial, 392, 393f
    tabaqueira anatômica, 392
  músculos da, 174, 175f, 176, 177f
    intrínsecos, 174, 175f, 176, 177f
    aponeurose palmar, 178
    centrais, 174
    curtos, 179f
    hipotenares, 178
    tenares, 176
  palma da, 388, 389f, 390, 391f
    arco palmar, 390
      profundo, 390
      superficial, 390
    camada, 388
      profunda, 390
      superficial, 388
Mastigação
  músculos da, 324, 325f
  ação dos, 324
Membro Inferior, 185-280
  alinhamento do, 214
  conexões entre a tíbia, 214, 215f
  e a fíbula, 214, 215f
  arco plantar, 228, 229f
    função, 228, 229f
  articulações, 186
    do joelho, 206, 207f, 208, 209f, 210, 211f, 212, 213f, 215f, 252, 253f

movimentos da, 212, 213f
músculos da, 252, 253f
função dos, 252, 253f
do pé, 222, 224, 226
entre os outros ossos do tarso, 224
e do metatarso, 224
dos dedos, 224, 225f
ligamentos das, 226, 227f
subtalar, 224, 225f, 266
talocalcaneonavicular, 224, 225f, 266
do quadril, 198, 199f, 200, 201f
ligamentos da, 200
movimentos da, 200
do tornozelo, 222, 223f
ligamentos da, 222
sacroilíaca, 188
bainhas de tendões, 278, 279f
no pé, 278, 279f
características especiais, 232
fáscias, 232, 254, 255f, 276, 277f
da coxa, 254, 255f
da parte inferior, 276, 277f
da perna, 276, 277f
do pé, 276, 277f
do quadril, 254, 255f
ligamentos, 186
da região pélvica, 188
pélvicos, 189f
músculos, 232
da coxa, 232, 233f
adutores da, 232, 240, 241f, 242, 243f
função dos, 244, 245f, 246, 247f
anteriores da, 232, 248, 249f
classificação dos, 232
posteriores, 232, 250, 251f
do pé, 268, 269f
da sola, 270, 272, 274
dedo grande, 270, 272
do centro da, 274
intrínsecos, 268, 269f, 271f, 272, 273f, 275f
dedo mínimo, 272
do dorso, 268
do quadril, 232, 233f
classificação dos, 232
dorsais, 232, 234, 235f, 236, 237f
função dos, 244, 245f, 246, 247f
ventrais, 232, 238, 239f
do tornozelo, 266, 267f
função dos, 266, 267f
longos da parte inferior, 256, 257f
da perna, 256, 257f
anteriores, 256, 258, 259f, 260, 261f
posteriores, 256, 262, 263f, 264, 265f
do pé, 256, 257f
ossos, 186
do pé, 216, 218, 220, 221f, 226
dos dedos, 220, 221f
esqueleto do, 226, 227f
função do, 226, 227f
morfologia do, 226, 227f
metatarsos, 220, 221f
sesamoides, 220
tarsais, 216
do tarso, 217f, 218, 219f
parte inferior da perna, 202, 202, 203f, 204, 205f
fíbula, 204
tíbia, 202, 203f
pelve, 186
conexões entre os, 188
morfologia da, 188, 190, 191f
quadril, 186, 187f
parte livre do, 192
fêmur, 192, 193f, 194, 195f, 196, 197f
posições do, 196
patela, 194, 195f
posições do, 215f
regiões, 412
crural, 432, 433f, 434, 435f
anterior, 432, 433f
posterior, 434, 435f
da perna inferior, 412
do pé, 412
femoral, 422, 423f, 424, 425f, 426, 427f
anterior, 422, 423f, 424, 425f
posterior, 426, 427f
fossa poplítea, 430, 431f
ramos arteriais, 430
variantes dos, 430
glútea, 418, 419f, 420, 421f
hiato safeno, 416, 417f
variantes, 416
pé, 438, 439f, 440, 441f, 442, 443f
dorso do, 438, 439f
sola do, 440, 441f, 442, 443f
retromaleolar medial, 436, 437f
sobre a coxa, 412
sobre o joelho, 412, 428, 429f
posterior, 428, 429f
sobre o quadril, 412
subinguinal, 414, 415f
termos anatômicos, 280
equivalentes em latim, 280
tipos de pés, 230, 231f
Membro Superior, 109-184
articulações, 110
cintura escapular, 112, 113f
acromioclavicular, 112
esternoclavicular, 112
características especiais, 136
espaços, 152, 153f
na cintura escapular, 152, 153f
axila, 152
axilares, 152
fáscias, 136
na cintura escapular, 152, 153f
ligamentos, 110
cintura escapular, 110
clavícula, 112
escápula, 110
livre, 114, 180, 181f
articulação, 116, 117f, 120, 121f, 122, 123f, 130, 131f
do cotovelo, 120, 121f, 122, 123f
do ombro, 116, 117f
mediocarpais, 130, 131f
radiocarpais, 130, 131f
bainha dos tendões, 182, 183f
carpais, 182, 183f
digitais, 182, 183f
dorsais do carpo, 182
palmar do carpo, 182
características especiais do, 180
carpo, 124, 125f, 126, 127f
ossos individuais do, 126, 127f
fáscias do, 180, 181f
ligamentos, 130
sobre o pulso, 130
osso, 114, 115f, 118, 119f, 128, 129f
do antebraço, 118, 119f
do braço, 114, 115f
do metacarpo, 128, 129f
dos dedos, 128, 129f
músculos, 136
da articulação mediocarpal, 172, 173f
função dos, 172, 173f
da cintura escapular, 136, 137f
classificação dos, 136

Índice Remissivo

com inserções no
    úmero, 136
função dos, 148, 149f,
    150, 151f
que se inserem na, 136,
    144, 145f, 146, 147f
cranianos, 136, 146,
    147f
do tronco, 136, 144,
    145f, 146, 147f
da mão, 174, 175f, 176,
    177f
    aponeurose palmar, 178
    centrais, 174
    curtos, 179f
    hipotenares, 178
    intrínsecos, 174, 175f,
        176, 177f
    tenares, 176
do antebraço, 158, 159f,
    160, 161f, 162, 164,
    165f, 166, 167f, 168,
    169f, 170, 171f
    anterior, 158, 161f
    anteriores, 160, 162
    classificação dos, 158
    função dos, 170, 171f
    posterior, 158, 167f,
        169f
    posteriores, 166, 168
    radial, 158, 164, 165f
do braço, 136, 137f, 154,
    155f, 156, 157f
    anteriores, 136, 154,
        155f
    classificação dos, 136
    posteriores, 136, 156,
        157f
do cotovelo, 170, 171f
    função dos, 170, 171f
do ombro, 138, 139f, 140,
    141f, 142, 143f
    inseridos no úmero,
        138, 139f, 140, 141f,
        142, 143f
do pulso, 172, 173f
    função dos, 172, 173f
ossos, 110
    cintura escapular, 110
    clavícula, 112, 113f
    escápula, 110, 111f
termos anatômicos, 184
    equivalentes em latim,
        184
Metatarso(s), 220, 221f
    ossos do, 224
    outros, 224
    articulações entre
        os, 224
Morfologia
    da pelve óssea, 188, 190, 191f
        diâmetros, 190
        diferenças sexuais, 190
        dimensões externas, 190
        orientação da, 190

tipos pélvicos, 190
    classificação de, 190
do esqueleto, 226, 227f
do pé, 226, 227f
Movimento(s)
    da articulação, 200, 212, 213f
    do joelho, 212, 213f
    do quadril, 200
    da caixa torácica, 70, 71f
    da coluna vertebral, 62, 63f
    direções de, 2
    do corpo, 2
Mulher
    região perineal na, 406, 407f
    camada, 406
        intermediária, 406
        profunda, 406
        superficial, 406
Musculatura
    das costas, 72
    intrínseca, 72
Músculo(s)
    abdominais, 84, 85f, 86, 87f,
        88, 89f, 90, 91f, 94, 95f
    profundos, 94, 95f
    superficiais, 84, 85f, 86,
        87f, 88, 89f, 90, 91f
    função dos, 90, 91f
    grupo lateral, 84, 85f,
        86, 87f
    grupo medial, 88, 89f
    aspectos gerais dos, 30, 31f,
        32, 33f
    do esqueleto, 30, 31f,
        32, 33f
    características
        auxiliares, 32, 33f
    classificação de, 30, 31f
    função muscular, 32
    investigação de, 32
    da articulação, 172, 173f,
        252, 253f
    do joelho, 252, 253f
        função dos, 252, 253f
    mediocarpal, 172, 173f
        função dos, 172, 173f
    da cabeça, 318, 319f
    da mastigação, 324, 325f
    inseridos na cintura
        escapular, 328, 329f
    mastigatórios, 324
        ação dos, 324
    miméticos, 318, 319f
    da calvária, 318, 319f
    sobre a boca, 322, 323f
    sobre a fenda
        palpebral, 320
    sobre a fissura
        palpebral, 321f
    sobre o nariz, 320, 321f
    da caixa torácica, 82, 83f
        intercostais, 82, 83f
    da cintura escapular, 136, 137f
        classificação dos, 136

com inserções no úmero,
    136
função dos, 148, 149f,
    150, 151f
que se inserem na, 136,
    144, 145f, 146, 147f
cranianos, 136, 146,
    147f
do tronco, 136, 144,
    145f, 146, 147f
da coxa, 232, 233f
    adutores da, 232, 240,
        241f, 242, 243f
    função dos, 244, 245f,
        246, 247f
    anteriores da, 232, 248,
        249f
    classificação dos, 232
    posteriores, 232, 250, 251f
da mão, 174, 175f, 176, 177f
    aponeurose palmar, 178
    centrais, 174
    curtos, 179f
    hipotenares, 178
    intrínsecos, 174, 175f,
        176, 177f
    tenares, 176
do antebraço, 158, 159f, 160,
    161f, 162, 164, 165f, 166,
    167f, 168, 169f, 170, 171f
    anterior, 158, 161f
    anteriores, 160, 162
    classificação dos, 158
    função dos, 170, 171f
    posterior, 158, 167f, 169f
    posteriores, 166, 168
    radial, 158, 164, 165f
do braço, 136, 137f, 154,
    155f, 156, 157f
    anteriores, 136, 154, 155f
    classificação dos, 136
    posteriores, 136, 156, 157f
do cotovelo, 170, 171f
    função dos, 170, 171f
do ombro, 138, 139f, 140,
    141f, 142, 143f
    inseridos no úmero, 138,
        139f, 140, 141f, 142,
        143f
do pé, 268, 269f
    da sola, 270, 272, 274
        dedo grande, 270, 272
        do centro da, 274
    intrínsecos, 268, 269f,
        271f, 272, 273f, 275f
    dedo mínimo, 272
    do dorso, 268
do pescoço, 326
    anteriores, 326
    infra-hióideos, 326, 327f
do pulso, 172, 173f
    função dos, 172, 173f
do quadril, 232, 233f
    classificação dos, 232

dorsais, 232, 234, 235f, 236, 237f
  grupo anterior, 234, 235f
  grupo posterior, 236, 237f
  função dos, 244, 245f, 246, 247f
  ventrais, 232, 238, 239f
do tornozelo, 266, 267f
  função dos, 266, 267f
escalenos, 80, 81f
estriado, 18
  cardíaco, 18
extrínsecos, 78, 79f
  anterolaterais, 78, 79f
  da parede corporal, 78, 79f
intrínsecos, 72, 73f, 75f, 77f
  da nuca, 77f
  das costas, 72, 73f, 75f
    eretores da espinha, 72
    espinotransversais, 72
    interespinhais, 74
    intertransversários, 74
    transversoespinhais, 74
liso, 18
longos da parte inferior, 256, 257f
  da perna, 256, 257f
    anteriores, 256, 258, 259f, 260, 261f
    posteriores, 256, 262, 263f, 264, 265f
  do pé, 256, 257f
pré-vertebrais, 80, 81f

N

Nariz
  músculos sobre o, 320, 321f
Nervo(s), 333-444
  cabeça, 334, 335f
    espaços, 348, 349f
      faríngeo lateral, 348, 349f
      retrofaríngeo, 348, 349f
    fossa retromandibular, 352, 353f
    nucal, 346
    órbita, 344, 345f
      visualização superior da, 344, 345f
    regiões, 334, 335f, 336, 337f, 338, 339f, 340, 341f, 342, 343f, 354, 355f
      cervical, 346, 347f, 356, 357f, 358, 359f, 360, 361f
        anterolaterais, 358, 359f, 360, 361f, 362, 363f, 364, 365f
        esternocleidomastóidea, 364
        lateral, 358, 360
        medial, 354, 355f
        plexo braquial, 360
        plexo cervical, 358
        posterior, 346, 347f
        triângulo carotídeo, 362
      da tireoide, 356, 357f
      faciais anteriores, 336, 337f
      faciais laterais, 340, 341f, 342, 343f
        fossa infratemporal, 342, 343f
        parotideomassetérica, 340
        plexo intraparotídeo, 340
      orbital, 338, 339f
      occipital, 346, 347f
      triângulo, 346, 347f, 350, 351f, 366, 367f
        escalenovertebral, 366, 367f
        submandibular, 350, 351f
        suboccipital, 346, 347f
      trigêmeo, 336
        pontos de pressão do, 336
        relevância clínica, 336
  membro inferior, 412
    fossa poplítea, 430, 431f
      ramos arteriais, 430
      variantes dos, 430
    hiato safeno, 416, 417f
      variantes, 416
    pé, 438, 439f, 440, 441f, 442, 443f
      dorso do, 438, 439f
      sola do, 440, 441f, 442, 443f
    regiões, 412, 413f
      crural, 432, 433f, 434, 435f
        anterior, 432, 433f
        posterior, 434, 435f
      da perna inferior, 412
      do pé, 412
      femoral, 422, 423f, 424, 425f, 426, 427f
        anterior, 422, 423f, 424, 425f
        posterior, 426, 427f
      glútea, 418, 419f, 420, 421f
      retromaleolar medial, 436, 437f
      sobre a coxa, 412
      sobre o joelho, 412, 428, 429f
        posterior, 428, 429f
      sobre o quadril, 412
      subinguinal, 414, 415f
  membro superior, 368, 369f
    dorso da mão, 392, 393f
      camada, 392
        subcutânea, 392
        subfascial, 392
      fóvea radial, 392, 393f
      tabaqueira anatômica, 392
    forames axilares, 374, 375f
    fossa cubital, 382, 383f, 384, 385f
      camada, 382, 384
        profunda, 384
        subcutânea, 382
    palma da mão, 388, 389f, 390, 391f
      arco palmar superficial, 390
        variantes do, 390
      camada, 388, 390
        profunda, 390
        superficial, 388
    regiões, 368, 369f
      sobre o ombro, 368
      da parte superior do braço, 368
      do cotovelo, 368
      do antebraço, 368
      da mão, 368
      do carpo, 368
      axilar, 372, 373f
      braquial anterior, 376, 377f, 378, 379f
        sulco bicipital medial, 378, 379f
      braquial posterior, 380, 381f
      antebraquial anterior, 386, 387f
      carpal anterior, 388, 389f
    triângulo deltopeitoral, 370
      camada, 370
        superficial, 370
        profunda, 370
  pescoço, 334, 335f
    fossa retromandibular, 352, 353f
    nucal, 346
    regiões, 334, 335f, 336, 337f, 338, 339f, 340, 341f, 342, 343f, 354, 355f
      cervical, 356, 357f, 358, 359f, 360, 361f
        anterolaterais, 358, 359f, 360, 361f, 362, 363f, 364, 365f
        esternocleidomastóidea, 364
        lateral, 358, 360
        medial, 354, 355f
        plexo braquial, 360
        plexo cervical, 358
        posterior, 346, 347f
        triângulo carotídeo, 362
      da tireoide, 356, 357f

Índice Remissivo

triângulo, 346, 347f, 350, 351f, 366, 367f
escalenovertebral, 366, 367f
submandibular, 350, 351f
suboccipital, 346, 347f
sítios para passagem de, 300
na base do crânio, 301f
suprimento do, 74
ramos dorsais, 74
termos anatômicos, 444
equivalentes em latim, 444
trigêmeo, 336
pontos de pressão do, 336
relevância clínica, 336
tronco, 394, 395f
regiões, 394, 395f
do abdome, 394, 398, 399f
do tórax, 394, 396, 397f
inguinal, 400, 402
canal inguinal, 400, 401f, 402, 403f
lombar, 404, 405f
plexo lombar, 404
plexo sacral, 404
perineal, 406, 407f, 408, 409f, 410, 411f
na mulher, 406, 407f
no homem, 408, 409f, 410, 411f

Nuca
músculos da, 76, 77f
curtos, 76
intrínsecos, 77f
Núcleo
da célula, 6
celular, 7f

O

Ombro
músculos do, 138, 139f, 140, 141f, 142, 143f
inseridos no úmero, 138, 139f, 140, 141f, 142, 143f
anteriores, 142
posteriores, 138
Órbita, 306, 307f
vista superior da, 345f
visualização superior da, 344
primeira camada, 344
segunda camada, 344
Organela(s), 4
Ossificação, 17f
condral, 16
das costelas, 64
das vértebras, 52, 53f
do crânio, 282, 283f, 285f
do esterno, 66

intramembranosa, 16, 284
características especiais da, 284
sincondroses, 284
suturas, 284
Osso(s), 14
articulação entre os, 22, 23f, 24
classificação de, 28, 29f
contínua, 22, 23f
cartilaginosa, 22
fibrosa, 22
sincondrose, 22
sindesmose, 22
sínfise, 22
sinostose, 22
união óssea, 22
descontínuas, 24, 25f, 27f
cápsula articular, 24
características adicionais, 26
cavidade articular, 26
manutenção de contato, 26
superfícies articulares, 24
carpais, 127f
carpo, 124, 125f, 126
individuais, 126
distal, 126
proximal, 126
cintura escapular, 110
clavícula, 112, 113f
escápula, 110, 111f
classificação de, 20, 21f
curtos, 20
irregulares, 20
longos, 20
planos, 20
pneumáticos, 20
sesamoides, 20
cranianos, 286
estrutura dos, 286
desenvolvimento de, 16
do antebraço, 118, 119f
rádio, 118
ulna, 118
do braço, 114, 115f
úmero, 114
do crânio, 314, 315f
acessórios, 314, 315f
do metacarpo, 128
do pé, 216, 218, 220, 221f, 226
dos dedos, 220, 221f
esqueleto do, 226, 227f
função do, 226, 227f
morfologia do, 226, 227f
metatarsos, 220, 221f
sesamoides, 220
tarsais, 216
do tarso, 217f, 218, 219f
dos dedos, 128
falangeanos, 129f

hioide, 304, 305f
metacarpais, 129f
ossificação, 17f
parte inferior da perna, 202, 202, 203f, 204, 205f
fíbula, 204
tíbia, 202, 203f
pelve, 186
conexões entre os, 188
articulação sacroilíaca, 188
sínfise, 188
morfologia da, 188, 190, 191f
quadril, 186, 187f
periósteo, 20

P

Palma
da mão, 388, 389f, 390, 391f
arco palmar, 390
profundo, 390
superficial, 390
camada, 388
profunda, 390
superficial, 388
Parede
abdominal, 84
fáscias da, 92, 93f
músculos abdominais, 84, 85f, 86, 87f, 88, 89f, 90, 91f, 94, 95f
profundos, 94, 95f
superficiais, 84, 85f, 86, 87f, 88, 89f, 90, 91f
função dos, 90, 91f
grupo lateral, 84, 85f, 86, 87f
grupo medial, 88, 89f
pontos de fraqueza na, 96, 97f, 99f, 100, 101f
canal, 96, 98, 100
femoral, 100
inguinal, 96, 98
cicatrizes, 96
hérnias, 100
na região inguinal, 100
linha branca, 96
triângulo lombar, 100
umbigo, 96
visualizada de dentro, 98
corporal, 78
fáscia, 78, 79f
toracolombar, 78, 79f
músculos anterolaterais, 78, 79f
extrínsecos, 78, 79f
Parte(s)
do corpo, 2, 3f
Patela, 194, 195f

Pé(s)
　articulações do, 222, 224, 225f, 226, 227f, 266
　　dos dedos dos, 224, 225f
　　entre outros ossos, 224
　　do metatarso, 224
　　do tarso, 224
　　ligamentos das, 226, 227f
　　subtalar, 224, 225f, 266
　　talocalcaneonavicular, 224, 225f, 266
　dorso do, 438, 439f
　　camada, 438
　　　subcutânea, 438
　　　subfascial, 438
　músculos do, 268, 269f
　　da sola, 270, 272, 274
　　　dedo grande, 270, 272
　　　do centro da, 274
　　　intrínsecos, 268, 269f, 271f, 272, 273f, 275f
　　　dedo mínimo, 272
　　do dorso, 268
　ossos do, 216, 218, 220, 221f, 226
　　dos dedos, 220, 221f
　　esqueleto do, 226, 227f
　　　função do, 226, 227f
　　　morfologia do, 226, 227f
　　metatarsos, 220, 221f
　　sesamoides, 220
　　tarsais, 216
　parte inferior do, 256, 257f, 276, 277f
　　fáscias do, 276, 277f
　　músculos longos da, 256, 257f
　　　anteriores, 256
　　　classificação dos, 256
　　　posteriores, 256
　regiões do, 412
　sola do, 440, 441f, 442, 443f
　　arco plantar, 440, 442
　　　profundo, 440, 442
　　　variantes, 440
　　camada, 440
　　　profunda, 442
　　　superficial, 440
　　tendões no, 278, 279f
　　　bainhas de, 278, 279f
　　tipos de, 230, 231f
Pelve
　óssea, 188
　　morfologia da, 188, 190, 191f
　　　diâmetros, 190
　　　diferenças sexuais, 190
　　　dimensões externas, 190
　　　orientação da, 190
　　　tipos pélvicos, 190
　　　　classificação de, 190
　ossos da, 186
　　conexões entre os, 188

　　articulação sacroilíaca, 188
　　sínfise, 188
　　quadril, 186, 187f
Perna
　inferior, 412
　　regiões da, 412
　parte inferior da, 256, 257f
　　fáscias da, 276, 277f
　　músculos longos da, 256, 257f
　　　anteriores, 256, 258, 259f, 260, 261f
　　　classificação dos, 256
　　　posteriores, 256, 262, 263f, 264, 265f
Pescoço, 281-332
　fáscias, 318, 330, 331f
　músculos, 318
　　anteriores, 326
　　　infra-hióideos, 326, 327f
　regiões do, 334, 335f
　nervos, 334
　vasos periféricos, 334, 335f
　termos anatômicos, 332
　　equivalentes latinos, 332
Plano(s)
　principais, 2
　do corpo, 2
Plexo
　intraparotídeo, 340
　nervos, 340
　vasos periféricos, 340
　lombar, 404
　sacral, 404
Ponto(s) de Fraqueza
　na parede abdominal, 96, 97f, 99f, 100, 101f
　　canal, 96, 98, 100
　　　femoral, 100
　　　inguinal, 96, 98
　　cicatrizes, 96
　　hérnias, 100
　　　na região inguinal, 100
　　linha branca, 96
　　triângulo lombar, 100
　　umbigo, 96
　　visualizada de dentro, 98
Posição(ões)
　do diafragma, 104, 105f
　do membro inferior, 215f
Pulso
　ligamentos sobre o, 130
　músculos do, 172, 173f
　　função dos, 172, 173f
Punho
　articulação do, 173f
　músculos da, 173f
　função dos, 173f

Q
Quadril
　articulação do, 198, 199f, 200, 201f
　　ligamentos da, 200
　　movimentos da, 200
　fáscia do, 254, 255f
　músculos do, 232, 233f
　　classificação dos, 232
　　dorsais, 232, 234, 235f, 236, 237f
　　　grupo anterior, 234, 235f
　　　grupo posterior, 236, 237f
　　função dos, 244, 245f, 246, 247f
　　ventrais, 232, 238, 239f
　ossos do, 186, 187f
　regiões sobre o, 412

R
Região(ões)
　antebraquial anterior, 386, 387f
　　camada, 386
　　　subcutânea, 386
　　　subfascial, 386
　axilar, 372, 373f
　　plexo, 372
　　braquial, 372
　braquial, 376, 377f, 378, 379f
　　anterior, 376, 377f, 378, 379f
　　　camada subcutânea, 376
　　　sulco bicipital medial, 378, 379f
　　posterior, 380, 381f
　　　camada, 380
　　　　subcutânea, 380
　　　　subfascial, 380
　carpal anterior, 388, 389f
　cervical, 346, 347f, 354, 355f
　　anterolaterais, 358, 359f, 360, 361f, 362, 363f, 364, 365f
　　　esternocleidomastóidea, 364
　　　subcutânea, 358
　　　triângulo carotídeo, 362
　　lateral, 358, 360
　　　plexo, 358, 360
　　　　braquial, 360
　　　　cervical, 358
　　　primeira camada, 358
　　　segunda camada, 360
　　　terceira camada, 360
　　medial, 354
　　　espaço interfascial, 354
　　mediana, 355f
　　posterior, 346, 347f
　da cabeça, 334, 335f
　da mão, 368

Índice Remissivo

da parte superior, 368
  do braço, 368
da tireoide, 356, 357f
  do antebraço, 368
  do carpo, 368
  do cotovelo, 368
  do pescoço, 334, 335f
  dorso da mão, 392, 393f
    fóvea radial, 392, 393f
    camada, 392
      subfascial, 392
      superficial, 392
    tabaqueira anatômica, 392
  faciais, 336, 340, 341f, 342, 343f
    anteriores, 336
    laterais, 340, 341f, 342, 343f
      parotideomassetérica, 340
      plexo intraparotídeo, 340
  fossa poplítea, 430, 431f
    ramos arteriais, 430
    variantes dos, 430
  hiato safeno, 416, 417f
    variantes, 416
  inguinal, 100
    como ponto de fraqueza, 100
    na parede abdominal, 100
  membro inferior, 412
    crural, 432, 433f, 434, 435f
      anterior, 432, 433f
      posterior, 434, 435f
    da perna inferior, 412
    do pé, 412
    femoral, 422, 423f, 424, 425f, 426, 427f
      anterior, 422, 423f, 424, 425f
      posterior, 426, 427f
    glútea, 418, 419f, 420, 421f
    retromaleolar medial, 436, 437f
    sobre a coxa, 412
    sobre o joelho, 412, 428, 429f
      posterior, 428, 429f
    sobre o quadril, 412
    subinguinal, 414, 415f
  membro superior, 368, 369f
  nucal, 346
  occipital, 346, 347f
    triângulo suboccipital, 346, 347f
  orbital, 338, 339f
  palma da mão, 388, 389f, 390, 391f
    arco palmar, 390
      profundo, 390
      superficial, 390
    camada, 388
      profunda, 390
      superficial, 388
    pé, 438, 439f, 440, 441f, 442, 443f
      dorso do, 438, 439f
      sola do, 440, 441f, 442, 443f
    pélvica, 188
      ligamentos da, 188
    sacral, 50, 51f
      variações na, 50, 51f
    sobre o ombro, 368
    tronco, 394, 395f
      do abdome, 394, 398, 399f
      do tórax, 394, 396, 397f
      inguinal, 400, 402
        canal inguinal, 400, 401f, 402, 403f
      lombar, 404, 405f
        plexo lombar, 404
        plexo sacral, 404
      perineal, 406, 407f, 408, 409f, 410, 411f
        na mulher, 406, 407f
        no homem, 408, 409f, 410, 411f
Retromaleolar
  medial, 436, 437f
  camada, 436
    subcutânea, 436
    subfascial, 436

S

Sacro, 46, 47f, 48, 49f
Sesamoide(s)
  ossos, 220
Sincondrose(s), 22, 284
Sindesmose, 22
Sínfise, 22, 188
Sinostose, 22
Sola
  do pé, 270, 272, 274, 440, 441f, 442, 443f
  arco plantar, 440, 442
    profundo, 440, 442
    variantes, 440
  camada, 440
    profunda, 442
    superficial, 440
  músculos da, 270, 272, 274
    intrínsecos, 274
    no centro da, 274
Subdivisão(ões)
  do crânio, 282, 283f
Subinguinal
  região, 414, 415f
  camada subcutânea, 414
Superfície(s)
  articulares, 24
  interna, 296, 297f
    da base craniana, 296, 297f, 298, 299f
    variantes da, 298, 299f

Suporte
  tecidos de, 10
Sutura(s), 288
  cranianas, 284
  e formatos cranianos, 312, 313f
    especiais, 312, 313f

T

Tabaqueira
  anatômica, 392
Tarso
  ossos do, 217f, 218, 219f
  outros, 224
    articulações entre os, 224
Tecido(s)
  de suporte, 10
  osso, 14
    desenvolvimento de, 16
    ossificação, 17f
    ósseo, 15f
  cartilagem, 12, 13f
    elástica, 12
    fibrocartilagem, 12
    hialina, 12
  muscular, 18, 19f
    estriado, 18
      cardíaco, 18
    liso, 18
  epiteliais, 8, 9f
  conjuntivo, 10, 11f
Tendão(ões)
  bainha dos, 182, 183f, 278, 279f
  carpais, 182, 183f
  digitais, 182, 183f
  do carpo, 182
    dorsais, 182
    palmar do, 182
  no pé, 278, 279f
Termo(s)
  anatômicos, 34, 108, 184, 280, 332
  equivalente em latim, 34, 108, 184, 280
    anatomia geral, 34
    membro, 184, 280
      inferior, 280
      superior, 184
    tronco, 108
  equivalentes latinos, 332
    cabeça, 332
    pescoço, 332
Termo(s) Geral(is)
  do corpo, 2, 3f
  direções, 2
  de movimento, 2
  no espaço, 2
  eixos principais, 2
  planos principais, 2
Tíbia, 202, 203f
  e fíbula, 214, 215f
    conexões entre, 214, 215f

Tireoide
　regiões da, 356, 357f
Tórax
　regiões do, 394, 396, 397f
　　anteriores, 396
　　posteriores, 396
Tornozelo
　articulação do, 222, 223f
　ligamentos da, 222
　músculos do, 266, 267f
　função dos, 266, 267f
Triângulo
　carotídeo, 362
　como ponto de fraqueza, 100
　　na parede abdominal, 100
　deltopeitoral, 370, 371f
　　camada, 370
　　　profunda, 370
　　　superficial, 370
　escalenovertebral, 366, 367f
　lombar, 100
　submandibular, 350, 351f
　　camada, 350
　　　profunda, 350
　　　superficial, 350
　suboccipital, 346, 347f
Tronco, 35-108
　assoalho pélvico, 106, 107f
　　diafragma, 106, 107f
　　pélvico, 106
　　urogenital, 106, 107f
　caixa torácica, 64, 82
　　costelas, 64, 65f
　　　articulação das, 68, 69f
　　　específicas, 64
　　　ossificação, 64
　　esterno, 66, 67f
　　　ossificação, 66
　　limites da, 70, 71f
　　movimentos da, 70, 71f
　　músculos da, 82, 83f
　　　intercostais, 82, 83f
　coluna vertebral, 36
　　articulações da, 58, 59f, 60, 61f
　　　atlantoaxiais, 60
　　　atlantoccipitais, 60
　　　descobertas, 58
　　　lombossacra, 58
　　　sacrococcígea, 58
　　　zigapofisárias, 58
　　cóccix, 48, 49f
　　curvaturas, 62, 63f
　　discos intervertebrais, 54, 55f
　　ligamentos da, 56, 57f
　　movimentos, 62, 63f
　　região sacral, 50, 51f
　　　variações na, 50, 51f
　　sacro, 46, 47f, 48, 49f
　　vértebras, 36, 40, 42, 44, 46, 48
　　　cervicais, 36, 37f, 39f
　　　lombares, 42, 43f
　　　ossificação das, 52, 53f

　　　pré-sacrais, 44, 45f
　　　　malformações das, 44, 45f
　　　　variações das, 44, 45f
　　　torácicas, 40, 41f
　costas, 72
　　musculatura das, 72
　　　intrínseca, 72
　　músculos intrínsecos das, 72, 73f, 75f
　　　eretores da espinha, 72
　　　espinotransversais, 72
　　　interespinhais, 74
　　　intertransversários, 74
　　　transversoespinhais, 74
　　nuca, 76
　　　músculos da, 76, 77f
　　　　curtos, 76
　　　　intrínsecos, 77f
　　　suprimento do nervo, 74
　　　ramos dorsais, 74
　diafragma, 102, 103f
　　função do, 104
　　posição do, 104, 105f
　　hérnias diafragmáticas, 104, 105f
　　pontos de, 104, 105f
　músculos do, 80, 81f, 136, 144
　　escalenos, 80, 81f
　　inserção dos, 144
　　　na cintura escapular, 144
　　não intrínsecos, 147f
　　　inseridos, 147f
　　　　na cintura escapular, 147f
　　pré-vertebrais, 80, 81f
　　que se inserem, 136
　　　na cintura escapular, 136
　parede abdominal, 84
　　músculos abdominais, 84, 85f, 86, 87f, 88, 89f, 90, 91f, 94, 95f
　　　profundos, 94, 95f
　　　superficiais, 84, 85f, 86, 87f, 88, 89f, 90, 91f
　　　função dos, 90, 91f
　　　grupo lateral, 84, 85f, 86, 87f
　　　grupo medial, 88, 89f
　　fáscias da, 92, 93f
　　pontos de fraqueza na, 96, 97f, 99f, 100, 101f
　　　canal, 96, 98, 100
　　　femoral, 100
　　　inguinal, 96, 98
　　　cicatrizes, 96
　　　hérnias, 100
　　　　na região inguinal, 100
　　　linha branca, 96
　　　triângulo lombar, 100
　　　umbigo, 96

　　　visualizada de dentro, 98
　parede corporal, 78
　　fáscia, 78, 79f
　　　toracolombar, 78, 79f
　　músculos anterolaterais, 78, 79f
　　　extrínsecos, 78, 79f
　regiões, 394, 395f
　　do abdome, 394, 398, 399f
　　do tórax, 394, 396, 397f
　　inguinal, 400, 402
　　　canal inguinal, 400, 401f, 402, 403f
　　lombar, 404, 405f
　　　plexo lombar, 404
　　　plexo sacral, 404
　　perineal, 406, 407f, 408, 409f, 410, 411f
　　　na mulher, 406, 407f
　　　no homem, 408, 409f, 410, 411f
　termos anatômicos, 108
　　equivalentes latinos, 108

U
Umbigo
　como ponto de fraqueza, 96
　　na parede abdominal, 96
Úmero
　inserções no, 136
　　músculos com, 136
　　　da cintura escapular, 136
　músculos inseridos no, 138, 139f, 140, 141f, 142, 143f
　　do ombro, 138, 139f, 140, 141f, 142, 143f
　　anteriores, 142
　　posteriores, 138, 140
União
　óssea, 22

# V
Variação(ões)
　das vértebras, 44, 45f
　　pré-sacrais, 44, 45f
　na região sacral, 50, 51f
Vaso(s)
　sítios para passagem de, 300
　　na base do crânio, 301f
Vaso(s) Periférico(s), 333-444
　cabeça, 334, 335f
　　cervical posterior, 346, 347f
　　faciais, 336, 337f, 340, 341f, 342, 343f
　　　anteriores, 336, 337f
　　　laterais, 340, 341f, 342, 343f
　　　　fossa infratemporal, 342, 343f
　　　　parotideomassetérica, 340

Índice Remissivo

plexo intraparotídeo, 340
occipital, 346, 347f
orbital, 338, 339f
regiões, 334, 335f, 336, 337f, 338, 339f, 340, 341f, 342, 343f, 354, 355f
  anterolaterais, 358, 359f, 360, 361f, 362, 363f, 364, 365f
  cervical, 356, 357f, 358, 359f, 360, 361f
  da tireoide, 356, 357f
  esternocleidomastóidea, 364
  lateral, 358, 360
  medial, 354, 355f
  plexo braquial, 360
  plexo cervical, 358
  triângulo carotídeo, 362
espaços, 348, 349f
  faríngeo lateral, 348, 349f
  retrofaríngeo, 348, 349f
fossa retromandibular, 352, 353f
membro inferior, 412
  fossa poplítea, 430, 431f
    ramos arteriais, 430
    variantes dos, 430
  hiato safeno, 416, 417f
    variantes, 416
  pé, 438, 439f, 440, 441f, 442, 443f
    dorso do, 438, 439f
    sola do, 440, 441f, 442, 443f
  regiões, 412, 413f
    crural, 432, 433f, 434, 435f
      anterior, 432, 433f
      posterior, 434, 435f
    da perna inferior, 412
    do pé, 412
    femoral, 422, 423f, 424, 425f, 426, 427f
      anterior, 422, 423f, 424, 425f
      posterior, 426, 427f
    glútea, 418, 419f, 420, 421f
    retromaleolar medial, 436, 437f
    sobre a coxa, 412
    sobre o joelho, 412, 428, 429f
      posterior, 428, 429f
    sobre o quadril, 412
    subinguinal, 414, 415f

membro superior, 368, 369f
  dorso da mão, 392, 393f
    camada, 392
      subcutânea, 392
      subfascial, 392
    fóvea radial, 392, 393f
    tabaqueira anatômica, 392
  forames axilares, 374, 375f
  fossa cubital, 382, 383f, 384, 385f
    camada, 382, 384
      profunda, 384
      subcutânea, 382
  palma da mão, 388, 389f, 390, 391f
    arco palmar
      superficial, 390
      variantes do, 390
    camada, 388, 390
      profunda, 390
      superficial, 388
  regiões, 368, 369f
    antebraquial anterior, 386, 387f
    axilar, 372, 373f
    braquial anterior, 376, 377f, 378, 379f
      sulco bicipital medial, 378, 379f
    braquial posterior, 380, 381f
    carpal anterior, 388, 389f
    da mão, 368
    da parte superior do braço, 368
    do antebraço, 368
    do carpo, 368
    do cotovelo, 368
    sobre o ombro, 368
  triângulo deltopeitoral, 370
    camada, 370
      profunda, 370
      superficial, 370
nucal, 346
órbita, 344, 345f
  visualização superior da, 344, 345f
pescoço, 334, 335f
  cervical, 356, 357f, 358, 359f, 360, 361f
    anterolaterais, 358, 359f, 360, 361f, 362, 363f, 364, 365f
    esternocleidomastóidea, 364
    lateral, 358, 360
    medial, 354, 355f

plexo braquial, 360
plexo cervical, 358
posterior, 346, 347f
triângulo carotídeo, 362
  da tireoide, 356, 357f
  regiões, 334, 335f, 336, 337f, 338, 339f, 340, 341f, 342, 343f, 354, 355f
termos anatômicos, 444
  equivalentes em latim, 444
triângulo, 346, 347f, 350, 351f, 366, 367f
  escalenovertebral, 366, 367f
  submandibular, 350, 351f
  suboccipital, 346, 347f
trigêmeo, 336
  pontos de pressão do, 336
  relevância clínica, 336
tronco, 394, 395f
  regiões, 394, 395f
    do abdome, 394, 398, 399f
    do tórax, 394, 396, 397f
    inguinal, 400, 402
      canal inguinal, 400, 401f, 402, 403f
      lombar, 404, 405f
        plexo lombar, 404
        plexo sacral, 404
      perineal, 406, 407f, 408, 409f, 410, 411f
        na mulher, 406, 407f
        no homem, 408, 409f, 410, 411f
Veia Safena
  acessória, 416
  lateral, 416
  parva, 428
    variações da, 428
      na terminação, 428
      no curso, 428
Vértebra(s)
  cervicais, 36, 37f, 39f
    primeira, 38
    segunda, 38
  lombares, 42, 43f
  ossificação das, 52, 53f
  pré-sacrais, 44, 45f
    malformações das, 44, 45f
    variações das, 44, 45f
  torácicas, 40, 41f

Panorama em Resumo

Anatomia Geral

Tronco

Membro Superior

Membro Inferior

Cabeça e Pescoço

Nervos e Vasos Periféricos

Atlas Colorido de Anatomia Humana

em 3 Volumes

Volume 1: Sistema Locomotor
Werner Platzer † e
Thomas Shiozawa-Bayer
Volume 2: Órgãos Internos
Helga Fritsch e Wolfgang Kuehnel †
Volume 3: Sistema Nervoso e Órgãos Sensoriais
Werner Kahle †, Michael Frotscher †
e Frank Schmitz

Thieme Revinter

Volume 1
Sistema Locomotor

Oitava Edição

Werner Platzer †

Atualização por
Thomas Shiozawa-Bayer, MD, MME
Lecturer and Medical Faculty Member
Institute for Clinical Anatomy
Eberhard Karls University of Tübingen
Tübingen, Germany

216 Figuras Coloridas

Thieme
Rio de Janeiro • Stuttgart • New York • Delhi

Dados Internacionais de Catalogação na Publicação (CIP)
(eDOC BRASIL, Belo Horizonte/MG)

K12s

Kahle, Werner.
Sistema locomotor/Werner Kahle, Thomas Shiozawa-Bayer; tradução Edianez Chimello. – 8.ed. – Rio de Janeiro, RJ: Thieme Revinter, 2023.
14 x 21 cm – (Atlas Colorido de Anatomia Humana; v. 1)

Inclui bibliografia.
Título Original: *Color Atlas of Human Anatomy: Locomotor System*
ISBN 978-65-5572-220-8
eISBN 978-65-5572-221-5

1. Anatomia humana. 2. Sistema musculoesquelético – Anatomia – Atlas. I. Shiozawa-Bayer, Thomas. II. Chimello, Edianez. III. Título.

CDD 611.7

Elaborado por Maurício Amormino Júnior – CRB6/2422

Tradução:
EDIANEZ CHIMELLO
Tradutora Especializada na Área da Saúde, SP

Revisão Técnica:
VINÍCIUS MAGNO
Professor da Universidade Federal do Estado do Rio de Janeiro – UNIRIO
Cirurgião de Coluna do Hospital Universitário Gaffrée e Guinle
Cirurgião de Coluna do Serviço de Coluna do Hospital Municipal Lourenço Jorge
Membro Titular da Sociedade Brasileira de Ortopedia e Traumatologia
Membro Titular da Sociedade Brasileira de Cirurgia da Coluna

Copyright © 2023 of the original English language edition by Georg Thieme Verlag KG, Stuttgart, Germany.
Original title: Color Atlas Human Anatomy, 8th edition, Vol. 1 Locomotor System by Werner Platzer, updated by Thomas Shiozawa-Bayer.

Copyright © 2023 da edição original em Inglês por Georg Thieme Verlag KG, Stuttgart, Alemanha.
Título original: Color Atlas Human Anatomy, 8th edition, Vol. 1 Locomotor System de Werner Platzer, updated by Thomas Shiozawa-Bayer.

© 2023 Thieme. All rights reserved.

Thieme Revinter Publicações Ltda.
Rua do Matoso, 170
Rio de Janeiro, RJ
CEP 20270-135, Brasil
http://www.ThiemeRevinter.com.br

Thieme USA
http://www.thieme.com

Design de Capa: © Thieme

Impresso no Brasil por Forma Certa Gráfica Digital Ltda.
5 4 3 2 1
ISBN 978-65-5572-220-8

Também disponível como eBook:
eISBN 978-65-5572-221-5

Nota: O conhecimento médico está em constante evolução. À medida que a pesquisa e a experiência clínica ampliam o nosso saber, pode ser necessário alterar os métodos de tratamento e medicação. Os autores e editores deste material consultaram fontes tidas como confiáveis, a fim de fornecer informações completas e de acordo com os padrões aceitos no momento da publicação. No entanto, em vista da possibilidade de erro humano por parte dos autores, dos editores ou da casa editorial que traz à luz este trabalho, ou ainda de alterações no conhecimento médico, nem os autores, nem os editores, nem a casa editorial, nem qualquer outra parte que se tenha envolvido na elaboração deste material garantem que as informações aqui contidas sejam totalmente precisas ou completas; tampouco se responsabilizam por quaisquer erros ou omissões ou pelos resultados obtidos em consequência do uso de tais informações. É aconselhável que os leitores confirmem em outras fontes as informações aqui contidas. Sugere-se, por exemplo, que verifiquem a bula de cada medicamento que pretendam administrar, a fim de certificar-se de que as informações contidas nesta publicação são precisas e de que não houve mudanças na dose recomendada ou nas contraindicações. Esta recomendação é especialmente importante no caso de medicamentos novos ou pouco utilizados. Alguns dos nomes de produtos, patentes e design a que nos referimos neste livro são, na verdade, marcas registradas ou nomes protegidos pela legislação referente à propriedade intelectual, ainda que nem sempre o texto faça menção específica a esse fato. Portanto, a ocorrência de um nome sem a designação de sua propriedade não deve ser interpretada como uma indicação, por parte da editora, de que ele se encontra em domínio público.

Todos os direitos reservados. Nenhuma parte desta publicação poderá ser reproduzida ou transmitida por nenhum meio, impresso, eletrônico ou mecânico, incluindo fotocópia, gravação ou qualquer outro tipo de sistema de armazenamento e transmissão de informação, sem prévia autorização por escrito.

Sumário

1 Anatomia Geral 1

1.1 O Corpo 2
  Partes do Corpo 2
  Termos Gerais 2
1.2 A Célula 4
  Citoplasma 4
  Núcleo da Célula 6
  Funções Vitais da Célula 6
1.3 Tecidos 8
  Tecidos Epiteliais 8
  Tecido Conjuntivo e Tecidos de Suporte .. 10
  Tecido Muscular 18

1.4 Aspectos Gerais do Esqueleto 20
  Classificação de Ossos 20
  Periósteo 20
  Articulações entre os Ossos 22
1.5 Aspectos Gerais dos Músculos 30
  Classificação dos Músculos do Esqueleto . 30
  Características Auxiliares dos
  Músculos do Esqueleto 32
  Investigação de Função Muscular 32
1.6 Termos Anatômicos e seus
  Equivalentes em Latim 34

2 Tronco 35

2.1 Coluna Vertebral 36
  Vértebras Cervicais 36
  Vértebras Torácicas 40
  Vértebras Lombares 42
  Malformações e Variações das
  Vértebras Pré-Sacrais 44
  Sacro 46
  Cóccix 48
  Variações na Região Sacral 50
  Ossificação das Vértebras 52
  Discos Intervertebrais 54
  Ligamentos da Coluna Vertebral 56
  Articulações da Coluna Vertebral 58
  A Coluna Vertebral, Curvaturas e
  Movimentos 62
2.2 Caixa Torácica 64
  Costelas 64
  Esterno 66
  Articulações das Costelas 68
  Limites da Caixa Torácica 70
  Movimentos da Caixa Torácica 70
2.3 Musculatura Intrínseca das Costas ... 72
  Músculos Intrínsecos das Costas 72
  Músculos Curtos da Nuca 76

2.4 Parede Corporal 78
  Fáscia Toracolombar 78
  Músculos Anterolaterais Extrínsecos .. 78
2.5 Músculos Pré-Vertebral e Escaleno ... 80
  Músculos Pré-Vertebrais 80
  Músculos Escalenos 80
2.6 Músculos da Caixa Torácica 82
  Músculos Intercostais 82
2.7 Parede Abdominal 84
  Músculos Abdominais Superficiais
  Grupo Lateral 84
  Função dos Músculos Abdominais
  Superficiais 90
  Fáscias da Parede Abdominal 92
  Músculos Abdominais Profundos 94
  Pontos de Fraqueza na Parede
  Abdominal 96
2.8 Diafragma 102
  Posição e Função do Diafragma 104
  Pontos de Hérnias Diafragmáticas ... 104
2.9 Assoalho Pélvico 106
  Diafragma Pélvico 106
  Diafragma Urogenital 106
2.10 Termos Anatômicos e seus
  Equivalentes em Latim 108

3 Membro Superior 109

3.1 Ossos, Ligamentos e Articulações 110
Cintura Escapular 110
Membro Superior Livre 114
3.2 Músculos, Fáscias e Características
Especiais 136
Músculos da Cintura Escapular e
Braço 136
Função dos Músculos da Cintura
Escapular 148
Músculos do Antebraço 158

Função dos Músculos da Articulação do
Cotovelo e do Antebraço 170
Função dos Músculos do Pulso e da
Articulação Mediocarpal 172
Músculos Intrínsecos da Mão 174
Fáscias e Características Especiais do
Membro Superior Livre 180
3.3 Termos Anatômicos e Seus
Equivalentes em Latim 184

4 Membro Inferior 185

4.1 Ossos, Ligamentos e Articulações 186
Pelve 186
A Parte Livre do Membro Inferior 192
4.2 Músculos, Fáscias e Características
Especiais 232
Músculos do Quadril e da Coxa 232
Fáscia do Quadril e da Coxa 254

Músculos Longos da Parte Inferior da
Perna e do Pé 256
Músculos Intrínsecos do Pé 268
Fáscias da Parte Inferior da
Perna e do Pé 276
Bainhas de Tendões no Pé 278
4.3 Termos Anatômicos e seus Equivalentes
em Latim 280

5 Cabeça e Pescoço 281

5.1 Crânio 282
Subdivisões do Crânio 282
Ossificação do crânio 282
Características Especiais da Ossificação
Intramembranosa 284
Suturas e Sincondroses 284
Estrutura dos Ossos Cranianos 286
Calvária 286
Aspecto Lateral do Crânio 288
Aspecto Posterior do Crânio 290
Aspecto Anterior do Crânio 292
Aspecto Inferior do Crânio 294
Superfície Interna da Base Craniana . . 296
Variantes da Superfície Interna da
Base do Crânio 298
Sítios para Passagem de Vasos e
Nervos 300
Mandíbula 302
Formato da Mandíbula 304

Osso Hioide 304
Órbita 306
Fossa Pterigopalatina 306
Cavidade Nasal 308
Formatos Cranianos 310
Suturas e Formatos Cranianos
Especiais 312
Ossos Acessórios do Crânio 314
Articulação Temporomandibular 316
5.2 Músculos e Fáscia 318
Músculos da Cabeça 318
Músculos Anteriores do Pescoço 326
Músculos da Cabeça Inseridos na
Cintura Escapular 328
Fáscias do Pescoço 330
5.3 Termos Anatômicos e seus
Equivalentes em Latim 332

6 Nervos e Vasos Periféricos............................333

6.1 Cabeça e Pescoço 334
- Regiões 334
- Regiões Faciais Anteriores 336
- Região Orbital 338
- Regiões Faciais Laterais 340
- Fossa Infratemporal 342
- Visualização Superior da Órbita 344
- Região Occipital e Região Cervical (Nucal) Posterior 346
- Triângulo Suboccipital 346
- Espaços Faríngeo Lateral e Retrofaríngeo 348
- Triângulo Submandibular 350
- Fossa Retromandibular............. 352
- Região Cervical Medial 354
- Região da Tireoide 356
- Regiões Cervicais Anterolaterais 358
- Triângulo Escalenovertebral 366

6.2 Membro Superior.................. 368
- Regiões 368
- Triângulo Deltopeitoral 370
- Região Axilar 372
- Forames Axilares 374
- Região Braquial Anterior............ 376
- Região Braquial Posterior 380
- Fossa Cubital 382
- Região Antebraquial Anterior 386
- Região Carpal Anterior 388
- Palma da Mão 388
- Dorso da Mão 392

6.3 Tronco 394
- Regiões 394
- Regiões do Tórax 396
- Regiões do Abdome 398
- Região Inguinal.................... 400

6.4 Membro Inferior................... 412
- Regiões 412
- Região Subinguinal 414
- Hiato Safeno 416
- Região Glútea 418
- Região Femoral Anterior............ 422
- Região Femoral Posterior 426
- Região Posterior do Joelho 428
- Fossa Poplítea 430
- Região Crural Anterior 432
- Região Crural Posterior 434
- Região Retromaleolar Medial 436
- Dorso do Pé 438
- Sola do Pé 440

Para Aqueles que Querem Saber Mais 446

Índice de Nomes Próprios 447

Referências 449

Índice Remissivo..459

Prefácio

É uma grande honra e responsabilidade confiarem-me um trabalho que tem sido um sucesso comercial por mais de 40 anos. O Atlas Colorido despertou o interesse acadêmico por gerações, e, de fato, este autor usou e apreciou o livro durante seus próprios dias como estudante. É um trabalho compacto que abrange tanto os aspectos sistêmicos quanto à anatomia topográfica do sistema locomotor. O autor original compilou as informações ao longo de muitos anos e décadas com base em extensos cursos, estágios e dissecações. O livro também tem uma sólida base científica extraída de muitos estudos originais e atlas que detalham as descobertas históricas em humanos, a anatomia e suas muitas variantes.

Além disso, esta nova edição incorpora a experiência do novo autor em anatomia clínica, bem como em configurações de estudante e educação continuada em cirurgia.

Correlações clínicas, que estão se tornando cada vez mais importantes devido aos requisitos de licenciamento, foram revistas e continuamente atualizadas.

Em primeiro lugar, expresso agradecimentos ao Professor emérito Werner Platzer, MD, por preservar o trabalho de sua vida na forma deste atlas. Eu sou grato por ter me confiado seu trabalho e espero seguir habilmente seus passos. Eu agradeço também a Sra. Mauch, a Sra. Werner, a Sra. Friedrich e ao Sr. Enim da Thieme Medical Publishers pela excelente colaboração e apoio.

Esta edição é dedicada a todos os alunos, que são uma fonte constante de aprendizado para mim: a curiosidade do novato é uma grande força impulsionadora para explorar o desconhecido. Assim, eu sou grato por todas as perguntas e sugestões que podem melhorar este livro. Que ele possa ajudar as gerações presentes e futuras em seus treinamento para se tornarem médicos excepcionais.

Tübingen, 2022
Thomas Shiozawa-Bayer

Prefácio da 1ª Edição do Volume I

O Volume I é projetado para dar aos alunos uma concisa visão geral do aparelho locomotor e a topografia das estruturas neurovasculares periféricas que suprem esse sistema - tendo em mente que este atlas não pode substituir um livro de tamanho completo.

Como a anatomia é uma ciência visual, tenho feito um esforço para fornecer tantas ilustrações quanto possível. Elas são baseadas, em parte, nas dissecações preparadas pelo autor, enquanto variações e variantes são principalmente demonstradas em dissecações originais. As ilustrações são acompanhadas por desenhos correlativos para promover clareza de compreensão. Vários desenhos foram retirados de outras fontes.

Os ilustradores da Thieme Publishers merecem menção especial por sua *expertise* que possibilitou transformar meus conceitos em realidade. O Sr. G. Spitzer teve a sensibilidade necessária para reproduzir as mais complexas dissecações de forma exemplar. Eu também agradeço ao Sr. L. Schnellbächer, que reproduziu habilmente a maioria das ilustrações para a seção de anatomia sistemática, e ao Sr. D. Klittich que fez a rotulagem e forneceu vários desenhos.

Claro, todos os ilustradores devem confiar em boas dissecações, e meu assistente Dr. H. Maurer é especialmente reconhecido neste respeito. Com muita habilidade e entusiasmo, trabalhando sozinho e com demonstradores, ele forneceu consistentemente dissecações de primeira classe e as interpretou para os ilustradores. Naturalmente o texto teve de ser apresentado em uma forma muito comprimida. Eu sinceramente agradeço a meus incansáveis assistentes, Dr. S. Poisel e Dr. R. Putz, por sua revisão tecnicamente competente e muitas horas de discussões. Agradeço também ao Dr. A. Ravelli, presidente do Departamento de Anatomia Radiográfica do Instituto, por fornecer inúmeras imagens radiográficas que serviram de base para várias ilustrações. Muitos outros colegas, não citados aqui pelo nome, também contribuíram muito para o sucesso deste livro. Todos eles merecem meus agradecimentos.

Sou grato ao Dr. G. Hauff e seus colegas de trabalho, mais notavelmente o Sr. A. Menge, por suas grandes cooperações. Deve ser enfatizado que a editora prontamente acomodou todos os meus desejos e, assim, permitiu que este livro fosse criado.

Embora destinado principalmente a estudantes de medicina, este atlas também pode dar aos leigos interessados uma visão mais profunda da morfologia. Se algo estiver incompleto em algum lugar do livro, ficarei grato aos meus colegas profissionais por quaisquer sugestões ou críticas eles possam oferecer.

O livro é dedicado à minha esposa, a quem agradeço também pela revisão do manuscrito, e às minhas filhas Beatrix e Ulrike.

Innsbruck, setembro de 1975

Werner Platzer

Prefácio da 1ª Edição

Embora este atlas de bolso tenha como alvo estudantes de Medicina, visando a proporcionar-lhes uma visão geral visual das mais importantes descobertas da anatomia humana, também oferece aos leigos interessados *insights* sobre a disciplina.

Para estudantes de Medicina, a preparação para exames deve ser principalmente uma revisão de experiências perceptivas; a comparação de palavras e imagens pode treinar os alunos na capacidade de visualizar detalhes anatômicos. O atlas de três volumes é organizado de acordo com os sistemas corporais. O volume 1 cobre o aparelho locomotor; o volume 2, as vísceras e volume 3, o sistema nervoso e os órgãos sensoriais. O Volume 1 inclui detalhes sobre a anatomia topográfica dos nervos periféricos e vasos que estão intimamente associados ao aparelho locomotor. O Volume 2 aborda apenas a anatomia sistêmica dos vasos. Também cobre o assoalho pélvico, que está intimamente relacionado funcionalmente com os órgãos da pelve menor, e a relevante topografia incluída. A embriologia dentária é abordada brevemente no Volume 2 porque auxilia na compreensão da erupção dentária. Os rudimentos embrionários comuns dos órgãos sexuais masculinos e femininos são discutidos porque ajudam a entender como os órgãos genitais são estruturados e como variantes e anomalias ocorrem. O capítulo de genitália feminina aborda várias questões relativas à gravidez e ao parto. Claro, esta referência concisa não pode cobrir tudo o que os estudantes de medicina precisam saber sobre a ontogenia humana! As observações sobre fisiologia e bioquímica são necessariamente incompletas e servem apenas para esclarecer características estruturais especiais. Livros didáticos de fisiologia e bioquímica devem ser consultados para uma avaliação mais completa. Afinal, o atlas de bolso não pode substituir um grande livro didático, muito menos um curso de estudo em anatomia macroscópica e microscópica. A Bibliografia lista as referências que são recomendadas para leitura adicional, incluindo livros-textos clínicos que destacam correlações anatômicas.

Leigos interessados na estrutura do corpo humano encontrarão imagens que ilustram claramente a anatomia subjacente e os métodos diagnósticos comumente usados pelos médicos. Isso segue uma sugestão da editora para tornar o livro mais acessível para leitores não médicos. Todos os órgãos e partes de órgãos de interesse para leitores leigos são rotulados em inglês e estão listados no Índice de assuntos.

Frankfurt, Kiel e Innsbruck
Os autores

1 Anatomia Geral

1.1 O Corpo *2*
1.2 A célula *4*
1.3 Tecidos *8*
1.4 Características Gerais do Esqueleto *20*
1.5 Características Gerais dos Músculos *30*

1.1 O Corpo

Partes do Corpo (A, B)

O corpo está dividido em parte principal *(tronco no sentido amplo)* e membros superiores e inferiores, ou *extremidades*. O tronco é dividido em cabeça, pescoço e o torso *(tronco em um sentido restrito)*. O torso consiste em tórax, abdome e pelve.

A extremidade superior é unida ao tronco pela cintura escapular e a extremidade inferior pela cintura pélvica. A cintura escapular consiste nas clavículas (**1**) e nas escápulas (**2**), que estão posicionadas no tronco e movem-se sobre ele. A cintura pélvica, que consiste nos dois ossos do quadril (coxa) (**3**) e o sacro (**4**), forma uma parte integral do tronco.

Termos Gerais (A-G)

Eixos Principais

O *eixo longitudinal (vertical)*, ou eixo longo (**5**) do corpo, é vertical quando o corpo está em postura ereta.

O *eixo transversal (horizontal)* (**6**) é perpendicular ao eixo longo e corre da esquerda para a direita.

O eixo sagital (**7**) corre de trás para a superfície frontal do corpo na direção da seta (Gr: *sagitta*) e está perpendicular aos outros dois eixos.

Planos Principais

Plano mediano, o plano através do eixo longitudinal e do eixo sagital; ele é chamado também de *plano sagital mediano* (**8**). Divide o corpo em duas metades quase iguais, ou antímeros (por isso é denominado também de *plano de simetria*). Esse plano de simetria inclui os eixos longitudinal e sagital.

Plano paramediano ou sagital (**9**), qualquer plano que seja paralelo ao plano sagital mediano.

Plano frontal ou coronal (**10**), qualquer plano que contenha os eixos transversal e longitudinal e esteja paralelo à região frontal e perpendicular aos planos sagitais.

Os *planos transversos* (**11**) estão posicionados perpendiculares aos planos sagital e coronal. Estão na horizontal na postura ereta e contêm os eixos sagital e transverso.

Direções no Espaço

craniana = em direção à cabeça (**12**)
superior = para cima com o corpo ereto (**12**)
caudal = em direção às nádegas (**13**)
inferior = para baixo com o corpo ereto (**13**)
medial = em direção ao meio, em direção ao plano mediano (**14**)
lateral = distante do meio, distante do plano mediano (**15**)
média = na linha mediana (**16**)
mediana = no plano mediano *profundo*
(profundus) = dentro do corpo (**17**)
periférica, superficial = em direção à superfície do corpo (**18**)
rostral = em direção à parte frontal (ponta), em direção à região oral e nasal
anterior = para a frente (**19**)
ventral = em direção ao abdome (**19**)
posterior = para trás (**20**)
dorsal = para trás (**20**)
proximal = em direção ao tronco ou ponto de fixação (**21**)
distal = distante do tronco ou do ponto de fixação (**22**)
ulnar = em direção à ulna (**23**)
radial = em direção ao rádio (**24**)
tibial = em direção à tíbia (**25**)
fibular = em direção à fíbula (**26**)
palmar (volar) = sobre ou em direção à palma da mão (**27**)
plantar = sobre ou na direção da sola do pé (**28**)

Direções de Movimento

flexão = o ato de dobrar
extensão = o ato de estender
abdução = movimento distante do plano mediano
adução = movimento em direção ao plano mediano
rotação = movimento ao redor de um eixo
circundução = movimento circular (circunferencial)